科学出版社普通高等教育案例版医学规划教材

供医学检验技术等专业使用

案例版

临床寄生虫学检验技术

主　编　彭鸿娟　马　莹

副主编　蒋立平　梁韶晖　赵　亚　胡秀梅

编　委（按姓氏笔画排序）

马　莹（四川大学华西医院）　　　　　　王　英（陆军军医大学基础医学院）

王　婷（华中科技大学同济医学院）　　　邓　莉（广东医科大学基础医学院）

邓胜群（安徽医科大学基础医学院）　　　申继清（广西医科大学基础医学院）

司开卫（西安交通大学基础医学院）　　　李　健（湖北医药学院基础医学院）

杨胜辉（湖南中医药大学医学院）　　　　邹伟浩（南方医科大学公共卫生学院）

沈　燕（空军军医大学基础医学院）　　　张　峰（北京协和医学院）

张春莹（四川大学华西医院）　　　　　　明珍平（武汉大学基础医学院）

赵　亚（空军军医大学基础医学院）　　　胡秀梅（南方医科大学南方医院）

热比亚·努力（新疆医科大学基础医学院）　黄帅钦（中南大学基础医学院）

梁韶晖（温州医科大学基础医学院）　　　彭礼飞（广东医科大学基础医学院）

彭鸿娟（南方医科大学公共卫生学院）　　蒋立平（中南大学基础医学院）

科　学　出　版　社

北　京

郑 重 声 明

为顺应教学改革潮流和改进现有的教学模式，适应目前高等医学院校的教育现状，提高医学教育质量，培养具有创新精神和创新能力的医学人才，科学出版社在充分调研的基础上，首创案例与教学内容相结合的编写形式，组织编写了案例版系列教材。案例教学在医学教育中，是培养高素质、创新型和实用型医学人才的有效途径。

案例版教材版权所有，其内容和引用案例的编写模式受法律保护，一切抄袭、模仿和盗版等侵权行为及不正当竞争行为，将被追究法律责任。

图书在版编目（CIP）数据

临床寄生虫学检验技术 / 彭鸿娟，马莹主编. -- 北京：科学出版社，2024.12. --（科学出版社普通高等教育案例版医学规划教材）. -- ISBN 978-7-03-080288-0

Ⅰ. R530.4

中国国家版本馆 CIP 数据核字第 2024BF2418 号

责任编辑：胡治国/责任校对：宁辉彩
责任印制：张　伟/封面设计：陈　敬

科学出版社 出版
北京东黄城根北街 16 号
邮政编码：100717
http://www.sciencep.com

三河市骏杰印刷有限公司印刷
科学出版社发行　各地新华书店经销

*

2024 年 12 月第 一 版　开本：787×1092　1/16
2024 年 12 月第一次印刷　印张：18
字数：532 000

定价：69.80 元
（如有印装质量问题，我社负责调换）

科学出版社普通高等教育案例版医学规划教材

（医学检验技术专业）

丛书编写委员会

前　　言

　　本教材面向临床检验、检验医学、医学检验技术等专业学生，共分为绪论、医学原虫、医学蠕虫、医学节肢动物、寄生虫学检验技术五篇，首先确保各种常见人体寄生虫医学基础知识的传授，以其形态、生活史、致病性、诊断方法、免疫、传播流行、防治为主要内容，在此基础上精准讲授各种寄生虫感染与寄生虫病的诊断方法，特别是最新的诊断技术。本教材具有以下显著特点：

　　1. 全书坚持党的二十大精神和教育方针，为培养德智体美全面发展的卓越检验人才，做好课程思政教育。

　　2. 每种寄生虫的内容都以一个典型案例导入，并以案例解析结束，引导学生带着问题学习，增强其学习的兴趣和主动性；同时培养学生寄生虫病诊断的思维。

　　3. 本教材的章节编排遵循生物学分类的编写体系，强调系统性、逻辑性，以方便学生学习和记忆。每种寄生虫感染或寄生虫病的知识重点在诊断方法与诊断原理中，兼顾理论基础知识的构建，为寄生虫病的诊断服务。

　　4. 针对检验专业培养目标和教材的"三基、五性、三特定"的要求，强化检验医学生的岗位胜任力，提高学生对疾病的实验室检验能力，偏重临床相关的内容，并重点介绍实验室诊断的技术方法、应用及评价。吸收了近年学科发展的新知识、新技术，如最新的寄生虫病流行病学数据等。

　　5. 在寄生虫样本的采集和保存部分，增加了粪便、血液等样本的采集和保存方法，同时增加了寄生虫检验的质量控制内容，以规范和适应临床实验室的实际应用。

彭鸿娟　马　莹

2024 年 5 月

目　　录

第一篇　绪　　论

第二篇　医　学　原　虫

第三篇　医 学 蠕 虫

第四篇　医学节肢动物

第五篇 寄生虫学检验技术

附 录

第一篇 绪 论

第一章 人体寄生虫的危害

寄生虫寄生人体的历史悠久，引起的寄生虫病及寄生虫感染遍及全球，尤其是地处热带和亚热带的发展中国家受到的威胁更大。寄生虫对人类的危害，主要包括作为病原体引起寄生虫病，以及作为媒介传播疾病，给社会带来巨大的疾病负担，造成国民经济巨大损失而影响社会发展。

一、全球与我国的寄生虫病危害

世界卫生组织（World Health Organization，WHO）在《2021—2030 年被忽视的热带疾病路线图》中，制定了 2030 年的全球目标，包括预防、控制、消除和根除 20 种被忽视的热带病，其中就包括了麦地那龙线虫病、棘球蚴病、食源性吸虫感染、非洲锥虫病、利什曼病、淋巴丝虫病、盘尾丝虫病、疥疮及体外寄生虫病、血吸虫病、土源性蠕虫病、带绦虫病与猪囊尾蚴病等疾病或疾病群。

据 WHO 发布的《世界疟疾报告 2023》，在 2022 年，全球 85 个疟疾流行国家及地区共发现约 2.49 亿例疟疾病例，60.8 万例疟疾死亡病例，5 岁以下儿童病死率约为 76%。血吸虫病流行于 78 个国家或地区，2019 年受血吸虫病感染威胁的人数约为 2.4 亿，每年死于血吸虫病的人数为 2.4 万～20 万。利什曼病主要流行于热带和亚热带地区 92 个国家和地区，受威胁人数达 10 亿，每年感染人数为 100 多万，每年死亡人数约为 5.9 万。淋巴丝虫病流行于亚洲、非洲、西太平洋、加勒比和南美洲部分地区的热带和亚热带 72 个国家，受威胁人数为 1.2 亿。盘尾丝虫病流行于非洲、南美洲和西亚 35 个国家，约有 1770 万患者。非洲锥虫病流行于撒哈拉以南非洲，在 2001 年世界卫生组织发起了一项对该病加强控制和监测的倡议，在随后的几年中，感染率显著下降，2019 年，发现的病例不到 1000 例；美洲锥虫病流行于中南美洲 21 个国家和地区，感染人数达 600 万～800 万。此外，其他寄生虫病对人类健康的危害也不容忽视，如阿米巴感染者约占世界人口的 1%，每年死亡人数为 4 万～11 万；6500 万人感染带绦虫和猪囊虫；1350 万人感染华支睾吸虫和后睾吸虫；210 万人感染并殖吸虫；3500 万人感染粪类圆线虫。弓形虫、隐孢子虫等引起的机会性致病寄生虫病成为获得性免疫缺陷综合征等免疫缺陷人群死亡的主要原因之一。

在经济发达国家，寄生虫病虽然不像发展中国家那样严重流行，但也是重要的公共卫生问题。如阴道毛滴虫的感染人数，估计美国有 250 万、英国有 100 万；蓝氏贾第鞭毛虫感染在俄罗斯、东欧及美国也相当严重。许多人兽共患寄生虫病不但给经济发达地区的畜牧业造成很大的损失，也对人类的健康构成威胁。此外，一些本来没有引起注意的寄生虫病，如异尖线虫病、隐孢子虫病等在一些经济发达国家如日本、荷兰、英国、美国与法国也出现流行的迹象。

我国疆域辽阔，地跨寒、温、热三带，自然条件千差万别，人民的生活与生产习惯复杂多样，寄生虫病分布广泛，可感染人体的寄生虫有 229 种。中华人民共和国成立初期将危害最为严重的疟疾、血吸虫病、丝虫病、黑热病和钩虫病列为五大寄生虫病。经过 60 多年的努力，我国的寄生虫病防治工作取得了巨大的成就。如黑热病，中华人民共和国成立初流行于长江以北 16 个省级行政区的 683 个县，患病的人数达 53 万，1958 年在我国大部分流行区基本消除；丝虫病在中华人民共和国成立初期流行于 16 个省级行政区的 864 个县，患病的人数约 3099 万，1994 年达到基本消除标准，2007 年世界卫生组织审核认可中国成为全球第一个消除丝虫病的国家；中华人民共和国成立初期全国有疟疾流行的县（市）为 1829 个，发病人数 3000 万，到 2021 年 6 月 30 日，世界卫生组织宣布中国为疟疾消除国家；中华人民共和国成立初期，血吸虫病流行于 12 个省级行政区的 454 个县（市），感染者约 1160 万，至 2010 年已有 269 个县（市）达到传播阻断标准，104 个县（市）达到传播控制标准，感染人数降至 325 824。此外，有些土源性寄生虫（十二指肠钩口线虫、美洲板口线虫、似蚓蛔线虫和毛首鞭形线虫等）感染率和感染度均在逐渐下降。

我国于 1988～1992 年和 2001～2004 年分别组织开展了"全国人体寄生虫分布调查"（以下简称"第一次寄调"）和"全国人体重要寄生虫病现状调查"（以下简称"第二次寄调"）；2014～2015 年，开展了"全国人体重要寄生虫病现状调查"（以下简称"第三次寄调"），全国共调查 617 441 人。检出重点寄生虫（包括土源性线虫、蛲虫、华支睾吸虫、带绦虫、肠道原虫）感染者 20 351 例，检出率为 3.30%；查出虫种 34 种，其中蠕虫 23 种，原虫 11 种。重点寄生虫加权感染率为 5.96%，其中蠕虫、肠道原虫、土源性线虫加权感染率分别为 5.10%、0.99%、4.49%；3～6 岁儿童蛲虫感染率为 3.43%；带绦虫加权感染率为 0.06%，全国华支睾吸虫加权感染率为 0.47%。随着我国经济建设的发展和人民生活方式的改变，寄生虫病谱发生了很大的变化：第三次寄调，重点寄生虫加权感染率为 5.96%，与第一次寄调（55.27%）和第二次寄调（21.38%）相比，分别下降了 89.22% 和 72.12%。第三次寄调肠道原虫感染率为 0.79%，与第一次寄调（10.32%）相比下降了 92.34%。尽管我国的寄生虫病防治工作已取得巨大成就，但控制和消灭寄生虫病的任务仍然十分艰巨。

二、新发与再现寄生虫病

新发寄生虫病（new emerging parasitic disease），指新出现的寄生虫感染或寄生虫病，人类普遍缺乏对新发传染病的免疫力，早期发现及诊断较为困难，缺乏特异的预防和治疗方法。发生和出现具有不确定性，不知道在何时、何地会发生何种新发传染病，无法防备，发生、流行受较多社会因素及个人行为因素的影响。这些寄生虫通常有以下特点：①疾病或综合征已被人们所认识，但未被确认病原体；②疾病已在人间存在，但病原体被重新鉴定或分类，如湄公血吸虫、马来血吸虫、亚洲带绦虫；③营自生生活或寄生在动物体内的寄生虫，现发现它们可以偶然在人体内寄生，如巴贝西虫新种；④新出现的人体寄生虫病，如巨片吸虫病。

再现寄生虫病（re-emerging parasitic disease），指早已被人们认知，发病率已降至很低，但现在又重新流行的寄生虫病。

三、机会性寄生虫病

机会性寄生虫病（opportunistic parasitic disease）是由机会性致病寄生虫（opportunistic parasite）感染引起，这类寄生虫在机体免疫功能正常情况下常呈隐性感染，感染者不出现临床症状，但体内的寄生虫仍有一定程度的增殖，机体处于带虫状态。当机体免疫功能低下时，这些寄生虫的增殖力和致病力均显著增强，可引起严重的病理损害甚至患者的死亡，这种寄生虫病称为机会性寄生虫病，如弓形虫、隐孢子虫、粪类圆线虫等寄生虫感染。机会性寄生虫病是造成获得性免疫缺陷综合征患者死亡的重要原因之一。

四、人兽共患寄生虫病

人兽共患寄生虫病（parasitic zoonosis）指既可寄生在某些脊椎动物（包括野生动物和家畜）体内，又可寄生在人体内，人和动物体内的寄生虫可以互为传染源，这种在人与脊椎动物之间自然传播的寄生虫病称人兽共患寄生虫病。如卫氏并殖吸虫既可以感染虎、豹等野生动物，也可感染人，野生动物成为人类感染的自然疫源。

第二章　人体寄生虫的致病机制与免疫

寄生虫与宿主的相互关系是在长期的生物进化过程中逐渐演变而成的一种特定关系，包括寄生虫对宿主的损害和宿主对寄生虫的影响两个方面。一方面，寄生虫进入宿主，必将受到宿主免疫系统的攻击，力求将寄生虫消灭；另一方面，寄生虫为了适应寄生环境，也会发生形态、生理、生化、代谢等方面的改变，并对宿主带来一定的损害。

第一节　寄生虫对宿主的作用

有些寄生虫对宿主损害不明显，但大多数寄生虫都会对宿主造成不同程度的损害。寄生虫对宿主的危害主要取决于虫种（株）、毒力、感染虫数、在人体内的游移过程、寄生部位及生理活动等。寄生虫对宿主的危害主要有掠夺营养、机械性损伤、毒素作用和免疫病理等造成的综合致病作用。

一、掠夺营养

寄生虫在宿主体内生长、发育及繁殖所需的营养物质主要来源于宿主，包括宿主不易获得而又必需的物质。寄生的虫数越多，对宿主营养的掠夺越严重。如钩虫寄生时，其吸血造成宿主体内蛋白质和铁的丢失超过宿主通过饮食补充的量时，就可导致宿主出现小细胞低色素性贫血（缺铁性贫血）。有些肠道寄生虫（如似蚓蛔线虫、链状带绦虫）除掠夺大量营养外，还可造成肠黏膜损伤，影响肠道的吸收功能，导致宿主营养不良，产生疾病。

二、机械性损伤

寄生虫在宿主腔道、组织或细胞内寄生，可引起腔道堵塞、组织压迫、细胞破坏以及虫体游移和吸附作用造成的机械性损害。如似蚓蛔线虫大量寄生可造成肠梗阻，还可钻入胆道，引起胆道蛔虫症等；细粒棘球绦虫棘球蚴寄生在肝、肺、脑，引起占位性病变；疟原虫寄生在红细胞内，进行裂体增殖，破坏红细胞；钩虫幼虫在肺内移行时穿破肺泡壁毛细血管，引起出血。

三、毒素作用

寄生虫在宿主体内寄生时，其分泌物、排泄物和死亡虫体的分解产物对宿主均有毒性作用，可造成宿主的损伤。如溶组织内阿米巴滋养体侵入肠黏膜和肝时，分泌的蛋白水解酶可溶解和破坏组织细胞，形成阿米巴溃疡和脓肿；寄生于胆管系统的华支睾吸虫，其分泌物、代谢产物可引起胆管局限性扩张、胆管上皮增生、管壁增厚、附近肝实质萎缩，进一步发展可致胆管上皮瘤样增生。

四、免疫病理作用

寄生虫侵入机体后，寄生虫体内和体表多种成分、代谢产物、死亡虫体的分解产物、线虫的蜕皮液、绦虫的囊液等都具有抗原性，可诱导宿主产生超敏反应，造成局部或全身免疫病理损害。寄生虫与其他病原微生物产生的超敏反应类型相似。如细粒棘球绦虫棘球蚴破裂溢出的囊液，被大量吸收入血引起的过敏性休克，属Ⅰ型超敏反应（速发型超敏反应）；疟原虫和杜氏利什曼原虫引起的免疫性溶血属Ⅱ型超敏反应（细胞毒型超敏反应）；三日疟原虫、杜氏利什曼原虫和日本血吸虫引起的肾炎属Ⅲ型超敏反应（免疫复合物型超敏反应）；日本血吸虫虫卵引起的虫卵肉芽肿属Ⅳ型超敏反应（迟发型超敏反应）。

第二节　宿主对寄生虫的作用

寄生虫及其产物对宿主而言均为抗原性异物，能引起宿主的一系列防御性反应，也就是宿主的免疫，包括固有免疫和适应性免疫。

固有免疫（innate immunity）也称天然免疫或非特异性免疫（non-specific immunity），是生物在长期种系进化过程中针对病原体感染逐渐形成的一系列防御体系，受遗传因素控制，具有相对的稳定性。固有免疫包括皮肤、黏膜的屏障作用，吞噬细胞的吞噬、清除作用，体液因素对寄生虫的杀伤作用等。个别宿主对某种寄生虫具有固有免疫力，如达菲（Duffy）抗原阴性者，缺少间日疟原虫受体抗原决定簇，不感染间日疟原虫。

适应性免疫（adaptive immunity）也称获得性免疫或特异性免疫（specific immunity），是寄生虫侵入宿主后，其抗原物质刺激宿主免疫系统引起的特异性免疫应答，表现为体液免疫和细胞免疫，对侵入的寄生虫可发挥杀伤作用，对同种寄生虫的再感染也具有一定的抵抗作用，其特征为特异性和记忆性。寄生虫感染与细菌、病毒、真菌感染的免疫过程基本相同，但多数寄生虫感染所产生的适应性免疫比细菌和病毒的水平低（详见第四章）。

第三节　寄生虫与宿主相互作用的结果

寄生虫与宿主相互作用的结果，与宿主的遗传因素、营养状态、免疫功能、寄生虫种类和数量、寄生部位等因素有关，可出现三种结局，即清除寄生虫、带虫状态和患寄生虫病。

一、清除寄生虫

寄生虫寄生时，诱导宿主产生较强的免疫力，能够抑制、杀伤和清除寄生虫，并可防御再感染。

二、带虫状态

寄生虫与宿主在相互作用中形成一定的平衡状态，宿主体内免疫力虽能杀伤大部分寄生虫，但未能清除体内的全部寄生虫，并获得部分抗感染的抵抗力。在宿主体内虽有寄生虫寄生，但不表现出临床症状，而呈带虫状态或称潜伏感染（latent infection）。

三、寄生虫病

寄生虫在宿主体内发育、繁殖，会对宿主产生不同程度的损害，出现病理变化和临床症状，引起寄生虫病。寄生虫感染和寄生虫病具有宿主特异性、慢性感染、幼虫移行、异位寄生、多寄生现象、人兽共患及机会致病等特点。

1. 宿主特异性（host specificity）　宿主特异性是指寄生虫能发育成熟的宿主范围。大部分寄生虫仅在限定的宿主范围内发育，即寄生虫有不同的宿主特异性。有些寄生虫仅感染一种宿主，有些可感染几种宿主，少数寄生虫可感染很多种宿主。如阴道毛滴虫仅寄生在人体内，而弓形虫可寄生在哺乳动物、鸟类、爬行类等很多种动物体内。

2. 慢性感染（chronic infection）　慢性感染是寄生虫病的重要特点之一。慢性感染可源于寄生虫的初次感染，也可继发于原发感染后未获彻底治疗者。在慢性感染期，人体往往同时伴有组织损伤和修复，临床症状轻微或无。如血吸虫病流行区大多数患者属慢性感染，这些患者体内既有虫卵肉芽肿的形成，也有纤维化的形成。

3. 幼虫移行　有些蠕虫幼虫进入宿主后有移行特点，依据侵入宿主种类（正常宿主或非正常宿主）分为正常移行和幼虫移行症。

（1）正常移行：有些蠕虫幼虫进入正常宿主，必须经循环系统、呼吸系统或其他组织器官移行，才能到达寄生部位，发育为成虫，如似蚓蛔线虫、十二指肠钩口线虫和美洲板口线虫等。

（2）幼虫移行症（larva migrans）：某些动物寄生蠕虫的幼虫侵入非正常宿主人体内，不能发育为成虫，但可在人体内长期存活并移行，破坏组织，引起局部或全身性病变，称为幼虫移行症。根据寄生虫幼虫侵犯的部位和症状，将其分为内脏幼虫移行症和皮肤幼虫移行症。

1）内脏幼虫移行症（visceral larva migrans）：是指侵入人体的寄生虫幼虫在内脏窜扰，引起内脏器质性病变与功能损害。如人犬弓首线虫（*Toxocara canis*）是犬肠道内的常见寄生虫，如果人误食了其感染期虫卵，因为是其非正常宿主，在小肠孵出的幼虫在人体内不能发育为成虫，但可在体内移行侵犯各组织器官，引起严重病变。此外，斯氏并殖吸虫（*Paragonimus skrjabini*）、肝毛细线虫（*Capillaria hepatica*）、广州管圆线虫（*Angiostrongylus cantonensis*）也是常见的引起内脏幼虫移行症的病原。

2）皮肤幼虫移行症（cutaneous larva migrans）：是指寄生虫幼虫侵入人体后主要在皮下移行，皮肤可出现匐行疹（creeping eruption）或游走性包块。如犬钩口线虫（*Ancylostoma caninum*）丝状蚴引起的匐行疹；斯氏并殖吸虫童虫引起的游走性皮下结节或包块。

有的寄生虫既可引起皮肤幼虫移行症又可引起内脏幼虫移行症，对人体危害较大，应引起足够的重视，如上述的斯氏并殖吸虫。无论是皮肤或内脏幼虫移行症，在临床上均可出现明显症状和体征，且常伴有嗜酸性粒细胞增多、高丙种球蛋白血症及 IgE 水平升高。

4. 异位寄生（ectopic parasitism）　是指有些寄生虫在常见寄生部位以外的组织或器官内寄生并引起异位损害的现象。如日本血吸虫虫卵除寄生在主要寄生部位（肝、肠）以外，还可寄生在肺、脑等部位，引起异位损害。

5. 多寄生现象（polyparasitism）　是指在一个宿主内同时有 2 种或 2 种以上寄生虫寄生的现象。这种现象在消化道中相当普遍。20 世纪 90 年代全国人体肠道寄生虫调查报告显示，在 93 万多感染者中，单一感染和多重感染人数的构成比例为 56.67% 和 43.44%。不同虫种生活在同一个微环境中，虫种之间可形成互相制约或协同等复杂的关系。如蓝氏贾第鞭毛虫与钩虫、蛔虫同时存在时，其生长、繁殖受到抑制；而与微小膜壳绦虫同时寄生时，则有利于蓝氏贾第鞭毛虫的生存。

6. 人兽共患　有些寄生虫既可寄生在某些脊椎动物（包括野生动物和家畜）体内，又可寄生在人体内，人和动物体内的寄生虫可互为传染源，这种在人与脊椎动物之间自然传播的寄生虫病称人兽共患寄生虫病（parasitic zoonosis）。如在自然界中旋毛形线虫是肉食动物的寄生虫，这些动物之间相互蚕食或摄食尸体而构成的"食物链"，成为人类感染的自然疫源。

7. 机会致病（opportunistic pathogenesis）　免疫功能正常的人体感染某些寄生虫（刚地弓形虫、隐孢子虫等）可不出现临床症状，处于隐性感染状态，当机体免疫功能缺陷或抵抗力下降，体内寄生虫异常增殖，致病力增强，出现明显的临床症状和体征，这种现象称为机会致病，这些寄生虫为机会致病寄生虫（opportunistic parasite）。如刚地弓形虫多为隐性感染，当患恶性肿瘤、长期服用免疫抑制剂、先天性和后天性免疫缺陷均可使隐性感染转为急性重症，并可因弓形虫脑炎而死亡。

第四节　寄生虫感染的免疫

一、寄生虫抗原的特点

人体寄生虫是单细胞或多细胞结构的生物体，并具有复杂的生活史，因此寄生虫抗原十分复杂。了解寄生虫抗原特点，不仅是认识寄生虫免疫致病机制的重要内容，也是建立寄生虫病免疫诊断方法、研制寄生虫疫苗的基础。

1. 寄生虫抗原种类　寄生虫抗原种类繁多，按其来源可分为表面抗原（surface antigen）、代谢抗原（metabolic antigen）和体抗原（somatic antigen）；按其功能可分为诊断抗原（diagnostic antigen）、保护性抗原（protective antigen）和免疫原（immunogen）等；按寄生虫发育阶段可分为不同的期抗原（stage antigen）。在这些抗原中，因为寄生虫表面抗原和代谢抗原可与宿主免疫系统直接接触产生致敏作用，诱导宿主产生免疫应答，故属于寄生虫感染免疫的重要抗原。如寄生虫循环抗原（circulating antigen，CAg）系指活虫排放到宿主体液中的大分子微粒，主要是排泄分泌物或脱落物中具有抗原性，且能被免疫学试验所证明的物质。一般认为检测 CAg 可提示体内是否有活虫寄生，可用于判断现症患者及评价疗效等，因此 CAg 可作为一种免疫诊断的靶抗原。

2. 寄生虫抗原特性　寄生虫抗原的化学成分包括蛋白质或多肽、糖蛋白、脂蛋白和多糖等；寄生虫抗原具有属、种、株和期的特异性，即不同属、种、株和发育时期的寄生虫之间既具有共同抗原，又具有各自的特异性抗原。一般认为特异性抗原比较重要，它的分离、纯化和鉴定不仅有助于提高免疫诊断的特异性，而且在免疫病理和疫苗的研究等方面也具有重要意义。

二、寄生虫感染的适应性免疫

寄生虫感染的适应性免疫分为消除性免疫（sterilizing immunity）和非消除性免疫（non-sterilizing immunity）两类。

1. 消除性免疫　消除性免疫是指宿主适应性免疫应答能清除体内的寄生虫，并对同种寄生虫的再感染具有完全的抵抗力。如热带利什曼原虫感染引起的东方疖患者，能产生很强的适应性免疫，可完全清除体内的原虫而痊愈，并对再感染具有持久、稳固的抵抗力。这种免疫现象在寄生虫感染中罕见。

2. 非消除性免疫　非消除性免疫是寄生虫感染中最常见的一种免疫现象。大多数寄生虫感染均可诱导宿主产生一定程度的适应性免疫力，此免疫力不能完全清除体内已寄生的寄生虫，而是维持低水平虫荷，并对再感染具有一定的免疫力，一旦用药物清除体内的寄生虫后，宿主的免疫力也随之逐渐消失。带虫免疫和伴随免疫均属非消除性免疫。

（1）带虫免疫（premunition）：某些血内寄生原虫感染（疟原虫、弓形虫、锥虫）诱导的适应性免疫应答，可使宿主体内的原虫数量降低、增殖减慢、维持低水平虫荷，导致临床痊愈，并产生一定的抗特异性攻击的能力，这种免疫现象称带虫免疫。

（2）伴随免疫（concomitant immunity）：某些蠕虫感染诱导的适应性免疫应答，具有抗同种寄生虫幼虫再感染的能力，而对体内已有的寄生虫无杀伤或清除效应，这种免疫现象称伴随免疫。如日本血吸虫成虫寄生诱导宿主产生的适应性免疫力能有效杀伤入侵的童虫，但对体内已寄生的成虫无免疫效应。这是因为成虫表面具有宿主成分，不被免疫系统识别，而幼虫不具备上述特征，易受免疫攻击，由于成虫与幼虫有共同抗原，因而成虫激发的免疫反应可通过交叉反应防止幼虫的感染。

三、免疫应答

寄生虫抗原致敏宿主免疫系统，诱发免疫应答，这是一种由多种免疫活性细胞和免疫分子（补体、细胞因子、免疫球蛋白等）参与作用的复杂过程，包括抗原的处理和呈递、T 细胞的活化和细胞因子的产生及免疫效应。

1. 抗原的处理和呈递　寄生虫抗原可以多种形式结合于巨噬细胞、树突状细胞、B 细胞等抗原呈递细胞（antigen-presenting cell，APC）表面，通过 APC 的吞噬作用被摄取到细胞内，可溶性抗原可通过液相胞饮过程被摄入。寄生虫蛋白抗原在 APC 内被降解成免疫原性多肽，与主要组织相容性复合体（major histocompatibility complex，MHC）分子结合，形成多肽-MHC复合物，并被转运至APC表面供T细胞抗原受体（TCR）识别。寄生虫非蛋白类抗原，如多糖、糖脂和核酸等，不能形成抗原肽-MHC复合物而被呈递，但可与B细胞表面上的膜免疫球蛋白发生最大程度的交联，使无须T细胞辅助的B细胞活化，直接产生体液免疫效应。

2. T细胞的活化和细胞因子的产生　T细胞对抗原肽-MHC的应答称为T细胞活化。T细胞表面有多种表面标志，TCR-CD3$^+$分子复合物为T细胞的特有标志，当TCR与APC呈递的抗原肽-MHC复合物结合后，CD3$^+$分子将信号向细胞内转导。T细胞的完全活化有赖于双信号和细胞因子的作用：T细胞活化的第一信号来自TCR与抗原的特异性结合，即T细胞对寄生虫抗原的识别；T细胞活化的第二信号来自协同刺激分子，即APC上的协同刺激分子与T细胞表面的相应受体的相互作用；T细胞的充分活化需要细胞因子的参与，活化的APC和T细胞可分泌IL-2、IL-12等多种细胞因子，它们在T细胞的激活中发挥重要作用。

T细胞按功能可分为不同的亚群：Th1细胞亚群可分泌IL-2、IFN-γ、TNF-β等细胞因子，介导细胞免疫应答；Th2细胞亚群可分泌IL-4、IL-5、IL-6、IL-10和IL-13等细胞因子，促进体液免疫应答。二者都可分泌IL-3、GM-CSF。

3. 免疫效应　免疫效应包括效应细胞（致敏的淋巴细胞和浆细胞）及其效应分子（细胞因子和抗体）与相对应的抗原物质或带有抗原的靶细胞之间的免疫效应。可分为抗体依赖性和非抗体依赖性两大类，即体液免疫和细胞免疫效应。

（1）体液免疫：体液免疫在清除寄生于宿主血液、体液、肠道等细胞外寄生虫时具有主要作用。大多数寄生虫均可诱导感染宿主产生明显的体液免疫，寄生虫感染诱导宿主产生的主要抗体是IgM、IgG和IgE。其中最主要的抗体类型是IgG，原虫感染主要是IgM和IgG，蠕虫和医学节肢动物感染可引起高滴度IgE。最早出现的抗体是IgM，IgM标志为急性感染。体液免疫与细胞免疫有协同作用，但抗体的保护作用一般不完全。特异性抗体在寄生虫感染中的主要生物学功能包括：①抗体阻断寄生虫与宿主细胞表面受体结合，使其丧失入侵宿主细胞的能力，如抗疟原虫裂殖子表面抗原抗体能阻断裂殖子入侵红细胞。②抗体与相应抗原结合后通过抗体的Fc段与嗜酸性粒细胞、巨噬细胞及中性粒细胞结合诱生抗体依赖细胞介导的细胞毒作用（antibody-dependent cell-mediated cytotoxicity，ADCC），如抗体（IgG和IgE）与嗜酸性粒细胞表面的Fc受体结合可杀伤血吸虫童虫；血中的疟原虫裂殖子或疟原虫感染的红细胞与抗体结合后可被巨噬细胞所吞噬。③抗体与相应的寄生虫抗原结合后，在补体参与下，直接破坏寄生虫。如冈比亚锥虫病患者血清中的IgM和IgG能使锥虫凝集，在补体参与下，使锥虫溶解。

（2）细胞免疫：近年来证实，在抗原虫和蠕虫的适应性免疫中，特别是在清除寄生于细胞内的寄生虫时，细胞免疫应答起重要作用。细胞免疫的主要效应机制：①细胞毒T细胞（cytotoxic T lymphocyte，CTL）：如CTL与靶细胞结合，并分泌穿孔素（perforin）、颗粒酶（granzyme）等引起靶细胞的裂解；CD8$^+$细胞经抗原激活可分泌多种细胞因子（如IFN-γ），抑制细胞内寄生的疟原虫和弓形虫的增殖。②细胞因子活化效应细胞（lymphokine activated effector cells，LAK）：与抗原结合的淋巴细胞释放细胞因子，吸引效应细胞，并释放细胞毒性产物，与炎症反应一起破坏组织，改变周围环境，常不利于寄生虫生存。细胞因子活化效应细胞可直接杀伤寄生虫，或在ADCC中与抗体协同杀伤寄生虫，LAK活化作用对侵犯巨噬细胞的寄生虫（如弓形虫和利什曼原虫）效果最明显。

四、免疫逃避

寄生虫侵入免疫功能正常的宿主体内后，能逃避宿主的免疫效应攻击而继续生存、发育、繁殖，这种现象称为免疫逃避（immune evasion）。免疫逃避是寄生虫与宿主长期进化，彼此相互适应的结果。寄生虫的免疫逃避机制主要有以下几个方面。

1. 组织学隔离　有些寄生虫寄生在细胞、组织和腔道中，特殊的生理屏障使之与宿主免疫系统隔离，从而逃避宿主免疫系统的攻击。

（1）宿主源性囊膜包裹：如细粒棘球绦虫棘球蚴、链状带绦虫囊尾蚴和卫氏并殖吸虫的虫囊外部均有宿主源性囊膜包裹，可有效防止宿主免疫系统的攻击。

（2）部分宿主免疫对胞内寄生虫无作用：如寄生在巨噬细胞内的利什曼原虫和弓形虫，虫体在细胞内形成纳虫空泡（parasitophorous vacuole，PV），既避免了宿主抗体对其产生中和调理作用、免疫细胞对其产生攻击，又逃避了宿主细胞内溶酶体酶的杀伤作用。

（3）大部分宿主免疫对肠道寄生虫的作用有限：肠黏膜分泌的免疫球蛋白以 IgA 为主，分泌型 IgA 的杀伤力有限，其他循环免疫球蛋白很少进入肠腔，肠腔中缺乏补体和巨噬细胞，故宿主免疫系统对肠道寄生虫的抗感染免疫反应受到一定的限制。

2. 表面抗原的改变

（1）抗原变异：抗原变异是寄生虫逃避宿主免疫效应的有效机制。有些寄生虫在宿主体内寄生时，不断改变其表膜抗原，直接干扰宿主免疫识别能力。如布氏锥虫在宿主血液内能有序地更新其表膜糖蛋白，其表膜抗原不断发生变异，宿主体内产生的抗体对新出现的抗原变异体无作用，从而逃避宿主体内特异性免疫反应对其的杀伤作用。这种抗原变异的现象还见于疟原虫、蓝氏贾第鞭毛虫等寄生虫。

（2）抗原伪装与分子模拟：有些寄生虫体表能结合宿主的抗原分子或被宿主抗原包被，妨碍了宿主免疫系统的识别，称抗原伪装（antigenic disguise）。有些寄生虫体表能表达与宿主组织抗原相似的成分，称为分子模拟（molecular mimicry）。如曼氏血吸虫皮肤期童虫表面不含宿主抗原，但肺期童虫表面结合有宿主血型抗原（A、B、H）和主要组织相容性复合体（MHC），使抗体不能与之结合。

（3）表膜脱落与更新：蠕虫在生长、发育过程中，虫体表膜不断脱落与更新，与表膜结合的抗体随之脱落，使抗体不能发挥杀伤虫体的作用，从而干扰 ADCC 作用或补体介导的细胞毒作用。

3. 抑制宿主的免疫应答　有许多证据表明有些寄生虫感染可诱导宿主的全身性或局部性免疫抑制（immune suppression），这些寄生虫能在免疫抑制的宿主体内长期存活，同时增加了宿主对另外一些疾病的敏感性。如正常大鼠对魏氏盖头丝虫感染不敏感，然而在感染曼氏血吸虫后此丝虫能在大鼠中发育成熟产生微丝蚴，并可在血液循环中发现。

有些寄生虫抗原可直接诱导宿主的免疫抑制，主要的机制如下：

（1）特异性 B 细胞克隆的耗竭：有些寄生虫感染可诱发宿主产生高免疫球蛋白血症，提示多克隆 B 细胞激活，产生大量无明显保护作用的抗体。至感染晚期，虽有抗原刺激，但不能刺激特异的抗寄生虫 B 细胞的增殖，说明多克隆 B 细胞的激活导致能与抗原反应的特异性 B 细胞的耗竭，抑制了宿主的免疫应答，甚至出现继发性免疫缺陷。

（2）调节性 T 细胞的激活：有些寄生虫的感染可诱导宿主激活抑制性 T 细胞（suppressor T cell，Ts），从而抑制免疫活性细胞的分化和增殖。动物实验证实，感染利什曼原虫、锥虫和血吸虫的小鼠有特异性 Ts 的激活，产生免疫抑制。

（3）虫源性淋巴细胞毒性因子：有些寄生虫的分泌物、排泄物中有些成分具有直接的淋巴细胞毒性作用或抑制淋巴细胞激活作用。如肝片形吸虫的分泌物、排泄物可使淋巴细胞凝集；克氏锥虫分泌物、排泄物中的 30kDa 和 100kDa 蛋白质可抑制宿主外周血淋巴细胞增殖和 IL-2 的表达。

（4）封闭抗体的产生：有些寄生虫抗原诱导的抗体可结合在虫体表面，不仅不具有杀虫作用，反而可阻断具有杀虫作用的抗体与之结合，这类抗体称为封闭抗体（blocking antibody）。已证实在感染曼氏血吸虫、丝虫和旋毛虫的宿主中存在封闭抗体，这较好地解释了在曼氏血吸虫感染流行区的低龄儿童虽有高滴度抗体水平，但对再感染却无保护力的现象。

第三章 人体寄生虫的分类和命名

第一节 寄生虫的分类

寄生虫分类的目的是建立寄生虫系统种群的等级状态，探索寄生虫各虫种、各种群之间的亲缘关系，追溯各种寄生虫的演化线索，了解寄生虫与宿主之间，特别是与人之间的关系。

生物学分类的阶元依次为界（kingdom）、门（phylum）、纲（class）、目（order）、科（family）、属（genus）、种（species）。随着分类研究的发展，分类层不断增加，出现次生阶元，如亚门（subphylum）、亚纲（subclass）、亚科（subfamily）、总纲（superclass）、总目（superorder）、总科（superfamily）为中间阶元。有些种下还有亚种（subspecies）、变种（variety）、株（strain）。

传统的寄生虫分类主要以形态为依据。随着生物科技的发展，基于对低等动物的生物化学和分子生物学认识的进展，目前的分类学已超出形态学范围，进入生态学、遗传学、地理学与分子生物学等领域。新的分类系统将人体寄生虫分类在 3 个真核生物界，即原生动物界（Protozoa）、色藻界（Chromista）和动物界（Animalia）。原生动物界和色藻界动物是单细胞动物，而动物界动物（也称后生动物）是多细胞动物，其体内有组织器官结构，见表 1-3-1。

表 1-3-1 医学寄生虫分类

界	门	寄生虫
原生动物界	阿米巴门（阿米巴）	棘阿米巴，巴氏阿米巴，内阿米巴
	眼虫门（鞭毛虫）	利什曼原虫，锥虫
	后滴虫门（鞭毛虫）	蓝氏贾第鞭毛虫，唇鞭毛虫
	副基体门（鞭毛虫）	毛滴虫，双核阿米巴
	透色动物门（鞭毛虫）	耐格里属阿米巴
	孢子虫门（孢子虫）	疟原虫，弓形虫，隐孢子虫，肉孢子虫，等孢球虫，圆孢子虫，巴贝虫
	纤毛虫门（纤毛虫）	小袋纤毛虫
色藻界	双环门	人芽囊原虫
动物界	线形动物门（线虫）	蛔线虫，弓首线虫，鞭虫，钩口线虫，板口线虫，住肠线虫，粪圆线虫，吴策线虫，布鲁线虫，盘尾线虫，罗阿线虫，毛形线虫，管圆线虫，吸吮线虫，毛细线虫，筒线虫，异尖线虫，颚口线虫，龙线虫
	扁形动物门（吸虫、绦虫）	吸虫：华支睾吸虫，姜片吸虫，并殖吸虫，裂体吸虫，毛毕吸虫，东毕吸虫，片形吸虫，异形吸虫，棘口吸虫
		绦虫：迭宫绦虫，带绦虫，棘球绦虫，膜壳绦虫，裂头绦虫，复孔绦虫
	棘颚门（棘头虫）	巨吻棘头虫，念珠棘头虫
	节肢动物门（昆虫、螯肢动物、甲壳类动物）	昆虫：按蚊，库蚊，伊蚊，舍蝇，绿蝇，金蝇，黑麻蝇，丽蝇，螯蝇，白蛉，库蠓，蚋，斑虻，客蚤，虱，臭虫，小蠊
		螯肢动物：硬蜱，钝缘蜱，禽刺螨，纤恙螨，蠕形螨，疥螨，尘螨，粉螨
		甲壳类动物：剑水蚤，溪蟹，蝲蛄

第二节　寄生虫的命名

根据国际动物命名法，寄生虫的命名采用二名制（binomial system），以拉丁文或拉丁化文字命名，其学名（scientific name）包括属名（genus name）、种名（species name）、命名者的姓和命名年份。属名在前，种名在后，如有亚种名，则放在种名之后，种名或亚种名之后是命名者的姓和命名年份。如日本血吸虫（*Schistosoma japonicum* Katsurada，1904），表示桂田（Katsurada）于1904年命名该虫；班氏吴策线虫［*Wuchereria bancrofti* (Cobbold, 1877) Seurat，1921］，表示科博尔德（Cobbold）于1877年命名该虫，瑟拉（Seurat）于1921年又确定此学名。

第四章　寄生虫感染的检验

大多数的寄生虫感染的诊断不能只依靠临床表现和体检来获得，而往往更多地依赖于实验室检验。实验室检验不仅能够确定患者是否感染寄生虫，而且可以确定感染了何种寄生虫，具体方法包括病原学诊断、免疫学诊断、分子生物学诊断、影像学诊断、寄生虫培养、动物接种、异体接种诊断等方法。

1. 病原学诊断　该方法的可靠性取决于是否准确适当地采集样本，及是否采用适当的技术进行检查。可用于检查的样本包括粪便，血液，骨髓、淋巴结、脾肝抽取液，组织活检标本，泌尿生殖道分泌物，痰液、脑脊液和十二指肠引流液等，通过肉眼或显微镜，从上述标本中查见寄生虫的各种形态，即可确诊感染何种寄生虫。

2. 免疫学诊断　包括皮内试验（intradermal test，IT）、间接血凝试验（indirect hemagglutination assay，IHA）、间接免疫荧光抗体试验（indirect immunofluorescent antibody test，IFAT）及酶联免疫吸附试验（enzyme-linked immunosorbent assay，ELISA），对于快速检测寄生虫抗原或抗体非常实用。

3. 分子生物学诊断　DNA 探针、聚合酶链反应（polymerase chain reaction，PCR）和生物芯片（biochip）等分子方法越来越多地用于检测血液、粪便或组织标本中的寄生虫的存在、寄生虫种类鉴定和寄生虫耐药性。随着人们对分子生物学诊断方法的不断研发及应用，了解该种诊断方法的优缺点对诊断的准确性至关重要。

4. 影像学诊断

（1）X 线成像技术：X 线平片的密度分辨率较低，较难区别出寄生虫与所寄生组织的密度差异，仅能发现有钙化的病灶。X 线平片还可以提示一些寄生虫所寄生组织器官改变的间接征象，如膈肌抬高、颅内压增高等，但缺乏特异性。因此 X 线平片对寄生虫的诊断价值比较有限，对没有钙化的病灶很难做出正确诊断。

（2）B 超：其成像的原理是向人体发射一组超声波，按一定的方向进行扫描，根据监测其回声的延迟时间、强弱就可以判断脏器的距离及性质，因而可以检查出体内比较大的寄生虫。

（3）计算机体层成像（computed tomography，CT）：使用计算机对透过人体某个断面的 X 线作多次系统性重复计量，从而得到一系列相互连续又各自独立的清晰的断层图像（cross-sectional image）。在 CT 技术中引入血管造影技术（angiography），从血管内注入造影剂（contrast agent），使软组织内病灶与周围实质组织在致密度上呈现相差增强（contrast-enhancement）的特征，扩大了应用范围。例如：从肝动脉注入造影剂使肝脏肿瘤相差增强；从肝门静脉注入造影剂，则使肝实质组织相差增强。血管造影与 CT 相结合，增强了 CT 的敏感度，甚至可分辨出数毫米大小的病灶。而且与传统 X 线图像不同，CT 图像的密度分辨率高，相当于传统 X 线图像的 10～20 倍。因此 CT 为寄生虫感染最常用的影像学检查，可以较为清晰地显示虫体的钙化、囊壁的钙化、周围组织的钙化及寄生虫所在组织器官的改变，并且可以通过注入造影剂显示虫体、囊壁或周围组织的强化。

（4）磁共振成像（magnetic resonance imaging，MRI）：当人体被置于一静磁场（static magnetic field）时，组织内质子（proton）即吸收或释出放射波能，结果相应为组织磁化与非磁化，并相应以 T_1 和 T_2 衰减值表示。MRI 即基于这一原理产生扫描图像。由于不同组织有不同质子密度，在吸收和释出放射波能时有不同的可检测速率，故 MRI 提供的软组织相差性也自然地优于其他任何一种影像方法。钙化在 MRI 的各种序列上均表现为低信号，因此 MRI 难以发现钙化病灶，这是 MRI 在寄生虫检查方面最大的劣势。MRI 与 CT 相比，优势也很明显。除了前面提到的软组织分辨率高，以脑猪囊尾蚴病为例，MRI 显示脑猪囊尾蚴病的优势在囊虫存活期。此外，对 CT 不易显示的部位，如脑底、基底池、眼眶等 MRI 检出率高。此外 MRI 增强扫描最易发现急性症状的病灶。目前 MRI 成像新技术飞速发展，高分辨率 MRI 脑池造影序列如 3D-CISS 可以清晰显示基底池脑猪囊尾蚴病的囊壁、退化头节，以及变形的脑神经、血管结构等。近来，有学者提出了整合 MRI 脑池造影、磁共振波谱（magnetic resonance spectroscopy，MRS）、弥散加权成像（diffusion weighted imaging，DWI）、灌注加权成像（perfusion weighted imaging，PWI）等多种成像技术的检查策略，系统性地发挥这些技术在鉴别颅内占位性病变方面的价值，包括用于脑猪囊尾蚴病与脑脓肿及脑肿瘤的鉴别诊断。

5. 寄生虫培养与动物接种 这些方法一般不作为常规诊断方法，因为其程序复杂，等待结果的时间较长（通常为数周甚至数月）。体外培养溶组织内阿米巴、福氏纳格勒阿米巴、棘阿米巴、阴道毛滴虫、蓝氏贾第鞭毛虫、利什曼原虫、锥虫和恶性疟原虫等达到扩增的目的，可提高检出率。动物接种是指将可疑标本接种到敏感动物体内，扩增病原后达到检测阈值而被检出。

第五章　寄生虫病流行与防治

寄生虫病的流行与传播是由寄生虫从宿主排出开始，经外界环境（包括传播媒介和中间宿主）发育和（或）增殖，传入新宿主的过程。寄生虫病能否流行取决于是否具备流行的基本条件，此外，还受生物因素、自然因素和社会因素的影响。

第一节　寄生虫病流行的基本环节

寄生虫病流行的发生必须具备完成其生活史发育的三个基本环节，即传染源（source of infection）、传播途径（route of transmission）和易感人群（susceptible population）。

一、传　染　源

寄生虫病的传染源是指感染了寄生虫的人和动物，包括患者、带虫者和保虫宿主。作为传染源，其体内的寄生虫在生活史的某一发育阶段可通过直接或间接方式排出体外并进入另一宿主体内继续发育。如外周血液中含有疟原虫配子体的疟疾患者或带虫者是疟疾的传染源；能排出成熟血吸虫虫卵的血吸虫病患者、带虫者或保虫宿主是血吸虫病的传染源。

二、传　播　途　径

传播途径是寄生虫从传染源到易感宿主感染的全过程，包括寄生虫从传染源排出、在外界或动物体内（包括中间宿主和节肢动物体内）生存或发育为感染阶段以及经合适的侵入途径进入新宿主的三个过程。感染阶段是指寄生虫侵入人体后能继续发育或繁殖的发育阶段。寄生虫病的传播途径比较复杂，主要通过传播方式和感染方式来实现。

1. 传播方式　寄生虫病的主要传播方式有如下几种。

（1）经水传播：某些寄生虫的感染期（虫卵或包囊等）污染水源，人可因饮水或接触疫水而感染，经水传播的寄生虫称为水源性寄生虫病（water-borne parasitic disease）。如饮用被溶组织内阿米巴包囊、蓝氏贾第鞭毛虫包囊或隐孢子虫卵囊污染的水可感染这些寄生虫。水源性寄生虫病的特点是病例分布与供水范围一致，或患者有疫水接触史。

（2）经食物传播：经食物传播、感染的寄生虫病称为食源性寄生虫病（food-borne parasitic disease）。主要经食入被寄生虫感染阶段污染的食物，或生食、半生食含寄生虫感染阶段的动物肉类而感染。例如，人因食入被溶组织内阿米巴包囊、细粒棘球绦虫虫卵、似蚓蛔线虫感染性虫卵污染的食物而感染上述寄生虫；生食、半生食含囊蚴的淡水鱼、蟹可感染华支睾吸虫、卫氏并殖吸虫等；生食、半生食含寄生虫的肉类可感染旋毛形线虫、链状带绦虫、刚地弓形虫等。

（3）经土壤传播：有些直接发育型的线虫，需在土壤中发育为感染性虫卵或感染性幼虫，人因经接触疫土而感染的寄生虫病称为土源性寄生虫病。例如，似蚓蛔线虫和毛首鞭形线虫虫卵在土壤中发育为感染期虫卵，经污染的手、食物或饮水而感染人体；十二指肠钩口线虫和美洲板口线虫虫卵在土壤中发育为丝状蚴，经皮肤侵入而感染人体等。

（4）经医学节肢动物传播：利什曼原虫、疟原虫、锥虫和丝虫必须经过在节肢动物体内的发育才能完成生活史，因此，它们需经医学节肢动物吸血传播。蝇可机械性传播溶组织内阿米巴、蓝氏贾第鞭毛虫和似蚓蛔线虫等寄生虫。

（5）经人体接触传播：一些寄生虫可通过人际的接触而传播。如阴道毛滴虫、疥螨和蠕形螨可通过人体的直接接触和间接接触而感染。

（6）经空气传播：一些寄生虫的虫卵（如蠕形住肠线虫虫卵）可飘浮在空气中，随呼吸进入人体，致人感染。

2. 感染方式 寄生虫侵入人体的方式称感染方式，常见的感染方式有以下几种。

（1）经口感染：大部分寄生虫主要通过被其感染阶段污染的食物、水或手等而经口感染，如溶组织内阿米巴包囊、细粒棘球绦虫虫卵、似蚓蛔线虫感染性虫卵等都是通过污染的饮水、食物或手而经口感染人。而不良的饮食习惯，如食用生的或未煮熟的猪肉、溪蟹可分别感染链状带绦虫和卫氏并殖吸虫。

（2）经皮肤感染：接触被寄生虫幼虫污染的土壤或植物，可使钩虫和粪类圆线虫丝状蚴经皮肤感染人体；接触血吸虫尾蚴的疫水，血吸虫尾蚴可经皮肤钻入人体。

（3）经媒介节肢动物叮咬感染：有些寄生虫的感染阶段存在于节肢动物体内，当感染的节肢动物叮咬人体吸血时侵入人体。如按蚊、白蛉和舌蝇叮咬时分别可将疟原虫、杜氏利什曼原虫和锥虫的感染阶段注入人体；蚊叮刺人体时，口器中的丝状蚴逸出，经叮刺的皮肤伤口侵入人体。

（4）接触感染：包括皮肤接触和性接触感染。如性生活可使阴道毛滴虫感染性伴侣。

（5）经胎盘感染：又称垂直传播，如疟原虫和刚地弓形虫均可通过胎盘传给胎儿，造成先天性感染。

（6）经输血感染：有些寄生在血液内的寄生虫，可经输血而由感染该寄生虫的供血者传播给受血者。如疟原虫可经输血感染引起受血者的输血性疟疾。

三、易 感 人 群

人群作为一个整体对某种寄生虫的易感程度称为人群易感性。易感人群是指对某种寄生虫缺乏免疫力或免疫力低下而处于易感状态的人群。主要包括未曾感染某种寄生虫的人，以及儿童、免疫力低下或缺陷者。一般而言，人体对寄生虫缺乏先天免疫力，寄生虫感染（或隐性感染）后可诱导宿主产生一定的获得性免疫，从而降低其易感性。当体内寄生虫全部被消灭或排出后，免疫力随之降低或消失，而重新成为易感者。此外，易感性还与人群的遗传因素有关，如 Duffy 血型抗原阴性者对间日疟原虫具有先天免疫力。

第二节 影响寄生虫病流行的因素

寄生虫具有在外界（包括中间宿主和传播媒介）中生存和发育的阶段，因此，寄生虫病的流行受到生物因素、自然因素和社会因素的制约与影响。

一、生 物 因 素

中间宿主或传播媒介的存在是一些寄生虫病流行的必需条件，这些寄生虫病的流行与中间宿主和传播媒介的地理分布和活动季节相符。如日本血吸虫的中间宿主钉螺在我国主要分布于长江两岸及其以南地区，因此我国的血吸虫病流行区也分布在长江流域及其以南地区；卫氏并殖吸虫的中间宿主川卷螺和溪蟹主要滋生于山涧溪流中，因而卫氏并殖吸虫病主要流行于山区或丘陵地带。

二、自 然 因 素

自然因素是指能影响寄生虫生长、发育和繁殖的自然条件，包括地理环境和气候因素，如温度、湿度、雨量、光照等。自然因素通过对寄生虫病流行环节的影响而发挥作用。地理环境会影响到中间宿主的滋生与分布，可间接影响寄生虫病的流行。气候条件会影响寄生虫在外界的生长发育及其中间宿主和媒介昆虫的滋生，如温暖、潮湿的环境有利于蚊的滋生、吸血活动和疟原虫在蚊体内的发育，增加传播疟疾的机会。温度低于15℃时疟原虫不能在蚊体内发育，此时为疟疾流行的休止期。因而我国南方是高疟区，而东北地区则很少有疟疾。

三、社会因素

人们的经济状况、文化教育水平、卫生水平、社会活动、居住条件、生产方式和生活习惯都是制约寄生虫病传播与流行的重要因素。经济不发达地区人们生活水平低、居住环境差、卫生习惯不良、生产方式和生活习惯落后都不可避免地造成寄生虫病的广泛流行。社会的进步、经济的发展、医疗卫生条件的改善和群众科学文化水平的提高，对控制寄生虫病的流行起着重要的作用。

第三节　寄生虫病的流行特点

寄生虫病的流行具有地方性、季节性和自然疫源性的特点。

一、地　方　性

寄生虫病的地方性（endemicity）是指在某些特定的自然和社会条件下，某种寄生虫病在某一地区持续或经常发生，无须从外地输入。常见的人体寄生虫病如疟疾、血吸虫病、黑热病、肝吸虫病、钩虫病等均具有明显的地方性流行特点。影响寄生虫病地方性流行的因素主要有：

1. 气候条件　温暖、潮湿的环境适合于多数寄生虫的发育、生存，有利于其传播，如钩虫病在我国淮河及黄河以南地区广泛流行，而在气候干寒的西北地区则少见流行。

2. 生物因素　中间宿主或传播媒介的种类和地理分布影响寄生虫病的流行。如血吸虫病与钉螺的地理分布有严格的相关性，两者分布基本一致。又如黑热病流行于长江以北地区，这与媒介白蛉仅分布在长江以北地区密切相关。

3. 社会因素　人群的生活习惯和生产方式与寄生虫病的流行密切相关。如华支睾吸虫病主要流行于有生食或半生食鱼习惯的地区，链状带绦虫病与肥胖带绦虫病主要流行于有生食或半生食猪肉、牛肉习惯的地区。

二、季　节　性

某些疾病的发病率在每年的某季节出现高峰，这种现象称疾病流行的季节性（seasonality）。有些寄生虫病有显著的季节性流行特点。如下因素可影响寄生虫病的季节性流行。

1. 气候条件　温度、湿度、雨量、光照等气候条件会影响寄生虫在外界（包括中间宿主和传播媒介）的发育。寄生虫病主要流行在温暖、潮湿的春、夏季。如春、夏季节的土壤适合于钩虫虫卵的发育和丝状蚴的生存，因此钩虫感染多见于春、夏季节；又如在日本血吸虫病流行区，夏季因生产和生活，使其流行具季节性。

2. 生物因素　由医学节肢动物传播的寄生虫病与传播媒介的季节消长一致。如疟原虫的流行与中华按蚊和嗜人按蚊的活动季节相符。

3. 社会因素　人们的生产活动和生活习惯因季节而异，如夏季居民因生产或生活（游泳）接触疫水频繁而易感染血吸虫。

三、自然疫源性

有些寄生虫病可以在人和动物之间自然地传播，这些寄生虫病称为人兽共患寄生虫病（parasitic zoonosis）。在原始森林或荒漠地区，这些人兽共患寄生虫病可在脊椎动物之间相互传播，人类通常不参与这一流行过程，只有当人偶然进入这些地区，这些寄生虫病才可能通过一定的途径由脊椎动物传播给人，这种地区称为自然疫源地。这类不需要人的参与而存在于自然界的人兽共患寄生虫病具有明显的自然疫源地（natural focus）。如杜氏利什曼原虫、日本血吸虫、细粒棘球绦虫等均可能有自然疫源地。寄生虫病的这种自然疫源性不仅反映了寄生于人类的寄生虫绝大多数是由动物寄生虫进化而来，同时也说明某些寄生虫病在流行病学和防治方面的复杂性。在涉及野外活动，如地质勘探，探险和开发新的旅游区时，了解当地寄生虫病的自然疫源性是必要的。

第四节　寄生虫病的防治

根据寄生虫病的流行环节和影响因素，寄生虫病的防治要采取控制和消灭传染源、切断传播途径和预防感染、保护健康人群等综合性防治措施。

一、控制和消灭传染源

在寄生虫病的防治过程中，控制和消灭传染源是寄生虫病防治的首要措施，主要包括以下三条措施。

1. 治疗患者和带虫者　通常采用病原学诊断或血清学检查等方法，对流行区居民进行检查（普查或重点人群调查）。对检查出的患者或带虫者进行药物治疗，部分患者需要手术治疗。在寄生虫病流行严重的地区也可采取全民化疗措施，以降低人群的感染率。

2. 查治和处理保虫宿主　消除动物传染源，有价值的动物如牛、猪等应定期进行驱虫治疗，无价值又有害的感染动物如鼠等可采取捕杀的办法进行处理。

3. 加强寄生虫病监测　寄生虫病监测是控制寄生虫病的重要环节，及时发现传染源是控制其输入和扩散的必要手段，尤其是对流动人口的监测更为重要。

二、切断传播途径

不同寄生虫的传播途径不尽相同，因此，应结合寄生虫的生活史特点，根据当地的生产、生活方式，采取合适的切断传播途径措施。

1. 改造环境，消灭滋生地或用化学、物理或生物等防治方法控制和消灭中间宿主或传播媒介，如灭螺、灭蚊、灭蝇等。

2. 加强粪便和水源管理对粪便进行无害化处理，防止寄生虫虫卵和包囊污染土壤、水源、食物或用品。注意个人卫生、饮食卫生和饮水卫生。例如，目前在我国血吸虫病流行区正在推广"以机代牛"、"封洲禁牧"和"改水改厕"等措施，其目的是阻断含有血吸虫虫卵的家畜粪便对有螺地带的污染。

3. 防止"病从口入"对食源性寄生虫病，要做好猪、牛、羊、犬及淡水鱼、虾、蟹等的管理和病原监测与检查，做好这些肉类和水产品的生物安全工作，防止经食物感染。

三、预防感染、保护健康人群

人类对各种人体寄生虫的感染大多缺乏先天的特异性免疫力，因此对人群采取必要的保护措施是防止寄生虫感染的必要手段，主要措施包括以下几点。

1. 开展宣传教育　积极开展预防寄生虫的宣传教育工作，普及防治寄生虫病的基本知识，提高群众的自我保护意识，这是控制寄生虫病最有效、最经济的预防措施。

2. 建立良好的卫生习惯　改变不良的饮食习惯，建立良好的卫生行为和饮食习惯，是预防食源性寄生虫病的主要措施。

3. 加强集体和个人防护　主要包括以下措施：①改进生产方式和改善生产条件，减少直接接触疫土和疫水的机会。②对某些寄生虫病（如疟疾）可采取预防服药的办法预防，如服用乙胺嘧啶、伯氨喹等预防疟疾。③必要时可在暴露的皮肤上涂抹驱避剂，以防止吸血节肢动物叮咬。④积极研制有效的疫苗（如疟疾疫苗、血吸虫病疫苗），预防危害严重的寄生虫病的发生和流行。

第二篇 医 学 原 虫

本篇彩图

第一章 叶 足 虫

叶足虫属于肉足鞭毛门的叶足纲，以叶状的伪足为运动细胞器，形状经常改变，因此又称为阿米巴（变形虫）。其生活史多数包括滋养体和包囊两个时期，个别种类没有包囊期。多数阿米巴营自生生活，部分自生生活的阿米巴偶然可以侵入人体，引起严重疾病。少数阿米巴营寄生生活，主要寄生于脊椎动物或无脊椎动物的消化道内，其中溶组织内阿米巴的滋养体还可侵袭肝、肺、脑等组织，损害人体健康。

第一节 溶组织内阿米巴

【提要】 溶组织内阿米巴生活史包括包囊和滋养体两个虫期。人常因误食4核包囊而感染，在回肠末端或结肠中包囊发育为滋养体，随肠内容物下移而形成包囊并随粪便排出体外。滋养体可进入肠黏膜，吞食红细胞，破坏肠壁，引起肠壁溃疡或肠阿米巴肿；也可随血流进入肝、肺、脑等组织器官，形成阿米巴性脓肿，引起相应器官的功能损伤，影响人类健康。实验室检查可进行粪检或脓肿穿刺查找病原体。甲硝唑类药物是治疗阿米巴的首选药物。该病呈世界性分布，预防以粪便无害化处理和养成良好的卫生习惯为主。

【案例】

18例患者全部来自中原某省农村地区，男13例，女5例，年龄15～32岁。病程1～4月余。患者均以右上腹疼痛起病，并向右肩放射，右上腹有触痛、叩击痛；并有发热、乏力、腹胀、厌食，偶有恶心，伴有肝大；3例患者有轻度黄疸，7例有近期腹泻和痢疾史。18例患者在当地诊断为急、慢性胆囊炎和肝炎。B超检查均见肝内有（5.3～15.6）cm×（6.7～14.8）cm的液性暗区，持续发热，体温达38.5～39℃。拟诊肝癌，细菌性肝脓肿待排。经抗菌、对症治疗效果不佳。18份肝穿刺脓液均为巧克力色、不臭、腥味较浓，应用加温的生理盐水直接涂片法查见溶组织内阿米巴滋养体，直径32～56μm，运动活泼，形态多变。

问题：

1. 根据上述病史你认为该18例患者的诊断是什么？

2. 这些患者的治疗方案是什么？

3. 应如何预防该病的发生？

溶组织内阿米巴（*Entamoeba histolytica* Schaudinn，1903）又称痢疾阿米巴，属内阿米巴科的内阿米巴属，是至今唯一被肯定为可以引起人类阿米巴病的肠阿米巴原虫。可寄生于人体肠道（主要在结肠），引起阿米巴痢疾或肠炎；也可侵入肝、肺、脑、泌尿生殖道和皮肤等器官组织引起病变，引起肝脓肿和肺脓肿等。它与非致病性的迪斯帕内阿米巴和莫西科夫斯基内阿米巴虽形态相似，但在同工酶、限制性片段长度多态性（RFLP）和抗原性等方面存在差异。

我国古代医书《素问》、《伤寒论》和《诸病源候论》等就记载有"下痢""疫痢""赤痢"等症，其中包括阿米巴病，但未认识阿米巴病原体。直至1875年俄国外科医生在一例痢疾患者粪便和尸检大肠肠壁中发现了含有红细胞的活动阿米巴，命名为"*Amoeba coli*"。1903年绍丁

（Schaudinn）才将其定名为溶组织内阿米巴。

【形态】

1. 滋养体　溶组织内阿米巴直径为 12～60μm，形态不固定，变化大，借助单一定向的伪足而运动。虫体从外至内包括胞膜、胞质和胞核。胞质中常见其吞噬的红细胞。呈球形的泡状核直径为 4～7μm，核膜纤薄，其边缘有单层均匀分布、大小一致的核周染色质粒（chromatin granules）；核仁小而常居中，直径 0.5μm，其周围有纤细无色的丝状结构（核纤丝）（图 2-1-1）。在无菌培养基中生长的滋养体往往有 2 个以上的核。

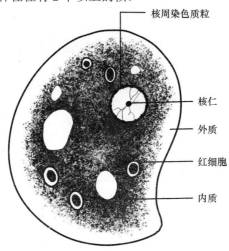

图 2-1-1　溶组织内阿米巴滋养体模式图

2. 包囊　包囊是溶组织内阿米巴的静息状态时期，溶组织内阿米巴成熟包囊含 4 个核，直径 10～20μm，呈圆球形，是该虫的感染阶段。最外层是光滑的囊壁，囊壁厚 125～150nm。未成熟包囊胞质中含有糖原泡和特殊的营养储存结构短棒状拟染色体（对虫种鉴别有意义），内有 1～3 个胞核。细胞核呈泡状，与滋养体相似但稍小（图 2-1-2）。

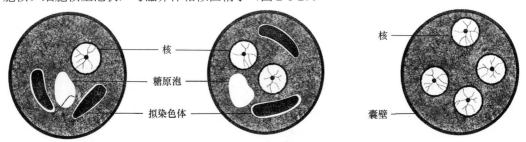

图 2-1-2　溶组织内阿米巴包囊模式图

【生活史】　溶组织内阿米巴的生活史简单，包括滋养体期和包囊期。人是其适宜宿主，偶尔可寄生于猴、猫、犬、鼠等动物。其感染期是含有 4 个核的成熟包囊，人常因食入被成熟包囊污染的食物或水而感染。四核包囊经口摄入人体后通过胃和小肠，在回肠末端或结肠的中性或碱性环境中，在肠道内酶的作用下，囊壁变薄，囊内虫体活动伸出伪足脱囊而出，4 核虫体经三次胞质分裂和一次核分裂形成 8 个滋养体。滋养体随即在结肠上端摄食细菌并进行二分裂增殖，肠腔内的滋养体可侵入肠黏膜，吞噬红细胞，破坏肠壁，引起肠壁溃疡；滋养体又可随坏死脱落的肠壁组织返回肠腔。滋养体还可随血流进入其他组织或器官，引起肠外阿米巴病。

在肠腔内的虫体下移过程中，在肠内容物脱水或环境变化等因素的刺激下虫体发育为圆形包囊前期，分泌成囊物质形成囊壁，虫体发育为包囊，再经过两次核分裂形成 4 核包囊，随粪便排出体外。包囊在外界潮湿环境中可存活并保持感染性数日至 1 个月，但在干燥环境中易死亡。滋养体也可能通过腹泻患者的粪便排出体外，但滋养体在外界环境中只能短时间存活，即使被宿主吞食也会在通过上消化道时被宿主消化液杀死（图 2-1-3）。

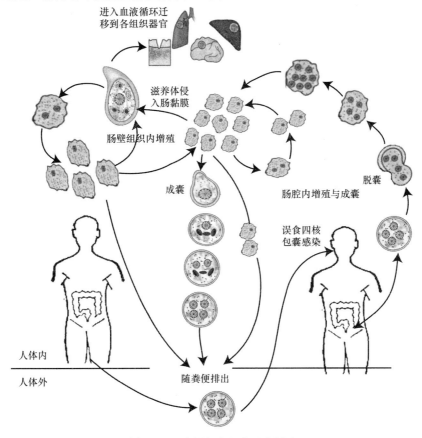

图 2-1-3　溶组织内阿米巴生活史

【致病】

1. 致病机制　溶组织内阿米巴的致病作用受虫株致病力、寄生环境和宿主免疫状态等多种因素的影响。滋养体首先通过分泌黏附分子（半乳糖/乙酰氨基半乳糖可抑制性凝集素）与宿主结肠上皮细胞表面黏蛋白（半乳糖/乙酰氨基半乳糖残基）发生多价结合而附着在结肠上皮细胞表面，然后分泌穿孔素和半胱氨酸蛋白酶导致靶细胞形成离子通道从而破坏肠黏膜上皮细胞，并促进靶细胞的凋亡和溶解，抑制宿主的免疫反应，最终导致宿主肠上皮细胞受损并形成溃疡。

2. 病理变化和临床表现　阿米巴病的潜伏期为 2～26 天，以 2 周多见。起病突然或隐匿，呈暴发性或迁延性，可分为肠阿米巴病和肠外阿米巴病。

（1）肠阿米巴病（intestinal amoebiasis）：溶组织内阿米巴滋养体侵入肠黏膜层引起肠阿米巴病，即阿米巴结肠炎。多发于盲肠或阑尾，也可累及乙状结肠和升结肠，偶及回肠。典型的病灶是口小底大的烧瓶样溃疡，溃疡间的黏膜正常或轻度充血水肿。原发病灶限于黏膜层，严重病例滋养体可突破黏膜肌层而引起液化坏死灶，溃疡可深及肌层并与邻近溃疡融合，造成大片黏膜脱落。显微镜下可见组织坏死伴有少量炎症细胞（以淋巴细胞和浆细胞为主，因滋养体可溶解中性粒细胞故而中性粒细胞极少见）。侵入肠黏膜的溶组织内阿米巴还可刺激宿主结肠黏膜的增生反应，引起组织肉芽肿形成伴慢性炎症和纤维化，形成阿米巴肿（amoeboma）。虽仅 1%～5% 的患者伴有阿米巴肿，但在临床上需与肿瘤进行鉴别诊断。

肠阿米巴病的临床表现可分为急性和慢性两种类型。急性肠阿米巴病的临床症状从轻度、间歇性腹泻到暴发性、致死性痢疾不等。轻症患者仅有间歇性腹泻。典型的阿米巴痢疾常表现为果酱色稀便，奇臭并带血和黏液，腹泻一日数次或数十次不等，80%的患者有局限性腹痛、不适、胃肠胀气、里急后重、厌食、恶心呕吐等。病情可突然发展为严重致命性的急性暴发性痢疾，常见于儿童，表现为大量黏液血便、发热、低血压、广泛性腹痛、强烈而持续的里急后重、恶心呕吐和腹水，60%的患者可发展成肠穿孔，也可发展成肠外阿米巴病。慢性肠阿米巴病长期表现为间歇性腹泻、腹痛、胃肠胀气和体重下降，可持续1年以上，甚至5年之久。有些患者出现阿米巴肿（也称阿米巴肉芽肿），病变呈团块状损坏，临床症状轻微或无症状，肠钡餐X线征象酷似肿瘤，在临床上易误诊，可通过病理活检或血清阿米巴抗体检查进行鉴别诊断。肠阿米巴病最严重的并发症是肠穿孔和继发性细菌性腹膜炎，呈急性或亚急性过程。

（2）肠外阿米巴病（extraintestinal amoebiasis）：是溶组织内阿米巴滋养体经肠黏膜下层或肌层，随血行播散至其他组织器官引起的阿米巴病。累及器官包括肝、肺、心包、脑、生殖器官、皮肤等，以阿米巴肝脓肿（amebic liver abscess）最常见。肠外阿米巴病的病理特征往往呈无菌性、液化性坏死，滋养体多见于脓肿边缘，病灶周围以淋巴细胞浸润为主，极少伴有中性粒细胞。阿米巴肝脓肿多见于肝右叶（以右叶顶部为主），早期以滋养体侵入肝内小血管引起栓塞开始，随之出现急性炎症反应，病灶扩大，中央液化，淋巴细胞浸润，最终可导致纤维化。阿米巴肝脓肿的脓液由坏死变性的肝细胞、红细胞、胆汁、脂肪滴和组织残渣组成，脓肿大小不一。

患者以青年人多见，10%的肠阿米巴患者伴发肝脓肿。阿米巴肝脓肿患者的临床症状有右上腹痛，可向右肩放射，伴有发热、寒战、盗汗、厌食和体重下降，查体可见肝大伴触痛，少部分患者可出现黄疸。肝穿刺早期可抽出粉红色脓液，晚期则可抽出巧克力酱样脓液，脓肿边缘可检出溶组织内阿米巴滋养体。肝脓肿可破裂入胸腔（10%～20%）或腹腔（2%～7%），偶可破裂入心包而致死。肺阿米巴病常发于右下叶，多继发于肝脓肿，也可由肠阿米巴病经血行播散所致。主要临床表现有胸痛、发热、咳嗽和咳巧克力酱样痰。X线检查可见渗出、实变或脓肿形成、积脓，甚至支气管瘘。脓肿可破入气管引起呼吸道阻塞。若脓肿破入胸腔或气管，死亡率近15%～30%。1.2%～2.5%的阿米巴病患者可出现脑脓肿，而94%的脑脓肿患者合并肝脓肿。大脑皮质的单一脓肿多见，临床症状有头痛、呕吐、眩晕、精神异常等。45%的患者可发展成脑膜脑炎。阿米巴性脑脓肿病程进展迅速，若不及时治疗，死亡率高。皮肤阿米巴病常由直肠病灶播散到会阴部所致，病变部位可见于阴茎、阴道甚至子宫。胸腹部瘘管周围和穿刺也可出现局部皮肤阿米巴病。

【辅助检查】　包括病原学诊断、血清学诊断和影像学诊断。

1. 病原学诊断

（1）生理盐水直接涂片法：适用于急性肠阿米巴病的粪检和脓肿穿刺液的检查以及通过内镜进行活检等情况，可检出活动的滋养体，伴有黏集成团的红细胞和少量白细胞，滋养体内可见被虫体摄入的红细胞。该方法操作简便，但需注意取材部位，新鲜的稀便和脓血便中易查到滋养体，以黏液脓血部分粪便为宜；脓肿穿刺则应选取脓肿壁部位进行取材。此外，取材后应尽快送检，放置超过半个小时，滋养体会失去活动力。送检的样本还应注意保温，防止粪尿混合，送检样品的容器避免污染和含有消毒剂。检查前患者使用广谱抗生素、止泻药或收敛药、灌肠液和液体石蜡等可影响虫体生存和活动力，从而影响检出率。

（2）染色法：对慢性腹泻患者和成形粪便以检查包囊为主，粪检应间隔1天，多次检查，持续1～3周，以免漏诊。可进行碘液染色显示包囊的细胞核特点，以此与结肠内阿米巴包囊鉴别，但该方法对虫体构造的分辨力较差。检查时，取一洁净的载玻片，滴加碘液一滴，然后以竹签蘸取少量粪样在碘液中涂成薄片，加盖盖玻片，显微镜下观察。也可进行铁苏木精染色，该方法操作复杂，但虫体构造显示清晰。首先将涂片在70%乙醇中进行固定，取出后置于50%乙醇中5分钟；洗涤3次后，用4%铁明矾媒染30秒，流水冲洗5分钟；以2%铁明矾褪色约2分钟至颜色适当，再水洗5分钟；用0.5%伊红配合染色1～2分钟；依次经70%、85%、95%和无水乙醇脱水，每次 1.5 分钟；在 1/2 二甲苯加 1/2 无水乙醇中经 1.5 分钟及纯二甲苯中 0.5 分钟透明；最后用中性树胶封固于载玻片上。经该方法染色的标本中，滋养体的核和核膜呈深蓝黑色，核仁与核膜之间清晰，核膜内染色质粒均匀分明，细胞质呈蓝色，食物泡内含物为蓝色，红细胞呈红色。包囊为蓝色，核同滋养体，清晰显见，拟染色体呈深蓝黑色，糖原泡在染色过程中被溶解为空泡。所得制片可长期保存。

（3）体外培养：培养法在诊断和保存虫种方面有重要意义，且比涂片法敏感，对亚急性或慢性病例检出率较高。培养物为粪便或脓肿穿刺物，可用 Robinson 培养基。该方法花费高，时间长，不宜作为常规检查。

（4）核酸诊断：取脓肿穿刺液、粪便、培养物、活检的肠组织、皮肤溃疡分泌物等，提取虫体 DNA，以虫体特异引物进行聚合酶链反应（PCR）、电泳分析或测序并给出结果鉴定。该方法敏感、特异，可区别溶组织内阿米巴和其他阿米巴原虫，但操作复杂。

2. 血清学诊断 利用抗原抗体特异性结合的原理检测溶组织内阿米巴感染者血清中的抗体，也可用于实验室诊断，约 90% 的患者从血清中可检查到特异性抗体。常用的免疫学检测方法有酶联免疫吸附试验（enzyme-linked immunosorbent assay，ELISA）、间接血凝试验（indirect hemagglutination assay，IHA）、间接免疫荧光抗体试验（indirect immunofluorescent antibody test，IFAT）和琼脂扩散法（AGD）等。

3. 影像学诊断 在阿米巴肝脓肿等肠外阿米巴病的临床诊断中，超声检查、计算机体层成像（CT）和磁共振成像（MRI）等影像学检查方法发挥着重要的作用；结合血清学检查和病原学检查结果，可明确疾病的诊断。此外，结肠镜检查并夹取局部活体组织进行镜检的方法也可用于肠阿米巴病的诊断，对粪检阴性的临床高度怀疑病例可考虑应用此方法。

【流行】 溶组织内阿米巴病呈世界性分布，以热带和亚热带地区为多见。我国的溶组织内阿米巴病流行情况也较为严重。根据第一次寄调结果来看，溶组织内阿米巴全国人群平均感染率为 0.949%，估计全国感染人数为 1069 万；感染率超过 1% 的共有 12 个省（区），其中西藏、云南、新疆、贵州、甘肃等 5 个省（区）的人群感染率超过 2%；西藏感染率最高，达 8.124%。随着我国经济的发展和卫生条件的改善以及人群防病意识的提高，近年来我国溶组织内阿米巴的人群感染率呈明显下降趋势；第三次寄调报告显示，我国溶组织内阿米巴/迪斯帕内阿米巴的人群感染率为 0.06%，西藏的感染率最高（0.50%）。但在局部地区和特殊人群中，血清阳性率仍可高达 11.05%，溶组织内阿米巴病的流行情况依然严峻。因此，阿米巴痢疾与细菌性痢疾一起被列为我国法定报告的乙类传染病。

溶组织内阿米巴病的传染源以粪便中持续带包囊者为主。包囊对外界的抵抗力较强，在适宜温度和湿度下可在外界存活数周并保持感染力。溶组织内阿米巴滋养体抵抗力则极差，且被误食后可被胃酸杀死，无传播作用。溶组织内阿米巴的主要感染方式是经口感染，食入或饮用被成熟包囊污染的食品和水或使用被包囊污染的餐具均可导致感染。在某些人群中，口—肛性行为是导致溶组织内阿米巴病感染流行的重要途径。蝇和蟑螂携带的包囊也可造成该病的传播扩散，包囊通过蝇或蟑螂的消化道仍具感染性。人群对溶组织内阿米巴普遍易感，高危人群包括旅游者、流动人群、智力低下人群，以及有同性性行为者，严重的感染多发生于小儿尤其是新生儿、孕妇、哺乳期妇女、免疫力低下者、重度营养不良者和恶性肿瘤患者及长期应用肾上腺皮质激素的患者。在男女性别差异上，肠阿米巴病无性别差异或差异较小（也有报道肠阿米巴病的男女患者比例为 2∶1），而阿米巴肝脓肿则男性患病率明显高于女性（成人男女感染溶组织内阿米巴之比为 9∶1 或 5.7∶1），这可能与饮食、生活习惯和职业等有关，是否存在性别易感性差异尚需进一步研究。溶组织内阿米巴除可感染人外，犬、猫、猪、猴、猩猩等均可自然感染或经实验感染。最近从猴和猪体内分离的虫株与溶组织内阿米巴形态相似，但基因序列与溶组织内阿米巴病患者体内分离的虫株存在一定的差异，两者是否为同一虫株有待进一步研究。

该病的流行与气候、卫生和营养等条件有关，高糖饮食、酒精中毒、宿主遗传特性、肠道细菌感染或结肠黏膜局部损伤等其他因素也易导致阿米巴感染。在发展中国家（如印度、印度尼西亚、撒哈拉沙漠周边国家、热带非洲和中南美洲），经济卫生和营养条件差，气候适宜于虫体在外界环境的存活，阿米巴病的传播以粪—口途径为主；而在发达国家，阿米巴病的暴发流行往往与水源污染有关。近年来，阿米巴的感染率在有男-男性行为的人群中呈明显增高态势，欧美、日本的男-男性行为人群阿米巴感染率高达20%～30%；日本的男-男性行为人群以溶组织内阿米巴感染为主，而欧美国家男-男性行为人群则以迪斯帕内阿米巴感染为主。

【防治】

1. 预防　溶组织内阿米巴病的防治可从控制传染源、切断传播途径和保护易感者三方面入手。在控制传染源方面，应尽量做到对感染者（尤其是粪便带包囊者）的早发现、早诊断和早治疗。在切断传播途径方面，应针对溶组织内阿米巴病的传播方式，养成饭前便后洗手等良好的卫生习惯，不喝生水及避免水源的污染，加强蝇和蟑螂等的防制以及粪便的无害化处理等。在保护易感者方面，目前暂无可选用的有效疫苗，需注意增强人群免疫力和高危人群的保护，加大健康教育力度。

2. 治疗　溶组织内阿米巴病的治疗有两个基本目标，一是治愈肠内外的侵袭性病变；二是清除肠腔中的包囊。甲硝唑（metronidazole）是目前治疗溶组织内阿米巴病的首选药物，急性或慢性侵入性肠阿米巴病患者均适用，口服吸收率可达100%。替硝唑（tinidazole）、奥硝唑（ornidazole）和塞克硝唑（secnidazole）有相似作用。有报道提示甲硝唑对啮齿类动物有致癌性，因此孕妇慎用。此外，溶组织内阿米巴对甲硝唑的抗药性问题虽尚未成为严重的临床问题，但应加以重视。对于无症状的带包囊者，仍建议给予治疗，以防止发展为侵入性病变或成为传染源。带包囊者的治疗应选择肠壁不易吸收且副作用小的药物，如巴龙霉素（paromomycin）、二氯尼特（diloxanide）等。肠外阿米巴病治疗以甲硝唑为主，氯喹也有效。肝脓肿通常可药物治疗配以外科穿刺，以提高治疗效果。某些严重病例可辅以肾上腺皮质激素2～3天，以减少心脏毒性作用。大蒜素、白头翁等也有一定作用，但仅用中药难以达到根治目的。

【案例解析】

1. 根据上述病史你认为该18例患者的诊断是什么？

根据患者的临床表现和病史，并结合B超检查结果和肝穿刺的脓液性状以及涂片法查见溶组织内阿米巴滋养体等信息，这18例患者的诊断应该为溶组织内阿米巴肝脓肿。

2. 这些患者的治疗方案是什么？

溶组织内阿米巴肝脓肿可进行药物治疗配合外科穿刺，以提高治疗效果。药物治疗首选甲硝唑。

3. 应如何预防该病的发生？

预防溶组织内阿米巴的感染主要从控制传染源、切断传播途径和保护易感者三方面入手。对于个人的预防来说，切断传播途径尤为重要，养成饭前便后洗手等良好的卫生习惯，不喝生水及避免水源的污染等；此外，注意强身健体，增强自身抵抗力。

（王　英）

第二节　致病性自生生活阿米巴

【提要】　在自然界中存在着多种自生生活的阿米巴，广泛存在于水体、淤泥和腐败植物中。其生活史较简单，滋养体以细菌为食，行二分裂增殖，并可形成包囊。其中有些是潜在的致病原，可以侵入人体的中枢神经系统、眼部和皮肤，引起严重损害甚至死亡，如耐格里属（*Naegleria*）、棘阿米巴属（*Acanthamoeba*）、狒狒巴拉姆希阿米巴（*Balamuthia mandrillaris*）等。这些致病性自生生活阿米巴多存在于淤泥、池塘或游泳池中。人们通过接触受污染的水体或在其中游泳而感染。

【形态】

1. 耐格里属阿米巴　滋养体有阿米巴型和鞭毛型。在人体组织中寄生的是阿米巴型滋养体，呈椭圆形或狭长形，直径 10～35μm，一般约 15μm，进行二分裂繁殖。虫体一端有圆形或钝性的伪足，运动活泼，虫体形状可以快速连续变化。滋养体有一泡状核，直径约 3μm，致密的核仁大而居中，核膜与核仁之间有明显的晕圈。细胞质呈颗粒状，内含数个空泡、食物泡和收缩泡，侵入组织的滋养体可见吞噬的红细胞。在不适宜环境中或蒸馏水中，阿米巴型滋养体可变成梨形的鞭毛型滋养体，直径 10～15μm，一端有 2 根或多根鞭毛。此型滋养体运动活泼，不取食，不分离，往往在 24 小时后又转变为阿米巴型滋养体。扫描电镜下可见滋养体表面不规则，有皱褶，具有多个吸盘状结构，此结构与虫体的毒力、侵袭力和吞噬力有关。阿米巴型滋养体在外界可因干燥形成包囊，而鞭毛型滋养体则不能直接形成包囊。包囊呈球形，直径 7～10μm，囊壁光滑有孔，核与滋养体相似（图 2-1-4）。

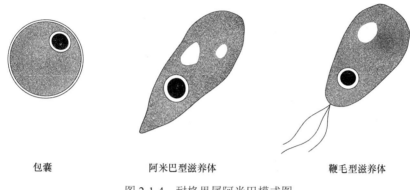

包囊　　　　　　阿米巴型滋养体　　　　　　鞭毛型滋养体

图 2-1-4　耐格里属阿米巴模式图

2. 棘阿米巴属阿米巴　滋养体呈多变的长椭圆形，直径 15～45μm，除叶状伪足外，体表有许多不断形成与消失的棘刺状伪足，可作无定向的缓慢运动。胞质内含有小颗粒和食物泡。胞核与福氏耐格里属阿米巴相似，直径稍大，约 6μm，核的中央含有一大而致密的球状核仁，核膜与核仁之间也有明显的晕圈。但有时核仁呈多态形，或内含空泡。包囊呈球形，直径 9～27μm，两层囊壁，外壁有特殊皱纹，内壁光滑而呈多形性，胞质内布满细小颗粒，单核，常位于包囊中央（图 2-1-5）。

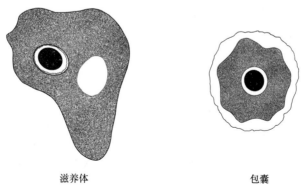

滋养体　　　　　　　　　　包囊

图 2-1-5　棘阿米巴属阿米巴模式图

3. 狒狒巴拉姆希阿米巴　滋养体有指状伪足，直径 12～60μm，有一大的泡状核，核仁居中。成熟包囊呈圆形，直径 6～30μm，外壁不规则，内壁呈圆形。

【生活史】　致病性自生生活阿米巴与其他自生生活阿米巴一样，生活史简单，在自然界中普遍存在于水、淤泥、尘土和腐败的植物中。滋养体以细菌为食，进行二分裂繁殖。

耐格里属阿米巴具有双态性，即滋养体在水中可暂时形成 2～9 根鞭毛的鞭毛型滋养体和平时具有伪足的阿米巴型滋养体。人在接触污染的水体时，耐格里属阿米巴滋养体可侵入鼻腔黏膜增殖，并沿嗅神经通过筛板进入颅内。由于宿主组织中仅见滋养体而无包囊，包囊是否对人体具有感染性尚需进一步研究。

棘阿米巴属阿米巴无鞭毛型滋养体。在外界不利环境中，滋养体则由囊壁包绕，形成包囊。包囊对寒冷、干燥和各种抗微生物药剂等具有很强的耐受性，可飘浮在空气与灰尘中。其滋养体或包囊可经损伤的皮肤黏膜、眼角膜、眼结膜、呼吸道或泌尿道等侵入人体，并可经血行播散至中枢神经系统，寄生于人体的皮肤、眼、脑等部位。病灶中滋养体和包囊可同时存在。

狒狒巴拉姆希阿米巴除不能在含细菌的琼脂培养基上生长而必须在哺乳动物细胞内培养外，其余特点与棘阿米巴属阿米巴相似。

【致病】 致病性自生生活阿米巴能突破人体的防御系统而侵入人体，并在人体内寄生、繁殖和致病。虫体营需氧代谢，虫株的毒力与其分泌的蛋白酶、过氧化物酶和超氧化物歧化酶有关，故这些酶类是虫株致病性和毒力的生物化学标志。

1. 耐格里属阿米巴 致病的主要虫种是福氏耐格里属阿米巴（*Naegleria fowleri*），其滋养体经鼻腔黏膜沿嗅神经通过筛板入颅后，可引起原发性阿米巴脑膜脑炎（primary amebic meningo-encephalitis，PAME），多见于健康儿童和青壮年。潜伏期 1～7 天，早期以上呼吸道症状为主，伴高热、呕吐，1～2 天后出现脑水肿征象，迅速转入瘫痪、谵妄、昏迷，患者常在 1 周内死亡。PAME 病情凶险，病程短，预后差，死亡率高。病理切片可见类似于细菌性脑膜炎的特征，以中性粒细胞浸润为主，可见少数嗜酸性粒细胞、单核细胞或淋巴细胞，可查见滋养体。

2. 棘阿米巴属阿米巴 致病的主要虫种是卡氏棘阿米巴（*Acanthamoeba castellanii*），侵入人体后，可引起肉芽肿性阿米巴脑炎（granulomatous amebic encephalitis，GAE）、棘阿米巴角膜炎（acanthamoeba keratitis，KA）和阿米巴慢性皮肤溃疡。

（1）GAE：感染主要发生在抵抗力低下的人群，如虚弱、营养不良、应用免疫抑制剂或获得性免疫缺陷综合征患者。潜伏期较长，病程 1～2 个月，呈亚急性或慢性过程，临床以脑部肉芽肿性占位性病变为主。脑脊液中以淋巴细胞为主。病理表现以肉芽组织和胶质细胞增生为特点，故称为肉芽肿性阿米巴脑炎，脑膜病变不重，脑实质病变多位于深部，病灶中可查见滋养体和包囊。肉芽肿病变除存在于中枢神经系统外，还见于肾上腺、肾脏、肺、肝等器官，受累器官有时出现坏死或出血。

（2）KA：主要发生于健康人群，与戴角膜接触镜（隐形眼镜）有关；由于包囊耐干燥，可存在于空气的浮尘中，也可污染角膜接触镜或镜片冲洗液。潜伏期不易确定，可能为数周至数月。虫体感染角膜后，可导致慢性或亚急性角膜炎和溃疡，并有时轻时重的反复倾向。患者眼部有异物感、畏光、流泪、视物模糊等症状，最常见症状为剧烈眼痛，眼痛与炎症程度不成正比。感染初期的病变为表浅性角膜炎，呈慢性或亚急性进行性病变，病变可深入到角膜基质层，基质层破坏，并伴有以中性粒细胞和巨噬细胞为主的炎性浸润。反复发作可致角膜溃疡甚至角膜穿孔。溃疡周围的基质层常见弧形或环形白色浸润。虽然角膜病变明显，但角膜的新生血管缺如，而结膜充血十分明显。临床上常误诊为单纯疱疹性角膜炎或细菌及真菌性角膜炎。如不及时治疗，可致角膜穿孔，并发青光眼、失明等。

（3）阿米巴慢性皮肤溃疡：在获得性免疫缺陷综合征患者中多见，75% 的获得性免疫缺陷综合征患者有此并发症。主要表现为慢性皮肤溃疡，有时与中枢神经系统损害并存。

3. 狒狒巴拉姆希阿米巴 感染后可引起 GAE，与棘阿米巴属阿米巴感染的情况相似，呈亚急性或慢性过程，多见于身体衰弱、器官移植后的免疫治疗或获得性免疫缺陷综合征患者。非免疫缺陷的儿童、幼儿或婴儿亦可患病，且呈急性过程。

【辅助检查】 结合临床表现、流行病史和实验室检查进行综合诊断。例如，若怀疑是耐格里属阿米巴感染引起的原发性阿米巴脑膜脑炎，则可询问患者在神经刺激症状出现前2～6天有无在不流动水池或温泉中游泳、戏水史；对怀疑是棘阿米巴属阿米巴感染患者还应询问是否有创伤史和戴角膜接触镜的习惯。

1. 病原学检查 致病性自生生活阿米巴颅内感染者，主要采用脑脊液穿刺检查，可见血性脑脊液和中性粒细胞数增多，可见活动的滋养体，但无细菌；蛋白含量升高，而葡萄糖含量下降。对于棘阿米巴感染引起的角膜炎和皮肤损害，可取眼排泄物、活检的病变角膜、角膜刮取物和溃疡部位刮取物直接镜检。也可将低速离心后的脑脊液或活检的组织，在涂布有大肠埃希菌的无营养琼脂平板上进行培养，一般3～7天可见滋养体或包囊。

2. 血清学检查 常规血清学方法无法作出早期诊断，但用免疫荧光或免疫组化技术在组织切片中可检测到滋养体。

3. 核酸检测 应用PCR技术检测患者眼分泌物中的棘阿米巴属阿米巴DNA，具有很高的敏感性和实用性。尤其对角膜标本的检测，PCR的敏感性高于培养法。应用PCR技术检测泪液也可作为一种有用的补充试验，若与角膜标本联合检测，则可进一步提高检出率。

【流行与防治】 1961年澳大利亚报告了首例自生生活阿米巴感染引起的原发性阿米巴脑膜脑炎。1965年Fowler和Carter首次详细报告了4例澳大利亚自生生活阿米巴致死性病例。至今，全世界报道的中枢神经系统感染病例已有350例，多见于热带和亚热带地区。其中，近200例为福氏耐格里属阿米巴所致，分布于美国、捷克、斯洛伐克、澳大利亚、新西兰、尼日利亚、英国、墨西哥、委内瑞拉和印度等国。国内曾报告4例阿米巴脑膜脑炎，其中1例为耐格里属阿米巴感染。关于棘阿米巴属，迄今已报告170多例肉芽肿性阿米巴脑炎和800多例致盲性角膜炎。角膜炎病例在美国和英国较多，国内也有数十例棘阿米巴角膜炎的报道。阿米巴性皮肤损害在获得性免疫缺陷综合征患者中十分常见。自生生活阿米巴感染对人类健康已构成新的威胁，应引起高度重视。

对自生生活阿米巴感染引起的中枢神经系统感染，用两性霉素B（amphotericin B）静脉给药，可缓解临床症状，但死亡率仍高达95%以上。一般建议应同时使用磺胺嘧啶。也有报告口服利福平可以治愈。慢性中枢神经系统感染也可以用喷他脒（pentamidine）合并磺胺药治疗。治疗棘阿米巴角膜炎的药物主要有氯己定、聚六甲基双胍（PHMB）和苯咪丙醚等，其中以氯己定和PHMB杀灭滋养体和包囊的作用最强。上述药物可单独应用，也可联合应用，或与抗生素（新霉素、多黏菌素B等）和抗真菌药（克霉唑、咪康唑等）联合应用。若药物治疗失败，可行角膜成形术或角膜移植等。皮肤阿米巴病患者应保持皮肤清洁，同时给予喷他脒静脉治疗。

预防感染此类致病性自生生活阿米巴，在不流动的水体或温泉中游泳、洗浴和戏水时应尽量避免鼻腔接触水，启用长期未用的自来水时应放去水管内的积水。对角膜接触镜佩戴者须加强自我防护意识，游泳、淋浴或泡浴时应摘去角膜镜片，并防止污水溅入眼内。对婴幼儿和免疫力低下者及获得性免疫缺陷综合征患者尤应加强防护，避免致病性自生生活阿米巴的感染，若已感染应及时治疗阻止病情进展恶化。

第三节　其他消化道阿米巴

【提要】 寄生于人体消化道内的阿米巴除了溶组织内阿米巴外，一般不侵入人体组织且不引起临床症状，均为肠腔共栖型原虫，不具有致病性。但在大量原虫寄生、宿主免疫力下降或合并细菌感染而致肠功能紊乱时，可能会出现非特异性的症状。有实验证明，这些共栖型阿米巴可以引起实验动物的肠道病变。非致病性的阿米巴包括迪斯帕内阿米巴（*Entamoeba dispar*）、结肠内阿米巴（*Entamoeba coli*）、哈门氏内阿米巴（*Entamoeba hartmani*）、微小内蜒阿米巴（*Endolimax nana*）、布氏嗜碘阿米巴（*Iodamoeba butschlii*）和齿龈内阿米巴（*Entamoeba gingivalis*）。尤其是前两者经常在粪检中查见，若其包囊出现在水中则提示水源被粪便污染，可作为水源监测的指标。

一、迪斯帕内阿米巴

迪斯帕内阿米巴（*Entamoeba dispar* Brumpt，1925）与溶组织内阿米巴形态相同、生活史相似。全世界约有 5 亿人感染阿米巴，其中很大一部分是迪斯帕内阿米巴感染。迪斯帕内阿米巴也有编码半乳糖/乙酰氨基半乳糖可抑制性凝集素、阿米巴穿孔素、半胱氨酸蛋白酶等致病因子的基因，但其产物的活性相当低，对人体无明显致病性，即使获得性免疫缺陷综合征患者感染此种阿米巴亦不引起症状。迪斯帕内阿米巴与溶组织内阿米巴通过同工酶分析、ELISA 或 PCR 鉴别，其中以通过 PCR 法检测编码 29/30kDa 多胱氨酸抗原的基因最为特异和可行。

二、结肠内阿米巴

结肠内阿米巴（*Entamoeba coli* Grassi，1879）是人体肠道常见的共栖原虫，呈世界性分布，但以温暖地区常见。有报告显示，驻扎在埃及的美军感染率为 5%，阿根廷的儿童感染率为 27%。第一次寄调报告显示，我国人群平均感染率为 3.193%。第三次寄调报告显示，我国结肠内阿米巴的人群感染率降为 0.13%。除人外，在鼠、猪、犬等动物肠道内也发现此虫。其形态与溶组织内阿米巴相似。滋养体直径为 15～50μm，胞质内含颗粒、空泡和食物泡，多含细菌，但不含红细胞，以多个短小的伪足而移动，运动迟缓；其核内有大而偏位的核仁和大小不一、排列不齐的核周染色质粒。包囊较溶组织内阿米巴大，直径为 10～35μm，核与其滋养体相似，成熟包囊含 8 个核，未成熟包囊胞质含糖原泡和稻草束状的拟染色体。人因食入被污染的水或食物而感染，当包囊被人吞食后，在人小肠内脱囊，经数次胞质分裂后形成 8 个后包囊滋养体，再移行至结肠形成成熟滋养体，以二分裂方式进行繁殖。虫体在结肠内寄生，不侵入组织，也不引起临床症状。虫体随粪便下移并形成包囊。粪便检查发现包囊或滋养体即可诊断，但应与溶组织内阿米巴进行鉴别。

三、哈门氏内阿米巴

哈门氏内阿米巴（*Entamoeba hartmani* Von Prowazek，1912）的形态和生活史与溶组织内阿米巴相似。其滋养体和包囊均明显小于溶组织内阿米巴，滋养体直径为 4～12μm，包囊直径为 4～10μm。在流行病学调查中，常以其包囊小于 10μm 为特征与溶组织内阿米巴相鉴别。但值得注意的是，溶组织内阿米巴在治疗后或营养不良的患者体内也可能会变小。溶组织内阿米巴与哈门氏内阿米巴还可通过血清学和 DNA 扩增分析等方法加以鉴别。鉴别这两种阿米巴具有临床意义，可避免不必要的治疗。人群感染该虫的主要途径也是食用或饮用了被包囊污染的食物或水。该虫对人不致病，滋养体不吞噬红细胞；可引起猫、犬阿米巴结肠炎。该虫呈世界性分布。有报告显示，巴西 5 个农场的人群感染率为 2.7%，埃及每年感染率为 5%。根据第一次寄调报告显示，我国人群平均感染率为 1.484%；第三次寄调报告显示，我国人群感染率为 0.0386%。

四、微小内蜒阿米巴

微小内蜒阿米巴（*Endolimax nana* Wenyon et O'Connor，1917）是一种能寄生于人、猿、猴、猪等动物肠腔的小型阿米巴原虫。滋养体直径为 6～12μm，核内有一粗大明显的核仁，无核周染色质粒。胞质量少，呈颗粒状并含有空泡。滋养体以其短小、钝性而透明的伪足作迟缓运动。成熟包囊含 4 个核，直径 5～10μm。一般认为该虫为非致病性，但有报告提示该虫与慢性腹泻有关，甲硝唑治疗有效。微小内蜒阿米巴的诊断以粪检为主，但由于虫体较小，粪检不易检出。检查时须与其他阿米巴原虫进行鉴别，尤其要注意该虫与哈门氏内阿米巴和布氏嗜碘阿米巴的区别。该虫呈世界性分布。据报告，巴西农民的感染率为 14%，加拿大儿童的感染率为 4%。我国的平均感染率 1992 年为 1.579%，2015 年为 0.0855%。

五、布氏嗜碘阿米巴

布氏嗜碘阿米巴（*Iodamoeba butschlii* Von Prowazek，1912）的滋养体直径为 8～20μm，胞质内含粗大的颗粒和空泡，偶见很大的糖原泡；胞核的核仁大而明显，与核膜间绕有一层几乎无色的颗粒（这一结构是鉴别的主要特征之一），无核周染色质粒。包囊直径 5～20μm，近椭圆形，成熟包囊仅有 1 个核；胞质内含有大而圆形或卵圆形、边缘清晰的糖原泡，常把核推向一边，被碘染成棕色团块，铁苏木精染色为泡状空隙。特殊的糖原泡和核结构是鉴定本虫的主要依据。该虫对人类为非致病性，分布广泛，但在粪便中检出率偏低。巴西农村的人群感染率为 2.3%，阿根廷儿童感染率为 0.5%；我国人群平均感染率 1992 年为 0.559%，2015 年为 0.0052%。

六、齿龈内阿米巴

齿龈内阿米巴（*Entamoeba gingivalis* Gros，1849）是第一个被描述的人体阿米巴原虫，是人及多种哺乳类动物（如猫、犬等）口腔内共栖型阿米巴。其生活史中仅有滋养体期，因无包囊期，该虫的传播途径以直接接触为主，或由餐具和飞沫传播。滋养体形态与溶组织内阿米巴相似，直径 5～15μm。伪足内外质分明，运动迅速。食物泡内常含细菌和白细胞，偶有红细胞。胞核有核周染色质粒，核仁明显而居中或略偏位。多在牙垢和扁桃体隐窝分离到，在支气管黏膜可以增殖。偶有子宫内感染的报告，但仅在置有宫内节育器和细菌感染时发生。在口腔疾患人群和正常人口腔中均可检出，但以前者检出率较高。在牙周病、牙周炎的患者口腔中检出率高达 50% 以上，但在病理切片中尚未发现虫体侵入组织；在放置宫内节育器的妇女阴道及宫颈涂片中有查见该虫的报道。目前认为齿龈内阿米巴为非致病性，但在人类免疫缺陷病毒感染者中检出率较高，不过与免疫缺陷的程度无关。该虫呈世界性分布，我国平均感染率为 47.25%，其中健康人群平均感染率为 38.88%，口腔门诊患者的平均感染率为 56.90%。

（王　英）

第二章 鞭毛虫

鞭毛虫是一类以鞭毛为运动细胞器的原虫，隶属于原生动物界（Protozoa）的眼虫门（Euglenozoa）、后滴门（Metamonada）和副基体门（Parabasalia）。其中，眼虫门是具有动基体的鞭毛虫，如利什曼原虫、锥虫；后滴门的鞭毛虫可寄生于人体肠道，又称肠鞭毛虫，如蓝氏贾第鞭毛虫；副基体门下毛滴纲（Trichomonadea）的阴道毛滴虫，以及动鞭毛纲（Zoomastigophorea）的蠊缨滴虫均可寄生于人体。

第一节　杜氏利什曼原虫

【提要】　杜氏利什曼原虫主要寄生于人的单核巨噬细胞内，是黑热病的病原体，传播媒介为白蛉，犬是黑热病的重要保虫宿主。杜氏利什曼原虫的感染阶段是白蛉体内的前鞭毛体，人体内的致病阶段是无鞭毛体（又称利杜体）。黑热病的主要临床表现特点是长期不规则发热、全血细胞减少性贫血和肝脾大。骨髓穿刺涂片染色镜检利杜体是确诊黑热病的最常用病原学检查方法。加强对流行区病犬的管理、监测，以及防蛉、灭蛉是黑热病防治的关键措施。当前，我国还要警惕输入性黑热病威胁。

【案例】

患者，女，28岁。2年前出现反复发热、肝脾大，伴有全血细胞减少性贫血及球蛋白升高，乙肝"大三阳"，诊断为乙型病毒性肝炎、肝硬化、脾功能亢进，行脾切除术，但术后证实肝硬化诊断不成立。该患者1年前再次出现反复发热，并伴有颈部及颌下淋巴结进行性肿大。患者首次发病前，曾于暑期赴四川九寨沟旅游。此次入院查体：双侧颈部、颌下多个肿大淋巴结，大小1.0～1.5cm，肝肋下12cm，余无特殊。实验室检查：血 WBC $6.36×10^9$/L，RBC $4.82×10^{12}$/L，Hb 62.0g/L，PLT $342×10^9$/L。骨髓穿刺检查：粒、红、巨核三系增生降低，巨噬细胞胞质内外及中性粒细胞胞质内均查见利杜体，诊断为黑热病。给予葡萄糖酸锑钠治疗后康复，随访无复发。

问题：

1. 患者出现肝、脾、淋巴结肿大的原因是什么？

2. 分析该患者此次入院的血常规检查结果，为什么患者首次入院治疗脾脏误切后病情也得到一定程度的缓解？

3. 除了骨髓穿刺等活组织检查镜检利杜体外，还有哪些实验室检查方法可以辅助黑热病的早期诊断？

利什曼原虫（*Leishmania* spp.）分类属于动基体目（Order Kinetoplastida）锥体亚目（Suborder Trypanosomatina）锥体科（Family Trypanosomatidae）利什曼属（*Genus Leishmania*）。生活史包括前鞭毛体（promastigote）和无鞭毛体（amastigote）两个阶段。前鞭毛体寄生于吸血昆虫白蛉的消化道内，无鞭毛体寄生于人或脊椎动物的单核巨噬细胞内，白蛉为传播媒介。寄生于人体的利什曼原虫主要引起三种类型的利什曼病（leishmaniasis）：①内脏利什曼病（visceral leishmaniasis，VL），主要由杜氏利什曼原虫感染引起。1901年利什曼（Leishman）在一名印度士兵尸体脾脏内发现一种"小体"，1903年多纳文（Donavan）也在另一名印度发热患者尸体内发现同样的"小体"。这些患者除发热外，皮肤常有暗的色素沉着，故称黑热病（kala-azar）。直至1930年罗斯（Ross）才将该病的病原体命名为杜氏利什曼原虫。②黏膜皮肤利什曼病（mucocutaneous leishmaniasis，MCL），主要由巴西利什曼原虫感染引起。③皮肤利什曼病（cutaneous leishmaniasis，CL），主要由热带利什曼原虫和墨西哥利什曼原虫感染引起。我国主要的致病虫种是杜氏利什曼原虫。

【形态】　无鞭毛体（amastigote）又称利杜体（Leishman-Donovan body，LD body），寄生于人或犬等脊椎动物的单核巨噬细胞内。虫体卵圆形，大小为（2.9～5.7）μm×（1.8～4.0）μm。经瑞特染色后，细胞质呈淡蓝或淡红色；细胞核1个，略呈圆形，相对较大，呈红色或淡紫色。动基体（kinetoplast）常位于核旁，着色较深，呈细小杆状。动基体是一种特殊类型的线粒体。在更高放大倍数时，可见虫体前端从颗粒状的基体（basal body）发出一根丝体（rhizoplast）。基体及根丝体在普通光学显微镜下难以区分（图2-2-1）。

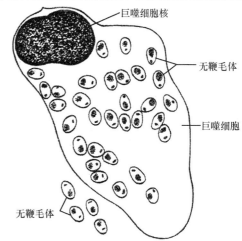

图 2-2-1　无鞭毛体与巨噬细胞模式图

前鞭毛体（promastigote）寄生于白蛉消化道内。成熟的虫体呈梭形或长梭形，前端有一根鞭毛伸出体外，是虫体的运动细胞器。虫体大小为（14.3～20）μm×（1.5～1.8）μm，核位于虫体中部，动基体位于虫体前端。基体位于动基体之前，一根鞭毛由此发出。前鞭毛体运动活泼，鞭毛不停地摆动，常以虫体前端聚集成团，排列成菊花状。体外培养的虫体有时也可见到粗短形前鞭毛体和梭形前鞭毛体，这与虫体的发育程度有关（图2-2-2）。

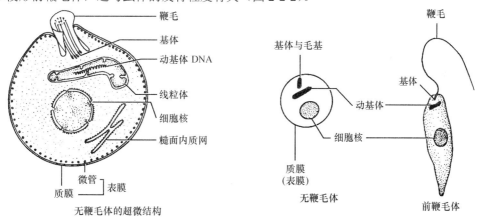

图 2-2-2　杜氏利什曼原虫形态模式图

【生活史】　杜氏利什曼原虫生活史需要两种宿主（图2-2-3），即媒介白蛉，以及人或其他脊椎动物，犬是重要保虫宿主。前鞭毛体寄生在白蛉胃中，是杜氏利什曼原虫的感染阶段。无鞭毛体寄生于人或其他脊椎动物的单核巨噬细胞内，是杜氏利什曼原虫的致病阶段。

1. 白蛉体内发育　当雌性白蛉叮刺患者或受染动物保虫宿主时，血液或皮肤内含无鞭毛体的单核巨噬细胞被白蛉吸入胃内。约经24小时，无鞭毛体发育为早期前鞭毛体，此时虫体呈卵圆形，鞭毛也开始伸出体外。48小时后依次发育为粗短形前鞭毛体和梭形前鞭毛体，体形从卵圆形逐渐变为较宽的梭形或长度超过宽度3倍的梭形，此时鞭毛亦由短变长。在感染后第3～4天出现大量成熟前鞭毛体，活动力明显增强，并以纵二分裂法繁殖。虫体在数量增加的同时，逐渐向白蛉前胃、食管和咽部移动。大约1周后具感染力的成熟前鞭毛体大量聚集在白蛉口腔及喙。当白蛉再次叮刺健康人时，前鞭毛体随白蛉唾液进入人体。

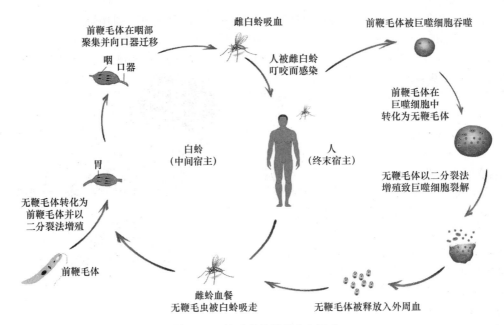

图 2-2-3　杜氏利什曼原虫生活史

2. 人体内发育　当受染雌性白蛉叮刺人体吸血时，前鞭毛体随白蛉唾液进入人体皮下组织。部分前鞭毛体被白细胞吞噬消灭，另一部分则进入巨噬细胞内寄生。前鞭毛体进入巨噬细胞后可形成纳虫空泡，鞭毛的体外部分逐渐消失，虫体变圆，向无鞭毛体转化。无鞭毛体在巨噬细胞内不但可以存活，而且能进行分裂增殖，最终导致巨噬细胞破裂。巨噬细胞破裂后释出的游离无鞭毛体再次侵入其他巨噬细胞，重复上述增殖过程。

　　体外实验研究表明，杜氏利什曼原虫首先黏附于巨噬细胞，然后再侵入该细胞内。黏附的途径可分为两种：一种是配体-受体结合途径，另一种是前鞭毛体表面结合的抗体或补体成分与巨噬细胞表面的 Fc 受体或 C3b 受体结合途径。黏附完成后，杜氏利什曼原虫随巨噬细胞的吞噬活动进入巨噬细胞内。前鞭毛体的活动力只能增加其与巨噬细胞接触的概率，并不能促进其主动侵入巨噬细胞的能力。

　　【致病】　脾大是黑热病最主要的体征之一。无鞭毛体在巨噬细胞内繁殖，最终导致巨噬细胞大量破坏和增生。巨噬细胞大量增生主要发生在脾、肝、淋巴结、骨髓等器官，此外，浆细胞也大量增生。巨噬细胞大量增生是脾、肝、淋巴结肿大的主要原因，其中以脾大最常见，发生率达95% 以上，后期脾脏可因网状纤维结缔组织的增生而变硬。

　　贫血是黑热病的另一重要体征。由于脾大和脾功能亢进，包括红细胞、白细胞和血小板在内的全血细胞在脾脏被大量破坏，造成全血细胞减少性贫血。此外，免疫溶血也是贫血产生的重要原因之一。由于白细胞减少，易并发各种感染，常可导致患者死亡。血小板减少则有出血倾向。

　　由于肝脏受损，白蛋白合成减少；加之患者出现肾小球淀粉样变和免疫复合物沉积而导致的肾功能损伤，尿液排出的白蛋白增加，也导致血浆白蛋白减少。此外，浆细胞大量增生导致球蛋白增加，故患者常出现白蛋白/球蛋白比倒置。

　　1. 内脏利什曼病（visceral leishmaniasis，VL）　内脏利什曼病（即黑热病）主要有三大临床表现：长期不规则发热，全血细胞减少性贫血和脾、肝、淋巴结肿大。患者若不加以适当治疗，可在发病后 1～2 年内病情恶化死亡。

　　人体感染杜氏利什曼原虫后，经过 4～7 个月或最长 10～11 个月的潜伏期，即可出现全身症状和体征。典型临床表现是缓慢起病，多为长期不规则发热，常呈双峰热型，病程可达数月。患者脾、肝、淋巴结肿大。脾大是黑热病的最主要体征，一般在初次发热半个月后即可出现。脾脏随病程进展逐渐增大，至发病 2～3 个月时，可达左肋下 10cm 左右，甚至超过脐水平线。绝大部分患者伴有肝大，多于发病 1～3 个月后在右肋缘下或剑突下触及肿大的肝脏。贫血在发病初期并不显著，但随着病程进展逐渐加重，晚期患者多有严重贫血，红细胞计数多在 $2×10^{12}$/L 以下或更低，血红蛋白下降明显。患者逐渐消瘦，心悸气短、乏力，可有水肿，女性患者常出现闭经等。患者因血小板减少可出现鼻出血或齿龈出血，晚期患者面部两颊可出现色素沉着。由于白细胞减少，患者易并发各种感染性疾病。常见的并发症有肺炎、走马疳和急性粒细胞缺乏症等，是导致黑热病死亡的主要原因。

2. 淋巴结型利什曼病（lymph gland visceral leishmaniasis，LGVL） 患者无典型黑热病病史，病变局限于淋巴结，故此类内脏利什曼病又称淋巴结型黑热病。本病在北京、新疆先后有过报道，在内蒙古额济纳旗荒漠黑热病流行区较常见。临床表现主要是全身多处淋巴结肿大，尤以腹股沟和股部最多见，局部无明显红肿或压痛。淋巴结活检常可查见利什曼原虫。患者一般情况良好，少数可有低热、乏力，肝脾大很少，嗜酸性粒细胞常增多。本病多数患者有自愈倾向。

3. 黑热病后皮肤利什曼病（post-kala-azar dermal leishmaniasis，PKDL） 某些黑热病患者在锑剂治疗过程中，或治愈后数年甚至十余年后可发生黑热病后皮肤利什曼病。患者面部、四肢或躯干等部位出现许多含有利什曼原虫的皮肤结节，结节为大小不等的肉芽肿，或呈暗色丘疹状，面部或颈部多见，有的酷似瘤型麻风。黑热病后皮肤利什曼病在我国多出现在平原地区。据统计，55% 的患者皮肤与内脏损害同时发生，35% 的患者在内脏损害消失多年之后发生，另有 10% 的患者既未发现内脏损害，又无典型的黑热病病史。

【免疫】 利什曼原虫在巨噬细胞内寄生和繁殖，其抗原可在巨噬细胞表面表达。宿主对利什曼原虫的免疫应答以细胞免疫为主，其效应细胞主要是活化的巨噬细胞，一方面通过巨噬细胞内产生的活性氧杀伤无鞭毛体，另一方面也通过吞噬了无鞭毛体的巨噬细胞本身的坏死清除利什曼原虫。近年来的研究结果提示，体液免疫也参与了宿主对利什曼原虫的免疫应答。人体对杜氏利什曼原虫无先天免疫力，但黑热病愈后患者可获得终身免疫，能够有效抵抗同种利什曼原虫的再感染。

【辅助检查】

1. 病原学检查 检出利杜体即可确诊，常用方法包括：

（1）穿刺检查

1）涂片法：以骨髓穿刺涂片法最为常用。以髂骨穿刺简便安全，原虫检出率为 80%～90%。淋巴结穿刺多选肿大的淋巴结，如腹股沟、颈部淋巴结等，检出率约为 46%。也可作淋巴结活检。脾穿刺检出率最高，达 90%～99.3%，但安全性低，一般少用或不用。

2）培养法：以无菌操作法将上述穿刺物接种于血琼脂（NNN）培养基，置 22～25℃温箱内。约 1 周后若在培养物中查见运动活泼的前鞭毛体，即可判为阳性。

3）动物接种法：把上述穿刺物接种于易感动物（如金地鼠）体内，1～2 个月后取肝、脾作印片涂片，瑞特染色镜检。

（2）皮肤活组织检查：在可疑皮肤结节处用消毒针头刺破皮肤，取少许组织液，或用手术刀刮取少许组织涂片，染色后镜检。

2. 免疫学诊断法

（1）抗体检测：酶联免疫吸附试验（ELISA）、间接血凝试验（IHA）、对流免疫电泳（CIE）、间接免疫荧光抗体试验（IFAT）等均可采用。斑点-ELISA 的阳性率也较高，但抗体检测方法常与其他疾病出现交叉反应，在诊断利什曼病中有一定局限性。且因抗体可在人体内长期存在，故不宜用于疗效考核。

（2）循环抗原检测：单克隆抗体-抗原斑点试验（McAb-AST）诊断黑热病的阳性率可达 97.03%，假阳性率仅 0.2%，敏感性、特异性、重复性均好，仅需微量血清，简便易行。并可用作定量检测，具有确定现症感染、考核疗效等优点。

3. 分子生物学方法

（1）PCR方法：检测黑热病效果好，敏感性、特异性均高，可提高检出率。根据动基体小环DNA基因序列建立的PCR检测方法，其敏感性均较高，理论上可检测0.1个原虫每毫升血液。本方法特别适合于黑热病合并HIV感染的诊断。

（2）快速试纸法（dipstick assay）：将利什曼原虫重组抗原rk39制备成试纸条，在美洲用于内脏利什曼病的诊断，阳性率最高可接近100%。该法简便易行、携带方便，数分钟内即可得到结果。

黑热病应根据患者的流行病学史、临床表现，以及病原学检查、免疫学或分子生物学检查结果予以诊断：①黑热病流行区内的居民，或在白蛉活动季节（5～9月）曾在流行区居住过的人员。②长期不规则发热，脾脏呈进行性肿大，肝脏轻度或中度肿大，白细胞计数降低，贫血，血小板减少或有鼻出血、齿龈出血等症状。③用ELISA等免疫学方法检测特异性抗体呈阳性反应，或应用其他方法（包括应用单克隆抗体或分子生物学技术等）检测呈阳性反应。④骨髓、淋巴结或脾脏等穿刺物涂片镜检查见利什曼原虫无鞭毛体，或上述穿刺物培养出利什曼原虫前鞭毛体。诊断分类：符合①和②为疑似病例；符合①、②和③为临床诊断病例；符合①、②、③和④为实验室确诊病例。

本病病原体检查应注意与播散型组织胞浆菌鉴别。该菌是一种经呼吸道传播的、多见于热带和亚热带的真菌。临床诊断还需与儿童白血病和恶性组织细胞病（恶性组织细胞增生症）鉴别。

【流行】　黑热病呈世界性分布。在亚洲主要流行于印度、孟加拉国、尼泊尔和中国等国家。东非、北非、欧洲的地中海沿岸国家和地区，中、南美洲的部分国家也有此病流行。中华人民共和国成立以前，我国黑热病在长江以北地区广泛流行，疫区范围包括山东、河北、河南、江苏、安徽、陕西、甘肃、新疆、宁夏、青海、四川、山西、湖北、辽宁、内蒙古及北京等。据1951年调查估计，全国共有53万黑热病患者，之后开展了大规模防治工作，取得了显著的效果。近年来，黑热病主要发生在新疆、甘肃、四川、内蒙古、陕西、山西6个省（自治区）。新疆和内蒙古都有黑热病自然疫源地存在。四川省黑热病散发于川北的汶川、九寨沟、茂县、理县、北川和黑水6县（市）。在甘肃以陇南市的文县、武都和舟曲患者较多。上述地区犬的感染率都很高，是主要传染源。新疆自1996年以来有33个县（市）仍陆续出现新发患者，主要分布在喀什三角洲及其周围的农场，涉及喀什、疏附、疏勒、巴楚、伽师和阿图什等县（市），其余27县（市）呈散发。我国卫生部于2001～2004年在31个省（区、市）开展黑热病现状调查。共检测16 295人，发现患者96例，患病率为0.59%，其标化患病率为0.44%。2005～2010年全国上报黑热病病例2450例，平均每年408例，其中以新疆、甘肃和四川的患者最多。根据国家卫健委发布的法定报告传染病统计数据，我国每年仍有数百例不等的黑热病散发病例报道。

根据传染源不同，黑热病在流行病学上可大致分为三种不同的类型，即人源型、犬源型和自然疫源型。

（1）人源型：又称平原型，多见于平原地区，分布在黄淮地区的苏北、皖北、鲁南、豫东以及冀南、鄂北、陕西关中和新疆南部的喀什等地。患者以青少年为主，婴儿少，犬很少感染。患者为主要传染源。传播媒介为家栖型中华白蛉和新疆长管白蛉。这些地区黑热病已被控制，近年未再发现新病例，但偶可发现皮肤型黑热病。

（2）犬源型：又称山丘型，多见于山丘地区，分布在甘肃、青海、宁夏、川北、陕北、冀东北、辽宁和北京市郊各县。患者散在，绝大多数患者为儿童，婴儿的感染率较高，成人很少患病。犬为主要传染源，感染率较高。传播媒介为近野栖型中华白蛉。此类地区为我国当前黑热病的主要流行区。

（3）自然疫源型：又称荒漠型，多分布在新疆和内蒙古的某些荒漠地区。患者主要为当地婴幼儿，2岁以下儿童占90%以上。首次进入此类地区的成人可出现淋巴结型利什曼病。病例散发，传染源可能是野生动物。传播媒介为野栖蛉种，主要是吴氏白蛉，其次为亚历山大白蛉。

【防治】 在黑热病流行区采取查治患者、杀灭病犬和防蛉、灭蛉等综合防治措施。

1. 治疗患者 五价锑剂葡萄糖酸锑钠,国产制剂斯锑黑克疗效较好。对于少数经锑剂反复治疗无效的患者,可用喷他脒或二脒替等芳香双脒剂治疗,或与五价锑合并使用,效果更佳。灭特复星是新型口服药,临床使用证实本品对黑热病具有良好疗效。

2. 杀灭病犬 对病犬应做到定期查犬、早发现、早捕杀,捕杀病犬是犬源型黑热病流行区防治工作的关键。

3. 传播媒介的防制 消灭传播媒介白蛉,加强个人保护,防止白蛉叮咬。正确使用防蛉设施,如纱窗、纱门、蚊帐、灭蛉器、驱避剂等,防止白蛉叮咬。疫区内可用杀虫剂对人口居住聚集地和发病较集中的村落进行溴氰菊酯($12.5\sim25mg/m^2$)滞留喷洒灭蛉,可有效切断传播途径。

【案例解析】

1. 患者出现肝、脾、淋巴结肿大的原因是什么?

肝、脾、淋巴结都是巨噬细胞富集的器官,由于利杜体在巨噬细胞内的寄生和繁殖,造成这些器官的巨噬细胞大量破坏和增生,进而引起肝、脾、淋巴结肿大。

2. 分析该患者此次入院的血常规检查结果,为什么患者首次入院治疗脾脏误切后病情也得到一定程度的缓解?

患者脾脏的切除在客观上减轻了脾功能亢进对患者红细胞、白血病和血小板等血细胞破坏的程度,所以即便是误切,病情也能够得到一定的缓解,但由于并未找到真正的病因,所以1年后病情又加重了。此次入院,患者外周血检查仅表现为血红蛋白减少性贫血,也是因为消除了脾功能亢进对多种血细胞破坏的影响。

3. 除了骨髓穿刺等活组织检查镜检利杜体外,还有哪些实验室检查方法可以辅助黑热病的早期诊断?

免疫学检查,抗体+循环抗原检测(如rk39商品化检测试剂盒);或PCR等分子生物学检查方法。

(赵 亚)

第二节 锥 虫

【提要】 寄生人体的锥虫主要有布氏锥虫和枯氏锥虫两种,分别引起非洲锥虫病和美洲锥虫病,传播媒介分别为舌蝇和锥蝽。布氏锥虫在人体内经过初发反应期和血淋巴播散期后,可侵入中枢神经系统引发脑膜炎,患者可表现为嗜睡或昏睡,又称非洲昏睡病。枯氏锥虫感染慢性期最常受累器官为心脏,是致死的重要原因。

【案例】

患者,女,41岁。1周前开始发热,伴有咳嗽、乏力等症状。某医院给予抗生素、退热治疗效果不佳,转至我院。详细询问病史,患者于发病前2天,刚从非洲赞比亚返回中国,并清晰记得,发病前10天,右脚曾被不明昆虫叮咬过。遂将该患者血样送省疾病预防控制中心做疟原虫检测。吉姆萨染色镜检结果回报,外周血镜检未见疟原虫,但可见疑似布氏锥虫的锥鞭毛体。患者血样PCR检测结果提示为布氏罗得西亚锥虫感染。诊断明确后,给予该患者1个疗程的苏拉明治疗,患者症状消失,出院后定期随访未见异常。

问题:

1. 你认为该患者最终得到正确诊断的关键是什么?

2. 简述通过血样PCR检测鉴别布氏冈比亚锥虫与布氏罗得西亚锥虫感染的实验过程。

　　锥虫 (trypanosome) 属血鞭毛原虫 (hemoflagellate protozoa)。寄生于人体的锥虫有两种类型：一种是布氏冈比亚锥虫与布氏罗得西亚锥虫，它们引起非洲锥虫病 (African trypanosomiasis) 或称非洲昏睡病 (African sleeping sickness)；另一种是枯氏锥虫，是美洲锥虫病 (American trypanosomiasis) 的病原体，又称恰加斯病 (Chagas disease)。

（一）布氏冈比亚锥虫与布氏罗得西亚锥虫

　　布氏冈比亚锥虫 (*Trypanosoma brucei gambiense* Dutton，1902) 与布氏罗得西亚锥虫 (*T. b. rhodesiense* Stephens and Fanthan，1910) 同属布氏锥虫复合体 (*Trypanosoma brucei* complex)，是人体涎源性锥虫，其传播媒介是舌蝇 (*Glossina*)。布氏冈比亚锥虫主要分布于西非、中非的河流或森林地带，而布氏罗得西亚锥虫主要分布于东非的热带草原、湖岸的灌木或丛林地带。两种锥虫在形态、生活史、致病及临床表现等方面具有共同特点。

　　【形态】 在人体内寄生的是锥鞭毛体 (trypomastigote)，具有多形性。可分为细长和短粗两种类型（图 2-2-4）。经吉姆萨染液或瑞特染液染色后，锥鞭毛体胞质呈淡蓝色，虫体有一个核，居中，呈红色或紫红色。动基体为深红色，点状。波动膜为淡蓝色。细长型锥鞭毛体长 20~40μm，宽 1.5~3.5μm，前端较尖细，有一游离鞭毛，长约 6μm，动基体位于虫体后部近末端。粗短型锥鞭毛体长 15~25μm，宽 3.5μm，游离鞭毛长度不足 1μm，或者鞭毛不游离，动基体位于虫体近末端。动基体呈腊肠形，内含 DNA，一端常生出细而长的线粒体。鞭毛起自基体，伸出虫体后，与虫体表膜相连。当鞭毛运动时，表膜伸展，即成波动膜。

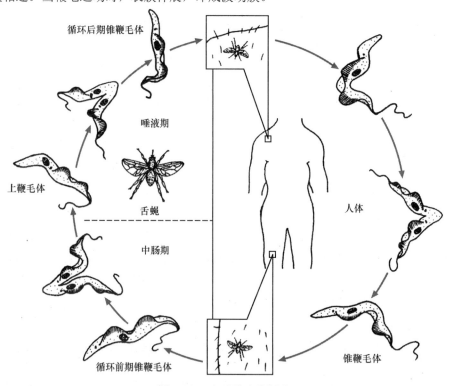

图 2-2-4　布氏锥虫生活史

　　【生活史】 在病程的早期锥鞭毛体存在于人的血液、淋巴液内，晚期可侵入脑脊液。在各型锥鞭毛体中，仅粗短型锥鞭毛体对媒介舌蝇具有感染性。舌蝇吸血时，患者血液内的锥鞭毛体进入其肠内繁殖，发育为细长型锥鞭毛体，以二分裂方式增殖。在感染约 10 天后，锥鞭毛体从舌蝇中肠经前胃到达下咽，然后进入唾液腺，附着于细胞上，并转变为上鞭毛体 (epimastigote)。再经过增殖最后转变为循环后期锥鞭毛体 (metacyclic trypomastigote)，其外形粗短，无鞭毛，对人具有感染性。当受染舌蝇再次刺吸人血时，循环后期锥鞭毛体随其涎液进入人体皮下组织，转变为细长型，繁殖后进入血液。

【致病】　两种锥虫所致病程不完全相同。布氏冈比亚锥虫病呈慢性过程，病程持续数月至数年；布氏罗得西亚锥虫病则呈急性过程，病程一般为3～9个月。某些患者在中枢神经系统未受侵犯之前已死亡。锥虫侵入人体后的病理过程和临床表现包括：

1. 初发反应期　患者被舌蝇叮咬后，锥鞭毛体在局部增殖，引起淋巴细胞、组织细胞及少量嗜酸性粒细胞和巨噬细胞浸润，导致局部红肿，称锥虫下疳（trypanosomal chancre）。锥虫下疳约在感染后第6天出现，初为结节，以后肿胀形成硬结，有痛感，约3周后自行消退。

2. 血淋巴期　锥虫进入血液或淋巴液后，出现全身淋巴结肿大，淋巴结中的淋巴细胞、浆细胞和巨噬细胞增生。患者在感染后5～12天可出现锥虫血症，出现发热、头痛、关节痛、肢体疼痛等症状。颈后三角区淋巴结肿大（Winterbottom征）是布氏冈比亚锥虫病的典型特征。其他体征包括深部感觉过敏（Kerandel征）等。此外，也可发生心肌炎、心外膜炎或心包积液等。

3. 脑膜脑炎期　锥虫侵入中枢神经系统可在发病数月或数年后出现。常见病变为弥漫性软脑膜炎，脑皮质充血、水肿、神经元变性，胶质细胞增生等。患者主要表现为个性改变、呈无欲状态。之后可出现异常反射，深部感觉过敏、共济失调、震颤、痉挛、嗜睡，最后进入昏睡状态。

【辅助检查】　病原学检查：取患者血液涂片染色镜检。当血中原虫数量多时，锥鞭毛体以细长型为主，若血中原虫数量因宿主免疫应答而减少时，则以粗短型居多。也可采用淋巴液、脑脊液、骨髓或淋巴结穿刺物涂片镜检。此外，动物接种也可作为备用检查方法。

【流行】　布氏冈比亚锥虫病的主要传染源为患者和带虫者。牛、猪、山羊、绵羊、犬等动物是可能的保虫宿主。主要传播媒介为须舌蝇（*Glossina palpalis*）、*Glossina tachinoides* 和 *Glossina fuscipes*。此类舌蝇在河边或植物稠密地带滋生。布氏罗得西亚锥虫病的传染源为人（猎人、渔民或采集工人），保虫宿主包括非洲羚羊、牛、狮、鬣狗等。主要传播媒介为刺舌蝇（*Glossina morsitans*）、淡足舌蝇（*Glossina pallidipes*）及 *Glossina swynnertoni*。此类舌蝇主要在东非热带草原、湖岸矮林或草丛地带滋生，嗜吸动物血，锥虫病在动物中自然传播，人因进入此类地区而感染。近年来，随着我国赴非洲参加援建、务工，以及商旅活动人员逐渐增多，国内也开始出现输入性非洲锥虫病的报道，应提高警惕并加以防范。

【防治】　舒拉明钠（suramin）和喷他脒对两种锥虫病早期均有效。对于出现中枢神经系统症状的患者可采用硫砷嘧啶治疗。改变传播媒介舌蝇的滋生环境，科学合理使用杀虫剂等措施能有效控制传播媒介。

（二）枯氏锥虫

枯氏锥虫（*Trypanosoma cruzi* chagas，1909）又称克氏锥虫，属人体粪源性锥虫，引起枯氏锥虫病，即恰加斯病（Chagas disease），主要分布于南美和中美，故又称美洲锥虫。

【形态】　枯氏锥虫因寄生环境不同，在其生活史中有三种不同形态：无鞭毛体、上鞭毛体和锥鞭毛体。无鞭毛体（amastigote）寄生于细胞内，圆形或椭圆形，大小为2.4～6.5μm，具有核和动基体，没有鞭毛或仅有很短的鞭毛。上鞭毛体寄生在锥蝽消化道内，呈纺锤形，长约20～40μm，动基体在核的前方，游离鞭毛自核的前方发出。锥鞭毛体存在于宿主血液或锥蝽的后肠内（循环后期锥鞭毛体），大小（11.7～30.4）μm×（0.7～5.9）μm，游离鞭毛自核的后方发出。锥鞭毛体在血液内外形弯曲呈新月状。

【生活史】　枯氏锥虫的生活史包括人体或其他多种哺乳动物（如狐、松鼠、犬、猫、家鼠等）体内，以及传播媒介锥蝽体内两个阶段。当锥蝽从人体或哺乳动物吸入含有锥鞭毛体的血液后，锥鞭毛体在锥蝽肠道内继续发育、增殖，最终发育至感染阶段，即循环后期锥鞭毛体。当受染锥蝽再次吸血时，循环后期锥鞭毛体随其粪便经皮肤伤口或黏膜侵入人体。锥鞭毛体进入末梢血液或附近的网织内皮细胞，转变为无鞭毛体，进行二分裂增殖，形成假包囊（其内含数百个无鞭毛体）。约5天后无鞭毛体转变为锥鞭毛体，胀破假包囊，锥鞭毛体释放入血液，再次侵入新的组

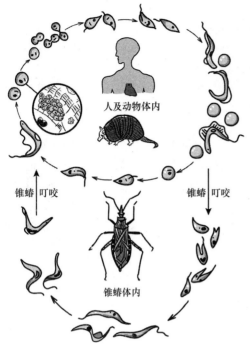

图 2-2-5　枯氏锥虫生活史

（图中标注）人及动物体内　锥蝽 叮咬　锥蝽 叮咬　锥蝽体内

织细胞。此外，人的感染途径还包括经输血、母乳、胎盘，或食入被传染性锥蝽粪便污染的食物等（图 2-2-5）。

【致病】　无鞭毛体是主要致病阶段，病程分急性期和慢性期。

1. 急性期　锥虫侵入部位的皮下组织发生炎症反应，皮肤局部出现结节，称为美洲锥虫肿/恰加斯肿（Chagoma）。如侵入部位在眼结膜则出现一侧眼眶周围水肿、结膜炎及耳前淋巴结炎（Romana 征）。这是急性美洲锥虫肿的典型特征。锥虫侵入组织后主要临床表现为头痛、倦怠、发热、广泛的淋巴结肿大及肝脾大。还可出现呕吐、腹泻、心动过缓、心肌炎或脑膜炎等症状。急性期一般持续 4～5 周，大多数患者自急性期恢复后进入隐匿期，部分患者则转为慢性期。

2. 慢性期　常出现在感染 10～20 年后，主要病变为心肌炎，食管与结肠出现肥大和扩张，继之形成巨食管和巨结肠。在慢性期，血中及组织中很难找到锥虫。心脏病变是慢性期最常见的后遗症和致死原因。

【辅助检查】　病原学检查：在急性期，血中锥鞭毛体数量较多，可以采用血涂片染色镜检确诊。在隐匿期或慢性期，血中锥鞭毛体数量少，可采集血液接种动物或用 NNN 培养基培养。也可试用接种诊断法，即用人工饲养的未受染锥蝽幼虫饲食受检者血液，10～30 天后检查锥蝽幼虫肠道内有无锥虫。免疫学检查方法也可试用。

【流行】　恰加斯病主要流行于中美洲和南美洲乡村地区。枯氏锥虫可寄生于多种哺乳动物，是自然疫源性疾病和人兽共患寄生虫病。

【防治】　本病目前尚无有效治疗方法。硝基呋喃（nitrofuran）类衍生物硝呋莫司（nifurtimox），是目前唯一试用的抗枯氏锥虫药，对急性期病变有一定疗效。

预防本病的重要措施：改善居住条件，防止锥蝽在室内滋生和栖息；科学合理使用杀虫剂滞留喷洒杀灭室内锥蝽；对孕妇和献血员加强锥虫检查等。

【案例解析】

1. 你认为该患者最终得到正确诊断的关键是什么？

详细的流行病学史询问。患者发病前曾有非洲旅居史，并有明确的蚊虫叮咬史，故医生考虑非洲是疟疾流行区，结合患者发热症状，故首先采集患者外周血，送省疾病预防控制中心进行疟疾检测。也因此才在患者外周血中查见疑似锥鞭毛体。

2. 简述通过血样 PCR 检测鉴别布氏冈比亚锥虫与布氏罗得西亚锥虫感染的实验过程。

首先根据 GenBank 中布氏冈比亚锥虫与布氏罗得西亚锥虫基因序列的不同，分别设计能够鉴别种间差异的特异性引物；然后分别合成引物并进行 PCR 扩增，将 PCR 扩增产物做核酸电泳，再将相应核酸电泳产物送测序，最终将测得序列与 GenBank 中已有的两种锥虫基因序列进行同源性比较，最终做出虫种判定。

（赵　亚）

第三节 蓝氏贾第鞭毛虫

【提要】 蓝氏贾第鞭毛虫寄生于人体小肠内，呈全球性分布，引起的贾第虫病是危害人类健康的 10 种主要寄生虫病之一。蓝氏贾第鞭毛虫有滋养体和包囊两个发育阶段。人因摄入被包囊污染的水或食物而经口感染。虫株的毒力、宿主的抵抗力及滋养体对小肠绒毛的损伤是主要致病因素，引起以急、慢性腹泻为主的临床症状。在粪便或小肠液标本中查到滋养体或包囊是确诊的依据，免疫学和分子生物学检查方法有助于诊断。

【案例】

　　患者，男，25 岁，农民。主诉持续性腹泻 3 年，2~3 次/天，伴消化不良，消瘦。在医院检查血常规示：白细胞 $8.1×10^9$/L，中性粒细胞 $3.82×10^9$/L，中性粒细胞百分比 47.2%，淋巴细胞 $3.13×10^9$/L，淋巴细胞百分比 36.6%，嗜酸性粒细胞百分比 12.8%，嗜碱性粒细胞百分比 1.4%，单核细胞 $0.56×10^9$/L，血红蛋白 128g/L，血小板 $180×10^9$/L。粪液涂片镜检可见椭圆形包囊，低倍镜视野下平均 5~6 个，大小 $14μm×9μm$，囊壁较厚，约 $2μm$。经碘液染色后，包囊呈深棕色，内有 4 个核，分别偏于两侧，囊内可见轴柱。蓝氏贾第鞭毛虫快速诊断试剂盒检测阳性。结合临床症状该患者确诊为贾第虫病。给予甲硝唑治疗后痊愈。

　　问题：

　　1. 蓝氏贾第鞭毛虫感染人体的主要途径是什么？

　　2. 贾第虫病诊断方法有哪些？

　　蓝氏贾第鞭毛虫（*Giardia lamblia* Stiles，1915）简称贾第虫，属于双滴纲双滴目六鞭毛科；主要寄生于人体小肠和胆囊，引起腹痛、腹泻和吸收不良等症状；是人体肠道感染的常见寄生虫之一。由于蓝氏贾第鞭毛虫病在旅游者中发病率较高，故又称旅游者腹泻。蓝氏贾第鞭毛虫是一种机会性致病原虫，可与获得性免疫缺陷综合征合并感染。

　　【形态】 蓝氏贾第鞭毛虫有滋养体和包囊两个发育阶段，见图 2-2-6。

　　1. 滋养体 呈倒置梨形，长 9~21μm，宽 5~15μm，厚 2~4μm。两侧对称，前宽后尖，背面隆起，腹面扁平，腹面前半部向内凹陷形成一个盘状吸盘。虫体前部中线两侧，各有 1 个泡状细胞核，核仁大，位于中央。有轴柱 1 对，轴柱的中部有一对大而弯曲、深染的中体。基体（basal body）位于两核间靠前端，由此发出前侧鞭毛、后侧鞭毛、腹鞭毛和尾鞭毛各 1 对。活虫体借助鞭毛摆动做翻滚运动。

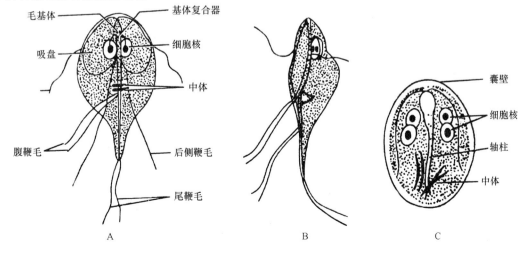

　　　　毛基体　　　　　基体复合器
　　吸盘　　　　　　　　细胞核
　　　　　　　　　　　　　　　　　　　　　　　囊壁
　　　　　　　　　　　中体　　　　　　　　　　细胞核
　　腹鞭毛　　　　　　　后侧鞭毛　　　　　　　轴柱
　　　　　　　　　　　尾鞭毛　　　　　　　　　中体

　　　　　A　　　　　　　　　　B　　　　　　　　　　C

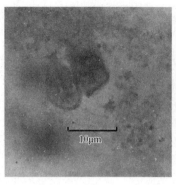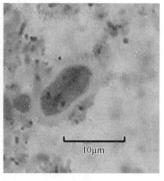

图 2-2-6　蓝氏贾第鞭毛虫滋养体和包囊

A. 滋养体腹面；B. 滋养体侧面；C. 成熟包囊；D. 滋养体（铁苏木精染色）；E. 包囊（铁苏木精染色）

2. 包囊　呈椭圆形，长 8～14μm，宽 7～10μm，囊壁较厚，与虫体间有透明的间隙。未成熟包囊有 1～2 个核，成熟包囊有 4 个核，囊内有两套细胞器，可见鞭毛、中体和轴柱等结构。碘液染色的包囊呈黄绿色。

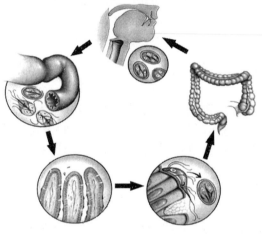

图 2-2-7　蓝氏贾第鞭毛虫的生活史

【生活史】　蓝氏贾第鞭毛虫的生活史简单（图 2-2-7）。成熟的四核包囊为感染期，若污染了饮水或食物，被人吞食后，包囊在十二指肠脱囊发育成滋养体。滋养体主要寄生在人体十二指肠或小肠上段，偶亦寄生于胆道、胆囊。虫体利用吸盘吸附在肠壁上，通过体表吸收营养，以二分裂法繁殖。当滋养体落入肠腔，随肠内容物到达大肠后，由于环境的改变，分泌囊壁，形成包囊，随粪便排出体外。成熟包囊具有感染性。包囊在水中或凉爽环境中可存活数天至 1 个月之久。急性期患者剧烈腹泻时，滋养体可随腹泻稀便排出体外。滋养体抵抗力弱，在外界不能形成包囊而很快死亡。

【致病】

1. 致病机制　蓝氏贾第鞭毛虫的致病性与以下几种因素密切相关，是多种因素综合作用的结果。

（1）虫株致病力：不同虫株或同一虫株表达不同表面抗原的克隆株之间的致病力不同。例如，GS 株具有较强的致病力，而 ISR 株的致病力较弱。接受表达 72kDa 表面抗原的 GS 克隆株就比接受表达 200kDa 表面抗原的 GS 克隆株的毒性更强。

（2）免疫球蛋白 IgA 缺乏：人群中约有 10% 的人缺乏 IgA。临床调查发现免疫球蛋白缺乏的人群不仅对蓝氏贾第鞭毛虫易感，而且感染后可出现慢性腹泻和吸收不良等严重临床症状。有研究表明，蓝氏贾第鞭毛虫滋养体分泌的一种蛋白酶，能够降解宿主肠道上皮细胞分泌的 IgA，有利于虫体在小肠内寄生和繁殖。IgA 缺乏是导致贾第虫病的重要因素。

（3）二糖酶缺乏：动物实验显示，二糖酶水平降低时，滋养体可直接损伤小鼠的肠黏膜细胞，造成小肠微绒毛变短甚至扁平。在贾第虫病患者和模型动物体内，二糖酶均有不同程度的下降。二糖酶水平降低是小肠黏膜病变加重的直接原因，是造成腹泻的重要因素。

（4）虫体对小肠黏膜表面的覆盖作用：滋养体借助吸盘吸附在小肠黏膜表面造成的机械性刺激、分泌物和代谢产物造成的化学性刺激，以及大量虫体附在肠黏膜上的机械性阻隔作用，都影响肠黏膜的消化和吸收功能，尤其是对维生素 B_{12}、乳糖、脂肪和蛋白质吸收障碍。

2. 病理组织学改变　小肠黏膜呈现典型的卡他性炎症病理改变，黏膜固有层被急性炎性细胞（中性粒细胞和嗜酸性粒细胞）和慢性炎性细胞浸润，上皮细胞有丝分裂象数目增加，绒毛变短变粗，长度与腺腔比例明显变小，上皮细胞坏死脱落，黏膜下派尔集合淋巴结（Peyer patches）明显增生等。这些病理改变是可逆的，治疗后即可恢复。

3. 临床表现　大多数感染者无明显临床症状，为带虫者。临床患者主要表现为急、慢性腹泻，或伴有吸收不良综合征。潜伏期平均为 12～22 天，最长可达 45 天。

急性期常有恶心、厌食、上腹不适等症状，或伴有低热或寒战，突发性恶臭水样泻，胃肠胀气，呃逆和上中腹部痉挛性疼痛。急性期持续数天后，症状可自行消退或转为无症状带虫状态。

亚急性或慢性期表现为间歇性排恶臭味粥样软便，伴腹胀、痉挛性腹痛，或有恶心、厌食、头痛、便秘和体重减轻等。慢性期患者比较多见周期性排稀便，甚臭，病程可达数年而不愈。幼儿患病可持续数月，出现吸收不良、脂肪泻、体力衰弱和体重减轻等症状。蓝氏贾第鞭毛虫偶可侵入胆道系统，引起胆囊炎或胆管炎。

【免疫】　宿主非特异性免疫，如人体乳汁内的非酯化脂肪酸、肠道蠕动，以及肠黏膜本身的特殊结构，对蓝氏贾第鞭毛虫感染均有不同程度的防御作用。

蓝氏贾第鞭毛虫的表面抗原为滋养体细胞表面的蛋白质，分子质量为 94～225kDa；其分泌性抗原为虫体的排泄物-分泌物。虫体表面抗原属于富含半胱氨酸蛋白，具有显著变异特性和抗宿主蛋白水解酶作用，因此可逃避宿主的免疫反应，具有较强的毒力。

宿主的体液和细胞免疫效应对蓝氏贾第鞭毛虫的感染均有不同程度的保护作用。血清特异性 IgG 和 IgM 通过补体（C1 和 C9）依赖的细胞毒作用杀伤滋养体；肠道内特异性分泌型 IgA 对虫体有清除作用；母乳内特异性 IgG 和 IgA 对婴儿有保护作用。宿主体内的细胞免疫反应可能是通过抗体依赖细胞介导的细胞毒作用（antibody-dependent cell-mediated cytotoxicity，ADCC）介导的免疫应答。

【辅助检查】

1. 病原学检查

（1）粪便检查：急性期患者的稀便可通过生理盐水涂片法检查滋养体；样本要注意保温，快速检查。带虫者及慢性期患者的成形粪便可用碘液染色法检查包囊。包囊排出具有间断性，因此隔日采样，连续检查 3 次可大幅提高检出率。

（2）小肠液检查：从十二指肠或上段空肠引流液内检获滋养体，可明确诊断。主要使用十二指肠引流或肠内实验法（Entero-test）采集标本。具体方法：禁食后，让患者吞下装有尼龙线的胶囊；将线的末端经过胶囊一端的小孔引出并粘在患者口外侧；吞下的胶囊在体内溶解后，尼龙线便自行松开、伸展，3～4 小时可到达十二指肠和空肠，肠内滋养体可随肠液一起黏附于尼龙线上，然后缓缓拉出尼龙线，刮取附着物镜检。

（3）小肠活组织检查：借助内镜在十二指肠悬韧带附近钳取黏膜组织。标本做压片，或用吉姆萨染色后镜检滋养体。本法临床少用。

2. 免疫学检查　系辅助诊断，可使用酶联免疫吸附试验（ELISA）、间接免疫荧光抗体试验（IFAT）以及对流免疫电泳（CIE）等方法。临床以 ELISA 最常用，蓝氏贾第鞭毛虫特异性抗体的阳性率可达 75%～81%。

3. 分子生物学检测　目前可用 PCR 方法检出 2pg 的蓝氏贾第鞭毛虫滋养体基因组 DNA 和低至 100μl 粪便中 10 个包囊。

【流行】

1. 分布　贾第虫病呈世界性分布，不仅在发展中国家流行，而且在美国、加拿大、澳大利亚等发达国家均有流行。蓝氏贾第鞭毛虫的感染率，一般儿童高于成人，农村高于城市，可能与蓝氏贾第鞭毛虫借水传播以及偏远地区卫生条件较差有关。贾第虫病的发病季节主要集中在夏秋季，旅游腹泻患者中蓝氏贾第鞭毛虫的检出率较高。

2. 流行环节

（1）传染源：贾第虫病是一种常见的水源性传播疾病。粪便中排出包囊的带虫者、感染者以及保虫宿主是主要的传染源。保虫宿主主要有家畜（如猪、牛、羊、兔等）、宠物（如犬、猫等）和野生动物（如河狸）。

（2）传播途径：水源传播是贾第虫病的重要传播途径，人因食入被包囊污染的水或食物而感染；人—人传播途径多见于小学、托儿所和家庭成员之间；粪—口传播途径在贫穷、人口拥挤、用水困难以及卫生状况不良的地区更常见。男—男性行为等常导致包囊的粪—口传播。包囊抵抗力强，在4℃可存活2个月以上，在37℃环境可存活4天。因饮用污染的水引起的暴发性流行在欧美国家已有报道，被认为是旅游腹泻的重要病因之一。蝇、蟑螂的携带传播不应忽视。

（3）易感人群：各个年龄阶段的人群均对本虫易感，儿童、老年人、体弱者或免疫功能缺陷者更为易感。

【防治】

1. 控制传染源 治疗患者、带虫者。治疗药物有甲硝唑、替硝唑、巴龙霉素等。

2. 切断传播途径 加强粪便管理，防止污染水源。加强卫生宣传教育，注重公共和个人卫生，尤其是儿童，饭前便后以及户外玩耍后要及时洗手，不喝生水，不吃未加工的食物或未清洗的瓜果；注意饮水和饮食卫生，减少与家禽家畜、宠物等动物的密切接触；消灭蝇和蟑螂。

3. 保护易感人群 饮用清洁卫生水源或开水；清洗瓜果蔬菜；劳作时不吃东西；勤洗手；避免婴幼儿及儿童接触被污染的粪便或土壤等。

【案例解析】

1. 蓝氏贾第鞭毛虫感染人体的主要途径是什么？

①水源传播，是蓝氏贾第鞭毛虫感染的重要传播途径，人因食入被包囊污染的水或食物而感染。②人—人传播途径，多见于小学、托儿所和家庭成员之间。③粪—口传播途径，在贫穷、人口拥挤、用水困难及卫生状况不良的地区更普遍。男—男性行为等常导致包囊的粪—口传播。④蝇、蟑螂的携带传播不应忽视。

2. 贾第虫病诊断方法有哪些？

（1）病原学检查

1）粪便检查：急性期患者的稀便可通过生理盐水涂片法检查滋养体；样本要注意保温，快速检查。带虫者及慢性期患者的成形粪便可用碘液染色法检查包囊。包囊排出具有间断性，因此隔日采样，连续检查3次可大幅提高检出率。

2）小肠液检查：从十二指肠或上段空肠引流液内检获滋养体，可明确诊断。主要使用十二指肠引流或肠内实验法采集标本。

3）小肠活组织检查：借助内镜在小肠十二指肠悬韧带附近钳取黏膜组织。标本做压片，或用吉姆萨染色后镜检滋养体。本法临床少用。

（2）免疫学检查：系辅助诊断，可使用酶联免疫吸附试验（ELISA）、间接免疫荧光抗体试验（IFAT）以及对流免疫电泳（CIE）等方法。临床以ELISA最常用，蓝氏贾第鞭毛虫特异性抗体的阳性率可达75%～81%。

（3）分子生物学检测：目前可用PCR方法检出2pg的蓝氏贾第鞭毛虫滋养体基因组DNA和低至100μl粪便中10个包囊。

（司开卫）

第四节 阴道毛滴虫

【提要】 阴道毛滴虫寄生在人体阴道及泌尿道，可引起女性滴虫性阴道炎和尿道炎以及男性泌尿生殖道炎。本病属性传播疾病，性接触等直接接触是最主要的传播方式，其次是通过间接接触（公共浴具等）感染。本病诊断主要采用阴道穹后部分泌物、尿液沉淀物或前列腺液生理盐水涂片法或涂片染色法。

【案例】

　　患者，女，22 岁。患者近两天白带量多，色黄如脓，外阴、阴道奇痒，伴尿频、尿急、尿痛，小便色黄。检查：外阴、阴道潮红，阴道分泌物多，色黄、稀如脓，有腥臭味。白带生理盐水涂片镜检，发现较多阴道毛滴虫，运动活跃，呈倒置梨形，4 根前鞭毛和波动膜清晰可见，诊断为滴虫性阴道炎。给予甲硝唑凝胶外用 2 周后，治愈。复查滴虫阴性，症状消失。

　　问题：

　　1. 阴道毛滴虫的感染期和感染途径是什么？

　　2. 阴道毛滴虫病原学检查时要注意哪些问题？

　　阴道毛滴虫（*Trichomonas vaginalis* Donne，1837）隶属于毛滴纲（Trichomonadea）毛滴虫科（Trichomonadidae），是寄生在人体阴道及泌尿道的鞭毛虫，主要引起滴虫性阴道炎；呈全球性分布，人群感染较普遍，是性传播疾病之一。

　　【形态】 阴道毛滴虫的发育阶段仅有滋养体而无包囊。活的滋养体呈梨形或椭圆形，长 7~32μm，宽 10~15μm，细胞质均匀、透明、有折光性。滋养体前端有 5 个排列成环状的毛基体，从毛基体发出 4 根前鞭毛和 1 根后鞭毛。波动膜（undulating membrane）是虫体一侧向外隆起形成的双层膜结构，表面光滑，位于虫体前 1/2 处，基部是基染色杆（chromatic basal rod）或称肋（costa）。波动膜和基染色杆亦从毛基体发出，位于前鞭毛背面略后方。后鞭毛向后延伸与波动膜外缘相连。虫体借其前端 4 根前鞭毛的摆动而前进，并以波动膜的波动作螺旋式运动。细胞核位于虫体前 1/3 处，为椭圆形泡状核。在核的附近有副基纤维。轴柱（axostyle）从虫体前端向后延伸，纵贯虫体，从后端伸出。细胞质内有许多深染的氢化酶体，沿轴柱和肋分布。肋的存在和轴柱旁氢化酶体的排列是鉴别阴道毛滴虫与其他滴虫的主要依据（图 2-2-8）。

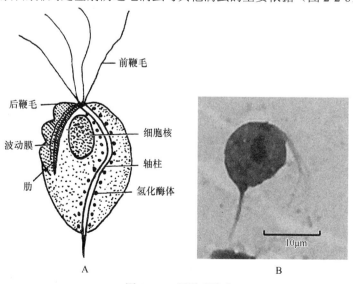

图 2-2-8　阴道毛滴虫

A. 滋养体结构模式图；B. 滋养体吉姆萨染色图

【生活史】　阴道毛滴虫生活史简单。滋养体既是传播和感染阶段，又是致病阶段。虫体以纵或横的二分裂或多分裂方式繁殖。滋养体通过表面渗透、吞噬和吞饮方式摄取白细胞、细菌或细胞渗出液为食。阴道毛滴虫主要寄生于女性阴道，以阴道穹后部多见，也可寄生在尿道、膀胱、尿道旁腺、子宫及前庭大腺等处；男性泌尿生殖系统可寄生于前列腺、附睾、包皮下及尿道等处。阴道毛滴虫在外界生命力强，具有感染性，通过直接或间接接触的方式在人群中传播。

【致病】

1. 致病机制　阴道毛滴虫的致病机制与虫体本身毒力以及宿主的生理状态有关。

（1）阴道毛滴虫的毒力：毒力低的虫株大多不引起症状，而毒力强的虫株可引起明显的炎症。毛滴虫的毒力与虫体分泌毒素、虫体的黏附作用、虫体的机械作用和吞噬活性等因素有关。体外分离培养实验中大多数虫株在数月内失去原有毒力。液氮储存时，虫株毒力可保存 10 个月甚至两年。

（2）宿主阴道自净作用的破坏：健康女性阴道内环境，因乳酸杆菌能酵解阴道上皮细胞的糖原，产生大量乳酸，使阴道 pH 维持在 3.8～4.4 酸性环境，以抑制虫体和（或）细菌生长繁殖，此即阴道的自净作用。阴道毛滴虫寄生时，虫体通过消耗阴道内糖原，妨碍乳酸杆菌的酵解作用，进而降低乳酸浓度，使阴道内 pH 由酸性转为中性或碱性，从而破坏阴道自净作用，使滴虫得以大量繁殖、继发细菌感染，导致阴道黏膜炎性病变。

（3）阴道毛滴虫直接破坏上皮细胞：体外实验结果表明，本虫对阴道上皮细胞的杀伤作用，系一种接触依赖性细胞病变效应（contact-dependent cytopathic effect）。已证明至少有 4 种毛滴虫表面蛋白参与该杀伤方式的细胞黏附过程。此外，虫体的鞭毛还可分泌细胞离散因子（cell-detaching factor），该因子能够促使体外培养的哺乳动物细胞离散。离散因子可能是阴道毛滴虫的毒力标志，其生产量与病变程度相一致。

（4）宿主的生理状态对毛滴虫致病的影响：阴道毛滴虫的致病与妇女生殖系统生理、病理变化有关。生理或病理性卵巢功能减退直接影响阴道黏膜的厚度和糖原代谢，从而有利于毛滴虫的寄生和侵袭。妊娠期、月经前后阴道内 pH 接近于中性，又富于营养（血清），有利于毛滴虫和细菌的繁殖。所以妊娠和月经后妇女毛滴虫的感染率和发病率均增高。另有实验研究表明，滴虫性阴道炎的临床症状还受到阴道内雌激素浓度的影响。雌激素浓度越高，临床症状越轻，反之亦然。其原因可能是 β-雌二醇降低了细胞离散因子的活性。

2. 病理变化　滴虫性阴道炎的主要病理学改变为阴道壁黏膜充血、水肿，上皮细胞变形脱落，白细胞浸润等。阴道黏膜覆盖一层凝固性物质，内含阴道毛滴虫、白细胞和红细胞；表皮下层为淋巴细胞及浆细胞浸润，并延伸至基膜及其他上皮细胞表面；在细胞浸润部位可见明显的坏死区，并可扩散到表面。阴道毛滴虫并不侵入完整的宿主细胞，多见于坏死的病灶中。

3. 临床表现　滴虫性阴道炎是严重危害妇女健康的常见病、多发病之一。阴道毛滴虫感染后，多数女性出现阴道炎症状，无症状者仅占少数。

滴虫性阴道炎的主要症状为白带增多、外阴瘙痒。在滴虫性阴道炎的症状中以泡沫状白带为典型特征；赤色白带系阴道黏膜出血所致；脓状白带常伴有臭味，是由于化脓性细菌同时存在所致。阴道检查时有明显的局部病变，阴道黏膜及子宫颈充血红肿，严重者有出血或草莓状突起。患者有灼痛感或有触痛，且子宫颈及阴道黏膜出血。阴道毛滴虫还可寄生于泌尿系统，引起尿道炎、膀胱炎，出现尿频、尿急、尿痛、间歇性血尿等。男性感染者虽常无临床表现，但是为带虫者，在尿道分泌物或精液中可查见滴虫，并可导致配偶连续重复感染。阴道毛滴虫还能吞噬精子，有些学者认为可以引起不孕症。

【辅助检查】

1. 病原学诊断　从阴道分泌物、尿液及前列腺分泌物中查到毛滴虫为确诊依据。常用检查方法有生理盐水涂片法、涂片染色法和培养法。

（1）阴道分泌物检查

1）生理盐水涂片法：是常规检查方法。用不沾油的无菌阴道扩张器扩张阴道，以消毒的棉花拭子在阴道穹后部、子宫颈及阴道壁上拭取分泌物，置于含有 1～2ml 温暖生理盐水的小试管内，及时送到化验室，涂成悬滴薄片，进行镜检。冬天要注意保温，并迅速检查，避免毛滴虫因活动力降低，增加鉴别难度。此法简便、快速，缺点是该法只能检测活虫，检测结果与操作人员技术熟练程度有关。

2）涂片染色法：①瑞特或吉姆萨染色法：把分泌物涂成薄片，用瑞特或吉姆萨染液染色、镜检。此法同时可观察阴道微生物相和清洁度，但较悬滴法复杂。②荧光色素染色法：将阴道分泌物涂成薄膜，自然干燥，用 1/5000 的吖啶橙染液滴于涂膜上染色 1 分钟，用 pH 7.2 磷酸盐缓冲液冲洗，再投入 1.6% 氯化钙溶液中，分色 30 秒，最后放入蒸馏水中 10 秒，取出用荧光显微镜观察。此法快速简便，检出率比悬滴法和培养法均高。

3）培养法：把阴道分泌物加入培养基内，置 37℃ 培养箱培养 48 小时后，滴片镜检。培养法较上述两法的检出率高，可作为疑难病例的确诊以及疗效考核依据。常用的培养基有肝浸汤培养基、蛋黄浸液培养基和 RPMI 1640 血清培养基等，省时、省力、效果好。

（2）女性尿道检查：患者取膀胱截石位，检查者以左手暴露尿道口，用蘸有生理盐水的棉签分别把尿道口及其周围的分泌物拭净，然后用特制的消毒棉签（直径约 2mm）以无菌生理盐水浸湿，插入尿道约 2cm 深，以右手示指探入阴道内，将阴道前壁自内向外挤压，然后取出棉签放入培养基中进行培养，或作悬滴法检查。

（3）尿液检查：收集 2～3ml 尿液置于消毒器皿内，离心沉淀，取沉淀物镜检或培养。

（4）前列腺分泌物检查：用前列腺按摩法获取 1～2ml 前列腺分泌物于消毒器皿中，进行镜检并作培养。

2. 免疫学诊断 常用的方法有酶联免疫吸附试验（ELISA）、胶乳凝集试验（LAT）、间接血凝试验（IHA）和间接免疫荧光抗体试验（IFAT）。其中以检测阴道分泌物中的阴道毛滴虫抗原的 ELISA 和 LAT 的敏感性和特异性较高，且 LAT 更快速，仅 5 分钟即能得出结果。

3. 分子生物学技术 聚合酶链反应（PCR）、Southern 印迹杂交技术、DNA 原位杂交技术、核酸探针检测（DNA-probe）技术等方法均可进行阴道毛滴虫的实验室检查。PCR 方法较高的敏感性和特异性为阴道毛滴虫病的诊断提供了一种方便、省时的检测方法。

4. 检验的影响因素

1）温度：阴道毛滴虫能在 25～42℃ 生长繁殖，但以 32～37℃ 最适宜。在 22℃ 虫体代谢显著降低，体积肥大，死亡率低，能维持生活力达 96 小时以上；在 22～25℃（室温）能存活 120～154 小时；28～32℃ 可大大缩短其世代增殖时间；35～37℃ 繁殖率最高；（40±1）℃ 可活 2 小时；（46±1）℃ 活 20～60 分钟；50℃ 在 4 分钟内死亡。它对低温也有相当强的抵抗力，在 –10℃ 活 7 小时，但 –70℃ 1 分钟即死亡。阴道毛滴虫对温度的适应力常因虫株及虫体外围的物质而异。实验证明，在有保护剂（10% 甘油、二甲基亚砜等）时，逐渐冷冻，可在液氮中保存数月甚至数年之久，复苏后仍具有活力。

2）酸碱度：阴道毛滴虫对 pH 变化很敏感。在培养管中 pH 为 5.0～7.5 时最易繁殖。最适宜的 pH 为 5.5～6.0，但 pH 5.0 以下就会抑制甚至杀死虫体。pH 超过 7.5 时也可完全抑制。在最适宜的 pH 中，虫体分裂快，数量多，体积小。大多数阴道毛滴虫阳性患者阴道 pH 在最适宜范围内。

3）厌氧环境：阴道毛滴虫寄生于缺氧的阴道内或者其他泌尿道内，属兼性厌氧性原虫。氧气的增加不利于它的生长，氧气对毛滴虫的繁殖有明显的抑制作用，而无氧条件适于虫体培养。但阴道毛滴虫并非专性厌氧原虫，它在适宜的营养基质里还吸取少量氧气。

【流行】

1. 分布 阴道毛滴虫呈世界性分布，据 WHO 报道，全球每年有 1.7 亿人感染阴道毛滴虫。全球不同地区、不同人群的阴道毛滴虫流行状况存在差异。女性感染率一般在青春期后逐渐增高，以 20～40 岁年龄组感染率最高，平均感染率为 28%，围绝经期后逐渐下降。男性阴道毛滴虫的感染率占非特异性尿道炎患者的 10%～20%。阴道毛滴虫在我国的流行也很广泛。阴道毛滴虫仍然是引起妇科阴道炎症的常见病原体之一，感染率仅次于细菌和真菌。

2. 流行环节　影响阴道毛滴虫感染的因素包括个人生理因素、文化背景、职业特征、行为习惯等因素。

（1）传染源：滴虫性阴道炎患者和无症状的带虫者及男性感染者。

（2）传播途径：有直接和间接两种方式。①直接传播：主要通过性接触传播。研究发现滴虫性阴道炎的妇女结婚后，在其配偶的泌尿生殖系统能查到毛滴虫。②间接传播：主要通过公共浴池、浴缸、脚盆、脚布、坐式马桶和游泳池等传播。阴道毛滴虫滋养体对外界抵抗力强，在自然干燥过程中能活 6 小时，在半干燥环境能活 12～20 小时；黏附在马桶坐垫的毛滴虫可活 30 分钟。室温中，在潮湿毛巾上可活 5 小时；在井水中能活 5 天；在 2～3℃水、40℃温水和–10℃水中分别能活 65 小时、2 小时和 7 小时。在 0.06% 肥皂液中能活 150 分钟；在 0.06% 甲酚皂液中能活 45～90 分钟。阴道毛滴虫对某些化学药品的抵抗力很强，因而在集体生活中，若不注意个人防护，容易相互传播。

（3）易感人群：人群对阴道毛滴虫普遍易感，尤其以免疫力低下者最为易感。

【防治】

1. 定期普查。积极治疗患者和带虫者，同时对男性开展检查和治疗，杜绝传染源。

2. 改善公共卫生设施，提倡淋浴和蹲厕，慎用公共浴池。对坐式马桶应注意消毒处理。禁止滴虫感染者进入游泳池，不要共用公共浴具及泳衣（裤）。医疗单位对阴道扩张器、冲洗用具等要严格消毒，提倡使用一次性手套及其他医疗用具，防止交叉感染。

3. 注意个人卫生和经期卫生。严防通过性途径传播阴道毛滴虫。

4. 药物治疗：①局部用药：常用的有乙酰胂胺、卡巴胂、甲硝唑栓、扁桃酸栓（2-羟基苯乙酸）、滴见灭栓（二乙酰邻苯二酚）等。每晚塞入阴道穹后部。治疗前宜用 1% 乳酸、0.5% 乙酸或 1∶5 000 高锰酸钾溶液冲洗阴道。局部用药第一疗程完毕后，待下次月经干净后再用，一般需用 2～3 个疗程。②口服药：目前治疗阴道毛滴虫病的药物主要是硝基咪唑类药物。甲硝唑（灭滴灵）是治疗阴道毛滴虫病最有效的药物，推荐剂是 2g 单剂口服，有效率为 97%，性伴侣应同时治疗。但部分患者出现胃肠道反应及头痛、口苦等不良反应。为减轻其副作用，临床上应用甲硝唑 0.2g，3 次/天，一般 1 周为 1 个疗程。近年来，临床采用替硝唑（tinidazole）、奥硝唑（ornidazole）、塞克硝唑（secnidazole）等药物，治疗效果更优，不良反应更少。对于滴虫性阴道炎和泌尿系统感染的治疗，均应对其配偶同时治疗，才能达到彻底治愈的目的。

【案例解析】

本案例患者表现为白带增多、奇痒，伴尿频、尿急、尿痛症状；阴道分泌物涂片镜检发现典型的阴道毛滴虫滋养体形态，可见 4 根前鞭毛及波动膜；外用甲硝唑后治愈，确诊为阴道毛滴虫病。

1. 阴道毛滴虫的感染期和感染途径是什么？

阴道毛滴虫的感染期为滋养体，感染人体的途径有直接接触和间接接触。①直接接触传播：主要通过性接触传播，是性传播疾病之一。②间接接触传播：主要通过公共浴池、浴缸、脚盆、脚布、坐式马桶和游泳池等传播。阴道毛滴虫滋养体对外界抵抗力强，在自然干燥环境中能活 6 小时，在半干燥环境能活 12～20 小时；黏附在马桶坐垫的毛滴虫可活 30 分钟。室温中，在潮湿毛巾上可活 5 小时；在井水中能活 5 天；在 2～3℃水、40℃温水和–10℃水中分别能活 65 小时、2 小时和 7 小时。在 0.06% 肥皂液中能活 150 分钟；在 0.06% 甲酚皂液中能活 45～90 分钟。阴道毛滴虫对某些化学药品的抵抗力很强，因而在集体生活中，若不注意个人防护，容易相互传播。

2.阴道毛滴虫病原学检查时要注意哪些问题？

阴道毛滴虫常用阴道分泌物直接涂片镜检方法，阳性率较高，但在检查时应注意以下事项：

（1）取材后注意保温：阴道毛滴虫能在25～42℃生长繁殖，但以32～37℃最适宜。在22℃虫体代谢率显著降低，体积肥大，死亡率低，能维持生活力达96小时以上；在22～25℃（室温）能存活120～154小时；（40±1）℃可活2小时；（46±1）℃可活20～60分钟；50℃在4分钟内死亡。获取阴道分泌物后应快速镜检，避免外界温度过高或过低引起滋养体死亡。

（2）取材时避免尿液及碱性液体等影响酸碱度：阴道毛滴虫对pH变化很敏感。在培养管中pH为5.0～7.5时最易繁殖。最适宜的pH为5.5～6.0，但pH 5.0以下就会抑制甚至杀死虫体。pH超过7.5时也可完全抑制。在最适宜的pH中，虫体分裂快，数量多，体积小。取材时混有尿液或碱性液体，会改变白带的酸碱度，影响滋养体的活性。培养基的pH过高或过低均会影响滋养体的活性。

（3）取材后及时镜检，避免久置：阴道毛滴虫寄生于缺氧的阴道内或者其他泌尿道内，属兼性厌氧性原虫。氧气的增加不利于它的生长，氧气对毛滴虫的繁殖有明显的抑制作用，而无氧条件适于虫体培养。取材后长时间置放在外界高氧气环境，会影响滋养体的活性，影响检查效果。

（司开卫）

第五节　其他毛滴虫

一、人毛滴虫

人毛滴虫（*Trichomonas hominis* Daraine，1860）寄生于人体盲肠和结肠，仅有滋养体一个发育阶段。滋养体呈梨形，似阴道毛滴虫，长5～14μm，宽7～10μm，具有3～5根前鞭毛和1根后鞭毛。后鞭毛与波动膜外缘相连，游离于尾端。波动膜的内侧借助一弯曲、薄杆状的肋与虫体相连。肋与波动膜等长，染色后的肋是重要的诊断依据。单个细胞核内染色质分布不均匀，位于虫体中线前1/3处。一根纤细的轴柱由前向后贯穿整个虫体。胞质内含食物泡和细菌（图2-2-9）。虫体以二分裂法繁殖。

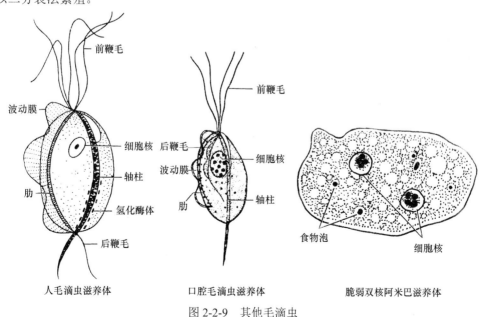

人毛滴虫滋养体　　口腔毛滴虫滋养体　　脆弱双核阿米巴滋养体

图2-2-9　其他毛滴虫

　　滋养体在外界有较强的抵抗力。误食被滋养体污染的饮水和食物均可感染人体,粪—口传播是本虫的感染途径。本虫呈世界性分布。各地感染率不等。目前尚无证据表明人毛滴虫对人体有致病作用。但有报道认为本虫可导致腹泻。粪便检查滋养体即可确诊。常用治疗药物为甲硝唑。

二、口腔毛滴虫

　　口腔毛滴虫(*Trichomonas tenax* Muller,1773)寄生于人体口腔的齿龈脓溢袋和扁桃体隐窝内。生活史仅有滋养体期,呈梨形,长5~16μm,宽2~15μm,有4根前鞭毛和1根无游离端的后鞭毛。波动膜略长于体长。细胞核1个,位于体前中央部,呈卵形,核内染色质粒丰富、深染。一根纤细的轴,自前向后伸出体外(图2-2-9)。虫体在口腔内以食物残渣、上皮细胞和细菌为食,以二分裂法进行繁殖。

　　本虫的致病性目前尚无定论。有学者认为口腔毛滴虫为口腔内共栖性原虫,但另有学者认为其与牙周炎、牙龈炎、龋齿等口腔疾患发病有关。诊断时取齿龈刮拭物,用生理盐水直接涂片或培养即可确诊。

　　有调查资料显示,我国平均感染率为17.4%,其中口腔门诊患者平均感染率为26.33%。滋养体在外界有较强抵抗力,室温下可存活3~6天。接吻是本虫的直接传播方式;也可通过飞沫、食物、餐具间接传播。常用药物为甲硝唑。保持口腔卫生,搞好饮食卫生和个人卫生是预防感染的最佳方法。

三、脆弱双核阿米巴

　　脆弱双核阿米巴(*Dientamoeba fragilis* Japps and Dobell,1918)是一种阿米巴型鞭毛虫,仅有滋养体期,直径为7~12μm。因其结构和抗原特性与鞭毛虫相似,故其生物学分类仍属鞭毛虫科的鞭毛虫。本虫寄生于盲肠和结肠黏膜陷窝内。大多数虫体常有2个核,3核和4核的形式比较少见。典型的核结构为核膜不清晰,无核周染色质粒,核中央可见由4~8个相互分开且对称排列的染色质粒组成的大团块。在胞质空泡内可见被吞噬的细菌。伪足宽而透明,叶状,边缘呈锯齿状,向前运动(图2-2-9)。在排出的新鲜粪便标本内,滋养体运动十分活跃,但遇冷后便很快变成圆形。资料显示,15%~27%受染者表现出临床症状,主要有腹泻、腹痛、粪便内带血或黏液,恶心、呕吐等,也可有肛门瘙痒、胃肠胀气、食欲缺乏等表现。国内部分省(区、市)有病例报告。传播途径和致病机制目前尚不十分清楚。粪便生理盐水直接涂片或经铁苏木精染色检查到滋养体即可确诊,由于滋养体在外界存活时间短,粪便标本必须及时检查。PCR法敏感性较高,特异性可达100%。治疗可选用双碘喹啉或巴龙霉素。

第三章 孢 子 虫

孢子虫（sporozoan）隶属于原生动物界（Protozoa）新生动物亚界（Neozoa）囊泡下界（Alveolata）孢子虫门（Sporozoa）球虫纲（Coccidea），全部营寄生生活，生活史复杂，多数有世代交替现象，通常以裂体生殖、配子生殖和孢子生殖等方式进行增殖。球虫纲中多种孢子虫可寄生人体，重要的有疟原虫、弓形虫、隐孢子虫和肉孢子虫等。

第一节 疟 原 虫

【提要】 疟疾是全球流行最严重的虫媒传染病。感染人的疟原虫主要有间日疟原虫、恶性疟原虫、三日疟原虫、卵形疟原虫和诺氏疟原虫5种。疟原虫生活史复杂，包含人和媒介按蚊两种宿主体内的发育过程。疟疾的典型临床表现是周期性寒热发作，民间俗称"打摆子"，此外，还有贫血、脾大等症状。其中恶性疟原虫易诱发重症疟疾并发症，病情凶险，死亡率高。目前WHO推荐以青蒿素类药物为基础的联合化疗来治疗疟疾。此外，预防蚊虫叮咬和控制蚊虫数量也是疟疾防控的关键措施。

【案例】

患者，男，32岁，援非工程师。主诉发热2天，伴畏寒、乏力、头痛、腹痛，体温最高40.0℃，大汗后可自行退热。2天内第3次血涂片镜检发现恶性疟原虫，以疟疾收住院。查体未发现其他阳性体征，血常规检查除血小板偏低外（77.46×10⁹/L），余未见异常。给予口服双氢青蒿素片和伯氨喹治疗，2天后体温恢复正常，血涂片镜检疟原虫阴性，治愈出院后随访2个月无反复。患者发病5个月前曾赴马里执行援建任务，有蚊虫叮咬史，每周服用双氢青蒿素2片，回国后统一服用该药（每日1片，连服8天），其间均未发病，患者回国后也未到过疟疾流行区。

问题：

1. 患者高热后为什么会自行退热？
2. 患者为什么在非洲感染而回国5个月后才发病？
3. 本次治疗加用伯氨喹的目的是什么？
4. 选择双氢青蒿素片作为疟疾预防药合适吗？
5. 该患者血常规检查血小板减少的原因是什么？

疟原虫属于真球虫目（Eucoccidiida）疟原虫科（Plasmodiidae）疟原虫属（*Plasmodium*），是引起疟疾（malaria）的病原体。

疟原虫种类多，宿主特异性强，在两栖类、爬行类、鸟类以及哺乳动物体内寄生的疟原虫，其生物学特性存在明显差异。目前认为，寄生人体的疟原虫共有5种，即间日疟原虫（*Plasmodium vivax* Grassi and Feletti，1890）、恶性疟原虫（*Plasmodium falciparum* Welch，1897）、三日疟原虫（*Plasmodium malariae* Laveran，1881）、卵形疟原虫（*Plasmodium ovale* Stephens，1922）和诺氏疟原虫（*Plasmodium knowlesi* Sinton *et* Mulligen，1932）。诺氏疟原虫原先认为只感染猴，但近年来在东南亚陆续出现感染人的病例报道，现已被列入能够感染人的第5种疟原虫。此外，其他几种猴疟原虫，如吼猴疟原虫（*Plasmodium simium*）、食蟹猴疟原虫（*Plasmodium cynomolgi*）、许氏疟原虫（*Plasmodium schwetzi*）、猪尾猴疟原虫（*Plasmodium inui*）等偶可感染人体，但罕见。我国曾经主要是间日疟原虫和恶性疟原虫流行，三日疟原虫和卵形疟原虫均少见。

疟疾是一种古老的疾病。早在我国殷墟甲骨文中就有"疟"的字样。我国古医典《黄帝内经》中也有关于疟疾的描述，较古希腊希波克拉底的记载早 3 个世纪。古代中外的医家都曾认为疟疾与恶浊的空气有关。Malaria 出自意大利语，即不良的空气，中医则称之为"瘴气"。直到 1880 年，法国学者拉韦朗（Lavéran）才在疟疾患者的血液中发现了疟原虫，这一发现是医学史上重要的里程碑之一，他也获得了 1907 年诺贝尔生理学或医学奖。但疟疾的传播途径究竟是什么依旧未知。直到 1897 年，英国军医罗斯（Ross）发现疟原虫是通过媒介按蚊叮咬吸血在人群中传播的，为疟疾防治提供了最为重要的理论依据，他也因此获得了 1902 年诺贝尔生理学或医学奖。

20 世纪中叶，科学家们先后在鸟和猴体内发现疟原虫生活史中还有组织内寄生的裂体增殖阶段，即红细胞外期。此后，又相继证实在恶性疟原虫、间日疟原虫、卵形疟原虫和三日疟原虫生活史中也存在肝细胞内发育期。1977 年，李森科（Lysenko）等发现间日疟原虫子孢子进入肝细胞后发育速度并不相同，并提出了子孢子休眠学说。

2015 年，中国中医科学院终身研究员屠呦呦获得诺贝尔生理学或医学奖，以表彰她在青蒿素的发现以及疟疾治疗方面所作出的杰出贡献，她也创造了中国本土科学家诺贝尔科学奖零的突破。青蒿素的发现在人类防疟史上具有里程碑意义，在全球氯喹普遍耐药的今天，以青蒿素类药物为基础的联合疗法已经成为 WHO 推荐的疟疾标准治疗方案，挽救了数百万人的生命。

2021 年，WHO 宣布中国为无疟国家，这是我国疟疾防治取得的历史性成就。但这并未改变疟疾仍然是全球危害最严重传染病的现实，人类根治疟疾仍然是相当长一段时期内全世界科学家共同面临的严峻挑战。

【形态】　疟原虫的基本结构包括胞膜、胞质、胞核，环状体之后各期可见虫体消化分解宿主血红蛋白后的代谢产物——疟色素（malarial pigment）。血涂片经吉姆萨或瑞特染液染色后，胞质染成天蓝或深蓝色，胞核呈紫红色，疟色素为棕褐色或黑褐色，四种寄生人体疟原虫的基本结构相同，但各发育阶段的形态又有所不同，有助于虫种鉴别。除了疟原虫本身的形态特征变化之外，被寄生红细胞的形态也可发生一定变化，对鉴别疟原虫种类也有一定帮助（图 2-3-1）。

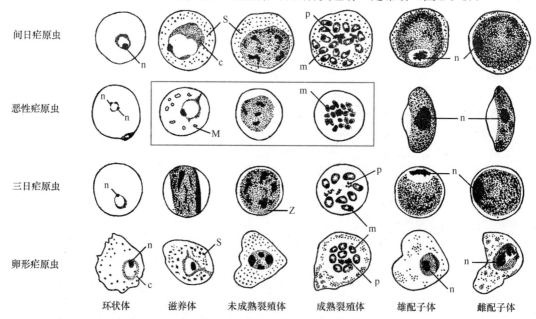

图 2-3-1　四种疟原虫的红细胞内期形态模式图

n: 核；c: 细胞质；S: 薛氏点；p: 疟色素；m: 裂殖子；M: 茂氏点；Z: 西氏点

1. 疟原虫在红细胞内发育各期的形态　疟原虫在红细胞内生长、发育、繁殖，形态变化较大，包括三个主要发育期。

（1）滋养体（trophozoite）：为疟原虫在红细胞内摄食、生长和发育的阶段。按发育程度不同，滋养体有早期、晚期之分。早期滋养体胞核小，胞质少，中间有空泡，在镜下胞质多呈纤细环状，故又称环状体（ring form）。之后虫体不断长大，胞核增大，胞质增多，有时伸出伪足，形状不规则，胞质中开始出现疟色素，此时的虫体称为晚期滋养体。被间日疟原虫和卵形疟原虫寄生的红细胞会胀大，颜色变浅，常有明显的红色薛氏点；被恶性疟原虫寄生的红细胞一般不胀大，可见粗大紫褐色茂氏点；被三日疟原虫寄生的红细胞偶可见细小淡紫色齐氏点。

（2）裂殖体（schizont）：晚期滋养体发育成熟，核一旦开始分裂即称为裂殖体。核先反复分裂，最后胞质随之分裂，每一个核都被一部分胞质包裹，称为裂殖子（merozoite）。早期的裂殖体称为未成熟裂殖体，晚期含有一定数量裂殖子的裂殖体称为成熟裂殖体，此时疟色素已集中成团。

（3）配子体（gametocyte）：疟原虫经过数次裂体增殖后，部分裂殖子侵入红细胞向配子体发育。核增大但不再分裂，胞质增多，几乎占满整个红细胞。配子体有雌、雄（或大小）之分：雌（大）配子体较大，胞质致密，疟色素多而粗大，核小而致密染色深，常偏于虫体一侧；雄（小）配子体较小，胞质稀薄，疟色素少而细小，核大而疏松染色淡，常位于虫体中央。

2. 寄生人体的四种疟原虫红内期形态特征比较（表 2-3-1）

表 2-3-1　四种疟原虫的形态鉴别

	间日疟原虫	恶性疟原虫	三日疟原虫	卵形疟原虫
环状体	环较大，约为红细胞直径的1/3；核也较大，偶有2个核；红细胞内通常只有1个虫体	环小而纤细，约为红细胞直径的1/5；有1或2个核；环常位于红细胞边缘；常有2个或以上虫体（多重感染）	环致密，约为红细胞直径的1/3；偶有2个核；红细胞多重感染少见	环致密，约为红细胞直径的1/3；核明显；红细胞多重感染少见
滋养体	明显增大，呈阿米巴样，充满红细胞的大部分，空泡大；核块状；疟色素显著、棒状	通常在外周血不可见。大小中等，很少见阿米巴样	胞质致密，非阿米巴样，空泡不显著，常呈带状；疟色素粗糙	小，致密，非阿米巴样；疟色素粗糙，深褐色
未成熟裂殖体	大，阿米巴样；核2个或多个；疟色素细棒状	通常在外周血不可见。小，致密；多个核；疟色素趋向集中	小，致密；核2个或多个	致密；核分裂成多个；疟色素数量较少
成熟裂殖体	通常含12~24个裂殖子；疟色素集中，1~2小团	通常在外周血不可见。含12~28个裂殖子；疟色素集中成团	裂殖子通常为8个，排列成环状；疟色素粗糙、集中，多居中分布	裂殖子通常为8个，较间日疟原虫小；红细胞变形
雌配子体	圆形或卵圆形；细胞质深蓝色；核红色，较致密，常偏于虫体一侧；大量疟色素散在分布	新月形；核小而致密、居中、染色深；细胞质着色较雄配子体深；疟色素在核周围较多	与间日疟原虫相似，但较小；常与同种的滋养体混淆	与间日疟原虫相似，但较小
雄配子体	圆形或卵圆形；细胞质淡蓝色；核粉红色，大而疏松；大量疟色素散在分布	腊肠形；核大而疏松、染色淡；细胞质着色较浅；疟色素显著，散在分布于核周围	与间日疟原虫相似，但较小	与间日疟原虫相似，但较小，直径约为间日疟原虫的1/2
被感染红细胞的变化	除环状体期外，其余各期红细胞均明显胀大，可见细小、红色薛氏点	红细胞一般不胀大；可见粗大、紫褐色茂氏点	红细胞一般不胀大；可见细尘样、浅红色齐氏点	红细胞大小正常或稍胀大，卵圆形，边缘呈锯齿状；在环状体期即可出现薛氏点

【**生活史**】　寄生人体的四种疟原虫生活史基本相同，需要人和媒介按蚊两种宿主（图 2-3-2）。疟原虫子孢子感染人体后，先完成肝细胞内裂体增殖（schizogony），再侵入红细胞内继续发育。疟原虫在红细胞内除了进行裂体增殖外，还形成配子体开始有性生殖的早期阶段。在媒介按蚊体内，依次完成有性的配子生殖（gametogony）和无性的孢子生殖（sporogony）。

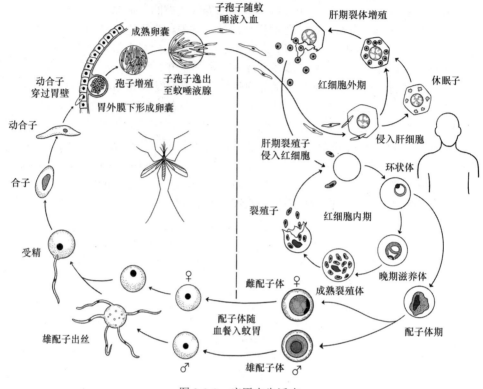

图 2-3-2　疟原虫生活史

1. 在人体内的发育　包括红细胞外（肝细胞内）和红细胞内两个发育阶段。

（1）红细胞外期（exo-erythrocytic cycle，简称红外期）：当唾液腺中带有成熟子孢子（sporozoite）的雌性按蚊刺吸人血时，子孢子随其唾液进入人体，约 30 分钟后随血流侵入肝细胞，摄取肝细胞内营养，开始裂体增殖并形成红外期裂殖体。成熟红外期裂殖体内含数以万计的裂殖子，肝细胞胀破后裂殖子释出，一部分裂殖子被巨噬细胞吞噬消灭，剩余的裂殖子侵入红细胞，开始红细胞内期的发育。间日疟原虫完成红外期发育的时间约为 8 天，恶性疟原虫为 6 天，三日疟原虫为 11～12 天，卵形疟原虫为 9 天。

目前认为间日疟原虫和卵形疟原虫具有两种不同的子孢子类型，即速发型子孢子（tachysporozoites，TS）和迟发型子孢子（bradysporozoites，BS）。速发型子孢子侵入肝细胞后，继续完成红外期的发育。而迟发型子孢子依虫株不同，必须经过一段或长或短（数月至年余）的休眠期后，才能继续完成红外期的发育。休眠期子孢子也称为休眠子（hypnozoite），与疟疾复发关系密切。恶性疟原虫和三日疟原虫尚未发现休眠子。

（2）红细胞内期（erythrocytic cycle，简称红内期）：红外期裂殖子从肝细胞释出后随血流很快侵入红细胞，裂殖子入侵红细胞的过程包括以下步骤：①裂殖子特定部位识别并黏附于红细胞膜表面相应受体；②红细胞变形，红细胞膜在与裂殖子黏附处向内凹陷形成纳虫空泡；③裂殖子完全侵入红细胞后纳虫空泡封闭。在裂殖子入侵过程中，虫体表被（surface coat）脱落于红细胞中。

裂殖子侵入红细胞后，先形成环状体，从宿主细胞摄取营养，虫体不断长大，依次经历晚期滋养体、未成熟裂殖体，最终发育为含有一定数目裂殖子的成熟裂殖体。成熟裂殖体胀破红细胞，裂殖子释出，部分裂殖子被巨噬细胞吞噬消灭，剩余裂殖子再次侵入其他正常红细胞寄生，重复上述红细胞内的裂体增殖过程。不同种疟原虫完成一代红内期裂体增殖所需的时间不同，间日疟原虫和卵形疟原虫约为 48 小时，恶性疟原虫为 36～48 小时，三日疟原虫为 72 小时。需要特别指出的是，恶性疟原虫环状体在外周血液循环中经过十几个小时发育后，逐渐隐匿于内脏微血管、血窦或其他血流缓慢处，继续发育为晚期滋养体，直至成熟裂殖体，待成熟裂殖体胀破红细胞时，释出的裂殖子再次进入外周血液循环中。因此，恶性疟原虫的晚期滋养体及裂殖体阶段在患者外周血中不易查见。

疟原虫经历数代红内期裂体增殖后，部分裂殖子侵入红细胞后不再进行裂体增殖，而是向雌、雄配子体发育。恶性疟原虫配子体主要在肝、脾、骨髓等器官的血窦或微血管里发育，成熟后始出现于外周血中，通常在无性体出现 7～11 天后才能在外周血中查见。配子体若无法进入媒介按蚊体内进一步发育，则在 30～60 天后衰老变性而被清除。

四种疟原虫所寄生红细胞的发育期有所不同。恶性疟原虫可寄生于各个发育期的红细胞，间日疟原虫和卵形疟原虫主要寄生于网织红细胞，而三日疟原虫多寄生于较衰老的红细胞。

2. 疟原虫在按蚊体内的发育 当雌性按蚊刺吸患者或带虫者血液时，红内期各期原虫均可进入蚊胃，但只有配子体能在蚊胃中继续发育，其余各期原虫均被消化。在蚊胃中，雄配子体的核分裂为 4～8 块，胞质也向外伸出 4～8 条细丝，随后每一块胞核进入一条细丝中，最终细丝脱离母体，在蚊胃中形成 4～8 个雄配子（male gamete）。雄配子在蚊胃中游动，若遇到雌配子（female gamete）则钻入其体内受精形成合子（zygote）。合子变长，发育为能够运动的动合子（ookinete）。动合子穿过蚊胃壁上皮细胞，在蚊胃基底膜下形成圆球形卵囊（oocyst），卵囊逐渐长大，囊内胞核与胞质反复分裂，开始孢子增殖过程。从成孢子细胞（sporoblast）表面可以芽生出数以万计的子孢子（sporozoite）（图 2-3-3），这种现象也称为出芽生殖。由卵囊壁钻出或随卵囊破裂释出的子孢子经血淋巴集中于按蚊涎腺，最终发育为成熟子孢子。当受染按蚊再次吸血时，子孢子可随其唾液进入人体，重新开始在人体内的发育。在最适条件下，疟原虫在媒介按蚊体内发育至成熟子孢子所需的时间不同。间日疟原虫为 9～10 天，恶性疟原虫为 10～12 天，三日疟原虫为 25～28 天，卵形疟原虫为 16 天。

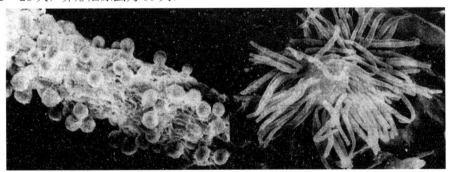

图 2-3-3 恶性疟原虫卵囊与成孢子细胞扫描电镜图

疟原虫在按蚊体内的发育受多种因素影响。包括配子体的感染性（成熟程度）、活性、密度以及雌雄配子体的比例，蚊体内的生化条件以及蚊体对疟原虫的免疫反应性，还有环境温、湿度变化对疟原虫蚊期发育的影响等。

【致病】 疟原虫的主要致病阶段是红细胞内的裂体增殖期。致病力强弱与侵入人体的虫种、数量和宿主免疫状态有关。

1. 潜伏期（incubation period） 指疟原虫侵入人体到出现临床症状的时间间隔，包括红外期原虫发育所需时间和红内期原虫历经数代裂体增殖达到一定数量所需时间的总和。潜伏期长短与感染人体疟原虫的种株、子孢子数量和宿主免疫状态有密切关系。恶性疟潜伏期为 7～27 天；三日疟潜伏期为 18～35 天；间日疟短潜伏期株为 11～25 天，长潜伏期株为 6～12 个月甚至更长；卵形疟潜伏期一般为 11～16 天。我国河南、云南、贵州、广西和湖南等省（区）均有间日疟长、短潜伏期两种子孢子类型，而且呈现出由北向南短潜伏期子孢子比例逐渐增高的趋势。因输血感染的疟疾，无红外期发育阶段，潜伏期一般较短。

2. 疟疾发作（paroxysm） 疟疾的一次典型发作表现为寒战、高热和出汗退热三个连续的阶段。疟疾发作是红内期疟原虫周期性裂体增殖所致，当经历数代红内期裂体增殖后，血中原虫密度达到发热阈值（threshold），患者遂开始发作，民间俗称"打摆子"。发热阈值是指可引起疟疾发作的每立方毫米血液中最低的原虫数量。间日疟原虫的发热阈值一般为 10～500 个原虫每微升血液，而恶性疟原虫为 500～1300 个原虫每微升血液。

红内期成熟裂殖体胀破红细胞后，大量的裂殖子、原虫代谢产物、变性的血红蛋白及红细胞碎片进入血流，其中一部分被巨噬细胞或中性粒细胞吞噬，进而刺激这些细胞产生内源性致热原，它们和疟原虫代谢产物共同作用于宿主下丘脑体温调节中枢，遂引起发热。随着裂殖子再次进入红细胞，以及上述刺激物被吞噬细胞降解，内源性致热原逐渐消失，患者此时往往大汗淋漓，体温逐渐恢复正常，进入疟疾发作间歇期。由于红内期疟原虫周期性裂体增殖是疟疾发作的病理基础，因此疟疾发作也具有典型的周期性，而且这一周期与红内期疟原虫裂体增殖周期基本一致。典型的间日疟和卵形疟隔日发作 1 次；三日疟隔 2 日发作 1 次；恶性疟每 36～48 小时发作 1 次。若一次感染的疟原虫在宿主体内增殖不同步，则疟疾发作并无明显规律，可见于疟疾初发患者。此外，不同种疟原虫混合感染或不同批次的同种疟原虫重复感染时，发作周期性也多不典型。疟疾发作次数与患者治疗是否适当，以及机体对疟原虫的免疫应答状态有关。随着宿主对疟原虫的免疫应答逐渐增强，大部分原虫被消灭，血中原虫密度降至发热阈值以下，患者疟疾发作可自行停止。

3. 疟疾再燃和复发 疟疾初发停止后，患者并无再感染，仅由于体内残存的少量红内期疟原虫在一定条件下重新大量繁殖而引起的疟疾再次发作，称为疟疾再燃（recrudescence）。疟疾再燃的原因可能与宿主免疫力下降或疟原虫发生抗原变异有关。疟疾复发（relapse）是指疟疾初发患者红内期疟原虫已被完全消灭，患者并无再感染，但经过数月或年余，再次出现疟疾发作。关于疟疾复发的机制目前仍不甚清楚。其中，子孢子休眠学说认为，这是由于肝细胞内迟发型子孢子（即休眠子）复苏，开始裂体增殖并发育为肝细胞期成熟裂殖体，最终胀破肝细胞，裂殖子释出，再次侵入红细胞所引起的疟疾发作。恶性疟原虫和三日疟原虫尚未发现迟发型子孢子，因而只有再燃，间日疟原虫和卵形疟原虫则既有再燃，又有复发。

4. 贫血（anemia） 疟疾发作数次后即可出现贫血，尤以恶性疟原虫为甚。疟疾流行区的高死亡率和重症贫血关系密切，孕妇和儿童最易受累。在临床上，疟疾患者的贫血程度常常超过疟原虫直接破坏红细胞的程度，研究表明，疟疾患者贫血的原因还与以下多种因素有关：①脾脏巨噬细胞大量增生导致脾大、脾功能亢进，正常红细胞被脾脏破坏增加。②免疫溶血。疟原虫寄生红细胞可能使红细胞原先隐蔽的抗原暴露，诱发机体产生自身抗体，导致红细胞破坏。此外，抗原抗体复合物也可以黏附在红细胞膜上，进而激活补体，造成红细胞破坏。③骨髓造血功能受到抑制。

5. 脾大 疟疾初发患者的脾脏多在发作 3～4 天后开始肿大，长期或反复发作的患者，脾大十分显著，甚至可达脐水平线以下。脾大的主要原因是脾脏单核巨噬细胞增生所致的脾充血。早期经积极抗疟治疗，脾脏可恢复正常大小；而慢性反复发作患者，由于脾脏包膜增厚和组织纤维化，质地变硬，虽根治了疟疾，但脾脏也不能恢复正常。在非洲或亚洲某些热带疟疾流行区，可出现热带巨脾综合征（tropical splenomegaly syndrome）。脾内增生的巨噬细胞吞噬大量感染红细胞和疟色素，因而脾切面颜色变深，包膜增厚，伴有纤维组织增生，质地较坚硬，患者可出现门脉高压综合征的临床表现。

6. 重症疟疾（severe malaria，SM） 又称凶险型疟疾（pernicious malaria），主要由恶性疟原虫感染引起，一般发生在恶性疟暴发流行期，或在无免疫力的人群中。重症疟疾临床表现相当复杂，甚至很不典型，可以表现为脑型疟（cerebral malaria）、恶性贫血、代谢性酸中毒、急性肾衰竭、急性呼吸窘迫综合征和低血糖等，病情发展快，死亡率高。脑型疟是常见的凶险型疟疾之一。绝大多数脑型疟由恶性疟原虫感染引起。脑型疟的临床表现主要包括：剧烈头痛、谵妄、高热、昏睡或昏迷、惊厥等，在流行区低龄儿童中的死亡率高达 90% 以上。部分脑型疟患者即便给予有效的抗疟原虫治疗，病后也会遗留不同程度的神经系统后遗症，危害相当严重。脑型疟的发病机制目前仍不甚清楚，大多数研究认为脑型疟是感染恶性疟原虫的红细胞与脑部微血管内皮细胞黏附所引发，进而由免疫细胞、细胞因子和血小板等多种因素共同作用的结果。

在不同的疟疾流行区，凶险型疟疾的高发人群以及临床表现都不尽相同。例如，在疟疾高度稳定流行区，5 岁以下低龄儿童是凶险型疟疾的高发人群，主要临床表现是恶性贫血；在疟疾中度流行区，脑型疟和代谢性酸中毒是儿童常见的凶险型疟疾类型；在疟疾低度流行区，急性肾衰竭、黄疸和肺水肿是成年人常见的临床表现，贫血和低血糖在儿童中比较多见，而脑型疟和代谢性酸中毒在所有年龄组均可见。

7. 并发症

（1）黑尿热（blackwater fever）：其发病机制是一种急性血管内溶血反应。患者主要表现为急起寒战、高热，黄疸，伴腰痛和酱油色尿（血红蛋白尿），以及急性贫血等症状，重症者可进一步并发急性肾衰竭。其发生原因可能与先天性红细胞葡萄糖-6-磷酸脱氢酶（G6PD）缺乏有关，服用伯氨喹等抗疟药物常为其诱因。

（2）疟性肾病（malaria nephrosis）：多见于三日疟患者长期未愈者。患者主要表现为全身性水肿、腹水、蛋白尿和高血压，最终可发展为肾衰竭。其发病机制属于 III 型超敏反应，血中有高水平疟原虫抗体者多见。

总之，疟疾的临床表现轻重不一，复杂多变。从一般头痛到危重病情均可发生，特别是疟疾的不典型发作，发作规律或周期性不明显，易误诊、漏诊，在流行区应提高警惕。脑型疟病情凶险，临床表现常缺乏特征性，延误诊治常可危及生命，应引起高度重视。

【免疫】

1. 固有免疫（innate immunity） 疟原虫具有明显的宿主特异性，动物的疟原虫通常只感染同种或亲缘相近的动物，而人的疟原虫一般只能感染人，这种现象说明人和动物对异种疟原虫具有固有免疫力。固有免疫与遗传、种族等关系较为密切。如 90% 以上的西非黑人为 Duffy 血型抗原阴性，裂殖子入侵红细胞需要 Duffy 血型抗原作为受体，Duffy 血型阴性者红细胞上无此受体，因而间日疟原虫不能入侵此类人群的红细胞。此外，某些遗传病，如镰状细胞贫血患者对恶性疟原虫具有先天免疫力。从进化的角度思考，这些遗传病虽然给患者造成了一定的损害，但也正因为罹患了这些遗传病，患者（主要指嵌合型）才没有在幼年时就被更为严重的恶性疟疾夺去生命。

2. 适应性免疫（adaptive immunity） 人感染某种疟原虫后，即便不予治疗，随着疟疾发作次数增多，患者的临床症状也会明显减轻甚至消失，这说明宿主已经产生了一定的免疫力，但如果血中疟原虫被药物等彻底清除，机体的免疫力也就随之丧失，这种免疫现象称为带虫免疫（premunition），属于寄生虫免疫中最常见的非消除性免疫（non-sterilizing immunity）类型。随着流行区人群疟原虫感染的机会不断增加，大龄儿童和成年人即便不能建立对疟原虫的消除性免疫（sterilizing immunity），但通常也可以凭借一定的免疫力避免罹患凶险型疟疾而死亡。

疟原虫感染免疫相当复杂，不但有种、株特异性，而且还有生活史不同发育阶段的特异性。与一般病原体感染相似，疟原虫感染免疫也是通过细胞免疫和体液免疫协同发挥效应。

（1）体液免疫（humoral immunity）：体液免疫在疟疾保护性免疫中具有非常重要的作用，特别是在红内期。宿主感染疟原虫后，血清中 IgM、IgA 和 IgG 水平明显升高，一般认为这主要是红内期疟原虫抗原诱导宿主产生的，但在红外期宿主产生的抗子孢子抗体也可以阻断子孢子入侵肝细胞。抗体介导的免疫保护机制目前仍不甚清楚。目前的研究表明，抗体依赖细胞介导的细胞毒作用（ADCC）可能是主要的作用机制之一，抗体可以增强吞噬细胞对裂殖子或疟原虫感染红细胞的调理吞噬作用，从而阻断裂殖子入侵红细胞，抑制疟原虫感染的红细胞黏附内脏血管内皮细胞，发挥其保护作用。

（2）细胞免疫（cellular immunity）：细胞免疫在疟疾保护性免疫中的作用近年来受到越来越多的关注，特别是在红外期。大量研究表明，可分泌 IFN-γ 的 $CD8^+$ T 细胞（即 CTL 细胞）在杀伤疟原虫寄生的肝细胞过程中发挥着非常关键的作用。此外，疟原虫抗原还可以通过活化 $CD4^+$ T 细胞（主要是 Th1 细胞），进而分泌更多的 IFN-γ 等细胞因子，活化增强巨噬细胞对胞内寄生疟原虫的吞噬杀伤作用。

3. 疟疾疫苗　人感染疟原虫后，虽可获得一定的免疫力，但疟原虫在有免疫力的宿主体内仍能继续生存和繁殖，宿主产生的免疫保护作用往往是不稳固的，这种免疫现象称为免疫逃避（immune evasion）。疟原虫的免疫逃避机制目前仍不清楚，可能与疟原虫的抗原变异、诱发宿主免疫抑制以及寄生红细胞的屏蔽作用等多种因素有关，特别是疟原虫的抗原变异特点，给疟疾疫苗研发造成了很大困难。

疟疾疫苗按疟原虫的生活史可分为 3 种类型：①红外期疫苗，又称抗感染疫苗，疫苗的主要靶点是疟原虫子孢子。早在 20 世纪 60 年代，人们就发现放射线致弱的子孢子经按蚊叮咬途径可以在人体起到很好的免疫保护效果。最近，科研人员仿照上述原理进行的疫苗研发已经取得了一定的突破。②红内期疫苗，又称抗病疫苗，疫苗的主要靶点是红内期裂殖子。③配子体疫苗，又称传播阻断疫苗。即通过阻断疟原虫在蚊体内的生殖过程，从而达到阻断疟疾传播的目的。

鉴于疟原虫本身的复杂性及其免疫逃避现象，疟疾疫苗研究面临极大的困难和挑战。首个在非洲地区进入Ⅲ期临床试验的疟疾疫苗 RTS，S/AS01 的应用研究受到来自欧洲药品管理局以及 WHO 多个专家组的支持。该疫苗主要以恶性疟原虫子孢子表面的环子孢子蛋白（circumsporozoite protein，CSP）为靶点，属亚单位重组疫苗。然而已有数据表明，该疫苗虽然可以使普通疟疾发病率降低 39%，重症疟疾发病率降低 31.5%，但与预期尚有较大差距。截至目前，还没有一种安全、高效的疫苗实际应用于全球疟疾预防，疟疾疫苗研发仍是任重而道远。

【辅助检查】

1. 病原学检查　外周血涂片染色镜检仍然是目前疟疾诊断的金标准。通常取患者手指末端或耳垂等部位血进行外周血涂片，也可采集静脉血，经吉姆萨或瑞特染液染色后镜检，在红细胞内查找疟原虫。血涂片有厚、薄两种：厚血片中疟原虫较富集，检出率较高，但染色过程中红细胞溶血破坏，看不到疟原虫寄生的完整红细胞及其相应变化，对不熟悉厚血膜中疟原虫形态的检验者来说，容易漏检。薄血膜中疟原虫形态清晰，红细胞完整，容易识别和鉴定虫种，但血中原虫密度低时易漏检。为提高疟原虫检出率，建议在服抗疟药前采血检查。此外，对恶性疟原虫应注意掌握好采血时间，应在疟疾发作时或发作开始后的数小时内采血。

2. 免疫学检查　疟原虫特异性抗体检测主要用于疟疾的流行病学调查、防治效果评估及献血员筛查等。目前，检测疟原虫循环抗原多采用商品化快速诊断试验（rapid diagnostic test，RDT）试剂盒，其试验原理是基于斑点免疫结合试验（dot immunobinding assay，DIA）的试纸条（Dipstick）法，检测抗原主要包括：富组蛋白Ⅱ（适用于恶性疟原虫）、乳酸脱氢酶、谷氨酸脱氢酶、醛缩酶等。需要注意的是，根据 WHO 的报告，全球已有超过 10 个国家报道了因恶性疟原虫富组蛋白Ⅱ基因突变导致现有快速诊断试剂盒无法检出恶性疟原虫感染的病例。这也提示，现有 RDT 应与传统镜检法相互配合使用，而不是简单地替代。

根据我国相关规定，快速诊断试纸条检测阳性者，必须采集并保留血片备查。2010 年以来，为减缓耐药性的产生，WHO 建议所有疑似疟疾患者在接受药物治疗前必须经过显微镜检查或者快速诊断试剂盒明确诊断，从而避免抗疟药物滥用。

3. 分子生物学检查　PCR 法检测疟原虫特异性 DNA 片段等分子生物学方法虽然敏感性和特

异性均较好，但对实验条件要求较高，多在虫种形态鉴别有困难，或者镜检结果与免疫学检查结果不相符时采用。随着我国各省（区、市）疾控中心疟疾诊断参比实验室的建立及 PCR 虫种鉴定技术的推广应用，我国卵形疟、三日疟，以及混合感染病例的检出率较之前有所升高，诊断正确率大幅提升。

【流行】

1. 流行概况 疟疾流行于热带和亚热带的 100 多个国家和地区，全球近一半人口居住在疟疾流行区。WHO 在 2020 年发布的全球疟疾报告显示，全世界 2019 年疟疾感染人数高达 2.29 亿，死亡病例约 40.9 万人；越是贫穷的国家疟疾发病率和死亡率越高，90% 以上的疟疾死亡病例发生在非洲，其中 5 岁以下低龄儿童占 67%。有效的疟疾防控措施使许多国家或地区的疟疾负担大幅降低，自 2000 年以来，全球疟疾死亡率下降了 25%，非洲地区下降更明显。近年来，随着疟原虫对现有抗疟药的抗性以及媒介按蚊对杀虫剂的抗性越来越普遍，以及全球变暖等生态环境的改变，疟疾的流行呈现上升趋势。

疟疾也曾经是严重影响我国人民群众身体健康和社会经济发展的重要虫媒传染病。中华人民共和国成立之初，全国疟疾流行县（市）多达 1829 个，占当时全国总县（市）数的 70%～80%。70 多年来，我国疟疾防治工作取得了显著成效。20 世纪 90 年代初，中部地区成功消除了恶性疟；2010 年全国疟疾发病人数已降至 2 万人以下，70% 以上的流行县（市）已无本地感染病例，全国除云南省外已无本地感染恶性疟病例。

但疟疾流行因素复杂，具有传播快、易反复等特点。特别是随着国际交往日益频繁，我国公民外出旅游、经商、务工的流动人口日益增多，境外输入性疟疾成为我国疟疾防控面临的新挑战。2020 年，我国累计报告境外输入性疟疾病例 1086 例，其中 29 个省（区、市）有病例报告，排名前 5 位的依次是广东、云南、江苏、四川和山东。加之周边一些国家疫情对我国边境地区的影响，部分地区还存在疫情反复的潜在风险，随时存在因输入性传染源造成本地传播的潜在威胁。疟疾监测、预警和防治任务仍然不能松懈。

2. 流行环节

（1）传染源：外周血中存在成熟疟原虫配子体的患者或带虫者都是传染源。恶性疟原虫配子体在原虫血症第 7～11 天出现，间日疟原虫配子体在原虫血症 2～3 天后出现，因此间日疟患者在发病早期即可感染蚊媒，而恶性疟患者则在疟疾开始发作后的一段较长时间里才可使蚊媒感染。红内期疟原虫感染者也可通过输血传播疟疾。

（2）传播媒介：疟疾的传播媒介是雌性按蚊。我国的微小按蚊分布于南方的丘陵、山区；嗜人按蚊分布于丘陵地区；中华按蚊广泛分布于平原地区；大劣按蚊、日月潭按蚊、米赛按蚊和萨氏按蚊有局限的地域分布，是某些地区的主要媒介。

（3）易感人群：西非黑人对间日疟原虫具有先天抵抗力，高疟区婴儿可从母体获得一定的抵抗力，其他人群一般对疟原虫普遍易感。在流行区，成人由于反复感染，呈带虫免疫状态，儿童是主要易感群体，特别是 5 岁以下的低龄儿童；孕妇生理功能特殊，免疫力较低，对疟原虫易感；非疟区的无免疫力人群首次进入疟区，由于缺乏免疫力，可引起疟疾的暴发流行。

疟疾的流行除需具备上述三个基本环节外，其传播强度还受自然因素和社会因素的影响。自然因素中温度和雨量最为重要，适宜的温度和雨量对按蚊的数量、吸血活动以及疟原虫在按蚊体内的发育均有较大影响。全球气候变暖使得蚊媒的传播季节延长也是疫情回升的重要原因之一。社会因素如政治、经济、文化、医疗卫生水平以及人类的生产活动等都直接或间接地影响着疟疾的传播与流行。

【防治】 1946 年双对氯苯基三氯乙烷（DDT）杀灭成蚊的试验取得成功后，人们相信彻底消灭疟疾成为可能，因此，1955 年第 8 届世界卫生大会把之前的疟疾控制策略改为消灭疟疾策略。但随着时间的推移，人们发现用杀虫剂消灭按蚊面临越来越多的问题和挑战，如耐药蚊种的出现和播散，杀虫剂导致的环境污染及生态破坏等问题。于是，1978 年第 31 届世界卫生大会决定将全球限期消灭疟疾规划重新调整为疟疾控制策略。这二十多年间的两次疟疾防治策略转变，一方面反映了疟疾防治问题的复杂性；另一方面也体现了人们对疟疾防治问题的认识水平在不断提高。

《中国消除疟疾行动计划（2010—2020 年）》提出，到 2015 年，我国除云南部分边境地区外，其他地区均无本地感染疟疾病例；到 2020 年，全国实现消除疟疾的目标。WHO 制定的消除疟疾标准是连续 3 年以上无当地感染病例。根据这一标准，我国消除疟疾目标已经实现，从 2017 年起，我国已连续 4 年无本土疟疾病例报告。WHO 在 2021 年宣布中国为无疟国家，这也是中国抗疟史上最辉煌的成就。

我国现阶段的疟疾防治遵循因地制宜、分类指导、综合治理的原则。在不同类型疟区，采取不同防治策略和针对性的防治措施，严格执行流动人口疟疾管理和监测预警制度。具体措施主要包括：

（1）控制传染源：早期发现，及时治疗。抗疟药使用应遵循安全、有效、合理、规范的原则。根据流行区的疟原虫种及其对抗疟药的敏感性，还有患者的临床表现，合理选择药物，严格掌握剂量、疗程和给药途径，在保证疗效的同时尽可能延缓耐药性的产生。杀红内期疟原虫的药物主要有氯喹、青蒿素及其衍生物等，用于控制疟疾症状发作。目前，WHO 推荐以青蒿素类药物为基础的联合疗法（artemisinin-based combination therapy，ACT），常用口服复方制剂是双氢青蒿素哌喹片，但脑型疟等重症疟疾治疗优先选用青蒿琥酯静脉注射，或蒿甲醚肌内注射。伯氨喹可杀灭间日疟原虫肝细胞内迟发型子孢子，用作防止疟疾复发，又称根治药物，一般与氯喹合用。此外，伯氨喹还有杀配子体作用，可阻止疟疾传播。但为避免发生黑尿热等并发症，孕妇、1 岁以下婴儿、有溶血史或其家属中有溶血史者应禁用伯氨喹。缺乏葡萄糖-6-磷酸脱氢酶（G6PD）的人群，建议在医务人员的监护下服用伯氨喹。乙胺嘧啶可杀灭子孢子等红外期疟原虫，适用于初次进入疟区人员的病因性预防，若与磺胺类药物如周效磺胺合用可起到协同效应。

（2）切断传播途径：主要是防蚊、灭蚊。流行区提倡使用杀虫剂长效处理的蚊帐，辅以每年传播季节前杀虫剂室内滞留喷洒，能明显减少传播。结合新农村建设，开展清理洼地积水、疏通沟渠等有针对性的环境治理措施，可减少幼虫滋生。

（3）保护易感者：在高传播地区野外作业或露宿的人员，应使用防蚊虫驱避剂和（或）蚊帐等措施加强个人防护，避免蚊虫叮咬。无免疫力的人群首次进入疟区时，应于传播季节定期服用抗疟药物预防感染，可选用含哌喹等长半衰期的抗疟药，但连续使用不宜超过 4 个月。

【案例解析】

1. 患者高热后为什么会自行退热？

疟疾寒热发作的周期与疟原虫在红细胞内的裂体增殖周期基本相等，每次成熟裂殖体胀破红细胞都会引起宿主发热症状，但当裂殖子重新侵入红细胞后，之前因为红细胞破裂而产生的内源性致热原以及疟原虫代谢产物逐渐消失，故而患者体温会自行消退。

2. 患者为什么在非洲感染而回国 5 个月后才发病？

疟疾潜伏期长短与侵入疟原虫种株、子孢子数量、人体免疫力强弱，以及是否接受药物治疗等有关。一方面，该患者免疫力正常（带虫免疫）；另一方面，该患者一直在接受不正规的抗疟药物预防或治疗。这两方面的原因，使得该患者体内的疟原虫数量一直处于发热阈值以下，潜伏期延长。

3. 本次治疗加用伯氨喹的目的是什么？

伯氨喹可以杀灭间日疟、卵形疟肝细胞内休眠的疟原虫迟发型子孢子，但该患者并未查见间日疟或卵形疟混合感染，从这个角度分析，该患者没有加用伯氨喹治疗的必要性，除非医生考虑到该患者可能有未检出间日疟混合感染的可能性。此外，伯氨喹还可以杀灭患者体内可能存在的配子体，从而切断疟疾传播，但该患者起病急，发热仅 2 天即来就诊，而恶性疟患者在疟疾开始发作后的一段较长时间里才可能出现配子体，使蚊媒感染。故本例患者加用伯氨喹尚值得商榷。

4.选择双氢青蒿素片作为疟疾预防药合适吗？

单一使用双氢青蒿素片，由于其半衰期很短，难以起到良好的疟疾预防作用。应该优先选择含有哌喹等长半衰期抗疟药的复方制剂，如双氢青蒿素哌喹片等。

5.该患者血常规检查血小板减少的原因是什么？

恶性疟原虫感染易并发重症疟疾，其主要发病机制之一是感染恶性疟原虫的红细胞黏附脑、肺、肾等内脏微小血管内皮细胞，进而诱发局部炎症反应、血管内皮细胞破坏、出血以及微血栓等一系列病理变化，故而造成宿主血小板消耗增加，表现出血小板数量降低。故动态监测血小板数量变化，也是早期发现重症疟疾的重要指标之一。

第二节　刚地弓形虫

【提要】　刚地弓形虫宿主特异性不强，是一种分布广泛的细胞内寄生原虫。人因误食猫科动物粪便中卵囊污染的食物、饮水，或生食/半生食含有包囊/假包囊的动物肉类而感染，是重要的食源性寄生虫病之一。弓形虫感染免疫力正常者常表现为隐性感染，通常只在宿主免疫功能不全时引起广泛而严重的病变，属于典型的机会致病性寄生虫。此外，弓形虫还可经胎盘垂直传播途径感染胎儿，与优生优育关系十分密切。无论是先天性或获得性弓形虫病，病原学诊断较为困难，故免疫学检查具有重要的辅助诊断意义。

【案例】

患者，男，46岁。约2周前出现头痛，伴右侧肢体麻木，10天前出现左侧肢体不自主大幅度扭转样运动。查体：意识清晰，言语流利。脑神经检查无异常，四肢肌力、肌张力大致正常，右侧肢体浅感觉稍减退，右侧Babinski征（+）。CT检查见左丘脑内多个占位病灶，最大者直径约12μm。患者于发病前3个月确诊为获得性免疫缺陷综合征Ⅳ期。实验室检查：弓形虫IgM（+）。入院诊断：获得性免疫缺陷综合征合并弓形虫脑病。给予阿奇霉素、复方新诺明，以及抗获得性免疫缺陷综合征药物治疗。1个月后患者上述症状消失，3个月后随访病情稳定。

问题：

1.患者诊断为弓形虫脑病的主要依据有哪些？

2.还有哪些实验室检查方法可以帮助医生确诊该患者的弓形虫脑病？

刚地弓形虫（*Toxoplasma gondii* Nicolle and Manceaux，1908）是猫科动物的肠道球虫。该虫呈世界性分布，人和多种动物都能感染，引起人兽共患的弓形虫病。人群隐性感染多见，通常只在宿主免疫功能低下时才导致严重后果，因此是重要的机会性致病原虫（opportunistic protozoa）之一。

【形态】　弓形虫生活史的全过程共有5种不同形态的阶段，包括滋养体、包囊、裂殖体、配子体和卵囊。

1.滋养体　指在中间宿主细胞内营无性增殖的虫体，包括速殖子（tachyzoite）和缓殖子（bradyzoite）。游离的速殖子呈香蕉形或半月形，一端较尖，一端较钝圆，一边扁平，另一边较膨隆（图2-3-4）。速殖子长4～7μm，最宽处2～4μm。经吉姆萨染液染色后，胞质呈蓝色，胞核位于虫体

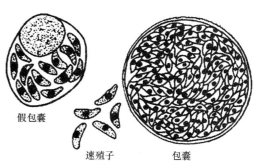

图2-3-4　刚地弓形虫在人体内寄生的形态模式图

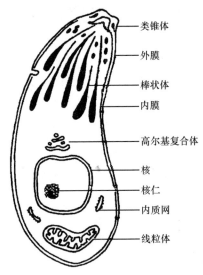

类锥体
外膜
棒状体
内膜
高尔基复合体
核
核仁
内质网
线粒体

图 2-3-5 刚地弓形虫速殖子模式图

中央，呈紫红色（图 2-3-5）。细胞内寄生的虫体以内二芽殖法不断繁殖，一般含数个至 20 多个虫体，这种由宿主细胞膜包绕的虫体集合体称假包囊（pseudocyst），内含的虫体称速殖子。

2. 包囊 呈圆形或椭圆形，直径 5～100μm，具有一层富有弹性的坚韧囊壁（图 2-3-4）。囊内含数个至数百个滋养体，囊内的滋养体称缓殖子，可不断增殖。缓殖子形态与速殖子相似，但虫体较小，核稍偏后。包囊可长期在宿主组织内存活。

3. 卵囊（oocyst） 呈圆形或椭圆形，大小为 10～12μm。具两层光滑透明的囊壁。成熟卵囊内含 2 个孢子囊，每个孢子囊内含有 4 个新月形的子孢子。

4. 裂殖体 在猫科动物小肠绒毛上皮细胞内发育增殖，成熟的裂殖体为长椭圆形，内含 4～29 个裂殖子，一般为 10～15 个，呈扇形排列，裂殖子呈新月状，前尖后钝，较滋养体小。

5. 配子体 某些游离的裂殖子侵入其他肠上皮细胞后，依次发育为配子母细胞和配子体。配子体有雌雄之分，雌配子体较大，胞质染成深蓝色，核较大，呈深红色；雄配子体量较少，成熟后形成 12～32 个雄配子，其两端尖细，长约 3μm。雌雄配子受精，发育为合子（zygote），而后发育为卵囊。

【生活史】 弓形虫生活史相当复杂，全过程需要两类宿主，分别进行无性生殖和有性生殖。在猫科动物体内完成有性生殖，同时也进行无性生殖，因此猫是弓形虫的终宿主兼中间宿主。在人或其他动物体内只能完成无性生殖，为中间宿主。有性生殖只在猫科动物小肠上皮细胞内进行，称肠内期发育；无性生殖可在肠外其他组织、细胞内进行，称肠外期发育。弓形虫对中间宿主的选择极不严格，除哺乳动物外，鸟类、爬行类等动物和人都可为其中间宿主，可寄生在几乎所有的有核细胞中（图 2-3-6）。

1. 终宿主体内的发育 猫或猫科动物食入动物内脏或肉类组织时，将弓形虫包囊或假包囊吞入消化道而感染。此外，食入被成熟卵囊污染的食物或饮水也可导致感染。包囊内的缓殖子、假包囊内的速殖子或卵囊内的子孢子在小肠腔逸出，主要在回肠部侵入小肠上皮细胞并发育增殖，经 3～7 天，上皮细胞内的虫体发育为裂殖体，成熟裂殖体破裂后释出裂殖子，再侵入新的肠上皮细胞形成第二、三代裂殖体，经数代裂体增殖后，部分裂殖子发育为雌、雄配子体，继续发育为雌、雄配子，雌、雄配子受精形成合子，最后发育为卵囊。卵囊穿破上皮细胞进入肠腔，经粪排出体外。在适宜的温度和湿度条件下，经 2～4 天即发育为具有感染性的成熟卵囊。猫吞食不同发育阶段的虫体后排出卵囊的时间有所不同。受染猫每天排出卵囊高达 1000 万个，可持续 10～20 天。对中间宿主及终末宿主来说，成熟卵囊是重要的感染阶段。

2. 中间宿主体内的发育 当猫粪中的成熟卵囊或动物肉类中的包囊、假包囊被中间宿主如人、牛、羊、猪等吞食后，子孢子、缓殖子或速殖子在肠腔内逸出，随即侵入肠壁，经血或淋巴进入单核巨噬细胞内寄生，并播散至全身器官组织，如脑、淋巴结、肝、心、肺、肌肉等，进入细胞内发育增殖，形成假包囊。当速殖子增殖到一定数量时，细胞被胀破，速殖子释出后再侵入新的组织细胞，如此反复增殖。速殖子侵入宿主细胞是一个主动过程，包括黏附、侵入和纳虫泡内增殖三个阶段，其机制相当复杂。在免疫功能正常的个体，部分速殖子侵入细胞后，特别是侵入脑、眼、骨骼肌的速殖子增殖速度减慢，转化为缓殖子，并分泌成囊物质，最终形成包囊。包囊在宿主体内可存活数月、数年或更长的时间。当各种原因导致机体免疫功能低下时，组织内寄生的包囊破裂，释出缓殖子，进入血流或其他新的组织细胞，继续发育增殖形成假包囊。假包囊和包囊

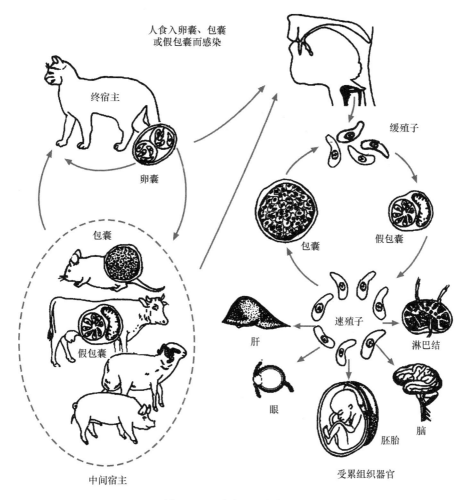

图 2-3-6　刚地弓形虫生活史

是中间宿主之间，或中间宿主与终宿主之间互相传播的主要感染阶段。

【致病】 弓形虫的致病作用与虫株毒力和宿主的免疫状态有关。

1. 致病机制 以小鼠为动物模型，根据虫株的侵袭力、增殖速度、是否形成包囊以及对宿主的致死率等，刚地弓形虫可分为强毒株和弱毒株。RH 株是目前国际上公认的强毒株。绝大多数哺乳动物、人及家畜等都是弓形虫的易感中间宿主。

速殖子是引起弓形虫急性感染的主要致病阶段，其在细胞内寄生并迅速增殖，导致细胞破坏，速殖子释出后再侵犯邻近的正常细胞，如此反复，因而引起组织的炎症反应等一系列病变。

缓殖子是引起弓形虫慢性感染的主要致病阶段。包囊的体积因缓殖子不断增殖而逐渐增大，若挤压器官可致功能障碍。增大的包囊可因多种因素，如组织中 γ-干扰素（INF-γ）分泌不足而破裂，释出的缓殖子多数被宿主免疫系统清除，某些缓殖子可侵入新的有核细胞并再次形成包囊。游离的缓殖子可诱导宿主产生迟发型超敏反应，形成肉芽肿病变、纤维钙化灶等，多见于脑、眼部等部位。宿主感染弓形虫后，通常可产生有效的保护性免疫，机体一般无明显症状，仅在各种原因导致机体免疫功能低下时才引起弓形虫病。

2. 临床表现 弓形虫感染一般是无症状的，但先天性感染和免疫功能低下者的获得性感染往往引起严重的弓形虫病。

（1）先天性弓形虫病：感染弓形虫的初次妊娠妇女，可经胎盘血流将弓形虫传播给胎儿。在妊娠前三个月内感染弓形虫，可造成流产、早产、死胎或畸胎，其中畸胎发生率最高，如无脑儿、脊柱裂、小头畸形等。若妊娠后期受染，受染胎儿多表现为隐性感染，在出生数月甚至数年后才出现症状。研究资料表明，婴儿出生时出现症状或发生畸形者，病死率为12%，而存活者中90%有神经发育障碍。先天性弓形虫病的典型临床表现为脑积水、大脑钙化灶、脑膜脑炎和运动障碍；其次表现为弓形虫眼病，如视网膜脉络膜炎。此外，还可伴有发热、皮疹、呕吐、腹泻、黄疸、肝脾大、贫血、心肌炎、癫痫等。

（2）获得性弓形虫病：可因虫体侵袭部位和宿主免疫应答状态的不同而呈现出不同的临床表现，缺乏特异性的症状与体征，需注意与相关疾病的鉴别。淋巴结肿大是获得性弓形虫病最常见的体征，多见于颌下和颈后淋巴结。弓形虫常累及脑和眼部，引起中枢神经系统损害，如脑炎、脑膜脑炎、癫痫和精神异常。弓形虫眼病以视网膜脉络膜炎为多见，成人表现为视力突然下降，婴幼儿可见手抓眼症，对外界事物反应迟钝，也可出现斜视、虹膜睫状体炎、葡萄膜炎等，多为双侧发病。

隐性感染者若罹患恶性肿瘤长期接受放化疗，或因器官移植长期接受免疫抑制剂治疗，或者是先天性或获得性免疫缺陷患者，都可使隐性感染转变为急性或亚急性感染，从而出现严重的全身性弓形虫病，并发弓形虫脑炎是最常见的死亡原因。

【免疫】 机体的免疫应答状态，特别是细胞免疫应答状态与弓形虫病的转归密切相关。免疫功能正常的宿主感染弓形虫后，细胞免疫起主要保护性作用，其中 T 细胞、巨噬细胞、NK 细胞及其他细胞介导的免疫应答起主导作用。致敏的 T 细胞能产生多种细胞因子发挥免疫调节作用。

IFN-γ 在抗弓形虫免疫应答中起着主导作用，可通过活化巨噬细胞产生一氧化氮（NO）杀伤虫体。弓形虫感染在宿主体内诱导细胞因子 IL-4 和 IL-10 的分泌，可抑制 IFN-γ 的表达，从而发挥重要的免疫抑制作用。在弓形虫感染的不同时期，免疫上调因子和免疫下调因子的表达水平及出现时间并不相同，从而构成免疫调节网络，调节弓形虫感染及其结局。

人感染弓形虫后能诱导特异性抗体产生。感染早期 IgM 和 IgA 升高，IgM 在 4 个月后逐渐消失，IgA 消失较快。人在感染 1 个月后即可产生高滴度的 IgG，并维持较长时间。由于 IgG 能通过胎盘传给胎儿，因此新生儿血清检查常可出现阳性结果，一般在出生后 5～10 个月消失，虽然其抗感染免疫保护作用并不明显，但对诊断先天性弓形虫病有较大意义。

【辅助检查】

1. 病原学检查 具有确诊意义。

（1）涂片染色法：可取急性期患者的血液、羊水、腹水、胸腔积液、脑脊液等离心后取沉淀物涂片，或采用骨髓、淋巴结等活组织穿刺物涂片，经吉姆萨染液染色，镜检弓形虫滋养体。此法简便，但阳性率不高，易漏检。

（2）动物接种分离法或细胞培养法：将待检样本接种于小鼠腹腔，1 周后剖杀，取腹腔液，镜检滋养体，阴性需盲传至少 3 次；也可将待检样本接种于体外培养的单层有核细胞。动物接种分离法和细胞培养法是目前比较常用的病原学检查方法。

2. 血清学检查 由于弓形虫病原学检查比较困难且阳性率不高，所以血清学检查是目前广泛应用的重要辅助诊断方法。

（1）改良凝集试验（modified agglutination test，MAT）：该方法是 Dubey 在直接凝集试验的基础上改良后的方法。基本原理为待检血清中的弓形虫特异性 IgG 抗体与速殖子表面抗原发生交联反应，通过伊文思蓝染色，在反应孔底部形成放大镜下可见的絮状沉淀。这种检测方法不依赖于宿主的种属特异性，可广泛用于人和动物弓形虫感染的筛查。

（2）间接血凝试验（indirect hemagglutination assay，IHA）：该法敏感性、特异性较高，操作简便，适用于流行病学调查。

（3）间接免疫荧光抗体试验（indirect immunofluorescent antibody test，IFAT）：以完整虫体为抗原，采用荧光标记的二抗检测特异性抗体。

（4）酶联免疫吸附试验（enzyme-linked immunosorbent assay，ELISA）：可用于检测宿主的特

异性抗体或循环抗原，已有多种改良方法广泛应用于早期急性感染和先天性弓形虫病的诊断。

随着分子生物学技术的快速发展，具有敏感性高、特异性强，以及一定早期诊断价值的实时定量 PCR 技术已被广泛应用于临床。

【流行】

1. 流行概况 弓形虫呈世界性分布，广泛寄生于多种哺乳动物体内，人群感染相当普遍。血清学调查表明，人群抗体阳性率为 25%～50%，全世界约有 10 亿人感染弓形虫，绝大多数为隐性感染。我国弓形虫病流行也十分广泛。截至目前，我国 30 个省（区、市）均发现人畜弓形虫感染和病例报道，但人群弓形虫血清阳性率多在 10% 以下。弓形虫感染常与人们的生活习惯、生活条件以及接触猫科动物等多种因素有关。易感家畜包括：猪、猫、牛、羊、犬、马、兔等；野生动物包括：猩猩、狼、狐狸、野猪等至少 32 种；52 种啮齿类动物体内曾发现过弓形虫。家畜的感染率可达 10%～50%，特别是可食用的肉类感染相当普遍，不但严重影响畜牧业发展，也对人类健康造成重大威胁。

2. 流行环节

（1）传染源：包括猫和猫科动物在内的多种动物是弓形虫病的传染源。人经胎盘的垂直传播也具有传染源的意义。

（2）传播途径：生食或半生食肉制品、蛋类、乳类或被卵囊污染的食物和饮水均可感染；肉类加工人员和实验室工作人员也可能经口、鼻、眼结膜或破损的皮肤、黏膜感染；输血或器官移植也可能造成感染。节肢动物携带卵囊也具有一定的传播意义。

（3）易感人群：人群对弓形虫普遍易感。胎儿和婴幼儿易感性较成人高，各种原因导致机体免疫功能低下者比正常人更易感。人的易感性随接触机会增多而升高，但无明显性别差异。

【防治】 加强对家畜、家禽和可疑动物的监测隔离。加强食品卫生管理和肉类食品卫生检疫。弓形虫包囊对热敏感，50℃加热 30 分钟或 56℃加热 10～15 分钟即丧失感染力，因此要教育群众不生食或半生食肉、蛋和奶制品。育龄期妇女应避免与猫或猫粪接触，孕妇应定期做弓形虫检查，以减少先天性弓形虫病的发生。

急性期患者应及时治疗，但至今尚无特效药物。乙胺嘧啶和磺胺类药物对增殖阶段弓形虫有抑制作用，联合用药可提高疗效。孕妇感染首选螺旋霉素。

【案例解析】

1. 患者诊断为弓形虫脑病的主要依据有哪些？

本例患者为亚急性起病，表现有头痛、右侧肢体麻木、左侧肢体不自主运动等神经系统症状。弓形虫 IgM 抗体（+）提示弓形虫急性感染。影像学检查见脑实质多发占位病灶。患者于发病前 3 个月确诊为获得性免疫缺陷综合征晚期，而弓形虫脑病又是晚期获得性免疫缺陷综合征的常见并发症之一。患者经抗弓形虫药物治疗后症状、体征明显改善。以上证据支持医生做出弓形虫脑病的临床诊断。

2. 还有哪些实验室检查方法可以帮助医生确诊该患者的弓形虫脑病？

如条件允许，可以取患者脑脊液离心沉淀涂片染色镜检弓形虫滋养体（速殖子），但此法阳性检出率不高。此外，还可以取患者脑脊液进行实时定量 PCR 检测，或者进行脑脊液宏基因组测序分析，均可帮助医生确诊该患者的弓形虫脑病。

（赵　亚）

第三节　隐孢子虫

【提要】 隐孢子虫是机会致病性原虫，寄生人体的主要是微小隐孢子虫和人隐孢子虫。隐孢子虫卵囊经消化道或呼吸道感染后，侵入宿主小肠上皮细胞，引起以腹泻为主要临床表现的隐孢子虫病。隐孢子虫病呈世界性分布，从患者粪便中检出卵囊可以确诊。

【案例】

患者，男，30岁。因腹痛、腹泻、恶心、呕吐、低热1周入院。患者1周前无明显诱因出现腹痛、腹泻，伴恶心、呕吐和低热；大便呈稀水样，无黏液脓血，每日8～12次，逐日加重；体重明显减轻。追问病史：同性恋者，HIV阳性，有卡氏肺孢子虫肺炎和卡波西肉瘤病史。体检：体温37.5℃，脉搏80次/分，呼吸20次/分，血压100/70mmHg。体表多处可见紫色斑块状结节。腹部有压痛，肝脾肋下未触及。实验室检查：外周血白细胞计数3.22×10⁹/L（其中51%为分叶核细胞，32%为淋巴细胞）；CD4⁺T细胞计数0.2×10⁹/L。肝功能检查：谷丙转氨酶（GPT）28U/L，谷草转氨酶（GOT）34U/L，白蛋白40mg/L。血钠120mmol/L，血钾3.0mmol/L。肾功能检查：尿素氮5.4mmol/L，肌酐80μmol/L。尿常规正常。大便常规：水样便，红细胞（－），白细胞（＋＋）。腹部X线和B超检查正常。

问题：

1. 根据病史分析引起该患者腹泻的病原体。
2. 明确诊断还需要进行哪些检查？
3. 请为该患者制定一个合理的治疗方案。

隐孢子虫（*Cryptosporidium* spp Tyzzer，1907）属顶复门（Apicomplexa）孢子虫纲（Sporozoa）真球虫目（Eucoccidida）隐孢子虫科（Cryptosporidiidae）隐孢子虫属（*Cryptosporidium*）。隐孢子虫是一种重要的人兽共患寄生虫，可以感染人及哺乳类、两栖类、爬行类和禽类等240多种动物。目前已知的虫种和基因型有20余种，其中微小隐孢子虫（*Cryptosporidium parvum*）和人隐孢子虫（*Cryptosporidium hominis*）是寄生人体的主要虫种，占隐孢子虫感染的90%以上。隐孢子虫是机会致病性原虫，引起隐孢子虫病（cryptosporidiosis），临床表现为轻重程度不等的腹泻。

（一）形态

隐孢子虫生活史包括五个发育阶段：滋养体（trophozoite）、裂殖体（schizont）、配子体（gametocyte）、合子（zygote）和卵囊（oocyst）。卵囊是其传播阶段。

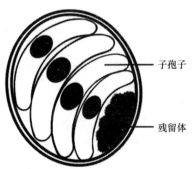

图2-3-7　隐孢子虫卵囊模式图

卵囊呈圆形或卵圆形，分厚壁和薄壁两种类型。厚壁卵囊（图2-3-7）具有两层囊壁，直径为4～5μm，光镜下具有明显折光性，呈细小圆形折光颗粒状。成熟卵囊含4个子孢子和残留体。子孢子呈月牙形，不规则排列，大小约为1.5μm×0.75μm，核居中。残留体由1～8个棕黑色颗粒物聚集而成，位于囊壁周边。薄壁卵囊仅有一层单位膜，内含物同厚壁卵囊。

Ⅰ型裂殖体呈卵圆形，直径约为7μm，内含8个香蕉状裂殖子和一个小残体。

（二）生活史

隐孢子虫生活史需经历裂体增殖、配子生殖和孢子增殖等过程，均在同一宿主肠上皮细胞内完成，成熟卵囊随宿主粪便排出后可感染新的宿主（图2-3-8）。

卵囊是隐孢子虫的感染阶段，人主要经吞食污染的水、食物或经呼吸道感染。卵囊到达宿主小肠后，在消化液作用下脱囊释放出子孢子。子孢子识别并黏附于小肠上皮细胞微绒毛刷状缘后，胞膜包裹虫体内陷，在肠上皮细胞的胞质内形成纳虫空泡，子孢子随后在空泡内发育为滋养体并开始无性裂体增殖。滋养体经3次核分裂后发育为Ⅰ型裂殖体，成熟的Ⅰ型裂殖体含8个裂殖子。

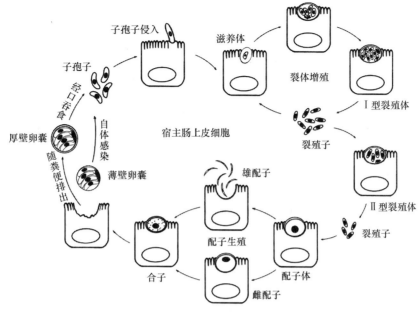

图 2-3-8 隐孢子虫生活史

裂殖子释放后，侵入新的肠上皮细胞，发育为第二代滋养体，经 2 次核分裂后发育为含 4 个裂殖子的 Ⅱ 型裂殖体。此类裂殖子感染新的肠上皮细胞后发育为雌、雄配子体，并开始有性配子生殖，产生雌、雄配子，二者结合后形成合子。合子经无性孢子增殖后发育为含 4 个子孢子的卵囊。卵囊分薄壁和厚壁两种类型，其中薄壁卵囊约占 20%，脱落后不排出体外，而是直接在肠腔内释放子孢子，感染新的肠上皮细胞，造成宿主自体内重复感染，免疫功能低下患者可因此途径形成严重感染。厚壁卵囊约占 80%，脱落后随宿主粪便排出体外，具有感染性。隐孢子虫完整的生活史周期为 5～11 天，感染后第 5 天即可从粪便中检出卵囊。

（三）致病

1. 致病机制　隐孢子虫致病机制尚不十分明确。可能的机制包括：隐孢子虫分泌多种细胞因子直接损伤肠上皮细胞，或通过诱导、激活大量炎症细胞浸润间接损伤宿主细胞；感染虫体还可以通过 LncRNAs 抑制肠上皮细胞的迁移，导致宿主肠绒毛紊乱变短、黏膜受损；此外，感染部位的炎症会影响肠道的吸收和分泌功能，如肠黏膜乳糖酶减少、对脂肪和糖类的吸收减少等。

2. 病理改变　隐孢子虫病的主要病变部位在小肠，尤以回肠多见。感染部位的肠上皮常出现微绒毛萎缩、变短、变粗、融合或脱落，肠黏膜萎缩或凹陷，表面积减少；黏膜固有层出现大量固有淋巴细胞、单核细胞和多形核细胞等炎性细胞浸润。有免疫功能缺陷的重症患者，病变部位可扩展到结肠、胃和食管等整个消化道，甚至扩展到呼吸道、肺、胆管和胆囊、扁桃体及胰腺等其他肠外器官或组织。隐孢子虫病肺炎患者，肺组织呈活动性支气管炎或局灶性间质性肺炎改变。隐孢子虫病胆囊或胆管炎患者，其胆囊或胆管上皮变平，管壁增厚变硬，或呈坏死性病变。

（四）临床表现

隐孢子虫病潜伏期为 2～10 天，患者的临床表现和疾病转归与其免疫状态密切相关。免疫功能正常的人群，有的感染后无任何症状；有的感染后出现典型的腹泻症状：大便呈水样，无黏液、脓血，2～20 次/天，具有自限性特征，发病 1～2 周后即逐渐减轻或消退，可伴有腹痛、腹胀、恶心、呕吐、脱水和厌食等其他消化道症状或发热现象。免疫功能缺陷或低下人群，如获得性免疫缺陷综合征（AIDS）、恶性肿瘤患者和婴幼儿等，感染后腹泻可持续数月，或发展为慢性严重腹泻，甚至肠外隐孢子虫病，危及患者生命安全。如 AIDS 患者感染后，可发展为持续性霍乱样水泻，每日腹泻数十次，患者可因严重脱水和电解质紊乱死亡。此外，隐孢子虫病肺炎也是晚期

AIDS 患者的常见并发症和重要致死原因。婴幼儿感染隐孢子虫导致的腹泻具有长期性、顽固性、高发病率和高死亡率等特征，并且与儿童持续性营养不良和生长障碍密切相关。

（五）免疫

宿主抗隐孢子虫感染的保护性免疫应答以肠黏膜固有免疫为主，体液免疫为辅。感染早期，肠上皮细胞即可迅速启动肠黏膜固有免疫反应：产生抗菌肽如 β-防御素、抗菌肽 LL-37 杀灭虫体或抑制其生长；分泌外泌体调控固有淋巴细胞产生 IFN-γ 清除感染虫体；释放炎性细胞因子/趋化因子如 IL-8 或表达 LncRNAs 激活免疫效应细胞及 NF-κB 信号通路和体液免疫应答等。体液免疫应答出现较晚，一般在感染 5～8 天后出现血清特异性抗体，如 IgG、IgM、IgA 和 IgE，其中 IgM、IgA 持续数周后消失，IgG 持续时间较长，对于清除虫体和预防感染可能起到一定作用。

（六）诊断

隐孢子虫感染具有广泛性及难治性特点，早期准确诊断对于该病的防治十分重要。隐孢子虫病的诊断标准包括：①确诊病例（confirmed case）：在患者粪便、痰液、胆汁或组织中以病原学方法检出卵囊或通过 PCR 技术检测出虫体 DNA；②高度疑似病例（probable case）：患者的隐孢子虫免疫学筛选试验阳性、符合临床标准（如腹泻伴腹痛、呕吐、厌食等）、有流行病学接触史；③疑似病例（suspect case）：患者有腹泻症状、有流行病学接触史。

隐孢子虫病常用检测方法如下：

1. 病原学检查 从患者粪便、痰液、胆汁或组织中检出卵囊是确诊的依据。常用方法有金胺-酚染色法、改良抗酸染色法、金胺-酚改良抗酸染色法和碘液染色等。为了提高样品中卵囊的检出率，涂片染色前通常先用福尔马林-乙酸乙酯沉淀法或蔗糖浮聚法等浓集卵囊。

（1）金胺-酚染色法：涂片标本先固定；然后在 0.1% 金胺-酚染液（金胺 0.1g，石炭酸 5.0g，蒸馏水 100ml）中染色 10～15 分钟，水洗；3% 盐酸乙醇脱水 1 分钟，水洗；最后在 0.5% 高锰酸钾溶液中处理 1 分钟，水洗干燥后，荧光显微镜下观察。镜下卵囊为圆形小亮点，发出乳白色或略带黄绿色荧光，大多数卵囊周边深染，中央浅染，似厚环状，部分卵囊深色结构偏位或全为深色。但需和非特异性荧光光粒鉴别。

（2）改良抗酸染色法：粪膜以石炭酸品红溶液（碱性品红 4g，95% 乙醇 20ml，石炭酸 8ml，蒸馏水 100ml）染色 1～10 分钟，水洗；10% 硫酸溶液处理 1～10 分钟，水洗；孔雀绿工作液（2% 孔雀绿原液 1ml，蒸馏水 10ml）染色 1 分钟，水洗；干燥后油镜检。卵囊呈玫瑰红色，背景染为蓝绿色，对比性很强；卵囊内可见排列不规则的子孢子及暗棕色颗粒状的残余体。需和非特异性抗酸红色颗粒鉴别。

（3）金胺-酚改良抗酸染色法：能有效排除非特异颗粒的干扰，效果好。即先用金胺-酚染色法染色，再用改良抗酸染色法复染。

（4）碘液染色：本方法简便易行，适于短期观察。粪样涂片滴加碘液，覆上盖玻片，油镜观察。卵囊呈圆形或卵圆形折光颗粒，直径 2～6mm，不吸收碘液，容易与酵母菌鉴别。

此外，组织活检技术可以用于异位寄生隐孢子虫病的鉴别与诊断。

2. 免疫学技术 免疫学方法具有敏感、特异、简便、经济、快捷等优点，是临床主要辅助诊断技术。常用免疫学方法有：

（1）免疫荧光抗体试验：常用于粪便中卵囊的检测，具有高度的敏感性和特异性，是隐孢子虫病最常用诊断方法之一，分为直接免疫荧光抗体试验和间接免疫荧光抗体试验。直接免疫荧光抗体试验：卵囊涂片固定后，直接滴加荧光素标记的小鼠抗隐孢子虫卵囊单抗，37℃孵育 30 分钟，PBS 清洗，干燥后封片，荧光镜检。间接免疫荧光抗体试验（IFAT）：卵囊涂片固定，滴加鼠抗隐孢子虫卵囊单抗，37℃温育 30 分钟，PBS 冲洗 15 分钟，干燥后加荧光素标记的羊抗小鼠抗体，37℃温育 30 分钟，PBS 冲洗，干燥后封片，荧光镜检。两种方法镜下卵囊均呈明亮的黄绿色荧光。前者特异性高，敏感性稍低；后者敏感性高，特异性较低。

（2）酶联免疫吸附试验（ELISA）：可检测粪便、血清、十二指肠液、胰液、胆汁、痰液等多种样品，对于恢复期患者、慢性期间歇排卵囊者和带虫者具有重要的诊断意义，在隐孢子虫病临床诊断和流行病学调查中应用十分广泛。ELISA有多种试剂盒出售，操作方法参照说明书，但不同试剂盒的诊断敏感性和特异性差异较大。

3. 分子生物学技术　具有快速、简便、准确、高度敏感与高度特异的优点。通过特异性引物，每克粪便中含5个卵囊即可检出，广泛应用于隐孢子虫的临床样本检测、环境水样监测以及虫株的基因分型等。在常规PCR基础上，还发展了实时荧光定量PCR、核酸分子杂交技术、生物芯片等技术。

（七）流行

1. 分布　隐孢子虫病呈世界性分布，流行于全球90多个国家和300多个地区。人隐孢子虫主要分布在亚洲、非洲、美洲和大洋洲，通过人际相互接触传播；微小隐孢子虫主要分布在欧洲，可在人和多种动物间相互传播，其感染谱广、致病性严重，具有重要的公共卫生意义。WHO公布的一项粪检调查显示，欧洲和北美的隐孢子虫人群感染率为1%～4%，非洲、亚洲、澳大利亚、南美洲和中美洲为3%～20%。血清学调查显示的人群隐孢子虫感染则更为普遍，其中工业化国家的感染率为25%～35%，南美最高达到95%。我国多地报道的感染率在1.33%～13.49%之间。在AIDS等免疫功能缺陷或免疫功能抑制人群中，隐孢子虫的感染率高达15%～50%，WHO于1986年将隐孢子虫列为获得性免疫缺陷综合征的怀疑指标。隐孢子虫是发展中国家婴幼儿腹泻的主要病原之一，每年约有5000万5岁以下儿童感染。2003年，我国将该病列为必须重点防范的重要寄生虫病。2004年，WHO和美国疾病控制中心将该病列入新发传染病。

2. 流行环节

（1）传染源：隐孢子虫病是人兽共患寄生虫病，有240多种宿主，包括人及哺乳类、两栖类、爬行类和禽类等。患者、带虫者以及感染的动物宿主，都是该病的传染源。其中，症状消失的恢复期患者因其仍可继续排卵囊数天至5周，是主要的传染源；牛、羊、猫、犬等动物是农村和畜牧地区的重要动物传染源。

（2）传播途径：粪—口途径是隐孢子虫最主要的感染方式，卵囊可经多条途径传播。①经水源传播：隐孢子虫卵囊对外界环境抵抗力强，易随水源扩散；对氯气等消毒剂也具有很强抵抗力，可突破供水系统的消毒净化环节，通过饮用水传播是隐孢子虫病的主要传播途径。水源污染导致的隐孢子虫病暴发流行是重要的公共卫生隐患，受到世界各国的高度重视，美国于1996年制定了饮用水隐孢子虫卫生标准，我国《生活饮用水卫生标准》（GB 5749—2006）也增加了隐孢子虫的检测指标。②经食物传播：患者、病畜粪便中的卵囊污染食物后经口进入人体而感染。③经空气飞沫传播：患者痰液喷溅、粪便或呕吐物干燥后，卵囊飘浮于空气中或附着于尘埃上，均可经呼吸道或经口吸入感染。④直接接触传播：接触卵囊污染的便器、毛巾等公共用品，或经同性性行为而感染。

（3）易感人群：人群对隐孢子虫普遍易感，婴幼儿和免疫功能缺陷或低下人群更易感染。高危人群包括先天性免疫功能缺陷者、AIDS患者、应用免疫抑制剂/细胞毒剂者、恶性肿瘤患者、长期接受放射治疗者、器官移植患者以及婴幼儿。此外，奶农、看护人员、长期大量使用抗生素、患水痘、麻疹以及经常感冒的人也更易感染本病。

（八）防治

1. 控制传染源　隐孢子虫病目前尚无特效治疗药物。腹泻严重患者常采用对症和支持治疗，如补水补液、止泻和加强营养等。免疫功能正常的成人和婴幼儿，服用硝唑尼特具有较好疗效，但其对免疫缺陷患者无治疗效果；后者可用螺旋霉素、磺胺二甲基嘧啶和巴龙霉素等减轻症状，或使用免疫制剂（如高效价免疫球蛋白等）增强免疫力。AIDS患者还可通过高效抗反转录病毒治疗，恢复 CD4$^+$T 细胞功能，提升宿主的免疫功能杀灭虫体。

2. 切断传播途径 可采取的管理措施：加强人畜粪便管理，避免卵囊污染食物和水源；污染的环境及时消毒，可用 10% 甲醛溶液或 5% 氨水杀灭卵囊；及时处理患者的便器物品等，用 3% 漂白粉浸泡 30 分钟再清洗；不饮生水，卵囊在 65～70℃ 加热 30 分钟即可杀死；牛奶等奶制品严格消毒管理；杜绝同性之间的不洁性行为等。

3. 保护易感人群 隐孢子虫病目前无可供使用的疫苗。高危人群降低感染和患病风险的保护方式：培养良好的个人卫生习惯，如勤洗手、不饮生水等；适当运动、加强营养，增强自身免疫力；避免接触患者、病畜；婴幼儿强调母乳喂养等。

【案例解析】

1. 根据病史分析引起该患者腹泻的病原体。

（1）病史：30 岁 HIV 阳性男性患者，无明显诱因低热、水样腹泻 1 周，无黏液脓血；大便常规：水样便，红细胞（–），白细胞（++）。腹部 X 线和 B 超检查正常。体表有卡波西肉瘤结节；外周血白细胞降低、CD4+T 细胞明显降低；血钠、血钾稍降低。

（2）病情分析：①该患者正处于 AIDS 病情进展期：体表出现卡波西肉瘤结节；外周血白细胞降低，CD4+T 细胞降至 0.2×10^9/L；表明该患者免疫系统受到明显抑制，极易感染各种病原体。②引起 AIDS 患者腹泻的病原菌感染：细菌（如致病性大肠埃希菌、沙门菌、空肠弯曲菌、志贺菌等）感染，常表现为黏液脓血便；病毒（如胃肠道巨细胞病毒、轮状病毒、诺如病毒等）感染，常见于 CD4+T 细胞极低患者，引起结肠炎、出血、穿孔等严重症状；真菌感染在 AIDS 患者慢性腹泻中常见；原虫（如溶组织内阿米巴、隐孢子虫、蓝氏贾第鞭毛虫、贝氏囊等孢子虫、微孢子虫等）感染，其中溶组织内阿米巴急性感染为果酱色脓血便。本病例中患者免疫功能低下，为水样便、无黏液脓血，主要考虑侵袭性较弱、以卡他性肠炎表现为主的原虫如隐孢子虫、蓝氏贾第鞭毛虫、贝氏囊等孢子虫、微孢子虫等；其中，隐孢子虫是引起 AIDS 患者腹泻的主要机会致病性原虫。

2. 明确诊断还需要进行哪些检查？

进行病原学检查或 PCR 技术检测虫体 DNA 可以确诊病原体的种类。

（1）粪便中原虫包囊/卵囊的病原学检查方法有金胺-酚染色法、改良抗酸染色法、金胺-酚改良抗酸染色法、碘液染色法、韦伯染色法、吉姆萨染色法等，需根据原虫类型选择合适的检查方法。为了提高检出率，可隔日检查或连续检查 3 次；或用福尔马林-乙酸乙酯沉淀法或蔗糖浮聚法等浓集卵囊再涂片染色等。粪便中检测到隐孢子虫卵囊可以确诊隐孢子虫病。

（2）PCR 法检测虫体 DNA：在粪便中检测出隐孢子虫卵囊 DNA，结合临床症状体征，也可确诊。

3. 请为该患者制定一个合理的治疗方案。

治疗方案：①抗 HIV 鸡尾酒疗法；②补充液体和钠、钾、钙等电解质；③补充免疫球蛋白，增强免疫力；④抗生素协同治疗：螺旋霉素、磺胺二甲基嘧啶、复方新诺明等；⑤根据症状严重程度，进行止吐、解痉、退热等对症治疗。

（明珍平）

第四节　其他孢子虫

一、肉孢子虫

【提要】 寄生人体的肉孢子虫有三种：林氏肉孢子虫、牛人肉孢子虫和猪人肉孢子虫；前者寄生于人体肌肉组织，引起肌肉肉孢子虫病；后两种寄生于人体小肠，引起肠肉孢子虫病。免疫力正常人群感染后通常无或仅有轻微症状；免疫力缺陷或低下人群感染，可出现严重的腹泻或相关肌肉感染症状。本病呈世界性分布，从患者粪便中检出卵囊或孢子囊，或肌肉活检出肉孢子囊可以确诊。

【案例】

　　患者，男，54 岁。因腹泻 15 天就诊。患者 15 天前出现腹胀、腹痛、恶心、呕吐和腹泻，大便稀水样，6～13 次/天，无黏液脓血，口服诺氟沙星胶囊 72 小时后自觉症状减轻，但仍有间歇性上腹部隐痛和腹泻，大便稀溏样，3～4 次/天，故来我院就诊。病史：患者广西壮族人，喜食猪肉，发病前有生食猪肉史。腹部触诊：上腹部轻度压痛，肝脾肋下未触及。腹部 X 线和 B 超检查正常。实验室检查：血、尿常规正常；粪检发现大量椭圆形寄生虫（图 2-3-9）。

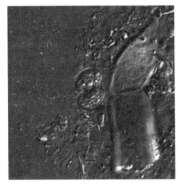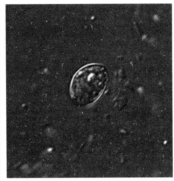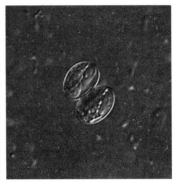

图 2-3-9　患者粪检发现的寄生虫

问题：
1. 结合病史和检查结果，该患者是哪种寄生虫感染？
2. 该寄生虫的感染途径是什么？如何预防？

　　肉孢子虫（*Sarcocystis* spp）属顶复门（Apicomplexa）孢子虫纲（Sporozoa）真球虫目（Eucoccidida）肉孢子虫科（Sarcocystis）。寄生人体的肉孢子虫有三种：林氏肉孢子虫（*Sarcocystis lindemanni* Rivolta，1878），又称人肌肉肉孢子虫，寄生在人体肌肉组织，引起肌肉肉孢子虫病；牛人肉孢子虫［*Sarcocystis bovihominis* (Railliet and Lucet, 1891) (Dubey, 1976)］，又称人肉孢子虫（*Sarcocystis hominis*）；猪人肉孢子虫（*Sarcocystis suihominis* Tadzos and Laarman，1976）。后两种均寄生在人体小肠，合称为人肠肉孢子虫，引起肠肉孢子虫病（sarcocystosis）。

（一）形态与生活史

　　肉孢子虫生活史包括孢子囊（sporocyst）、子孢子（sporozoite）、裂殖体（schizont）、肉孢子囊（sarcocyst）、缓殖子（bradyzoite）、配子（gamete）和卵囊（oocyst）等多个发育阶段。其中，卵囊、孢子囊和肉孢子囊对人具有感染性（图 2-3-10）。

　　成熟卵囊呈长椭圆形，长 9～16μm，囊壁薄而脆，内含 2 个孢子囊，常在终宿主小肠内即破裂释放出孢子囊。孢子囊呈卵圆或椭圆形，双层囊壁，内含 4 个细长的椭圆形子孢子。肉孢子囊寄生于中间宿主肌肉组织中，呈圆柱形或纺锤形，长 1～5cm，宽 0.1～1cm，囊内分为多个间隔，每个间隔内缓殖子成簇排列。

　　肉孢子虫生活史包括在中间宿主体内的无性增殖阶段和终宿主体内的有性生殖阶段。卵囊或孢子囊被中间宿主吞食后，在小肠释放出子孢子，子孢子随即侵入肠壁下血管，随血流进入血管内皮细胞发育为裂殖体，开始无性裂体增殖。经二代裂体增殖后，裂殖子侵入宿主肌肉组织中发育为缓殖子，形成肉孢子囊。肉孢子囊多见于横纹肌和心肌。终宿主生食或半生食含肉孢子囊的肉类后，囊中缓殖子在小肠内逸出并侵入肠黏膜固有层，直接发育为雌、雄配子体，二者经有性

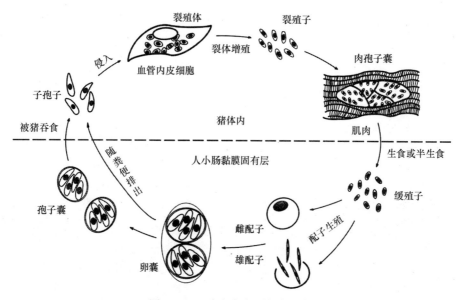

图 2-3-10　猪人肉孢子虫生活史

配子生殖形成卵囊，卵囊成熟后从肠壁脱落随粪便排出体外。肌肉中的肉孢子囊破裂时，缓殖子也可随血流进入肠腔、鼻腔等部位，随粪便或分泌物排出体外。

人肠肉孢子虫的终宿主包括人、猕猴、黑猩猩等食肉类动物；猪人肉孢子虫的中间宿主是猪，牛人肉孢子虫的中间宿主是牛。人肌肉孢子虫的中间宿主是人，终宿主目前尚不明确，可能仍为食肉类哺乳动物。

（二）致病机制与临床表现

人肠肉孢子虫主要寄生在人体小肠，大多数人感染后无明显症状，少数感染者有腹泻、恶心、呕吐、食欲减退或低热等症状，通常可以自愈。免疫力低下人群大量感染时可出现严重症状，如出血性腹泻、贫血、坏死性肠炎等。

人肌肉孢子虫主要寄生在人体肌肉组织，肉孢子囊可直接损伤肌细胞或压迫周围组织，释放的肉孢子毒素对宿主具有明显的毒性和致敏作用。其致病严重程度与感染虫体的数量和寄生部位有关。肌炎是患者最典型表现，还可伴有发热、嗜酸性粒细胞计数升高、肌酐激酶升高等表现。累及重要脏器时，可表现出心肌炎、支气管痉挛、神经或肝脏受累等症状，严重者可导致患者死亡。

（三）实验诊断

从患者粪便中检出卵囊或孢子囊可确诊人肠肉孢子虫病，常用检查方法为硫酸锌浮聚法或蔗糖浮聚法。肌肉活检发现肉孢子囊可确诊人肌肉肉孢子虫病。

（四）流行与防治

肉孢子虫呈世界性分布，是一种人兽共患性寄生虫，主要感染猪、牛、羊、马等，对畜牧业危害大。人肠肉孢子虫病在欧洲报道较多，法国有报道感染率为2%，德国报道为1.6%，波兰小范围感染率甚至高达10.4%。国内云南抽查感染率约为4%，有生食牛肉习惯者感染率可达23.4%。人肌肉肉孢子虫病危害较大，其研究较少，已报道病例仅40余例。

肉孢子虫病目前尚无特效治疗药物和疫苗。治疗上采取支持和对症治疗，人肠肉孢子虫病可试用磺胺嘧啶、复方新诺明、吡喹酮等；人肌肉肉孢子虫病可应用阿苯达唑、肾上腺皮质激素类治疗。防止粪便污染食物、水源，加强猪、牛、羊等家畜的饲养管理及肉类检疫，不生食或半生食肉类等，都有助于预防肉孢子虫病。

【案例解析】

1. 结合病史和检查结果，该患者是哪种寄生虫感染？

该患者是猪人肉孢子虫感染，诊断依据：①病原学检查结果为肠肉孢子虫成熟卵囊：粪便中检测到 2 种形态的寄生虫：第一种为长椭圆形，囊壁薄，内含 2 个椭圆形孢子囊，孢子囊内可观察到细长子孢子；第二种为单个椭圆形的孢子囊，内含子孢子。该特征符合肠肉孢子虫成熟卵囊及其在小肠内破裂释放的孢子囊特征。②患者有腹泻消化道症状：腹胀、腹痛、恶心、呕吐和腹泻，大便稀水样，6～13 次/天，无黏液脓血，且抗生素治疗效果不佳；腹部体检和检查无其他异常。③有猪人肉孢子虫流行病学接触史：喜食猪肉，发病前有生食该寄生虫中间宿主猪肉史。

2. 该寄生虫的感染途径是什么？如何预防？

（1）猪人肉孢子虫的中间宿主是猪，人是其终宿主。人通过生食或半生食含肉孢子囊的猪肉而感染。

（2）该寄生虫属于肉源性寄生虫，有效的预防措施包括：加强健康教育；不生食或半生食肉类；加强肉类检疫；加强猪、牛、羊等家畜的饲养管理，防止人等终宿主粪便污染其食物、水源。

二、贝氏囊等孢球虫

【提要】 贝氏囊等孢球虫寄生于人体小肠上皮细胞，引起贝氏囊等孢球虫病，腹泻是最常见的临床症状。本病在热带和亚热带地区流行较为普遍，易感者为免疫力低下人群。粪便或肠黏膜活检查出卵囊可确诊。

【案例】

患者，男，45 岁。因慢性腹泻伴加重 1 个月就诊。患者 1 年前开始出现腹泻症状，反复发作，最近 1 个月明显加重，大便稀水样，6～10 次/天，无其他不适。病史：患者 10 年前行肾移植手术，长期服用他克莫司、麦考酚酸和泼尼松龙等抗免疫排斥药物。腹部触诊、X 线和 B 超检查均正常。实验室检查：血、尿常规正常；肠道致病菌 PCR 检测均呈阴性；肠阿米巴、隐孢子虫和蓝氏贾第鞭毛虫等寄生虫检查阴性；粪检无黏液、脓血，镜下发现无孢子卵囊（图 2-3-11A），改良抗酸染色（图 2-3-11B）和荧光显微镜检查（图 2-3-11C）均可见无孢子卵囊。

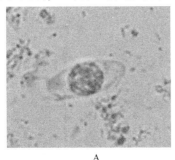 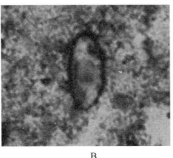 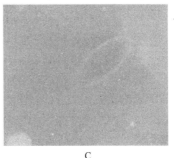

A   B   C

图 2-3-11 患者粪检镜下图

问题：

1. 该患者是哪种寄生虫感染？鉴别诊断有哪些？

2. 该病易感者为哪些人？如何预防？

贝氏囊等孢球虫（*Cystoisos belli* Wenyon, 1923）属顶复门（Apicomplexa）孢子虫纲

（Sporozoa）真球虫目（Eucoccidida）爱美球虫科（Sarcocystis）囊等孢球虫属（*Cystoisospora*）。与此前分类中的贝氏等孢球虫（*Isospora belli*）为同一原虫。寄生于人体小肠，主要在免疫力低下人群中引起贝氏囊等孢球虫病（cystoisosporiasis）。

（一）形态与生活史

人是贝氏囊等孢球虫的唯一宿主，通过食入成熟卵囊污染的食物和水感染。成熟卵囊呈长椭圆形，长 20～33μm，宽 10～19μm，内有 2 个孢子囊，每个孢子囊中含 4 个半月形子孢子和 1 个残留体。卵囊进入小肠后，子孢子逸出并侵入肠上皮细胞发育为滋养体，滋养体随后发育为裂殖体并开始裂体增殖，裂殖体成熟后释放的裂殖子再次侵入新的肠上皮细胞继续裂体增殖，1 周后裂殖子开始形成雌、雄配子体，经有性配子生殖发育为合子，最终形成卵囊，随粪便排出体外。粪便中刚排出的卵囊为未成熟卵囊，通常只含 1 个孢子母细胞，48 小时后，方发育为含 2 个孢子囊的成熟卵囊，具有感染性（图 2-3-12）。慢性感染患者可以持续排出卵囊，恢复期患者排卵囊也可以持续 4 个月之久。

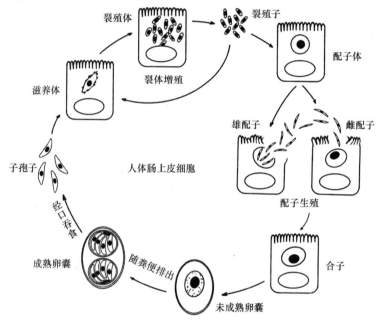

图 2-3-12 贝氏囊等孢球虫生活史

（二）致病与临床表现

贝氏囊等孢球虫主要寄生于人体小肠上皮细胞，导致寄生部位肠黏膜增生性炎症。镜下肠微绒毛紊乱、萎缩或融合，隐窝细胞增生，黏膜固有层中大量炎性细胞浸润。免疫力正常人群感染后通常无明显症状或呈自限性腹泻，临床表现为急性水样腹泻，伴有腹部绞痛，持续数周，可有营养不良和体重减轻等表现。免疫力低下者如 AIDS 患者以及婴幼儿感染后，常出现持续性水样腹泻，伴发热、乏力、厌食、体重减轻等，还可表现为嗜酸性粒细胞增多症。

（三）实验诊断

患者粪便中检出卵囊即可确诊。因卵囊呈少量间歇性排出，粪便常需反复多次检查或浓集后染色镜检，常用染色法包括抗酸染色法或改良抗酸染色法。粪检阴性者，可用十二指肠黏膜活组织检查检测肠黏膜中的卵囊。

（四）流行与防治

贝氏囊等孢球虫呈全球分布，但在热带和亚热带地区较为普遍。国内海南、云南、贵州、新疆、福建、广西等十余省（区）有病例报道。该病在免疫力低下的 AIDS 患者、有同性性行为者、儿童中发病率较高。复方新诺明、复方磺胺甲噁唑、乙胺嘧啶和环丙沙星等对贝氏囊等孢球虫病均具有一定疗效。注意饮食卫生，阻断粪—口传播途径是预防本病的有效方法。

【案例解析】

1. 该患者是哪种寄生虫感染？鉴别诊断有哪些？

（1）该患者为贝氏囊等孢球虫感染，诊断依据：①粪便检查发现无孢子卵囊：粪便中刚排出的贝氏囊等孢球虫卵囊为未成熟卵囊，通常只含1个孢子母细胞，48小时后方发育为含2个孢子囊的成熟卵囊。②患者因肾移植长期服用免疫抑制剂，属于免疫力低下人群，是贝氏囊等孢球虫病的高危人群。③患者有持续性水样腹泻等消化道症状。④其他肠道致病菌及肠阿米巴、隐孢子虫和蓝氏贾第鞭毛虫等寄生虫检查阴性。

（2）鉴别诊断：需要与导致免疫力低下/缺陷人群慢性腹泻的其他原虫病相鉴别，如隐孢子虫病、贾第虫病、肉孢子虫病、微孢子虫病等，鉴别诊断要结合患者症状、体征、流行病学接触史、寄生虫病原学检查特征等综合判断。

2. 该病易感者为哪些人？如何预防？

（1）贝氏囊等孢球虫病易感者包括：免疫力低下或缺陷的儿童、老年人、肿瘤患者、器官移植患者、长期放化疗患者以及AIDS患者等。

（2）人是贝氏囊等孢球虫的唯一宿主，通过食入成熟卵囊污染的食物和水感染，阻断粪—口传播途径是预防本病的有效方法，主要措施包括：健康教育；注意饮食卫生，不饮生水，不吃生的或半生食物；防止粪便污染食物、水源。

三、微孢子虫

【提要】 微孢子虫为机会致病性原虫，不同种属的虫体可分别寄生于肠道、中枢神经系统、肝脏、肾脏、眼、肌肉等部位，引起不同部位的人微孢子虫病。微孢子虫病呈世界性分布，在患者粪便以及尿液、胆汁等体液中检出虫体可确诊。

【案例】

患者，男，58岁，肾移植术后3年，长期使用他克莫司、霉酚酸酯和泼尼松龙的标准免疫抑制剂治疗。最近2周开始腹泻，大便呈水样，每天10～14次，无黏液、脓血；无腹痛、发热等其他症状。体检：心率95次/分，血压92/68mmHg；腹部柔软无异常；呼吸和心脏检查未见异常；炎症标志物均在正常范围内；肾功能检查正常；粪便常规细菌、病毒和原虫检查均为阴性。仍高度怀疑寄生虫感染。

问题：
1. 该患者可能是哪种寄生虫感染？下一步应该如何明确诊断？
2. 简述几种常见肠道寄生原虫的鉴别要点。

微孢子虫（*Microsporidia* spp）是一种单细胞真核寄生虫，属于微孢子虫门（Microspora）。因其形态和生物学特性介于孢子虫和真菌之间，微孢子虫的生物学分类地位尚存争议。已鉴定的微孢子虫有200多属，1500余种，广泛寄生于无脊椎动物和脊椎动物。其中至少8个属约17种微孢子虫可感染人体，如肠上皮细胞微孢子虫属（*Enterocytozoon*）的毕氏肠微孢子虫（*Enterocytozoon bieneusi*），脑炎微孢子虫属（*Encephalitozoon*）的肠脑炎微孢子虫（*Encephalitozoon intestinalis*）、兔脑炎微孢子虫（*Encephalitozoon cuniculi*），以及匹里虫属（*Pleistophora*）、微粒子虫属（*Nosema*）等，均可引起人类微孢子虫病（microsporidiosis）。其中，毕氏肠微孢子虫感染占人和动物感染病例的90%以上。

（一）形态与生活史

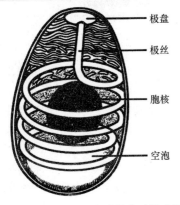

图 2-3-13　微孢子虫成熟孢子模式图

微孢子虫生活史包括分裂体（meront）、孢子体（sporont）、成孢子细胞（sporoblast）和孢子等发育阶段，孢子是其感染阶段。成熟孢子呈卵圆形，大小为 1～4μm，孢子壁光滑，由内、外两层及质膜构成，具有折光性，内部含胞核、胞质和特殊极丝（polar filament）。胞核位于中后部；胞质前端为凸起的固定盘（anchoring disc），又称为极孢体，后端有一个空泡（vacuole）；极丝呈螺旋状由固定盘沿胞核盘绕延伸至后端（图 2-3-13）。改良三色法染色后，孢子呈粉红色，孢子壁着色较深，部分孢子可见呈对角线或垂直红染的带状结构。

微孢子虫是胞内专性寄生虫，在同一细胞内完成裂体增殖和孢子生殖两个发育阶段（图 2-3-14）。人体通常由经口食入成熟孢子污染的食物或水等方式感染，也可经呼吸道吸入、皮肤黏膜侵入、性接触或母婴传播等方式感染。孢子在宿主肠道 pH 和渗透压影响下，极丝呈管状结构向外延伸，刺入肠上皮细胞，并将感染性孢子质（sporoplasm）注入其内。孢子质在肠上皮细胞核附近的胞质中或纳虫空泡内发育为分裂体，以裂体增殖方式繁殖。分裂体胞膜增厚转化为孢子体，经孢子生殖方式分裂并发育成为孢子细胞，产生大量成熟孢子。成熟孢子释放到肠腔后，可以通过自体感染的方式感染新的肠细胞，或随粪便排出体外感染新宿主。成熟孢子具有较强的抵抗力，可在外界存活 4 个月以上。

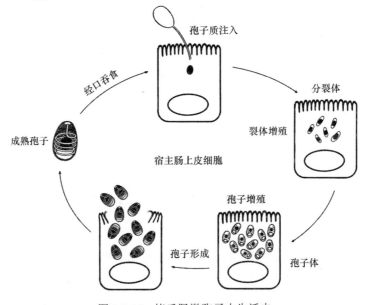

图 2-3-14　毕氏肠微孢子虫生活史

（二）致病机制与临床表现

微孢子虫病的确切致病机制尚不明确，其典型的特异性病变为局灶性肉芽肿和非化脓性炎症。其致病作用与虫属和宿主的免疫状态及寄生部位相关，最常见的病变部位是肠道，此外还可寄生在脑、肾、眼等组织器官。

毕氏肠微孢子虫是主要致病虫种，引起的肠微孢子虫病好发于空肠和十二指肠，病变部位肠绒毛变短变平，严重时绒毛紊乱、萎缩，肠上皮细胞变性、坏死、脱落。肠微孢子虫病主要表现为腹泻。微孢子虫是机会致病性原虫，免疫功能正常者感染后通常无症状或表现为自限性腹泻，可自行缓解；免疫功能低下者感染后则表现为持续性水样便，无黏液、脓血，4～8次/天，可持续数月，患者还可伴有恶心、呕吐、腹痛、食欲下降、低热等症状。肠脑炎微孢子虫病患者，表现为头痛、喷射性呕吐等脑炎症状。微粒子虫属主要寄生在内脏组织，累及肝、肾、眼等器官，表现为相应部位炎症症状。

（三）实验诊断

粪便中检测到成熟孢子可确诊肠微孢子虫病；其他寄生部位的微孢子虫病，可分别采集尿液、胆汁等体液或组织标本检查虫体确诊。孢子的常用染色方法包括韦伯染色法（改良三色法）、吉姆萨染色法和铬变素2R染色法等。电镜可用于虫种的鉴别。血清免疫学方法如ELISA和IFAT，分子生物学方法如PCR技术等也有助于临床诊断和实验室研究。

（四）流行与防治

微孢子虫病呈世界性分布。其传播途径众多，包括人际的粪-口传播、气溶胶传播及母婴垂直传播；动物和人之间的经食物链传播、水源传播等。高危人群包括免疫功能缺陷或低下者如HIV感染者、器官移植患者、婴幼儿和老年人等。血清学流调显示，免疫力正常的腹泻患者中，微孢子虫的感染率为1.3%～22%；HIV阳性腹泻患者中，其感染率为2%～78%；HIV阳性无腹泻的患者，其感染率为1.4%～4.3%。

本病无特效治疗药物。阿苯达唑有一定疗效，但容易复发。烟曲霉素可用于脑炎微孢子虫结膜炎的局部治疗。注意个人卫生，增强机体免疫力是预防本病的有效措施。

【案例解析】

1. 该患者可能是哪种寄生虫感染？下一步应该如何明确诊断？

（1）该患者属免疫力低下人群（肾移植3年，长期服用免疫抑制剂），突发急性、水样、无黏液脓血的腹泻，常见于侵袭性较弱、以卡他性肠炎表现为主的原虫感染，如隐孢子虫、蓝氏贾第鞭毛虫、贝氏囊等孢子虫、微孢子虫等。

（2）进一步明确诊断的方法：①连续多次粪便检查，提高检出率：在腹泻患者粪便中检测出原虫的包囊、卵囊或孢子等是确诊的依据。因粪便中的原虫包囊/卵囊/孢子等具有体积微小、间断性排放特征，病原学检查容易漏诊，出现阴性检查结果，可采用隔日采样，连续检查3次，并配合福尔马林-乙酸乙酯沉淀法或蔗糖浮聚法等对粪样中虫体进行浓集后再涂片染色来提高检出率。不同原虫还可以分别采用特殊的染色方法来提高检出率，例如，微孢子虫成熟孢子的常用病原学检查方法包括韦伯染色法（改良三色法）、吉姆萨染色法和铬变素2R染色法等。②结肠镜组织活检：反复粪检阴性、症状不能缓解患者，可用结肠镜进行肠黏膜组织活检，特殊染色检测病原体或PCR检测虫体DNA确诊。

2. 简述几种常见肠道寄生原虫的鉴别要点。

原虫类别	大便性状	常用粪检方法	病原的检测特征
溶组织内阿米巴	果酱色黏液脓血便	急性期：生理盐水涂片法 慢性期：碘液染色法	急性腹泻可查见滋养体；慢性腹泻查见包囊，卵囊呈圆球形，直径10～20μm，囊壁厚，成熟包囊含4个泡状核，未成熟包囊可见1～2个泡状核、糖原泡和棒状拟染色体
蓝氏贾第鞭毛虫	恶臭水样便，无黏液、脓血	急性期：生理盐水涂片法 慢性期：碘液染色法	急性腹泻可查见滋养体；慢性腹泻查见包囊：碘液染色下卵囊呈椭圆形，长8～14μm，囊壁厚，未成熟包囊1～2个核，成熟包囊4个核，囊内可见残留的鞭毛、轴柱等结构
微小隐孢子虫	水样便，无黏液、脓血	金胺-酚染色法、改良抗酸染色法、碘液染色法	金胺-酚染色法卵囊为乳白色或略带黄绿色荧光的圆形小亮点；改良抗酸染色法背景为蓝绿色，卵囊呈玫瑰红色，囊内可见子孢子及暗棕色颗粒状的残余体；碘液染色卵囊呈圆形或卵圆形折光颗粒，直径1～6μm，不吸收碘液

续表

原虫类别	大便性状	常用粪检方法	病原的检测特征
肠肉孢子虫	稀水样便，无黏液、脓血	硫酸锌浮聚法、蔗糖浮聚法	镜下成熟卵囊呈长椭圆形，长 9～16μm，囊壁薄而脆，内含 2 个孢子囊，常在终宿主小肠内即破裂释放出孢子囊。孢子囊呈卵圆形或椭圆形，双层囊壁，内含 4 个细长的椭圆形子孢子
贝氏囊等孢球虫	水样便，无黏液、脓血	抗酸染色法、改良抗酸染色法	粪便中刚排出的卵囊为未成熟卵囊：长椭圆形，长 20～33μm，只含 1 个孢子母细胞。48 小时后发育为成熟卵囊：含 2 个孢子囊，每个孢子囊内含 4 个半月形子孢子和 1 个残留体
毕氏肠微孢子虫	水样便，无黏液、脓血	韦伯染色法、吉姆萨染色法	成熟孢子呈卵圆形，长 1～4μm，孢子壁较厚，具有折光性，内部可见胞核和特殊极丝、固定盘

（明珍平）

第四章 纤 毛 虫

结肠小袋纤毛虫

【提要】 结肠小袋纤毛虫是人体最大的寄生性原虫，包括滋养体和包囊两个发育阶段。本虫寄生于人体结肠，侵犯肠壁组织引起以消化功能紊乱或痢疾为主要临床表现的结肠小袋纤毛虫病。粪便中查到滋养体或包囊即可确诊。

【案例】

　　患者，男，39岁，腹泻1年余，3～5次/天，伴腹痛，有轻度里急后重感，体重减轻。粪便常规检查，呈粥样，有少许黏液，镜检白细胞1～2个/HP，发现椭圆形虫体，大小约100μm×(70～80)μm，表面布满纤毛，活动显著，胞口明显，可见胞肛和一个肾形大核。诊断为结肠小袋纤毛虫病。口服甲硝唑、红霉素治疗2周后，症状消失，粪检未发现纤毛虫。

　　问题：

　　1.结肠小袋纤毛虫病原学检查的方法有哪些？

　　2.结肠小袋纤毛虫滋养体的形态特征有哪些？

　　纤毛虫属于纤毛门（Ciliophora）动基裂纲，以纤毛作为运动细胞器，以二分裂法或接合生殖方式繁殖。多数纤毛虫在自然界中营自生生活，少数可寄生于无脊椎动物和脊椎动物的消化道内，其中寄生于人体的仅有结肠小袋纤毛虫。结肠小袋纤毛虫（*Balantidium coli* Malmsten, 1857）是人体最大的寄生性原虫，寄生于人体结肠内，可侵犯肠壁组织，引起结肠小袋纤毛虫病。猪是该病重要的保虫宿主和传染源。

【形态】 生活史有滋养体和包囊两个时期。

　　滋养体呈椭圆形，无色透明或淡灰略带绿色，长30～200μm，宽25～120μm。虫体表面被有紧密、斜纵行的纤毛，可规律性摆动。滋养体通过纤毛的摆动作快速旋转运动。虫体前端略小，向体表凹陷形成胞口，下接漏斗状胞咽，颗粒食物（淀粉粒、细胞、细菌、油滴状物）借胞口较长纤毛的运动进入虫体，在底部形成圆形食物泡，食物在泡中消化；后端较圆，有一小的胞肛，代谢的残渣物经胞肛排出。虫体中、后部各有一伸缩泡（contractile vacuole），大小可变化，以调节渗透压。苏木精染色后可见一个肾形的大核，位于虫体中央；一个圆形的小核，位于大核的凹陷处。

　　包囊呈圆形或椭圆形，直径为40～60μm，淡黄或浅绿色，囊壁厚，透明，两层。新形成的包囊内可见到滋养体运动及明显的纤毛，随着包囊的成熟纤毛逐渐消失。染色后的包囊可见明显的肾形大核和圆形小核（图2-4-1）。

【生活史】 成熟包囊随宿主粪便排出体外，污染食物或饮水后，经口进入宿主消化道，在小肠消化液作用下脱囊形成滋养体。滋养体随肠内容物进入结肠定居，以淀粉颗粒、细菌或肠壁脱落细胞为食，迅速生长，以横二分裂法或接合生殖法繁殖。部分滋养体随肠内容物向肠道远端逐渐移行过程中，由于肠内渗透压的改变，虫体变圆，分泌囊壁物质形成包囊，随粪便排出。滋养体也可因宿主腹泻、肠蠕动亢进而直接排出。该虫在人体内很少形成包囊，多是在外界形成包囊，寄生在猪体内的滋养体可形成大量包囊后再排出体外。

【致病】

1.致病机制 滋养体主要寄生于结肠，偶可侵犯回肠末端。滋养体分泌透明质酸酶等物质并

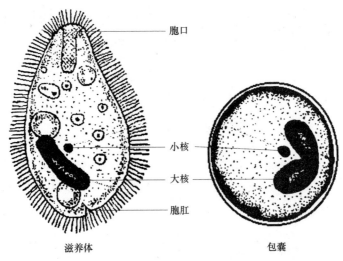

图 2-4-1　结肠小袋纤毛虫滋养体和包囊

借助虫体本身的机械性运动，侵入结肠黏膜甚至黏膜下层，引起肠黏膜损伤，主要表现为肠黏膜有火山口状小溃疡，可逐渐扩大并融合，在黏膜下层向四周蔓延形成口小底大、边缘不整齐的烧瓶样溃疡，表面覆盖黏液和坏死组织，周围有滋养体。溃疡处伴有嗜酸性粒细胞浸润。严重病例可出现大面积结肠黏膜的破坏和脱落。宿主肠壁损伤、某些肠道共生细菌（金黄色葡萄球菌、肺炎链球菌、肠道杆菌等）及富含淀粉的食物等因素都能协同增强虫体的致病性。

2. 临床表现　多数感染者为无症状型，但在粪便中有虫体排出，是重要的传染源。急性型患者可有腹痛、腹泻和黏液血便等症状，腹泻次数可多达十余次，里急后重明显，有时出现脱水及营养不良。急性期患者治疗不当或不及时，可转为慢性。慢性型患者可表现为上腹部不适、回盲部及乙状结肠部压痛、周期性腹泻等，大便呈粥样或水样，常伴有黏液。另外滋养体可经淋巴通道侵袭肠外组织，如肝、肺或泌尿生殖器官等，引起异位病变。

【辅助检查】　粪便直接涂片查到滋养体或包囊可确诊。因患者排虫常呈间歇性，故需反复检查以提高检出率。急性期患者以检查滋养体为主，因虫体较大，一般不易漏检。必要时亦可采用乙状结肠镜进行活组织检查或用阿米巴培养基进行培养。苏木精染色可以鉴定虫种。免疫学和分子生物学方法很少使用。

【流行】　结肠小袋纤毛虫病呈世界性分布，该病主要流行于热带、亚热带地区。我国 22 个省（区）有散在病例报告，感染主要与饮食习惯相关。已知 30 多种动物能感染该虫，其中猪是最重要的保虫宿主，其感染率在 60% 以上，西藏个别地区高达 88%，一般认为人体感染主要来源于猪。粪便污染及蝇的机械携带包囊是重要的传播方式。包囊的抵抗力较强，在室温潮湿环境里能存活 2 个月，在干燥而阴暗的环境里能存活 1～2 周，在直射阳光下能存活 3 小时，在 10% 甲醛溶液中能存活 4 小时。滋养体对外界环境有一定的抵抗力，如在厌氧环境和室温条件下能存活 10 天，但在胃酸中很快被杀死，因此，滋养体不是主要的感染阶段。

【防治】　结肠小袋纤毛虫病防治原则与溶组织内阿米巴病相同，除注意个人卫生和饮食卫生外，要加强猪的粪便管理，保护水源。治疗患者首选甲硝唑等硝基咪唑类药物，金霉素、小檗碱（黄连素）等也有较好的疗效。

【案例解析】

　　本案例患者表现为长期腹泻、腹痛，伴体重减轻；粪便镜检发现椭圆形虫体，表面布满纤毛，可见胞口、胞肛及 1 个肾形大核，确诊为结肠小袋纤毛虫病。

1. 结肠小袋纤毛虫病原学检查的方法有哪些？

该病的病原学检查方法：①粪便直接涂片查到滋养体或包囊可确诊。因患者排虫常呈间歇性，故需反复检查以提高检出率。急性期患者以检查滋养体为主，因虫体较大，一般不易漏检。②可采用乙状结肠镜进行活组织检查。③用阿米巴培养基进行培养，检出滋养体即可确诊。④苏木精染色可以鉴定虫种。

2. 结肠小袋纤毛虫滋养体的形态特征有哪些？

结肠小袋纤毛虫滋养体的形态特征：①滋养体呈椭圆形，无色透明或淡灰略带绿色，长30～200μm，宽25～120μm。②虫体表面被有紧密、斜纵行的纤毛，可规律性摆动。滋养体通过纤毛的摆动作快速旋转运动。③虫体前端略小，向体表凹陷形成胞口，下接漏斗状胞咽，颗粒食物（淀粉粒、细胞、细菌、油滴状物）借胞口较长纤毛的运动进入虫体，在底部形成圆形食物泡，食物在泡中消化；后端较圆，有一小的胞肛，代谢的残渣物经胞肛排出。④虫体中、后部各有一伸缩泡，大小可变化，以调节渗透压。⑤苏木精染色后可见一个肾形的大核，位于虫体中央；一个圆形的小核，位于大核的凹陷处。

（司开卫）

本篇彩图

第三篇 医 学 蠕 虫

第一章 吸 虫

第一节 华支睾吸虫

【提要】 华支睾吸虫成虫主要寄生在人或肉食类哺乳动物的肝胆管内,亦可寄生在胆总管、胆囊及胰腺管内,可引起胆管壁上皮细胞机械性损伤、增厚、狭窄,虫体可致肝硬化、胆囊炎、胆管炎、阻塞性黄疸或胆管肝炎。病情轻重主要取决于感染程度、宿主的生理状态和营养状况及重复感染情况。该病临床表现多样、缺乏特异性、早期症状和体征不明显,应详细了解患者是否来自流行区,有无生食或半生食淡水鱼虾、混用加工生熟食厨具的经历等,并结合实验室检查以明确诊断。防治本病的关键是防止食入活囊蚴。吡喹酮与阿苯达唑被多个国家和地区卫生保健主管机构推荐为驱虫治疗的一线用药。本病主要分布在亚洲,如中国、日本、朝鲜、越南和菲律宾等国家。

【案例】

> 患者,男,54岁,广西某市下辖某县级市籍,从事重体力劳动,喜食鱼生佐酒。因半年来乏力、食欲缺乏呈进行性加重就诊于广西医科大学第一附属医院,体格检查提示双目黄染、口唇及甲床稍苍白,实验室检查发现严重贫血(血红蛋白56g/L)、嗜酸性粒细胞比例(14.8%)、碱性磷酸酶(305U/L)和γ-谷氨酰转肽酶(187U/L)升高,腹部彩超和磁共振胰胆管成像(MRCP)提示肝内外胆管扩张。经内镜逆行胰胆管造影术(ERCP)发现胆管内扁平形虫体,取胆汁标本送检发现黄褐色虫卵,形似"芝麻粒"。留置鼻胆管引流,连续数天引流液、引流管中出现大量"瓜子"状虫体。
>
> 问题:
> 1. 根据镜下形态,判断是何种虫卵,结合临床表现可诊断为哪种寄生虫感染?
> 2. 该病诊断的金标准是什么?虫卵的排出有何特点?应如何提高诊断效率?

华支睾吸虫(*Clonorchis sinensis*)又称肝吸虫(liver fluke)或中华分支睾吸虫,因睾丸呈特征性分支状而得名。成虫寄生于人体的肝胆管内,可引起华支睾吸虫病(clonorchiasis sinensis),又称肝吸虫病或亚洲肝吸虫病。该虫于1874年首次在加尔各答一名华侨的胆管内发现,1908年才在我国证实该病存在。1975年先后在湖北江陵西汉古尸和战国楚墓古尸体内发现了大量的华支睾吸虫虫卵,从而证实了华支睾吸虫在我国流行至少已有2300多年的历史。

【形态】

1. 成虫 形似葵花籽仁,虫体狭长,体表无棘,半透明,背腹扁平,前端略窄,后端圆,活体柔软略呈淡红色,死后或经固定后为灰白色。大小一般为(10~25)mm×(3~5)mm。口吸盘略大于腹吸盘,口吸盘位于虫体前端,腹吸盘位于虫体腹面的前1/5处。消化道结构简单,口位于口吸盘中央,咽呈球形,食管短,后接肠支。肠支分2支,沿虫体两侧向后延伸直达后端,不汇合,末端为盲端。排泄囊为一略弯曲的长袋,位于体后,前端达受精囊处,并向前端发出左右2支集合管,排泄孔开口于虫体末端。华支睾吸虫生殖系统为雌雄同体,具有雌雄两性生殖器官。雄性生殖器官有睾丸1对,呈分支状,在虫体后1/3处前后排列。雌性生殖器官有卵巢1个,呈分叶状，位于睾丸之前。卵巢发出输卵管，输卵管远端为卵模，卵模周围为梅氏腺。受精囊呈椭圆形，位于睾丸与卵巢之间。子宫在卵巢与腹吸盘之间，自卵模开始盘绕向前，与睾丸伸出的射精管共同开口于生殖腔。卵黄腺为滤泡状，分布于虫体中段的两侧，自腹吸盘水平起，向后延伸至受精囊水平处，两条卵黄腺汇合后与输卵管相通（图3-1-1）。

2. 虫卵（egg） 虫卵形似芝麻，黄褐色，大小为（27～35）μm×（12～20）μm，平均为29μm×17μm。虫卵一端较窄，顶部有卵盖，卵盖周围卵壳稍厚，隆起形成肩峰；虫卵另一端钝圆，尾部有一似结节状小突起，称小疣。从粪便中排出时，虫卵内已含有一条发育成熟的毛蚴（图3-1-2）。

3. 毛蚴（miracidium） 虫卵孵出的第一期幼虫，体表被有纤毛，运动活泼，内含头腺、原肠、胚细胞等，大小为32μm×17μm。

4. 胞蚴（sporocyst） 呈袋状，由毛蚴发育而来，不活动，内有数目不等的胚细胞团。

5. 雷蚴（redia） 由胞蚴发育而来，呈长袋状或圆筒形，体前端有口、咽，后接一囊状原肠，体内生殖细胞逐渐发育为尾蚴，其有两代雷蚴，即母雷蚴和子雷蚴。

6. 尾蚴（cercaria） 略呈烟斗状，分体部与尾部，尾较长不分叉，可见口吸盘和腹吸盘。

7. 囊蚴（metacercaria） 呈椭圆形，平均大小为138μm×115μm。囊壁有两层，囊内幼虫运动活跃，可见口吸盘、腹吸盘、排泄囊（含黑色颗粒）（图3-1-3）。

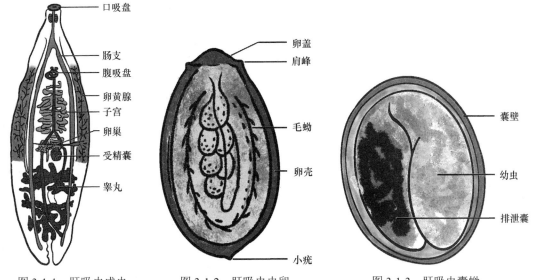

图 3-1-1　肝吸虫成虫　　　图 3-1-2　肝吸虫虫卵　　　图 3-1-3　肝吸虫囊蚴

【生活史】 如图3-1-4所示，华支睾吸虫的生活史主要包括成虫、虫卵、毛蚴、胞蚴、雷蚴、尾蚴和囊蚴等阶段。终宿主为人及肉食哺乳动物（犬、猫等），人是主要的终宿主，犬、猫等终宿主也被称为保虫宿主。第一中间宿主为淡水螺类，如豆螺、沼螺、涵螺等，第二中间宿主为淡水鱼、虾。成虫寄生在终宿主的胆道系统，主要在肝胆管内，虫多时可移居至大的胆管、胆总管或胆囊内，也偶见于胰腺管内。成虫产出的虫卵随胆汁进入小肠，并随着粪便排出体外。虫卵入水并被第一中间宿主淡水螺类吞食后，在其消化道内孵出毛蚴，毛蚴穿过肠壁在螺体内发育，经胞蚴、雷蚴等无性生殖阶段，形成大量尾蚴。成熟尾蚴从受感染螺体逸出，在水中若遇到第二中间宿主淡水鱼、虾类等，便钻入其肌肉或皮下组织发育为囊蚴。囊蚴为华支睾吸虫的感染阶段，终宿主因食入含有活囊蚴的淡水鱼、虾等而感染。囊蚴在消化道内经消化液的作用，囊内幼虫破囊而出，称后尾蚴。后尾蚴经胆管壶腹，逆胆汁流动方向移行，经胆总管到达肝胆管内发育为成虫。终末宿主从食入囊蚴至粪便中出现虫卵所需时间随宿主种类而异，人约需1个月，犬、猫需20～30天，小鼠平均需21天。成虫每日产卵量为1600～4000个，平均为2400个。人体感染后成虫的数量差异很大，曾有多达 21 000 条成虫的报道，成虫寿命一般为 20～30 年。

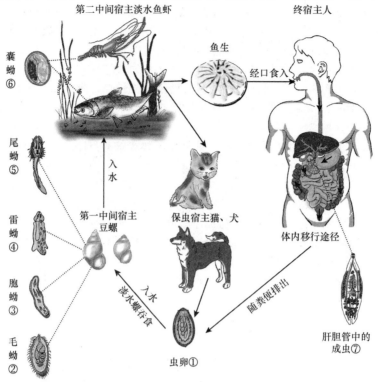

图 3-1-4 华支睾吸虫生活史示意图

【致病】 成虫主要寄生在肝胆管内，破坏胆管上皮及黏膜下血管，虫体在胆管寄生时的分泌物、代谢产物和机械刺激是引起胆管内膜及胆管周围的超敏反应及炎性反应的主要因素，从而导致胆管局限性地扩张及胆管上皮增生。由于虫体的机械性运动导致胆管上皮损伤、脱落、增生，局部腺瘤样病变，胆管壁周围炎性细胞浸润，纤维增生，导致管壁增厚、管腔狭窄；大量虫体堵塞引起胆汁流通不畅而致胆汁淤积，如合并细菌感染，可出现胆管炎、胆囊炎、阻塞性黄疸或胆管肝炎。严重感染时在门脉区周围可出现纤维组织增生和肝细胞的萎缩变性，甚至形成胆汁性肝硬化。华支睾吸虫感染常并发胆石症，其主要原因是胆汁中可溶的葡萄糖醛酸胆红素在细菌性 β-葡萄糖醛酸苷酶作用下变成难溶的胆红素钙，这些物质可与死亡的虫体碎片、虫卵、胆管上皮脱落细胞等形成胆管结石。往往可在胆石的核心找到华支睾吸虫虫卵。

华支睾吸虫病的并发症和合并症很多，有报道多达 20 多种，其中较常见的有胆囊炎、胆管炎、胆结石、肝胆管梗阻和胆管性肝炎等。成虫偶尔寄生于胰腺管内，引起胰管炎和胰腺炎。严重时，华支睾吸虫的感染还可以引起胆管上皮细胞增生而致胆管癌，主要为腺癌。

2009 年 2 月世界卫生组织在有关生物致癌因素审定工作会议上明确了华支睾吸虫与人类胆管癌的关系。这是全球权威卫生机构第一次对华支睾吸虫致癌证据充分做出评定。2020 年，国家癌症中心/中国医学科学院肿瘤医院赫捷院士和陈万青教授牵头发表在《柳叶刀》上的论文指出，华支睾吸虫感染是中国人群主要的致癌风险因素之一。目前致癌机制尚不清楚，来自体内和体外试验的证据表明 TLR2 信号是抵抗肝胆管组织恶性转化作用的关键。

【临床表现】 华支睾吸虫感染后病情轻重主要取决于感染程度、宿主的生理状态和营养状况以及重复感染情况。绝大多数患者为轻度感染，不出现临床症状或无明显临床症状。中度感染者，一般以消化系统的症状为主，常表现为腹胀、腹痛、食欲缺乏、消化不良、经常性腹泻、肝区隐痛、肝大、乏力或头晕等。重度感染者，早期出现发热、神经衰弱、营养不良、黄疸及肝脾大等症状，晚期可出现肝硬化、腹水、贫血、低蛋白血症、发育障碍甚至死亡。轻、中、重度患者的临床表现各不相同，多数患者体征都有肝大，多在左叶，质软，有轻度压痛，脾大较少见。华支睾吸虫病常会伴随严重的合并症或并发症，如胆囊炎、胆结石、肝胆管梗阻和胆管性肝炎、原发性肝癌等，极少数可致胆管上皮癌，若虫体侵入胰腺管内，可引起急性胰腺炎。罕见病例还可表现为类白血病反应或糖尿病，本病病程缓慢，患者的症状往往经过几年才逐渐出现，反复严重感染可发展为肝硬化及门静脉高压；儿童和青少年感染华支睾吸虫临床表现较重，除消化道症状外，患者还可出现生长发育障碍，极少数患者可致侏儒症。

【辅助检查】 华支睾吸虫病早期症状不够典型，一般表现为消化系统的症状。体检可发现患者多有不同程度的肝脾大，常以肝左叶肿大较为明显，应与病毒性肝炎，急、慢性胆囊炎，胃、十二指肠溃疡等疾病相鉴别。注意询问病史，了解患者是否来自流行区，有无生食或半生食淡水鱼、虾的经历等，结合实验室检查，即可明确诊断。

1. 病原学检查 粪便检查或十二指肠引流胆汁检查找见虫卵是确诊依据。一般在感染后 1 个月就可从上述标本内找到虫卵。常用的病原学检查方法有：

（1）粪便直接涂片法：直接涂片法操作简便，因所用粪便量少，检出率不高，且虫卵甚小，容易漏诊。改良加藤厚涂片法，所用粪便量多，检出率高，在大规模肠道寄生虫调查中，可用于虫卵的定性和定量检查。

（2）集卵法：此法检出率较直接涂片法高。集卵法包括漂浮集卵法和沉淀集卵法两类，沉淀集卵法常用水洗离心沉淀法、自然沉淀法、醛醚离心沉淀法等。

（3）十二指肠引流胆汁检查：引流胆汁进行离心沉淀检查也可查获虫卵。此法检出率高达100%，技术较复杂，患者往往难以接受。临床上对患者进行胆汁引流治疗时，还可见活成虫，根据形态特征，可作为诊断的依据。

应注意华支睾吸虫虫卵与异形类吸虫虫卵、服用灵芝及其制品的患者粪便中的灵芝孢子的鉴别，它们在形态上极为相似，容易造成误诊。

2. 免疫学检测 免疫学诊断主要用于临床辅助诊断和流行病学调查，可提高效率，便于动态观察。常用的免疫学检测方法有皮内试验（intradermal test，IT）、间接血凝试验（indirect hemagglutination assay，IHA）、间接免疫荧光抗体试验（indirect immunofluorescent antibody test，IFAT）、酶联免疫吸附试验（enzyme-linked immunosorbent assay，ELISA）、免疫酶染色试验（immunoenzymatic staining test，IEST）及对流免疫电泳（counter immunoelectrophoresis，CIEP）等。以脱脂的成虫冷浸抗原（1 : 5000）作皮内试验，与粪检阳性符合率达 81%～94%；与 IHA 符合率达 68.4%～98.7%；与 IFAT 符合率达 60%～94%；与 ELISA 符合率达 90%～95%；与 CIEP 符合率达 83.2%。其中 ELISA 既能检测血清抗体，又能检测血中循环抗原，是目前较为理想的免疫检测方法，具有简便、快速、敏感性高、特异性强等优点，常用于检测华支睾吸虫患者及用于流行病学调查。因其循环抗原水平与成虫排卵数呈正相关，故可用于估计感染度或考核疗效。还有凝胶扩散 ELISA（Dig-ELISA）、放射免疫沉淀聚乙醇测定法（RIPEGA）及免疫金银染色法（immunogold-silver staining，IGSS）等免疫诊断技术，检出率亦多在 90% 以上。

3. 影像学检查 用于华支睾吸虫病的临床辅助诊断，常用的影像学检查有 B 超和 CT。华支睾吸虫病患者 B 超声像图上可见多种异常改变，肝内光点大小不一，有斑点状、团块状或雪片状回声，中小胆管不同程度弥漫性扩张，胆管壁明显增厚、粗糙，部分扩张胆管内部可见点状回声及索状回声，部分胆囊内部可见小型结石或泥沙样结石。B 超声像改变可结合流行病学、临床表现及实验室检查结果分析，仍具一定的诊断价值。CT 检查对华支睾吸虫病诊断也有较大的价值，成像显示肝内胆管从肝门向四周呈管状扩张，肝内胆管扩张直径与长度比多数小于 1 : 10，肝外胆管无明显扩张，被膜下囊样扩张小胆管以肝周边分布为主，管径大小相近。少数病例胆囊内可见不规则组织块影。目前认为 CT 是本病较好的影像学检查方法。瞬时弹性成像探测仪、磁共振胰胆管成像对评估华支睾吸虫病肝胆系统受累严重程度、并发症及治疗效果具有一定临床价值。

【诊断】 华支睾吸虫病流行区人群可能感染或共感染扇棘单睾吸虫（*Haplorchis taichui*）。华支睾吸虫和扇棘单睾吸虫虫卵大小和形态相似，不容易通过镜检鉴别。临床上可结合华支睾吸虫血清 IgG 抗体检测提高诊断准确率，或用基于 *COX1* 基因的双重 PCR 法进行二者的鉴别。

【流行】

1. 分布 华支睾吸虫病主要分布在亚洲，如中国、日本、朝鲜、越南和菲律宾等国家。2015 年我国内地人（大陆）体重点寄生虫病现状调查显示我国除青海、宁夏、甘肃、新疆、内蒙古及西藏等 13 个省（区、市）尚未报道外，另外 18 个省（区、市）均有不同程度的流行，我国的感染率为 0.56%，其中感染率最高的是广西壮族自治区，为 9.62%，其次为广东省和吉林省，分别为 4.9% 和 3%，其中广东省的感染率比 2005 年下降了 70.15%。华支睾吸虫感染率城镇高于农村，男性高于女性，并与文化程度、职业、民族、年龄有关，50～54 岁年龄段感染率最高，民族分布以壮族最高，其次为汉族，再次为瑶族。

2. 流行因素

（1）传染源：华支睾吸虫病为人兽共患寄生虫病，猫、犬、猪、狐狸、獾、水獭、貂鼠、黄鼠及其他哺乳动物均为华支睾吸虫的保虫宿主。能排出华支睾吸虫虫卵的患者、感染者、受感染的家畜和野生动物均可作为传染源。在某些流行区人可能是主要传染源，而在另一些地区猫和猪是主要的传染源，猫的感染率几乎为 100%，猪的感染率一般为 35.5%，鼠的感染率达 18.7%。华支睾吸虫有着广泛的保虫宿主，种类多，分布广，数量大，粪便对环境污染严重，对人群的感染具有潜在的威胁性，因此在流行病学上具有重要的意义。

（2）传播途径：华支睾吸虫病的传播与粪便中的虫卵有机会入水，以及水中存在第一、第二中间宿主和当地人群有生吃半生吃淡水鱼虾的习惯有关。作为华支睾吸虫的第一中间宿主淡水螺分布广泛，常见有纹沼螺（*Parafossarulus striatulus*）、赤豆螺（*Bithynia fuchsianus*）、长角涵螺（*Alocinma longicornis*）。这些螺均为坑塘、沟渠中小型螺类，适应能力强。常与第二中间宿主淡水鱼共同滋生在同一水域。现已知可作为该虫第一中间宿主的淡水螺类有 8 种，各种螺感染华支睾吸虫程度各地报道不同，毛蚴感染率随季节而变化。华支睾吸虫对第二中间宿主选择性不强，已经证实的淡水鱼宿主有 68 种，主要为鲤科鱼类，如白鲩（草鱼）、黑鲩（青鱼）、鳊鱼、大头鱼、土鲮鱼和鲤鱼等。在某些流行区，小型野生鱼类如麦穗鱼等感染率很高。囊蚴可分布在鱼体的各部分，如肌肉、皮、头、鳃、鳍及鳞等，一般以鱼肌肉最多。除淡水鱼外，淡水虾如细足米虾、巨掌沼虾等也有囊蚴寄生。在湖北某次调查发现，流行区每克麦穗鱼的鱼肉中囊蚴多达 6584 个。

（3）易感人群：华支睾吸虫病无性别、年龄、种族之分，人群普遍易感。当地人群有生吃或半生吃淡水鱼虾的习惯是华支睾吸虫病在一个地区流行的关键因素。广西、广东、香港和台湾等地的居民喜食"鱼生"或"鱼生粥"，沈阳、江苏、北京、山东、四川等地的居民有爱吃未烤熟小鱼的嗜好，朝鲜族居民有以生小鱼佐酒的习俗，有些流行区捕鱼者习惯用口叼鱼、居民抓鱼后不洗手、炊事用具和器皿生熟不分等都可以引起淡水鱼中的活囊蚴进入人消化道，从而引起感染。小孩的感染主要是与他们在野外食烧烤未熟透的鱼虾有关。实验证明华支睾吸虫囊蚴的抵抗力较强，如在醋（含乙酸浓度为 3.36%）中可存活 2 小时，在酱油（含 19.3% 的 NaCl）中能存活 5 小时，1mm 厚鱼肉在水温分别为 90℃、75℃、70℃、60℃时需经 1 秒钟、3 秒钟、6 秒钟、15 秒钟囊蚴才能被杀死，因此如烹煮不当容易导致华支睾吸虫感染。

此外，流行区的居民用新鲜粪便施肥，或将厕所建在鱼塘上以新鲜粪便养鱼等，也是华支睾吸虫病流行的重要原因之一。

【防治】

1. 控制传染源 及时诊断和治疗患者和带虫者。常用治疗药物是吡喹酮（praziquantel）与阿苯达唑（albendazole），其中吡喹酮为首选药。家猫和犬如粪便检查呈阳性应给予治疗。消灭鼠类和控制其他保虫宿主等，防止传染源扩散。根据近年全国华支睾吸虫病综合防治示范区的防治经验，在感染率不同的地区采用不同的防治措施均取得很好的防治效果。

2. 切断传播途径 加强农村改厕等粪便管理措施，不让未经无害化处理的粪便进入鱼塘，加强牲畜（如猪）及宠物（如猫、犬）的管理，以免污染水源。结合农业生产对养鱼池塘应及时清理淤泥或用药杀灭淡水螺等中间宿主，用水体中尾蚴采集和检测技术进行效果评价。本病是由生食或半生食含有囊蚴的淡水鱼、虾所致，预防华支睾吸虫病应抓住经口传染这一环节，防止食入活囊蚴是防治本病的关键。

3. 保护易感人群 做好卫生宣传教育，使群众了解本病的危害性及其传播途径，自觉不吃生的及未煮熟的鱼肉或虾，改进烹调方法和饮食习惯，注意生、熟食的厨具要分开使用等饮食卫生。不要用未经煮熟的鱼、虾喂猫等动物，以免引起感染。随着淡水养殖业迅速发展，应加强鱼类等食品的卫生检疫工作。在流行区采取普查普治也是控制华支睾吸虫病的重要措施之一。

【案例解析】

1. 根据镜下形态，判断是何种虫卵，结合临床表现可诊断为哪种寄生虫感染？

虫卵形似芝麻粒，黄褐色，甚小，大小为（27～35）μm×（11～19）μm，平均为29μm×17μm。虫卵一端较窄，顶部有卵盖，稍隆起，卵盖周围卵壳增厚、突起形成肩峰；虫卵另一端钝圆，尾部有一似结节状小突起，称小疣。从便中排出时虫卵内已含有发育成熟的毛蚴一条。镜检时，需要注意区分灵芝孢子，两者外形相似。灵芝孢子呈棕黄色，高倍镜观察时，完整的灵芝孢子呈芝麻粒状，大小约为华支睾吸虫虫卵的1/4～1/3，有双层厚壁，一端较窄，无肩峰，无盖，粪便沉淀集卵孵化法检测无匀速直线运动的毛蚴，停服灵芝保健品后灵芝孢子消失。结合临床症状（贫血、黄疸）及实验室其他检查（嗜酸性粒细胞增多、胆汁酶升高、鼻胆管引流液可见大量华支睾吸虫成虫虫体）和影像学检查（X线下有时可显示肝内不规则钙化影、腹部超声、CT、MRI、内镜下介入检查可发现肝胆管不规则管状瘢痕形成）可确诊为华支睾吸虫病。

2. 该病诊断的金标准是什么？虫卵的排出有何特点？应如何提高诊断效率？

华支睾吸虫病的诊断主要依靠从患者粪便或胆汁中检出华支睾吸虫卵或孵出毛蚴来确诊。华支睾吸虫成虫具有间断排卵特征，单次检查未找见虫卵不能排除华支睾吸虫病；粪便查虫卵采用改良加藤厚涂片法、醛醚沉淀等集卵法或取十二指肠引流胆汁查虫卵有助于提高单次检出率。有研究发现，在华支睾吸虫和扁棘单睾吸虫共感染的流行区，单独粪便虫卵检查用于华支睾吸虫监测和诊断会存在误判，应辅助 IgG 抗体等血清学检测提高诊断效率和准确率。

（申继清）

第二节　并殖吸虫

【提要】 并殖吸虫因其雌雄生殖器官并列排列的特点而得名，主要寄生于终宿主的肺脏内，故又称肺吸虫（lung fluke）。可在人体寄生的并殖吸虫种类较多，我国最常见的有两种：卫氏并殖吸虫（*Paragonimus westermani*）和斯氏并殖吸虫（*Paragonimus skrjabini*）。我国是卫氏并殖吸虫的主要流行区，亚洲多地也均有病例报告。1935年，斯氏并殖吸虫由我国学者陈心陶在果子狸肺脏中发现并命名，到目前为止其他地区鲜少报道。二者均可引起的并殖吸虫病（paragonimiasis），也称肺吸虫病（lung fluke disease），属人兽共患寄生虫病，被我国卫生部门列为一种重要的食源性寄生虫病。卫氏并殖吸虫病以在肺脏形成囊肿为主要病变，症状以烂桃样血痰和咯血为特征。斯氏并殖吸虫病则为典型的幼虫移行症。

【案例】

患者，男，38岁。因腹胀、纳差、咳嗽、低热、乏力2个月余入院。血常规显示嗜酸性粒细胞进行性升高。胸部X线片显示右肺下叶可疑结节状病灶，少量积液。腹部CT示左下腹多发黄豆粒大至鸽蛋大肿块。左下腹肿块活检，可见大量嗜酸性粒细胞浸润。追问病史，患者发病前3个月曾在成都食用醉蟹。痰检可见并殖吸虫虫卵，诊断为卫氏并殖吸虫病。

问题：

1. 除了痰检虫卵外，并殖吸虫病的诊断还可用哪些检验方法？虫卵检查是否适用于斯氏并殖吸虫病的诊断？

2. 患者疑似并殖吸虫感染的主要依据有哪些？

3. 并殖吸虫的感染方式除了生食螃蟹还可能有什么方式？

一、卫氏并殖吸虫

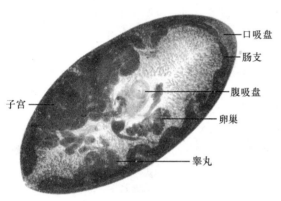

图 3-1-5　卫氏并殖吸虫成虫

【形态】

1. 成虫　虫体肥厚，腹面扁平，背面隆起，形似半粒黄豆，大小为（7.5～12）mm×（4～6）mm×（3.5～5）mm，活体呈肉红色，固定后变为灰白色。口吸盘位于虫体前端，腹吸盘位于虫体腹中线前1/3处。消化器官依次为口、咽、食管和肠管。口位于口吸盘中央，下接咽和食管，之后分为左右两根肠管，沿虫体两侧向后延伸，肠管末端为盲端。虫体具有雌雄两套并列排列的生殖器官，故而得名，其中六叶指状卵巢与盘曲状子宫并列于腹吸盘之后，一对分支状睾丸并列于虫体后1/3处（图3-1-5）。

2. 虫卵　大小为（80～118）μm×（48～60）μm，金黄色，呈不对称的宽椭圆形。前端较宽生有卵盖，大而明显，有时也可见卵盖脱落。后端稍窄，卵壳有明显增厚。内含物为1个卵细胞和十几个卵黄细胞（图3-1-6）。

3. 囊蚴　多呈圆球形，乳白色，具有内、外两层囊壁，大小为（320～436）μm×（322～420）μm，其内可见肠支和黑色的排泄囊（图3-1-7）。

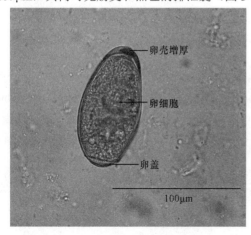

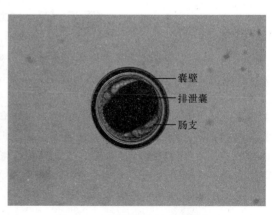

图 3-1-6　卫氏并殖吸虫虫卵　　　　　图 3-1-7　卫氏并殖吸虫囊蚴

卫氏并殖吸虫的发育还包括毛蚴、胞蚴、雷蚴、尾蚴等阶段（图 3-1-8），其中成虫和童虫是人体内的主要寄生阶段。

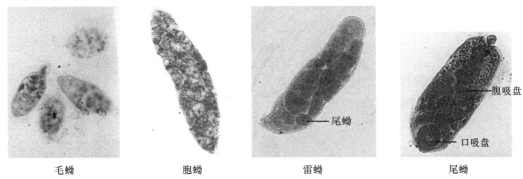

| 毛蚴 | 胞蚴 | 雷蚴 | 尾蚴 |

图 3-1-8　卫氏并殖吸虫各发育阶段

【生活史】 人是卫氏并殖吸虫的终宿主，但多种肉食类哺乳动物也可作为其保虫宿主，如犬、猫、虎、豹、狼、狐等。第一中间宿主包括淡水螺类的黑贝科和蜷科中的部分种类。第二中间宿主为溪蟹、石蟹等淡水蟹和蝲蛄（图 3-1-9）。

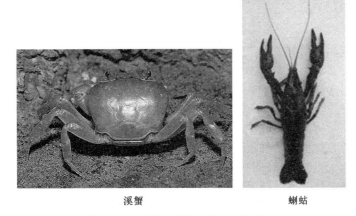

| 溪蟹 | 蝲蛄 |

图 3-1-9　卫氏并殖吸虫第二中间宿主

卫氏并殖吸虫的成虫通常寄生于终宿主（人和保虫宿主）的肺脏内，形成黄豆粒大小的虫囊，并在虫囊内交配产卵（图 3-1-10）。虫囊常与支气管相通，虫卵可经气管随痰液吐出，或痰液经吞咽后进入宿主消化道随粪便排出体外。虫卵必须入水才可继续发育，在适宜的水温环境下经 2～3 周毛蚴发育成熟并从卵盖处孵出，在水中游动时可主动侵入第一中间宿主淡水螺类体内（常见如川卷螺），经过胞蚴、母雷蚴及子雷蚴的无性繁殖及发育阶段产生许多尾蚴。成熟的尾蚴自螺体逸出后可做尺蠖式运动，借助两个吸盘的交替吸附和肌肉伸缩，在水中可主动侵入，也可随螺体被第二中间宿主溪蟹、蝲蛄吞食，在第二中间宿主的肌肉或鳃内发育为囊蚴。囊蚴因具有双层囊壁，可在适宜水温环境下存活 1 周左右。

人和保虫宿主通常因生食、半生食含有活囊蚴的淡水蟹或蝲蛄而感染。囊蚴经口进入消化道，在小肠上段经消化液作用，后尾蚴脱囊发育为童虫。童虫可做尺蠖式运动，并借助前端腺分泌水解酶钻过肠壁进入腹腔。之后童虫游走于腹腔各器官、腹壁之间，也可侵入各脏器及腹壁。移行窜扰的过程中虫体可逐渐长大，1～3 周后童虫可由肝脏表面掠过，或穿行肝实质，或直接从腹腔穿过膈肌进入胸腔，最后定居于肺脏。在肺脏组织内形成虫囊，发育为成虫并产卵。

从囊蚴感染到成虫产卵这个过程需经过 2～3 个月。通常 1 个虫囊内可检获 2～3 条成虫。成虫在宿主体内一般可存活 5～6 年，长的可达 20 年。有些童虫在移行过程中也可侵入脑、皮下、肝等器官或组织,造成异位寄生;异位寄生的虫体难以发育为成虫,只能终生穿行于组织间直至死亡。

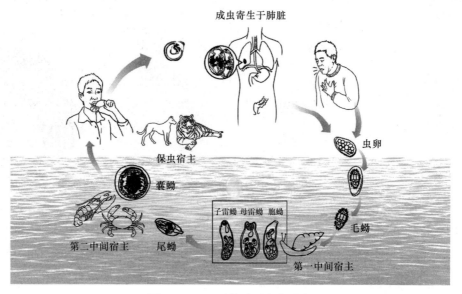

图 3-1-10　卫氏并殖吸虫生活史

【致病】　卫氏并殖吸虫的致病作用主要包括童虫在器官、组织中移行窜扰和成虫移行、寄居所致的机械性损伤以及虫体代谢产物所引起的免疫病理损伤。病程分为:急性期和慢性期。患者的临床表现复杂,与感染时间和程度、虫体发育阶段及宿主本身的免疫状态等因素有关。

1. 急性期

(1)致病机制:主要由童虫移行、窜扰所致。虫体可穿过肠壁形成出血性炎症反应。虫体进入腹腔游走,可引起以嗜酸性粒细胞为主的炎性渗出,进而引发腹膜炎,可造成混浊性或血性腹水以及腹壁、肠管及大网膜等粘连。虫体侵入腹壁可引起出血性或化脓性肌炎,如在腹壁内停留也可形成囊肿,囊肿以果酱样黏液为特征,大小不等。虫体在肝脏表面移行可引起"虫蚀"样病变,表面有纤维蛋白附着。虫体穿行于肝脏、脾脏、膈肌等器官,可形成点状出血和炎症反应,穿行后肝脏表面可留下针点状小孔,局部可见纤维化或坏死斑点。

(2)临床表现:急性期症状多出现在大量食入囊蚴后数天至 1 个月左右,偶有在第 2 天或 1 年后出现症状的情况。急性症状通常可持续 1～3 个月,临床症状的表现轻重不一。轻者仅出现低热、乏力、纳差等一般症状,也可有腹痛、腹泻。重者初期症状表现为腹痛、腹泻及黏液血便,继而可出现畏寒、高热、胸痛、肝大等症状,也可伴有全身性过敏反应、咳嗽、气促等,起病较急。血常规检查以嗜酸性粒细胞显著增多为特征,一般为 20%～40%,有些病例可达 80% 以上。胸部 X 线检查可见片状阴影。临床上应注意与肺结核、结核性胸膜炎、肺部肿瘤等疾病作鉴别。

2. 慢性期

(1)致病机制:大多数患者早期症状并不明显,发病时已进入慢性期。慢性期病变主要由虫体侵入肺脏寄生所致,其病理变化包括 3 个时期:

1)脓肿期:此时期虫体对组织的破坏为主要表现,虫体在肺脏组织内移行、掘穴、定居,引起局部组织破坏、出血。肉眼可见隧道状病变,可被窦道组织与增生肉芽组织填塞,腔内充满血液、坏死组织和以嗜酸性粒细胞为主的炎性渗出,进而形成脓肿。脓肿周围肉芽组织增生也可形成薄膜状脓肿壁。X 线检查显示为边界模糊的浸润性脓肿。

2)囊肿期:随着病情进展,脓肿壁边缘肉芽组织进一步增生变厚,形成薄膜状囊壁。虫囊内含有赤褐色果酱样黏稠液体,其内包裹虫体、虫卵、大量浸润的炎性细胞以及虫体代谢物,形成紫色葡萄状的虫囊结节，肉眼可见。病理学检查可见虫卵、夏科-莱登结晶以及肺脏坏死组织。X线显示为边界清晰的结节状阴影，有时也可见数个虫囊相互贯通形成多房性囊肿。

3）纤维瘢痕期：虫体死亡或移走后，囊肿内容物可逐渐被机体吸收，也可经支气管排出，经过肉芽组织充填、纤维化，最后形成钙化愈合瘢痕。X线显示为条索或结节状阴影。

以上 3 期其实是连续变化过程，没有显著界限，且随虫体不断移行的影响也可同时存在于同一肺叶。

（2）临床表现：因虫体移行窜扰常可造成多器官不同程度受损，其临床表现较为复杂，按器官损害主要分为 5 型。

1）胸肺型：最常见。以咳嗽、胸痛为主要症状，特征是咳果酱样、铁锈色血痰，痰液检查可见虫卵。虫体在胸腔内移行还可侵犯胸膜引起渗出性胸膜炎、胸腔积液，引发胸膜粘连，幼儿患者因胸腔体积较小还可引起心包炎、心包积液等。

2）肝腹型：常见。虫体侵入肝脏常可引起肝组织损伤和炎症渗出，诱发肝大。虫体穿过肠壁，游走于腹膜及各脏器间，可引起腹痛，多为隐痛，也可引起腹泻、便血等症状，严重时可导致腹膜、肠管及腹腔脏器之间广泛面积的炎症、粘连，甚至引发腹膜炎和腹水。

3）皮下型：较斯氏并殖吸虫病少见。虫体在皮下形成大小不一的包块，多为单个散发。包块具有游走性的特点，即在一处消失后，间隔一段时间又在邻近或其他部位出现，活检有时可检获成虫或虫卵。以腹壁、胸背为好发部位。

4）脑型：多见于严重感染的儿童患者，常合并肺等其他部位感染，由虫体沿纵隔向上经颈动脉周围疏松组织侵犯颅内所致。早期虫体游走，可引起炎症、水肿等，继而形成囊肿，偶可在脑内发现虫体、虫卵。颅内病变部位和程度随虫体游走而多变，可引发阵发性头痛、癫痫等，也可表现为颅内占位性病变、脑膜脑炎、蛛网膜下腔出血、视神经损伤等。若虫体入侵脊椎，可出现下肢感觉或运动障碍甚至瘫痪。

5）亚临床型：流行区皮内试验及血清免疫学试验筛查可筛出一些无明显症状的阳性患者，其血常规以嗜酸性粒细胞增多为特征，可伴有肝功能异常。胸部 X 线片可见典型改变。此类患者可能为轻度感染者，或处于感染早期，或处于虫体已死亡钙化的恢复期。

除以上器官外，虫体可侵犯的人体器官仍较多，都可引起相应病变，如肾型、眼型、膀胱型、心包型、脾型等，临床上本病分型方法难以统一。

【辅助检查】

1. 病原学检查

（1）粪便或痰液的虫卵检查：在患者的粪便或痰液中检获虫卵即可确诊。取患者 24 小时痰液镜检，为提高检出率可用等体积 5%～10% 氢氧化钠溶液处理，离心取沉淀镜检。

（2）皮下包块或结节的活检：手术摘除皮下包块或结节，进行病理检查，检获虫体或虫卵即可确诊。若未检获虫体，也可根据夏科-莱登结晶、嗜酸性粒细胞浸润及坏死组织辅助临床诊断。

（3）脑脊液检查：脑型患者的脑脊液偶尔也可检获虫卵，其嗜酸性粒细胞显著升高。

2. 免疫学检查　目前为内脏型和脑型的主要辅助诊断手段。皮内试验常用于流行病学普查初筛，但灵敏度和准确性均较低。敏感性高的 ELISA 是目前普遍使用的检测方法。可利用夹心ELISA 法检测患者血清中的循环抗原，该方法具有敏感性高、可考核疗效等优点。

3. 影像学检查　X 线、B 超、CT、PET、MRI 等检查均适用于内脏型和脑型患者，尤其是CT 扫描和 MRI 检查对脑型患者具有辅助诊断、考核疗效的优点。

4. 分子生物学检查　早期可通过 PCR、PCR-ELISA等方法检查卫氏并殖吸虫的基因片段进行辅助诊断。也有研究应用一些更快速、特异的新型扩增技术，如环介导等温扩增检测技术辅助并殖吸虫病的诊断。

【流行】

1. 地理分布　卫氏并殖吸虫在全世界均有分布，但以我国为主的亚洲地区为最多，如日本、韩国、朝鲜、俄罗斯、菲律宾、印度、泰国、马来西亚、越南、老挝等均有病例报道,此外非洲、南美洲的一些国家、地区也有报道。除内蒙古、西藏、青海、宁夏和新疆外,我国其余至少有 27 个省级行政区有本病的报告。2005 年发布的《全国人体重要寄生虫病现状调查报告》显示,并殖吸虫病的人群血清学检查阳性率为 1.71%。2018 年国家卫生健康委员会发布的《全国人体重要寄生虫病现状调查》显示本病为中低度流行,患者仍以儿童为主,但此次调查仅抽调粪样进行虫卵筛查,未进行血清学检测,在一定程度上影响并殖吸虫病的流调结果。

2. 疫区类型　受饮食习惯和食源性感染等因素影响,本病近年来有扩大趋势。通常以第二中间宿主种类进行疫区分类:分为溪蟹流行区和蝲蛄流行区。溪蟹流行区多为山地或丘陵地区,患者多呈散在分布,偶有暴发流行。随着食品保鲜、运输技术的进步,患者人群扩大,由传统农村疫区向城市蔓延,常成为疑难病症,增加鉴别诊断难度。蝲蛄流行区仅在长白山南麓的东北三省流行,与当地居民喜食"蝲蛄豆腐""蝲蛄酱"等饮食习惯相关,经过多年宣传教育,患病人数已有显著下降,但仍在部分地区属于常见病。

3. 传染源　凡是能排出虫卵的患者、带虫者以及保虫宿主都可成为卫氏并殖吸虫病的传染源。卫氏并殖吸虫的保虫宿主种类多、数量大、活动范围广,具有重要的流行病学意义。多种肉食类哺乳动物都可作为本虫的保虫宿主,常见的有猫、犬、猪等家养动物或家畜以及果子狸、狐、狼、豹、虎等多种野生动物。在某些流行区,家犬或野犬是主要传染源。感染卫氏并殖吸虫的野生动物也可成为自然疫源地的主要传染源。

4. 中间宿主　卫氏并殖吸虫病的传播和流行需要两种中间宿主,第一中间宿主为山区常见的淡水螺类,第二中间宿主为甲壳纲的溪蟹、石蟹等淡水蟹以及东北三省的蝲蛄。也有报道认为一些淡水虾也可作为其中间宿主。这两类中间宿主共同栖息地多为山区、丘陵区的小河沟、山溪,水流相对缓慢。部分流行区的溪蟹囊蚴阳性率高达 50%,这也是本病多流行于山地和丘陵地区的原因。

5. 转续宿主　目前已证实的卫氏并殖吸虫转续宿主至少有 15 种动物,如家猪、山羊、绵羊、家兔、鸡、鸭、鹅、鹌鹑、蛙、仓鼠、小鼠、大鼠、豚鼠、恒河猴、食蟹猴、野猪等家畜家禽以及野生动物。转续宿主的种类繁多、数量庞大且地理分布广,使其成为流行病学上不容忽略的重要因素。人生食或半生食转续宿主肉类也成为本病常见的感染方式之一,体型较大的肉食类动物如虎、豹等,也可因捕食转续宿主而感染,继而成为传染源。

6. 感染方式　作为一种重要的食源性寄生虫病,本病与流行区居民生食或半生食溪蟹、蝲蛄的饮食习惯密切相关。流行区居民喜食腌蟹、醉蟹、醉虾、蝲蛄酱和蝲蛄豆腐等可能含有活囊蚴的食物,研究发现传统烹调方式,如腌渍、酒醉、炙烤等并不能完全杀死囊蚴,蝲蛄酱和蝲蛄豆腐的制作过程中也可能因炊具、砧板等沾染肉屑,继而导致人的感染。在野外环境下,儿童接触并生食溪蟹、蝲蛄而感染的风险更大。近年来,随着人们对野味的需求增加,生食或半生食野生动物的肉及肉制品也成为本病的常见感染方式,常见转续宿主肉类均可造成感染。此外,一些由于饮用山间溪水或河水而感染卫氏并殖吸虫的病例也较多见,溪蟹、蝲蛄死亡或被其他宿主捕食后,含有活囊蚴的肉屑散落水中,适宜条件下囊蚴可继续存活约 1 周,其间含囊蚴的疫水可导致人或其他动物感染。

【防治】　开展健康教育是预防和控制卫氏并殖吸虫病流行的重要措施。教育流行区居民尤其是儿童不生食或半生食溪蟹、蝲蛄及其制品,不喝生水,防止囊蚴污染炊具、食具、食物等。及时有效对患者和带虫者进行筛查和治疗。目前吡喹酮仍是并殖吸虫病的常用治疗药,该药疗效好、疗程短。对于脑型或较重型病例,可能需要更多疗程药物及对症的支持治疗。加强患者和保虫宿主粪便的无害化处理,教育患者不要随地吐痰,尽可能捕杀、驱赶或治疗病犬等保虫宿主。

二、斯氏并殖吸虫

【形态】

1. 成虫　虫体较卫氏并殖吸虫更窄长扁平(图 3-1-11),呈梭形,大小为 $(11.0 \sim 18.5)$ mm×

(3.5~6.0)mm，最宽处约为虫体前 1/3 处，口吸盘位于虫体顶端，腹吸盘略大，位于虫体前 1/3
处。兼有雌雄两套生殖器官。卵巢分支多而密，位于腹吸盘后部一侧，其分支数随虫龄增长而增
多。硕大的子宫与卵巢并列盘曲于虫体后侧，并且子宫可遮盖部分卵巢。一对分支状睾丸左右并
列排列（图 3-1-12）。

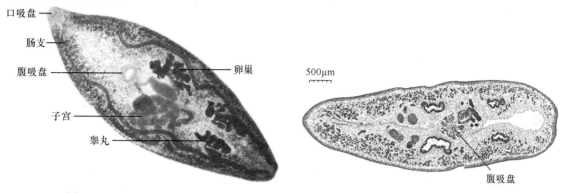

图 3-1-11　斯氏并殖吸虫成虫　　　　　　　图 3-1-12　斯氏并殖吸虫成虫组织切片

2. 虫卵　虫卵大小形态与卫氏并殖吸虫虫卵相似，均呈不对称椭圆形，宽端生有卵盖，窄端
卵壳增厚，毛蚴可自卵盖处孵出。大小约为 70μm×48μm，不同地区、宿主来源的虫卵大小可能存
在差异。内含物为 1 个卵细胞和 9~12 个卵黄细胞。

【生活史】　斯氏并殖吸虫与卫氏并殖吸虫生活史过程大致相同，所不同的是人是作为斯氏并
殖吸虫的非适宜宿主，虫体在人体只能处于童虫状态，鲜少有发育为成虫产卵的报道。斯氏并殖
吸虫的终宿主为猫、犬、果子狸、狐狸等家畜或野生动物。第一中间宿主包括圆口螺科的多种小
型、微型螺类，第二中间宿主包括多种野生溪蟹、石蟹及水生节肢动物蝲蛄等。两类中间宿主多
栖息于水流平缓的山间溪流或河沟。转续宿主种类较多，如蛙、鸟、鸡、鸭、鼠、野猪等家禽和
野生动物均可感染。

斯氏并殖吸虫的终宿主因吞食含有活囊蚴的淡水蟹而感染，囊蚴在小肠内脱囊并发育为童
虫。童虫穿过肠壁后，在腹腔各脏器及腹壁之间游走。约 28 天后童虫到达肺脏并定居形成虫囊。
约 50 天后发育为成虫并产卵（图 3-1-13）。虫卵随痰液吐出或痰液经吞咽进入消化道随粪便排出。

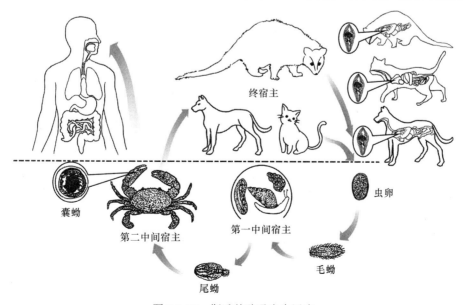

图 3-1-13　斯氏并殖吸虫生活史

虫卵需要入水，在适宜水温下发育为毛蚴。毛蚴可主动侵入第一中间宿主淡水螺体内，经胞蚴、母子两代雷蚴发育为尾蚴，此过程为无性增殖。尾蚴逸出，可钻入第二中间宿主溪蟹等体内发育为囊蚴。

人因生食或半生食含有活囊蚴的淡水蟹而感染。囊蚴在人体内仅能发育为童虫。童虫在人体内终日游走于腹腔各器官、腹壁之间，或侵入各脏器及腹壁，难以定居，极少有能在肺脏发育至成熟并产卵。

【致病】

1. 致病机制 主要是由童虫在组织器官中移行窜扰导致机械性损伤以及虫体代谢物引起的免疫病理损伤，属于典型的幼虫移行症，以皮下、器官或组织损害为主，也可引起全身性损害。本病也属于人兽共患寄生虫病，终宿主肺内病变与卫氏并殖吸虫相似，转续宿主体内病变与人相似。

2. 临床表现 斯氏并殖吸虫引起的幼虫移行症可分为 2 型。

（1）皮肤型：最常见，以游走性皮下包块或结节为显著特征，多见于胸腹、腰背、头颈和四肢，也可见于臀、腹股沟、阴囊、腋窝等处，大小不等，大如鸡蛋，小如黄豆粒，皮肤表面通常无明显红肿。与卫氏并殖吸虫童虫所致病变相似，活检可见隧道样改变，病理特征为嗜酸性肉芽肿，其内可见夏科-莱登结晶、嗜酸性粒细胞浸润及坏死组织。

（2）内脏型：因童虫侵犯器官不同而表现相应的特征性症状和体征。如侵犯肺、胸腔可表现为咳嗽、胸痛、痰中偶带血丝、胸腔积液等，其症状和体征与卫氏并殖吸虫引起的胸肺型相类似，但痰检通常查无虫卵，胸腔积液量也较卫氏并殖吸虫更大且含更多嗜酸性粒细胞。如童虫侵犯肝脏可表现为肝区痛、肝大，血常规检查可见转氨酶升高及白/球比倒置等现象。严重感染者还可累及其他器官，如脑、眼、心脏等，引起相应症状，同时往往伴有全身症状，如低热、乏力、食欲减退等。患者血常规检查仍以嗜酸性粒细胞升高为特征，有时可达 80%。

斯氏并殖吸虫病常可累及多器官，临床表现极为复杂，易误诊，应注意与其他疾病鉴别诊断，如肝炎、肺炎、肺结核、结核性胸膜炎等。

【辅助检查】

1. 病原学检查 患者痰液和粪便通常无法检获斯氏并殖吸虫的虫卵。最可靠的病原学检查方法就是皮下包块或结节的活组织检查，可通过检获童虫或典型病理变化如隧道样病变进行诊断。

2. 免疫学检查 在病原学检查手段匮乏的情况下，免疫学检查成为内脏型斯氏并殖吸虫病最常用的辅助诊断方法，也可以用于流行病学筛查。具体方法与卫氏并殖吸虫病相似，两者抗体具有交叉免疫反应，皮试和血清学检测不能区分虫种。

3. 影像学和分子生物学检查 与卫氏并殖吸虫病相似，多种影像学和分子生物学检查方法可用于本病的辅助诊断。

【流行】

1. 地理分布 斯氏并殖吸虫几乎只在我国流行，少数东南亚国家也有报道。目前，斯氏并殖吸虫在我国的分布广泛，陕西、四川、重庆、云南、河南、甘肃、山西、湖北、湖南、贵州、广西、广东、浙江、江西、福建等省（区、市）均有流行，且部分疫区发病率高于卫氏并殖吸虫病。疫源地多为植物覆盖度高的山区，以山溪为中心向周围地区辐射。

2. 传染源 斯氏并殖吸虫终宿主为猫科、犬科、灵猫科动物等，人不能作为传染源。在流行病学上患病的宠物、家畜和野生动物是重要传染源，常见的有果子狸、家猫、野犬、豹猫、狐狸、灵猫等动物。

3. 中间宿主 斯氏并殖吸虫的第一中间宿主为圆口螺科的拟钉螺亚科和圆口螺亚科等体型较小的螺类，多生长于水流缓慢的山间小溪。第二中间宿主为溪蟹、石蟹等野生淡水蟹。

4. 转续宿主 与卫氏并殖吸虫相似，斯氏并殖吸虫也已发现多种转续宿主，自然感染的动物有棘腹蛙、白枕鹤等，实验感染的动物有虎纹蛙、黑斑蛙、多种鼠类、鸡、鸭、鹌鹑、家兔及猴等。人如果生食或半生食上述转续宿主肉类就可能感染本虫。

5. 感染方式 斯氏并殖吸虫病也是一种重要的食源性寄生虫病，生食或半生食溪蟹、石蟹或含有童虫的转续宿主肉类如野猪肉即可感染。由于淡水蟹多为野外环境偶然捕获，儿童接触和感染风险更大。此外仍需防范因炊具等被含有活囊蚴的肉屑污染而造成的感染。饮用野外水源也是本病常见的感染方式，仍需防范。

【防治】 斯氏并殖吸虫的防治原则与卫氏并殖吸虫相似，积极开展健康教育仍是主要措施，以改变不良的饮食习惯为重点。吡喹酮仍是患者治疗的首选药物，但其效果稍逊于卫氏并殖吸虫病，也可用外科方法摘除皮下包块，同时可用以诊断。

【案例解析】

1. 除了痰检虫卵外，并殖吸虫病的诊断还可用哪些检验方法？虫卵检查是否适用于斯氏并殖吸虫病的诊断？

痰检虫卵常用于卫氏并殖吸虫病的诊断，粪检虫卵、活检结节或包块也可以用于卫氏并殖吸虫病的诊断，检获虫卵或虫体可作为确诊依据。此外，免疫学、影像学和分子生物学检查方法作为辅助诊断也越来越多地应用于临床。由于斯氏并殖吸虫通常不会在人体发育为成虫，因此虫卵检查并不适用，临床诊断多依赖于活检和辅助检查。

2. 患者疑似并殖吸虫感染的主要依据有哪些？

根据病史患者有食用生蟹的经历。血常规检查嗜酸性粒细胞升高符合蠕虫感染特点。影像学检查可见包块，活检包块可见嗜酸性粒细胞大量浸润符合蠕虫感染病理特征。最重要的是通过痰液病原学检查检获虫卵，可作为确诊依据。

3. 并殖吸虫的感染方式除了生食螃蟹还可能有什么方式？

生食或半生食溪蟹、蝲蛄是并殖吸虫最常见的感染方式。此外，饮用野外水源、生食半生食转续宿主的肉也可能感染并殖吸虫。含有活囊蚴的肉屑可造成水源污染且囊蚴在适宜条件下存活一定时间，是流行区常见感染方式之一。并殖吸虫可在转续宿如猪、野猪体内以童虫状态存活，进入人体后可继续存活和发育。

（沈 燕）

第三节 裂体吸虫

【提要】 裂体吸虫（schistosome）又称血吸虫（blood fluke）。成虫寄生于多种哺乳类动物（包括人）体内的静脉血管内。寄生于人体的血吸虫有 6 种，即日本血吸虫（*Schistosoma japonicum*）、曼氏血吸虫（*Schistosoma mansoni*）、埃及血吸虫（*Schistosoma haematobium*）、间插血吸虫（*Schistosoma intercalatum*）、湄公血吸虫（*Schistosoma mekongi*）和马来血吸虫（*Schistosoma malayensis*）。血吸虫是人体血吸虫病（schistosomiasis）的病原体，是一种地方性和自然疫源性的人兽共患传染病，严重危害人民身体健康和生命安全、影响经济社会发展。目前，血吸虫病流行于 76 个国家和地区，约 2 亿人受感染。我国是日本血吸虫病流行区，疫区范围涉及长江流域及其以南地区的 12 个省级行政区。WHO 推荐吡喹酮（praziquantel）为治疗血吸虫病的首选药物，可用于急、慢性各期及伴有并发症的血吸虫病治疗，青蒿琥酯和蒿甲醚等青蒿素类药物对早期童虫具有杀灭作用，可用于接触疫水后的预防性治疗。

【案例】

患者，男，40 岁，湖南岳阳人，洞庭湖君山农场的农民。主诉近 1 个月来乏力、畏寒、发热、食欲减退、恶心、呕吐，经常出现腹痛、腹泻，排黏液血便和脓血便。询问病史，患者曾在 1 个月前下湖捉鱼。体格检查：肝大，质地较软、表面光滑，肝区压痛，腹水征阳性。血常规示 Hb 100g/L，WBC 3×10⁹/L。粪便直接涂片法查到寄生虫虫卵，卵壳的一侧有小棘。

问题：

1. 该患者可能感染哪种寄生虫？

2. 临床上可用哪些方法确诊？

3. 如无有效治疗，可能出现哪些并发症？

4. 其对人体的主要致病阶段有哪些？

一、日本血吸虫

【提要】 日本血吸虫最早由日本人桂田富士郎于1904年首先鉴定并命名。1904年，桂田富士郎在日本山梨县检查12个肝脾大患者的粪便时，发现4人的粪便中含有与埃及血吸虫虫卵相似的虫卵。在解剖当地的一只猫后，在猫的门静脉中发现一条雄虫，同年7月在解剖另一只猫时，又检出24条雄虫及8条雌虫。他认为这是一种新种，命名为日本血吸虫。1905年，英籍医师卡托（Catto）在新加坡一例福建籍华侨尸体的肠系膜静脉内检获成虫。同年，洛根（Logan）从我国湖南省常德市的一名18岁的男性渔民粪便中，首次检出含毛蚴的日本血吸虫虫卵，证实了日本血吸虫病在我国也有存在。20世纪70年代，从长沙马王堆出土的西汉女尸（公元前186年）和湖北江陵凤凰山出土的西汉男尸（公元前163年）体内发现血吸虫虫卵，证明2100多年前我国已有血吸虫病流行。

日本血吸虫属于扁形动物门吸虫纲复殖目裂体科裂体属。生活史分为虫卵、毛蚴、母胞蚴、子胞蚴、尾蚴、童虫及成虫等7个阶段。终宿主为人或其他多种哺乳动物，中间宿主为钉螺。其感染阶段为尾蚴，虫卵、尾蚴、童虫及成虫等阶段均参与致病过程，其中虫卵对人的危害最为严重。临床上主要表现为急性血吸虫病、慢性和晚期血吸虫病，也可引起异位血吸虫病。可根据患者流行病学史、临床表现以及实验室检测结果进行血吸虫病诊断。临床确诊往往需要在粪便中或组织中找到虫卵，或在血清中检测到日本血吸虫的循环抗原。

【形态】

1. 成虫 雌雄异体，雌虫居于雄虫的抱雌沟内，呈合抱状。虫体呈圆柱形，雄虫较雌虫粗短，长9～22mm，宽0.5～0.55mm，虫体乳白色或微灰白色，口、腹吸盘明显，腹吸盘后的虫体扁平，两侧向腹面卷曲，形成抱雌沟（gynecophoric canal）。生殖系统主要由睾丸、储精囊和生殖孔等组成，无阴茎。睾丸呈椭圆形，位于腹吸盘背侧，一般为7个，呈串珠状排列。生殖孔开口于腹吸盘下方。雌虫前细后粗，形似线虫状，长12～28mm，宽0.1～0.3mm，肠管内充满消化或半消化的血液，外观上呈灰褐色。生殖系统由卵巢、卵黄腺、卵模、梅氏腺和子宫等构成。卵巢位于虫体中部，呈长椭圆形，前方为子宫，后方为卵黄腺。子宫与卵模相连，并开口于腹吸盘下方，内含虫卵50～300个（图3-1-14）。

2. 虫卵 呈椭圆形，淡黄色，大小（70～106）μm×（50～80）μm，平均为89μm×67μm。卵壳薄而均匀，无卵盖，卵壳一侧有一逗点状小棘，称为侧棘。虫卵表面常常附有宿主组织残留物。成熟的虫卵内可见一条毛蚴（图3-1-15）。虫卵入水后，在适宜的条件下可很快孵出毛蚴。

3. 毛蚴 呈梨形或长椭圆形，左右对称，灰白色。大小（78～120）μm×（30～40）μm，平均为99μm×35μm。周身被有纤毛，纤毛为其活动器官。前端有锥形的顶突（也称钻孔腺），体内前部中央有1个顶腺和2个侧腺，其分泌物为可溶性虫卵抗原（soluble egg antigen，SEA）。毛蚴借助前端顶突和腺细胞的分泌作用主动侵入钉螺。毛蚴运动时呈长椭圆形，静止或固定后呈梨形（图3-1-16）。

4. 胞蚴 早期的母胞蚴体积小，呈袋状，两端钝圆，大小为61.4μm×38.4μm，晚期母胞蚴可达806.4μm×207.3μm（图3-1-17）。子胞蚴形态与母胞蚴一样。

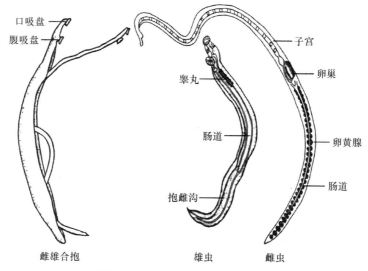

图 3-1-14 日本血吸虫成虫示意图

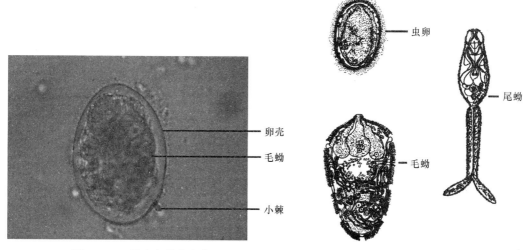

图 3-1-15 日本血吸虫虫卵

图 3-1-16 日本血吸虫虫卵、毛蚴及尾蚴模式图

5. 尾蚴 日本血吸虫尾蚴属于叉尾形尾蚴,分体部和尾部,尾部又分尾干和尾叉(图 3-1-16)。体部(100~150)μm×(40~66)μm,尾干(140~160)μm×(20~30)μm,尾叉长 50~70μm。尾蚴前端为头器,头器中央有一大的单细胞腺体,即头腺;口位于虫体前端正腹面,腹吸盘位于体后部 1/3 处,由发达的肌肉构成,具有较强的吸附能力。体表具有一层薄的多糖膜结构,称糖萼,它与抗血清接触后能形成套膜反应。

6. 童虫 尾蚴钻入宿主皮肤时脱去尾部,进入血流,在体内移行直至到达寄生部位,在发育为成虫之前均被称为童虫(schistosomulum)。

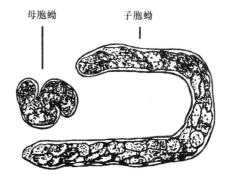

图 3-1-17 日本血吸虫胞蚴模式图

【生活史】 日本血吸虫的生活史比较复杂,包括在终宿主体内的有性世代和在中间宿主钉螺体内的无性世代。生活史过程包括成虫、虫卵、毛蚴、胞蚴、尾蚴和童虫等阶段。日本血吸虫成虫寄生于人或多种哺乳动物的门脉-肠系膜静脉系统,雌雄虫体合抱、交配后产卵,雌虫产卵于

肠黏膜下层静脉末梢内，每条雌虫每天可产卵 2000～3000 个，一部分虫卵随血流沿门静脉系统流至肝门静脉并沉积于肝组织内；另一部分虫卵沉积于肠壁血管内和周围组织。肠壁组织中的虫卵分泌 SEA 刺激宿主产生免疫反应，所形成的抗原抗体复合物沉积致局部组织坏死，虫卵随破溃组织进入肠腔而随粪便排出体外。排出体外的虫卵若有机会入水，在 20～30℃经 2～20 小时孵化出毛蚴。毛蚴在其中间宿主钉螺周围游动时，受钉螺的分泌排泄物中化学物质毛蚴松的吸引可钻入螺体内，经母胞蚴、子胞蚴的发育与无性繁殖生成大量的尾蚴。在适宜温度和光照条件下，成熟的尾蚴从钉螺体内逸出，在水体的表层自由游动，人、家畜、野生动物等终宿主接触含有尾蚴的水体后，尾蚴数秒便可钻进皮肤，脱去尾部转变成童虫。童虫在终宿主体内移行，通过淋巴管或小静脉进入血液循环，经右心房到右心室，从肺动脉钻入肺静脉，随血流经心脏、主动脉、腹腔动脉及前后肠系膜动脉，再经胃静脉、肠系膜静脉于第 3 天汇集到肝，在肝内经 8～10 天的发育后，开始向门静脉主干移行，多在第 13～14 天到达门静脉-肠系膜静脉。雌、雄童虫最早于第 15～18 天合抱，第 22 天生殖系统发育成熟，因而从尾蚴钻入皮肤到虫体发育成熟并产卵，最短需 23～35 天，一般为 30 天左右，感染后第 35 天左右粪便中可发现虫卵。日本血吸虫生活史参见图 3-1-18。成虫在人体内平均寿命约 4.5 年。

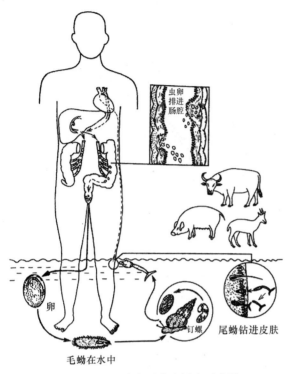

图 3-1-18　日本血吸虫生活史示意图

【致病】

1. 致病机制　血吸虫对人体的危害由其多个发育阶段引起。尾蚴入侵、童虫移行、成虫寄生、虫卵在组织沉积以及它们的分泌物、代谢产物和死亡后的分解产物均能诱发宿主一系列免疫应答及其相应的病理变化。虫卵是血吸虫最主要的致病因子，虫卵肉芽肿是血吸虫病最基本的病变。

（1）尾蚴入侵：血吸虫尾蚴侵入宿主皮肤后数小时出现粟粒至黄豆大小的丘疹或荨麻疹，伴有瘙痒，数小时至 2 天内消失，称为尾蚴性皮炎。该炎症仅发生于曾经感染过尾蚴的人群，兼有速发和迟发两型变态反应，病理变化表现为真皮内毛细血管扩张充血，伴有出血、水肿及嗜酸性粒细胞、中性粒细胞和单核细胞浸润。

（2）童虫移行：童虫在体内移行经过肺时，可出现局部细胞浸润和点状出血。病灶的范围、多少与感染程度成正比，重度感染可发生出血性肺炎。童虫移行所致的损害与虫体代谢产物或死亡后分解的蛋白所引起的变态反应有关。

（3）成虫寄生：成虫的代谢产物作为循环抗原不断释放到血流中，与相应的抗体形成免疫复合物，引起全身反应与局部血管损害和组织病变（Ⅲ型超敏反应）。成虫寄居在门静脉和肠系膜静脉内，可引起轻度静脉内膜炎与静脉周围炎。死亡的虫体可引起栓塞性静脉炎及周围组织炎。

（4）虫卵沉积：虫卵周围出现细胞浸润并形成肉芽肿。虫卵肉芽肿的形成和发展过程与虫卵的发育程度有密切关系。雌虫刚产出的虫卵为未成熟虫卵，尚未形成毛蚴时，宿主周围的组织对其无反应或仅有轻度反应。随着卵内毛蚴成熟，毛蚴分泌的酶、蛋白质及糖类等可溶性抗原物质引起肉芽肿反应。目前认为，在虫卵可溶性抗原刺激下，宿主产生相应的抗体，与抗原结合后形成的抗原抗体复合物沉积在虫卵周围，同时虫卵还可引起局部Ⅳ型超敏反应，这是日本血吸虫虫卵肉芽肿形成的主要机制。虫卵肉芽肿在宿主体内一般经过4个发展阶段：①急性期：成熟虫卵周围出现大量嗜酸性粒细胞，同时伴大量巨噬细胞浸润，引起嗜酸性粒细胞变性、坏死，形成嗜酸性脓肿。②过渡期：虫卵周围仍有大量炎性细胞浸润，包括巨噬细胞、淋巴细胞、嗜酸性粒细胞、中性粒细胞、浆细胞等，抗原抗体复合物呈现为嗜伊红、放射状排列，俗称何博礼现象（Hoeppli phenomenon）。开始出现类上皮细胞，肉芽肿外围由数层成纤维细胞包绕。③慢性期：虫卵周围出现大量的巨噬细胞和成纤维细胞浸润，坏死组织被清除，虫卵崩解、破裂甚至钙化。类上皮细胞演变为多形核巨细胞，肉芽肿外围仍有少量炎性细胞浸润。④瘢痕期：肉芽肿体积明显缩小。虫卵消失或仅有残存卵壳，有时可见钙化虫卵。成纤维细胞产生大量胶原纤维，呈同心圆排列。肉芽肿即发生纤维化，瘢痕组织形成。

血吸虫虫卵肉芽肿及其纤维化在组织血管内形成，堵塞血管，破坏血管结构，损害血管周围组织。重度感染患者发展至晚期、肝脏特征性的病变表现为门静脉周围出现广泛的干线型纤维化（pipestem fibrosis）。由于门静脉周围广泛的纤维化使窦前静脉阻塞，门静脉循环发生障碍，血流受阻，导致门静脉高压，腹水，肝、脾大，侧支循环开放，交通静脉因血流量增多而变得粗大弯曲、呈现静脉曲张。曲张静脉如果破裂，则可引起大量出血。若胃底和食管下端的静脉丛发生破裂，则引起上消化道出血；若直肠静脉丛发生破裂，则引起便血；若脐周静脉曲张，在腹壁可见到静脉曲张现象。

虫卵肉芽肿反应对宿主有利有弊。一方面，虫卵肉芽肿可破坏宿主的正常组织，虫卵肉芽肿纤维化后形成相互连接的瘢痕，导致干线型肝硬化与肠壁纤维化等一系列病变。另一方面，肉芽肿的形成有助于破坏虫卵，并使虫卵渗出的可溶性抗原局限于虫卵周围，以减少和避免抗原抗体复合物引起全身性损害。随着感染过程的发展，肉芽肿的反应强度逐渐减弱，由于宿主的免疫调节，对虫卵的破坏能力持续增强，起着保护宿主的作用。

（5）抗原抗体复合物：日本血吸虫寄生于人体的肝外门静脉系统，成虫代谢产物、分泌排泄物与虫卵内毛蚴分泌物以及虫体表皮更新代谢物等作为循环抗原并随血液循环至各组织器官。针对循环抗原的免疫应答，机体产生相应抗体，抗原抗体结合形成抗原抗体复合物。通常抗原抗体复合物可被单核细胞或巨噬细胞吞噬。在感染早期，机体产生的抗体水平低，一旦成虫开始大量产卵时，抗原及抗体的水平急剧上升，大量的抗原抗体复合物出现，此时难以有效清除而沉积在器官组织内。抗原抗体复合物激活补体，中性粒细胞集聚，蛋白溶解酶释放，造成血管在内的局部组织损伤，即Ⅲ型变态反应。病变常累及肾小球，表现为肾小球间质增宽，间质细胞增生，毛细血管增厚，基底膜增厚，引起肾小球肾炎。患者常出现蛋白尿、水肿及肾功能减退。

2. 临床表现

（1）急性血吸虫病：常发生于初次大量血吸虫尾蚴感染者，慢性期患者再次大量感染尾蚴后也可发生。感染季节多在夏秋季，高峰在6～10月。接触疫水后数小时，局部皮肤出现粟粒至黄豆大小的丘疹或荨麻疹，伴有瘙痒等症状，数小时至2～3天内消失，即尾蚴性皮炎。从接触疫水到患者出现全身性临床症状，通常有1～2个月的潜伏期。病程一般不超过半年。临床表现以发热为主，重者体温持续在40℃上下，波动幅度较小。伴咳嗽、腹痛、腹泻、带黏液血便、肝脾大、面色苍白、消瘦、乏力和嗜酸性粒细胞增多等症状与体征。腹泻常为每日排便3～5次，粪便中可查到血吸虫卵。

（2）慢性血吸虫病：常见于急性血吸虫病患者未治疗或治疗未愈者。非疫区人群进入疫区偶尔接触疫水，未出现急性症状，或症状轻微未引起注意而延误治疗；流行区居民，常接触疫水，少量、多次感染后获得一定免疫力，逐渐演变为慢性血吸虫病。临床上分两类，无症状者主要为隐匿型间质性肝炎，患者无明显症状，少数有轻度的肝大或脾大，肝功能一般正常；有症状者主要为慢性血吸虫性肉芽肿肝炎和结肠炎，最常见症状为慢性间歇性腹泻，常在劳累或受凉后加重。轻者每日腹泻2～3次，粪便中偶有少量血液和黏液，重者可有腹痛、里急后重、痢疾样便等。此外，肝大较为常见，表面平滑，质稍硬或有充实感，无压痛；脾脏多有轻度肿大；血中嗜酸性粒细胞增多，呈轻度贫血状。

（3）晚期血吸虫病：临床上常见以肝脾大、腹水、门静脉高压以及因侧支循环开放所致的腹壁、食管、胃底静脉曲张为主的综合征。可分为巨脾型、腹水型、侏儒型及结肠增殖型等。晚期患者可因并发上消化道出血、肝性昏迷及结肠息肉癌变等严重病症而致死。

（4）异位血吸虫病：重度感染时，大量尾蚴侵入人体，童虫在门静脉系统以外的组织器官寄生并发育为成虫，称异位寄生。异位寄生的成虫所产的虫卵沉积于门静脉系统以外的器官或组织内，或者肠系膜静脉内的虫卵随门-腔静脉血管侧支被血流带到肺、脑或其他组织，也可引起虫卵肉芽肿反应。由此造成的损害称为异位损害（ectopic lesion）或异位血吸虫病（ectopic schistosomiasis）。肺和脑为常见的异位血吸虫病部位。肺型血吸虫病多见，主要表现为咳嗽，干咳为主，痰少，呈白色泡沫状，偶可带血。X 线检查可见肺部呈片状形、绒毛斑点及粟粒形等病灶。脑型血吸虫病，病变多在脑膜及大脑皮质，急性期临床症状酷似脑膜脑炎，患者常出现头痛、嗜睡、意识障碍、昏迷、痉挛、偏瘫、视物模糊等，检查可见膝反射亢进、锥体束征及脑膜刺激征阳性，脑脊液细胞数可增加；还伴高热、肝区痛及外周血嗜酸性粒细胞增多等。慢性期常出现癫痫发作，尤以局限性癫痫发作最为多见，可伴有头痛、呕吐、暂时性意识丧失、语言障碍、偏瘫等脑瘤样症状。此外，临床上还有胰腺、皮肤、睾丸鞘膜、阴囊、膀胱及子宫颈黏膜等异位血吸虫病的报道。

【辅助检查】　血吸虫病可根据流行病学史、临床表现及实验室检查结果进行诊断。从粪便或组织中找到虫卵，或在血清中检测到血吸虫的循环抗原可确诊。

1. 病原学检查　病原学检查包括粪便检查和直肠活组织检查。从粪便中检出虫卵或孵出毛蚴以及从直肠黏膜活检中检获虫卵即可确诊，但粪便检查阴性不能排除血吸虫感染。常用的粪便检查方法包括粪便直接涂片法、粪便浓集法、改良加藤厚涂片法、组织活检法等。

（1）粪便直接涂片法：在急性血吸虫病患者的黏液血便或粪便的血或黏液中，可用此法查到虫卵，方法简便，但漏检率高。连续 3 次送检粪便可增加检出率。

（2）粪便浓集法：本法包括许多改良的方法，主要有尼龙绢袋集卵法，将经尼龙绢袋中浓集的粪渣，先涂片镜检，如未检出虫卵再将剩余粪渣进行毛蚴孵化。将粪便直接涂片镜检与毛蚴孵化相结合的方法称为尼龙绢袋集卵孵化法，此法检出率较高。

（3）改良加藤厚涂片法：此法主要用于流行病学的调查，可定量计算血吸虫感染者每克粪便中的虫卵数（eggs per gram，EPG），可反映某疫区血吸虫病的流行情况和已采取防治措施的效果。改良加藤厚涂片法适宜检测常见蠕虫的感染度、患病率和开展对日本血吸虫病患者粪便虫卵计数，在流行病学调查和防治效果考核中具有实用价值。

（4）组织活检法：对临床上怀疑为血吸虫病，而多次粪检阴性，免疫诊断又不能确定的疑似病例，可考虑采用此法，包括直肠黏膜内组织检查、肝活组织检查。

用直肠镜或乙状结肠镜自距肛门 10cm 左右的病变部位处，钳取米粒大小的黏膜组织，进行压片镜检，可检获活虫卵、变性卵及死卵。此法有出血危险，对有出血倾向，或有严重痔疮、肛裂及极度虚弱的患者，或者小儿，不宜用此法检查。

病原学检查由于费时、费力，某些方法还给患者带来了较大的痛苦，因而疫区人群依从性逐年下降，收集粪样难度增加。随着我国血吸虫病防治进入传播控制阶段，血吸虫病流行区人畜感染率和感染度大幅度下降，病原学方法的检出率有限，粪检查出病原难度增大。

2. 免疫学检查　血吸虫病免疫学检查主要用于检测血清中的特异性抗体或循环抗原，方法包括皮内试验、环卵沉淀试验、间接血凝试验、酶联免疫吸附试验、胶体染料试纸条法试验、斑点金免疫渗滤试验等。检出特异性抗体表明机体曾经感染血吸虫，但不能区分现症与既往感染，而且与肺吸虫感染有交叉反应。循环抗原的检出表明宿主体内有活虫体的存在，可反映血吸虫现症或活动性感染，一旦虫体死亡，循环抗原的释放就会停止。因而，检测循环抗原可评价治疗效果。

（1）皮内试验（intradermal test，IT）：20世纪30年代，甘怀杰在我国最早将皮内试验应用于血吸虫病诊断。皮内试验是用稀释的血吸虫虫体（或虫卵）抗原做皮内注射。常用1∶8000稀释的成虫抗原，皮内注射0.03mL，15分钟后丘疹直径超过0.8cm者即为阳性，提示患者有血吸虫感染的可能性。由于此法快速、简便，具有较高的敏感性，常用于综合查病中对无血吸虫病史人群和监测地区低年龄组人群的过筛。

（2）环卵沉淀试验（circum-oval precipitating test，COPT）：卵内成熟毛蚴分泌可溶性抗原物质透出卵壳，与患者血清中的特异性抗体结合，在虫卵周围形成泡状、指状或细长蜷曲的带状沉淀物，边缘整齐、有明显折光，其中泡状沉淀物直径大于10μm，即为阳性反应。常用冷冻干燥虫卵或热处理超声干燥虫卵为抗原，通常检查100个卵，阳性反应虫卵数（环沉率）大于5个即可定为阳性。此法必须使用显微镜检查结果，故而限制了其现场应用。

（3）间接血凝试验（indirect hemagglutination assay，IHA）：将日本血吸虫的可溶性抗原吸附于红细胞表面，使红细胞致敏，致敏的红细胞再与相应抗体结合，通过红细胞凝集现象而表现出特异的抗原抗体反应。判断为阳性的血清稀释度应≥1∶10。此法操作简便，用血量少，报告结果快速，一直被用于血吸虫病的诊断与化疗对象的过筛。

（4）酶联免疫吸附试验（ELISA）：该技术将抗原或抗体与酶结合，使其既具有免疫学特性，又具有酶的活性，经酶联的抗原或抗体与酶的底物作用后，由于酶的催化作用使底物显色。此法具有较强的敏感性和特异性，并且可反映抗体水平，阳性检出率高。该法除了常规免疫诊断方法具有的优点外，还具有相对定量的性质，因此受到广泛的重视。在经典ELISA技术的基础上，我国学者还做了诸多的改进，因此出现了诸多改进技术，如K- ELISA、Dot- ELISA、PVC- ELISA等，但真正得到较大规模现场应用的仍然是经典ELISA方法。

（5）斑点金免疫渗滤试验：是一种新近用于血吸虫感染的免疫学监测方法，具有操作简便、快速、价廉的特点，运输中不需要冷藏，不需要特殊设备，可以目测，尤其适用于大规模普查和筛选。

此外，胶体染料试纸条法（dipstick dye immunoassay，DDIA），因其简单快速经济，可应用于大规模血吸虫病流行病学调查的过筛。

3. 分子生物学检测　随着现代生命科学与相关技术的迅速发展，血吸虫病的实验诊断已突破了病原学检查和免疫学检查的范畴，我国科学家在分子生物学技术应用于血吸虫病诊断技术方面做了若干尝试。

（1）生物芯片技术：生物芯片技术指采用光导原位合成或微量点样等方法，将生物大分子样品有序地固化于支持物上，然后与已标记的待测生物样品中的靶分子杂交，在专门的识别仪器下检测杂交信号的强度并进行检测分析，从而了解靶分子的数量与质量。该技术检测速度快，样品用量少，还可以检测病原体的亚型，具有高速度、高敏感度、高特异性、低成本和自动化程度高的特点。

（2）聚合酶链反应（PCR）技术：PCR由Mullis等于1985年发明。随着血吸虫全基因组序列的解析，以检测血吸虫特异性核酸序列为靶标的分子生物学检测方法逐渐普及。正在研究的检测靶序列有日本血吸虫反转录子SjR2序列、血吸虫核糖体DNA、线粒体DNA等，采用的方法主要是PCR和环介导等温扩增（loop-mediated isothermal amplification，LAMP）检测法。

上述几种方法各有利弊，可将其合理搭配使用，采取综合查病，以提高效率，防止慢性血吸虫病向晚期血吸虫病发展。

【流行】

1. 流行概况　日本血吸虫主要分布于西太平洋地区的中国、日本、菲律宾与印度尼西亚。日本自1976年以来再未发现阳性钉螺，1978年以来已无新病例报道，所以日本是全球第一个有效消除血吸虫病的国家。菲律宾流行区的范围并未缩小，但居民感染率已明显降低。印度尼西亚尚存少数疫区，居民感染率已低于1%。目前，我国是日本血吸虫病主要流行区，日本血吸虫病在我国的流行历史悠久。血吸虫病对我国广大劳动人民身体健康危害极大，20 世纪 40 年代末，血吸虫病十分猖獗，疫区居民大量死亡，无数患者身体受到摧残，出现许多"无人村""寡妇村""大肚村"等悲惨景象。毛主席在《七律二首·送瘟神》诗词中所描述的"千村薜荔人遗矢，万户萧疏鬼唱歌"，正是中华人民共和国成立前血吸虫病猖獗流行的真实写照。中华人民共和国成立后，党和政府十分重视血吸虫病防治工作，1955 年专门成立了中共中央血吸虫病防治领导小组，动员全社会的力量，进行了一场大规模的群众性血吸虫病防治运动。

在党和政府的领导下，经过几代人 60 多年的努力，我国血吸虫病疫情得到控制，截至 2022 年底，全国 12 个血吸虫病流行省（区、市）中，上海、浙江、福建、广东、广西 5 个省（区、市）继续维持血吸虫病消除状态，四川、江苏继续维持传播阻断标准，云南、湖北、安徽、江西、湖南 5 个省维持传播控制标准；截至 2022 年，全国尚存晚期血吸虫病患者 28 565 例。发现的 3 例确诊病例均为非洲输入外籍血吸虫病患者。2022 年全国血吸虫病监测结果显示，居民和耕牛血吸虫感染率均为 0。

2. 流行环节

（1）传染源：日本血吸虫病属人畜共患寄生虫病，终宿主包括人、多种家畜及野生动物，其中患者和病牛是最重要的传染源。

（2）传播途径：血吸虫病的传播途径包括虫卵入水、毛蚴孵出、侵入钉螺、尾蚴从螺体逸出和侵入终宿主这一全过程。在传播途径的各个环节中，含有血吸虫虫卵的粪便污染水体、水体中存在钉螺和人群接触疫水是 3 个重要环节。湖北钉螺（*Oncomelania hupensis*）属两栖淡水螺类，是日本血吸虫的唯一中间宿主。钉螺雌雄异体，螺壳小、呈圆锥形，长 10mm 左右，宽 3～4mm，壳口呈卵圆形，外缘背侧有一粗的隆起称唇，有 6～8 个右旋的螺层。平原地区的钉螺螺壳表面有纵肋，称肋壳钉螺，山丘地区钉螺表面光滑，称光壳钉螺。钉螺在自然界生存需要适宜的温度、水、土壤和植物，食物包括腐败植物、藻类、苔藓等，寿命一般为 1～2 年。肋壳钉螺滋生于平原水网型地区和湖沼型地区的潮湿、有草、腐殖质多的泥岸。河道水线上下 30cm 左右的岸上和水中。在水流缓慢、杂草丛生的小沟里钉螺密度较高，与有螺沟相通的稻田、水塘也有钉螺滋生。光壳钉螺滋生于山丘型地区的小溪、山涧、水田、河道及草滩等处。钉螺主要在春季产卵，幼螺出现的高峰时间多在温暖多雨的 4～6 月份。

（3）易感人群：不同种族、年龄和性别的人和哺乳类动物对日本血吸虫均易感，但在流行区，人群对血吸虫再感染度随着年龄的增加而降低。

【防治】 近十年来，全球控制血吸虫病的总策略是减少疾病的危害，巩固防治效果，防止疫情回升。我国于 2004 年 2 月成立了国务院血吸虫病防治工作领导小组，提出了以"预防为主、标本兼治、综合治理、群防群控、联防联控"为血吸虫病防治工作的指导方针，通过制定法规、切断传染途径、封洲禁牧，加速控制传播、强化管理，认真做好监测巩固工作等，控制血吸虫病的传播，遏制疫情回升。具体措施包括下列几个方面。

1. 加强健康教育，提高群众的防病意识 健康教育是一项有计划、有目标、有组织、有评价的预防措施，包括计划设计、组织实施和效果评价三部分，是教育居民尤其是少年儿童防止血吸虫感染的有效手段。实施教育时可采用多样的形式，利用各种宣传媒体，宣传防治知识，教育居民加强个人防护，养成良好的生活习惯，提倡用水安全，不在有螺水域进行洗衣、游泳、戏水、捕鱼捞虾等活动，以达到减少血吸虫感染、保障居民健康的目的。

2. 控制传染源 对疫区居民进行普查普治，对病畜（包括耕牛）也要进行检查，查出的患者、病畜应及时同步治疗。吡喹酮是当前治疗血吸虫病的首选药物，具有安全有效、使用方便的特点。急性血吸虫病治疗的总剂量推荐为 120mg/kg 体重（儿童为 140mg/kg 体重），6 日疗法，其中一半在前 2 日分服，另一半在后 4 日分服，每日剂量分 3 次服；治疗慢性血吸虫病的推荐总剂量为 60mg/kg 体重（不足 30kg 的儿童为 70mg/kg 体重），2 日疗法，每日 2～3 次。在疫区大规模治疗中，一般采用总剂量为 40mg/kg 体重，1 日疗法，总剂量分 2 次服或 1 次顿服；治疗晚期血吸虫病建议采用 6 日疗法，总剂量为 90mg/kg 体重，或 3 日疗法，总剂量为 60mg/kg 体重。人群化疗措施分为全民化疗、选择性化疗和高危人群化疗等 3 种，各疫区可根据当地血吸虫病的流行程度，因地制宜，选择合适的化疗措施。

3. 切断传播途径

（1）控制和消灭钉螺：灭螺是切断血吸虫病传播的关键，主要措施是结合农田水利建设和生态环境改造，改变钉螺滋生地的环境以及局部地区配合使用杀螺药。氯硝柳胺是 WHO 推荐的灭螺药物，此外还有溴乙酰胺、烟酰苯胺、四聚乙醛、杀虫双、杀虫环和杀虫丁；结合农田施肥，也可用石灰氮、尿素和茶籽饼等灭螺。此外，还可采取生物灭螺方法，包括利用动物、植物灭螺。

（2）加强粪便管理：以加强人、畜粪便管理，防止粪便污染水源为突破口，通过采取改建厕所或修建沼气池，使疫区所有厕所均达到粪便无害化处理的要求，目的是杀死虫卵，避免新鲜粪便污染有螺环境而使钉螺感染；开展以机代牛，使农田耕作过程中不再使用耕牛；进行封洲禁牧、牲畜圈养，所有牲畜粪便均入沼气池或高温堆肥进行无害化处理；加强渔民粪便管理，渔民在水上作业时产生的粪便用容器收集后集中消毒杀虫处理，达到预防和控制血吸虫病的目标。

（3）安全供水：因地制宜建设安全供水设施，如兴建自来水厂、挖井取水、安装滤水装置等，避免水体污染，减少流行区居民直接接触疫水的机会，保证安全用水。

4. 保护易感人群 人类感染血吸虫主要是人的行为所致。因而，加强健康教育，引导人们改变自己的行为和生产、生活方式，对于预防血吸虫感染具有十分重要的作用。在血吸虫流行季节应尽量避免接触疫水，若必须下疫水作业或生产者，则需采取防护措施，包括口服吡喹酮预防、皮肤涂抹防护药物（如邻苯二甲酸二丁酯油膏、防蚴灵等皮肤防护药），或穿防水胶鞋、防护裤袜等，以防血吸虫尾蚴的侵入；也可在接触疫水后第 7～10 天服用蒿甲醚或青蒿琥酯，对童虫有很好的杀灭作用，可预防血吸虫病急性发作，达到早期治疗的目的。

【案例解析】

1. 该患者可能感染哪种寄生虫？

结合该患者的疫水接触史，排黏液血便和脓血便，肝大，肝区压痛，腹水征阳性的临床表现，参考实验室检查所示 Hb 100g/L、WBC $3×10^9$/L 和粪便直接涂片法查到寄生虫虫卵等资料，可判断为日本血吸虫感染。

2. 临床上可用哪些方法确诊？

临床上可采用粪便直接涂片法、改良加藤厚涂片法、粪便浓集法、直肠黏膜活检等方法查到虫卵，或使用免疫学检测查到血清中血吸虫循环抗原，也可利用分子生物学方法查到血吸虫特异性核酸序列进行确诊。

3. 如无有效治疗，可能出现哪些并发症？

如不进行及时有效的治疗，患者可出现门静脉高压，肝硬化，腹水、脾大及消化道大出血等多种并发症。

4. 其对人体的主要致病阶段有哪些？

日本血吸虫的尾蚴、童虫、成虫、虫卵等阶段均可导致人体损害。

二、曼氏血吸虫

【提要】 1902 年曼森（Manson）在印度西部的人体中发现一种不同于埃及血吸虫、虫卵以长而大的侧棘为特点的血吸虫虫卵，该虫卵主要分布于直肠壁。1907 年三本（Sambon）发表文章，将虫卵具有侧棘的血吸虫命名为曼氏血吸虫（*Schistosoma mansoni* Sambon, 1907）。曼氏血吸虫主要分布于非洲、拉丁美洲、亚洲和一些加勒比海岛屿，引起曼氏血吸虫病。其生活史与日本血吸虫类似，但是其中间宿主为水生的双脐螺及扁卷螺等。主要致病阶段为虫卵，所形成的虫卵肉芽肿可分布于人类肝脏、肠壁、肺部和脊髓等处,引起曼氏血吸虫病。实验室诊断以病原学、循环抗原和分子生物学等检查为主。治疗上同日本血吸虫病。

【案例】

　　患者,男,46岁,浙江省温州市人。于2013年4月初赴非洲尼日利亚卡诺省从事道路修筑工作,5月初因工作原因下水2次,水深及腰。6月初无明显诱因出现腹泻,呈水样便,每日十余次至几十次不等,无黏液脓血便,有腹胀感,下腹部有隐痛,伴发热(37.5～38.6℃),体重下降约10kg。非洲当地医院以"疟疾"予以抗疟治疗(具体治疗方案不详)。患者体温恢复正常,腹泻有所缓解,但未完全好转。6月25日回国,7月1日赴温州医学院附属第一医院就诊,以"肠道感染,疟疾待排"收入院。入院检查:体温36.7℃,腹部触诊无压痛和反跳痛,血常规示嗜酸性粒细胞比例为67.5%。血检疟原虫阴性。粪检大便隐血阳性,未查到寄生虫虫卵。尿常规检查示红细胞和尿蛋白阴性。肝功能检查示白/球比下降(0.9),碱性磷酸酶升高(185U/L),谷氨酰转肽酶升高(168U/L);乙肝五项示HBeAb和HBcAb阳性。CT示两肺弥漫粟粒样结节影,肝硬化,脾大,乙状结肠、直肠壁增厚;既往史自诉有肝硬化病史8年。

　　问题:
　　1. 你认为该患者可能感染了哪种寄生虫?
　　2. 如果临床上要明确诊断,应采用哪些方法进一步检查?
　　3. 该寄生虫对人体的主要致病阶段有哪些?主要临床表现有哪些?

【形态和生活史】 雄虫长6～14mm,体表有明显结节,睾丸6～9个。雌虫长7～17mm,卵巢位于虫体中部之前。子宫内有1个或数个虫卵。雌虫每天产卵100～300个。粪便内虫卵呈椭圆形,长112～182μm,宽45～78μm,卵壳上有长而大的侧棘,是其主要特征(图3-1-19)。虫卵偶可见于尿内。曼氏血吸虫主要寄生在人和哺乳动物的肠系膜静脉、痔静脉丛,偶可见于肠系膜上静脉、膀胱静脉及肝内门静脉。曼氏血吸虫的中间宿主为水生的双脐螺,传播螺种因地区而异,在螺体内的发育与日本血吸虫类似。寄生于人体的三种主要血吸虫的形态与生活史区别参见表3-1-1。

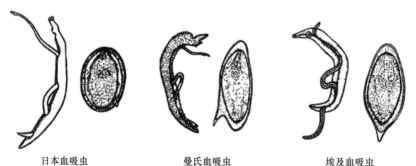

日本血吸虫　　　　曼氏血吸虫　　　　埃及血吸虫

图 3-1-19　3 种主要人类血吸虫成虫与虫卵形态

表 3-1-1　寄生于人体的三种主要血吸虫的区别

		日本血吸虫	曼氏血吸虫	埃及血吸虫
雄虫	大小	(9～22)mm×(0.5～0.55)mm	(6～14)mm×(0.8～1.1)mm	(10～15)mm×(0.75～1.0)mm
	表皮	光滑,仅在抱雌沟有小棘	有疣状结节,上有皮棘	有小结节
	睾丸数	6～8个	6～9个	4～5个
雌虫	大小	(12～28)mm×(0.1～0.3)mm	(7～17)mm×0.25mm	(20～26)mm×0.25mm
	卵巢位置	约在虫体中部	在虫体中部之前	在虫体中部之后
	子宫内虫卵数	50个以上	常为1个	10～30个

续表

		日本血吸虫	曼氏血吸虫	埃及血吸虫
虫卵	大小	(70～106)μm×(50～80)μm	(112～182)μm×(45～78)μm	(83～187)μm×(40～73)μm
	特点	卵圆形，一侧有小棘	椭圆形，一侧有长而大的棘	纺锤形，一端有小棘
	排出途径	粪便	粪便，偶尔尿	尿液，偶尔粪
成虫寄生部位		肠系膜下静脉及门静脉	肠系膜静脉及痔静脉丛	膀胱静脉及骨盆静脉丛
宿主病变部位		肝脏和肠壁	肝脏和肠壁	膀胱和生殖器官
中间宿主		钉螺	双脐螺	水泡螺
保虫宿主		家畜和野生动物	狒狒、猴、田鼠等	狒狒、田鼠、家畜
流行区		中国、日本、菲律宾、印度尼西亚等亚洲国家	非洲、拉丁美洲、加勒比海岛屿	非洲、亚洲西部、葡萄牙

【致病】　曼氏血吸虫成虫寄生于肠系膜静脉，引起曼氏血吸虫病（schistosomiasis mansoni）。曼氏血吸虫所致的病变主要为虫卵肉芽肿，肉芽肿分布于肝脏、肠壁，也可见于肺、脊髓等处。雌虫产卵量少，在组织中常呈单个分布，多见于肝脏和肠壁的小血管内。由于产卵量少且多形成单个虫卵肉芽肿，故肝脏的病变和临床表现虽然与日本血吸虫病相似，但其程度较轻。严重疾病一般发生在反复感染之后。

急性期的临床症状主要有发热、寒战、厌食、恶心、腹泻、肝脾大和嗜酸性粒细胞增多。曼氏血吸虫病患者可伴有肾功能异常或肾病综合征，一般认为是由于血吸虫虫源性抗原与其相应抗体结合形成的免疫复合物沉积于肾小球基底膜，引起Ⅲ型超敏反应而导致肾小球的炎症性病变。

慢性曼氏血吸虫病可分为肠型、肝脾型和肺心型。肠型曼氏血吸虫病患者常见的临床症状为间歇性腹泻，粪便中可带有黏液和血液，伴有腹部触痛。结肠息肉是某些年轻曼氏血吸虫病患者最常见的并发症，主要表现为血性腹泻、腹痛和里急后重。肝脾型曼氏血吸虫病发病缓慢，常在感染二三十年后才发展为有临床症状的肝脾大。早期以肝左叶肿大为主，随着疾病的进展，整个肝脏肿大并有结节，大多数患者肝脏和脾脏的肿大程度一致。肺心型曼氏血吸虫病患者肺部常有曼氏血吸虫虫卵沉积，临床上常导致肺心病。

晚期曼氏血吸虫病可有腹水、上消化道出血、肺心病等严重并发症。此外，曼氏血吸虫虫卵还可引起异位损害，常见于脊髓，而少见于脑，此外还可见于肾脏、甲状腺、胰腺、睾丸、卵巢、心脏等。

【辅助检查】　需要结合流行病学史、病史和免疫学检查才能做出诊断。曼氏血吸虫病的确诊有赖于粪便中或直肠黏膜找到虫卵或粪便孵化查出毛蚴。常用的免疫学检查方法参见日本血吸虫病的诊断。

【流行】　曼氏血吸虫病流行于非洲撒哈拉沙漠以南、拉丁美洲的一些国家。在非洲中部分布较广，特别是中非共和国、刚果民主共和国及乌干达共和国。在沙特阿拉伯和也门共和国也有曼氏血吸虫病。在拉丁美洲只有曼氏血吸虫病的流行，分布于巴西东北部、委内瑞拉沿海地区、苏里南共和国和圭亚那合作共和国。曼氏血吸虫的中间宿主为扁卷螺科双脐螺，包括非洲最主要的中间宿主法氏双脐螺、东非和西非的苏丹双脐螺和散在分布于东非、南非及北非的亚氏双脐螺。此外，拉丁美洲发现曼氏血吸虫还可感染扁卷螺。

【防治】　曼氏血吸虫病的防治方法同日本血吸虫病。

【案例解析】

1. 你认为该患者可能感染了哪种寄生虫？

结合患者的病史和流行病学史（在尼日利亚卡诺省从事道路修筑工作，因工作原因下水2

次）、临床表现［6月初无明显诱因出现腹泻，呈水样便，每日十余次至几十次不等，无黏液脓血便，有腹胀感，下腹部有隐痛，伴发热（37.5~38.6℃），体重下降约10kg］以及温州医学院第一附属医院的初步体检结果（血常规示嗜酸性粒细胞比例明显升高，达到67.5%。血检疟原虫阴性。粪检大便隐血阳性，未查到寄生虫虫卵。肝功能检查示肝细胞有损害）等可初步诊断为曼氏血吸虫病。

2. 如果临床上要明确诊断，应采用哪些方法进一步检查？

①肠镜检查，取乙状结肠黏膜组织送检进行病理诊断；②同时收集患者尿液和血样开展日本血吸虫和曼氏血吸虫循环抗原检测；③取患者尿液和血样开展分子生物学检测即可明确感染。根据患者临床表现、流行病学史和实验室检测结果，确诊为非洲输入型急性期曼氏血吸虫病。

3. 该寄生虫对人体的主要致病阶段有哪些？主要临床表现有哪些？

曼氏血吸虫对人体的主要致病阶段为虫卵。虫卵肉芽肿可分布于肝脏、肠壁、肺部和脊髓等处。临床上表现为：①肠型（患者以腹痛、腹泻、黏液血便等症状为主，同时伴有肝大）；②肝脾型：以脾大为特征，常常伴有肝大和门静脉高压症状；③肺心型：血吸虫虫卵沉积于肺部，导致肺心病。

（杨胜辉）

第四节　布氏姜片吸虫

【提要】　布氏姜片吸虫成虫寄生于终宿主人、猪小肠内，人因食入含有活囊蚴的水生植物或生水而感染。致病主要由成虫在小肠寄生所引起。临床表现主要为消化系统的症状。病原学检查为取粪便查虫卵，免疫学检查有助于诊断。目前最有效的驱虫药物是吡喹酮。

【案例】

患者，男，32岁，因上腹部反复灼烧样隐痛2年，并伴间歇性腹泻，大便黄稀无黏血；在当地按胃部炎症和胆道炎症治疗近6个月，效果不佳，症状加重后遂转入省级医院进行治疗。检查结果如下：外周血红细胞计数 $1.56×10^{12}/L$，白细胞计数 $4.6×10^{9}/L$，血红蛋白98g/L，嗜酸性粒细胞比例9.2%，大小便常规无异常，肝、肾、心功能均正常；胃镜检查见十二指肠球部小弯侧后壁和上行角处见一直径3.4cm暗红色表面光滑的半球形隆起；取隆起处组织，病理报告诊断为寄生虫体组织；并连续两次粪检发现虫卵，最后确诊为寄生虫病。经吡喹酮治疗后症状明显好转，3个月后随访患者，患者体重增加，感觉良好。后经询问患者有长期生食荸荠的习惯。

问题：

1. 根据病史你认为该患者可能的诊断是什么？

2. 如何能够更好地在临床上避免误诊该病？

3. 该寄生虫虫卵有何特征？如何与其他形态相似的虫卵进行区分？

布氏姜片吸虫［*Fasciolopsis buski* (Lankester, 1857) Odhner，1902］是一种寄生在宿主小肠中的大型吸虫，俗称姜片虫。人因食入含有活囊蚴的水生植物（菱白、荸荠和菱角等）或生水而感染，可致姜片虫病（fasciolopsiasis）。此病主要流行于亚洲，故姜片虫又称为亚洲大型肠吸虫。姜片虫是人们最早认识的寄生虫之一，我国早在1600多年前的东晋时期就有关于该虫的记载。临床上确诊的第1个病例由克尔（Kerr）于1873年在我国广州发现。

【形态】　姜片虫成虫（图3-1-20）呈长椭圆形，虫体肥厚，前窄后宽，背腹扁平，形似姜片，长 20～75mm，宽 8～20mm，厚 0.5～3mm，体表有皮棘，是寄生在人体中最大的吸虫。活虫为肉红色，死后呈灰白色。两吸盘相距很近，口吸盘较小，位于虫体亚前端，直径约 0.5mm；腹吸盘较大，为口吸盘的 4～5 倍，肌肉发达，紧靠口吸盘后方，呈漏斗状，肉眼可见。咽和食管短，肠支呈波浪状弯曲，在腹吸盘前分为两支，向后延伸至虫体末端。睾丸 1 对，高度分支呈珊瑚状，前后排列于虫体后半部，阴茎袋呈长袋状。卵巢位于虫体中部稍前方，呈佛手状分支。无受精囊，有劳氏管。子宫盘曲在卵巢和腹吸盘之间。卵黄腺较发达，分布于虫体两侧。两性生殖孔位于腹吸盘前缘。

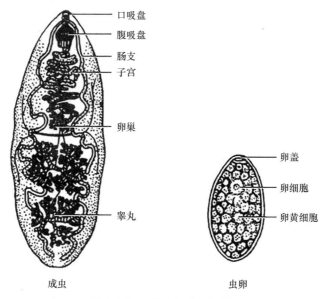

成虫 ……… 口吸盘
……… 腹吸盘
……… 肠支
……… 子宫
……… 卵巢
……… 睾丸

虫卵 ……… 卵盖
……… 卵细胞
……… 卵黄细胞

图 3-1-20　姜片虫成虫与虫卵

虫卵呈椭圆形，淡黄色，大小为（130～140）μm×（80～85）μm，是人体常见蠕虫虫卵中最大的寄生虫虫卵。卵壳薄而均匀，卵盖小而不明显，卵内含有 1 个卵细胞和 20～40 个卵黄细胞。

【生活史】　姜片虫需要两种宿主来完成其生活史，终宿主是人和猪，中间宿主是扁卷螺，以水生植物菱角、荸荠、茭白、水浮莲和浮萍等为传播媒介（图 3-1-21）。

成虫寄生在终宿主小肠上段，严重感染时可扩展到胃和大肠，每条成虫日产卵量为 15 000～25 000 个。虫卵随终宿主粪便排出，落入水中的虫卵在适宜温度（26～32℃）条件下经 3～7 周发育成熟，孵出毛蚴。毛蚴主动侵入扁卷螺，在螺体淋巴间隙中发育为胞蚴，经母雷蚴、子雷蚴和尾蚴阶段的发育和无性增殖后，大量成熟的尾蚴从螺体逸出。在螺体内的发育繁殖需 1～2 个月。从螺体逸出的尾蚴可附着在水生植物或其他物体表面，分泌成囊物质包裹其体部，脱去尾部形成囊蚴，尾蚴亦可在水面结囊。囊蚴呈扁圆形，大小约为 216μm×187μm，两层囊壁，外层呈草帽状，脆弱易破，内层透明而较坚韧，囊内含幼虫，其排泄囊两侧的集合管中充满黑色遮光颗粒。囊蚴在潮湿环境中生命力较强，但在干燥环境中抵抗力较弱。人或猪生食附有活囊蚴的水生植物或喝入含有活囊蚴的生水而感染，囊蚴在宿主消化道中，在消化液和胆汁作用下，囊壁破裂，后尾蚴逸出并附着于十二指肠或空肠上段的黏膜上摄取营养，经 1～3 个月发育为成虫。成虫寄生于人或猪的小肠，以十二指肠多见，寄生的虫数一般为数条至数十条，个别严重感染者可达数百条甚至数千条，成虫的寿命为 7 个月到 4.5 年不等。

【致病】　姜片虫的致病作用包括成虫的机械性损伤以及虫体代谢产物与分泌物所引起的超敏反应。

姜片虫虫体硕大、腹吸盘发达，吸附力强，可导致被吸附的肠黏膜及其附近的组织发生炎症反应、点状出血、水肿，严重者甚至可致受损的黏膜或病变组织发生坏死、脱落，形成溃疡或脓

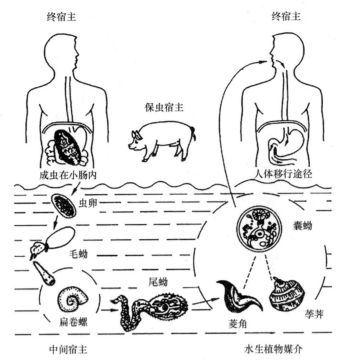

图 3-1-21　姜片虫生活史

肿。病变部位可见中性粒细胞、淋巴细胞和嗜酸性粒细胞浸润，肠黏膜上皮细胞的黏液分泌物增加，血液中嗜酸性粒细胞数量增多。成虫虫体吸附在肠壁，可摄食宿主肠道内的营养物质，并覆盖肠黏膜而妨碍宿主对营养物质的消化、吸收。此外，虫体的代谢产物和分泌物等也可引起宿主的超敏反应。

　　由于感染程度的不同，患者体质强弱的差异，导致姜片虫感染者的临床表现差别较大。轻度感染者，可无明显临床表现和体征，间或出现轻度腹痛、腹泻等症状；中度感染者，由于虫数较多，可因虫体争夺宿主营养，影响宿主的消化与吸收功能，导致消化功能紊乱和营养不良，并可有水肿和多种维生素缺乏的现象，有时甚至虫体成团而引起肠梗阻，临床上患者主要表现为上腹部或右季肋下隐痛，常有消化不良性腹泻，上腹部肠鸣音亢进，多数伴有精神萎靡、倦怠无力等症状；重度感染者，尤其是儿童，可出现低热、消瘦、贫血、水肿、腹水、智力减退、发育障碍甚至衰竭而死亡。

　　姜片虫成虫偶可寄生在胆道，患者可出现右上腹反复隐痛，伴低热、腹胀。

　　【辅助检查】

　　1. 病原学检查　从粪便中查出虫卵或成虫是姜片虫病确诊的依据。常用的粪检虫卵方法为直接涂片法，因虫卵较大，容易识别。但轻度感染者容易漏检，应用粪便浓集法可显著提高检出率，常用的有离心沉淀法及水洗自然沉淀法。反复多次粪检或作粪便定量计数以确定其感染度，对诊断或病情分析具有重要意义，采用定量透明厚涂片法（即改良加藤厚涂片法）既可定性检查，其检出效果与沉淀法相仿，又可进行虫卵计数，以了解感染度。值得注意的是姜片虫虫卵与肝片形吸虫虫卵和棘口类吸虫虫卵的形态十分相似，要注意鉴别。

　　2. 免疫学检查　采用姜片虫的纯化成虫抗原及排泄分泌物抗原作皮内试验（IT），或酶联免疫吸附试验（ELISA）、酶联免疫印迹技术（ELIB）和间接免疫荧光抗体试验（IFAT）等方法检查患者体内的特异性抗体均具有较好的辅助诊断价值，可用于感染早期的辅助诊断或人群普查。

　　【流行】

　　1. 流行概况　姜片虫病是人、猪共患的寄生虫病，主要流行于亚洲的温带和亚热带地区，包括东北亚、东南亚、南亚地区的 10 余个国家，但在苏联及古巴和南非等国家也有病例报道。在我国，除东北三省、内蒙古、新疆、西藏、青海、宁夏等省（区）外，其他省（区、市）均有流行，人群感染率为 0.01%～1.877%，平均为 0.169%。姜片虫病主要流行于种植菱角及其他可供生食的水生植物、地势低洼、水源丰富的地区，猪姜片虫病也流行于种植和饲喂水生青饲料的地区。近年来，由于一些地区生态环境的改变，如农村都市化，农业区变工业区、农作物种植的改变以及猪饲料和养猪条件的改变等，许多经济发展较快的地区感染率和感染强度均迅速下降，但也有一些地区出现新的流行点。目前就全国而言，该病流行区在缩小，人群感染率呈明显下降趋势。

2. 流行环节

（1）传染源：本病为人兽共患寄生虫病，患者、带虫者及保虫宿主均为传染源。家猪是主要的保虫宿主，但野猪、猕猴及犬等哺乳动物亦有自然感染的报道。

（2）传播途径：含有姜片虫虫卵的粪便污染水源、中间宿主以及植物媒介的存在是姜片虫病传播途径的 3 个重要环节。姜片虫病能在某一地区流行主要与以下因素有关：①用新鲜的人粪或猪粪向种植在池塘、河流、湖边的经济水生植物（如藕、茭白等）施肥；②水体中有中间宿主扁卷螺分布以及众多的水生植物媒介存在；③当地居民有生食菱角、荸荠、茭白及喝生水的不良习惯；④农民利用新鲜水生植物（如水浮莲、菱叶、浮萍、蕹菜等）作为猪饲料而致猪感染。

姜片虫在发育过程中只需一个中间宿主，即扁卷螺，属于扁卷螺科的一些小型扁螺，在我国主要有大脐圆扁螺、尖口圆扁螺、半球多脉扁螺、凸旋螺等。扁卷螺适应性较强，分布广泛，沼泽、水田、稻田、池塘、沟渠以及缓流的小河边都可滋生，一般生活于水下 2～15cm，螺的密度与栖息地的水生植物、烂叶、杂草的多少有关。气温对螺的生长繁殖有很大影响，气温高对其生长繁殖有利，一年中除冬季外，其他时间均可看到扁螺在水面活动，夏秋两季数量最多，也是感染的主要季节。

姜片虫囊蚴具有一定的抵抗力，在潮湿的情况下，生命力较强，对干燥及高温的抵抗力较弱。实验证明，室温下附着在玻璃缸中水草上的囊蚴可存活 90 天以上，在 4～5℃的冰箱中可存活 25 天左右，附着在水草或平皿上的囊蚴经阳光照射 10～12 分钟后则失去活力。人工加温处理，煮沸 1 分钟，囊蚴即失去活力。

（3）易感人群：不分性别、种族、年龄，人群对姜片虫普遍易感。

【防治】 在姜片虫病流行区大力开展卫生宣教，普及防治本病的知识；加强粪便管理与水源管理，严禁新鲜人、猪粪便通过各种途径污染水体；注意饮食卫生，不生吃菱角、荸荠等水生植物，不喝池塘内生水；勿用被囊蚴污染的青饲料喂猪；在不影响农业生产的前提下，有计划地把种植水生植物的水田改为旱地，或把菱塘改为鱼塘，可切断传播途径；流行区内开展人和猪的姜片虫病普查普治工作。目前最有效的常用药物是吡喹酮，中药槟榔、黑丑各半焙干后研为粉末，作为冲剂或煎剂服用，疗效亦显著。治疗感染猪的药物可用硫氯酚（别丁）或吡喹酮。

【案例解析】

1. 根据病史你认为该患者可能的诊断是什么？

结合临床症状（上腹反复隐痛、腹胀、间歇性腹泻、体重骤减）、病理组织活检（十二指肠隆起病理报告诊断为姜片吸虫虫体组织）和病原学检查（连续两次粪检发现姜片虫虫卵）可确诊该病为姜片虫病。

2. 如何能够更好地在临床上避免误诊该病？

姜片虫感染者的临床表现差别很大，轻度感染者常无症状，重者的临床症状常与消化性溃疡病等疾病相似，极易误诊，分析此案例中误诊 3 个多月的原因主要有：①忽视患者来自于荸荠产区，具有生食荸荠的习惯；②没有重视基础检查，如粪检要反复进行；③对寄生虫病的相关知识了解不够，以致很少考虑到寄生虫感染这方面。

3. 该寄生虫虫卵有何特征? 如何与其他形态相似的虫卵进行区分?

姜片虫虫卵的主要特征: 体积较大, 大小为 (130~140)μm×(80~85)μm, 是人体常见蠕虫虫卵中最大的寄生虫虫卵, 呈长椭圆形, 淡黄色, 卵壳较薄, 一端具不明显的小卵盖, 内含1个卵细胞和20~40个卵黄细胞。姜片虫虫卵与肝片形吸虫虫卵和棘口类吸虫虫卵的形态十分相似, 应注意鉴别。肝片形吸虫虫卵的形态特征与姜片虫虫卵的区别是: 纵径略长 (130~150μm); 卵盖略大; 卵壳周围可见胆汁染色颗粒附着; 胚细胞较易看到。棘口类吸虫虫卵的形态特征: 相对较小, 大小为 (74~85)μm×(45~56)μm; 淡黄色, 卵壳薄, 一端有卵盖, 卵内含未分化的卵细胞和若干个卵黄细胞。

(黄帅钦)

第二章 绦 虫

第一节 链状带绦虫

【提要】 链状带绦虫（*Taenia solium* Linnaeus，1758）也称猪肉绦虫、猪带绦虫或有钩绦虫，隶属于圆叶目（Cyclophyllidea）带科（Taeniidae），其基因组约 260Mb。古代医籍中称之为寸白虫或白虫。早在公元 217 年，《金匮要略》中即有白虫的记载，公元 610 年巢元方在《诸病源候论》中对该虫体进行了形态描述。成虫寄生于人体小肠，可引起猪带绦虫病（taeniasis solium）。幼虫为猪囊尾蚴（cysticercus cellulosae），俗称猪囊虫或囊虫，主要寄生于猪的肌肉、肝脏、脑等各种组织器官内。含有囊尾蚴的猪肉，俗称"豆猪肉"或"米猪肉"。人因误食生的或未煮熟的并含有囊尾蚴的猪肉而感染。囊尾蚴也会寄生在人的皮下、肌肉、脑、眼等处，引起猪囊尾蚴病（cysticercosis）。猪囊尾蚴病比猪带绦虫病危害更严重。

【案例】

> 患者，男，48 岁。因肌肉酸痛 1 个月，头痛、头晕、恶心、呕吐、少语而就诊入院。既往有高血压病史。体检：T 36℃，BP 180/110mmHg（24/14kPa）。眼底检查发现双侧视乳头轻度水肿，无出血；脑脊液压力 2.16kPa。颅脑 CT 示：额叶 2cm×3cm 大小低密度灶，第四脑室轻度扩大。拟诊断为脑梗死。病程：入院后，经降颅内压，静脉滴注羟乙基淀粉、曲克芦丁、蝮蛇抗栓酶等，治疗 10 天，症状加重，出现视物模糊、抽搐，重新考虑诊断。经详细询问病史及做体格检查，发现患者经常吃烤猪肉串；胸前区有多个皮下活动性结节。
>
> 问题：
> 1. 该患者所患何病，依据是什么？
> 2. 若确诊还需要做哪些检查？

【形态】

1. 成虫 呈乳白色，扁长如带，较薄，略透明，长 2～4m，前端较细，向后渐扁阔。头节近似球形，直径 0.6～1mm，不含色素，除有 4 个吸盘外，顶端还具顶突，其上有小钩 25～50 个，排列成内外两圈，内圈的钩较大，外圈的稍小。颈部纤细，直径仅约头节之半（图 3-2-1）。链体上的节片数为 700～1000 片，近颈部的幼节，节片短而宽；中部的成节近方形，末端的孕节则为长方形（图 3-2-2）。每一节片的侧面有一生殖孔，规则地分布于链体两侧。每一成节具雌雄生殖器官各 1 套。睾丸 150～200 个，输精管向

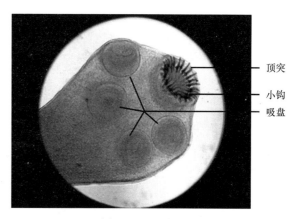

顶突
小钩
吸盘

图 3-2-1 成虫头节

一侧横行，在纵排泄管外侧经阴茎囊开口于生殖腔。阴道在输精管的后方。卵巢在节片后 1/3 的中央，分为三叶，除左右两叶外，在子宫与阴道之间另有一中央小叶。卵黄腺位于卵巢之后。孕节中充满虫卵的子宫向两侧分支，每侧有 7～13 支，每一支又继续分支，呈不规则的树枝状。每一孕节中约含 4 万个虫卵。

2. 虫卵 呈球形或近似球形，直径 31～43μm。卵壳很薄，内为胚膜，在虫卵自孕节散出后，卵壳多已脱落，成为不完整卵。胚膜较厚，棕黄色，由许多棱柱体组成，在光镜下呈放射状的条纹。胚膜内含球形的六钩蚴，直径为 14～20μm，有 3 对小钩（图 3-2-3）。

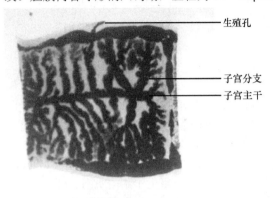

图 3-2-2 成虫孕节

生殖孔
子宫分支
子宫主干

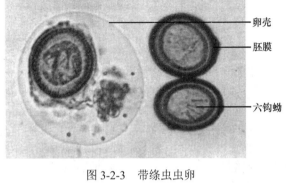

图 3-2-3 带绦虫虫卵

卵壳
胚膜
六钩蚴

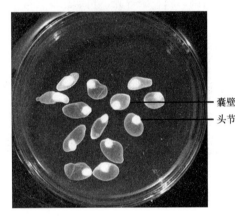

图 3-2-4 猪囊尾蚴

囊壁
头节

3. 囊尾蚴 猪囊尾蚴如黄豆大小，5mm×(8～10)mm，为白色半透明的囊状物，囊内充满透明的囊液。囊壁分两层，外为皮层，内为间质层，间质层有一处向囊内增厚形成向内翻卷收缩的头节（图 3-2-4）。其形态结构和成虫一样。

【生活史】 人是猪带绦虫的唯一终宿主，同时也可作为其中间宿主；猪和野猪是主要的中间宿主。成虫寄生于人的小肠上段，以头节的吸盘和小钩固着于肠壁。虫体后段的孕节常单独或 5～6 节相连地从链体脱落，随粪便排出。脱离虫体的孕节，仍具有一定的活动力，可因受挤压破裂而使虫卵散出。当虫卵或孕节被猪或野猪等中间宿主吞食，虫卵在小肠内经消化液作用 24～72 小时后，虫卵胚膜破裂，六钩蚴逸出，然后借其小钩和分泌物的作用，钻入小肠壁，经血液循环或淋巴系统而到达宿主身体各处。在寄生部位，虫体逐渐长大，中间细胞溶解形成空腔，充满液体，约经 10 周后，猪囊尾蚴发育成熟。猪囊尾蚴在猪体内寄生的部位为运动较多的肌肉（图 3-2-5），以股内侧肌多见，再者依次为深腰肌、肩胛肌、膈肌、心肌、舌肌等，还可以寄生于脑、眼等处。囊尾蚴在猪体内可存活数年。如猪存活时间长，囊尾蚴可死亡并钙化。当人误食生的或未煮熟的含囊尾蚴的猪肉后，囊尾蚴在小肠受胆汁刺激而翻出头节，附着于肠壁，经 2～3 个月发育为成虫并排出孕节和虫卵。成虫在人体内寿命可达 25 年以上。人也可成为猪带绦虫的中间宿主，当人误食虫卵或孕节后，可在人体发育成囊尾蚴，但不能继续发育为成虫（图 3-2-6）。

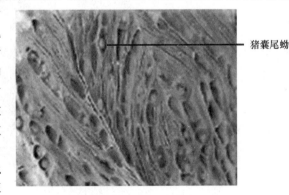

图 3-2-5 米猪肉

猪囊尾蚴

【致病】 猪带绦虫成虫和幼虫均可对人体造成伤害，尤以囊尾蚴寄生在皮下、肌肉、脑等组织器官对人体的危害最严重。

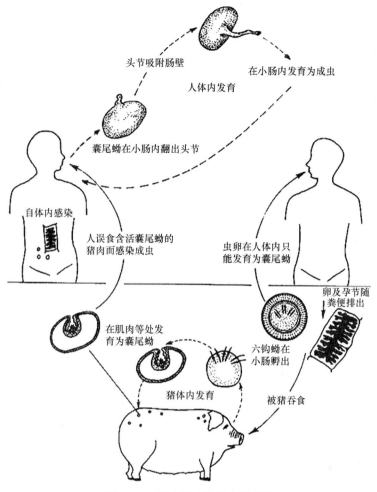

图 3-2-6 猪肉绦虫生活史示意图

1. 幼虫致病 主要是囊尾蚴寄生在皮下、四肢和躯干对宿主造成的伤害。

（1）皮下及肌肉囊尾蚴病：囊尾蚴位于皮下或黏膜下、肌肉中，形成结节。数目可由 1 个至数千个。以躯干和头部较多，四肢较少。结节在皮下呈圆形或椭圆形，大小为 0.5～1.5cm，硬度近似软骨，手可触及，与皮下组织无粘连，无压痛。常分批出现，并可自行逐渐消失。感染轻时可无症状。寄生数量多时，可自觉肌肉酸痛无力、发胀、麻木或呈假性肌肥大症等。

（2）脑囊尾蚴病：由于囊尾蚴在脑内寄生部位与感染程度不同，以及囊尾蚴本身的情况与宿主对寄生虫的反应也不同，脑囊尾蚴病的临床症状极为复杂，可全无症状，但有的可引起猝死。通常病程缓慢，囊尾蚴病发病时间以 1 个月至 1 年为最多，最长可达 30 年。癫痫发作，颅内压增高，神经精神症状是脑囊尾蚴病的三大主要症状，以癫痫发作最多见。

（3）眼囊尾蚴病：囊尾蚴可寄生在眼的任何部位，但绝大多数在眼球深部、玻璃体及视网膜下寄生。通常累及单眼。症状轻者表现为视力障碍，常可见虫体蠕动，重者可失明。眼内囊尾蚴存活时，一般患者尚能忍受。但囊尾蚴一旦死亡，虫体的分解物可产生强烈刺激，造成眼内组织变化，玻璃体混浊、视网膜脱落、视神经萎缩，并发白内障，继发青光眼等终致眼球萎缩而失明。

2. 成虫致病 成虫寄生于人体小肠，一般多为 1 条，在流行区患者平均感染的成虫多达 2～4条，中国报道一例患者最多感染 19 条。肠绦虫病的临床症状一般轻微。粪便中发现节片是最常见的患者求医原因。少数患者有上腹或全腹隐痛、消化不良、腹泻、体重减轻等症状。偶有因头节固着肠壁而致局部损伤者，少数穿破肠壁或引起肠梗阻。

【辅助检查】

1. 病原学检查   在肠道，猪带绦虫感染以在粪便内查见孕节和虫卵或用肛门拭子法在肛周皮肤上查见虫卵为诊断依据。猪囊尾蚴病以获检囊尾蚴为确诊依据。具体为：①带绦虫孕节鉴定：带绦虫孕节可用夹片法进行快速鉴定。夹取带绦虫孕节，水洗后置于两个载玻片间，轻压固定，对光观察子宫分支情况，自基部计数子宫一级分支数目，以鉴定虫种。若子宫分支不清楚，可采用墨汁注射法，即水洗后用滤纸吸干虫体表面的水分，用 1ml 注射器、4 号针头，抽取墨汁少许，从孕节中央子宫一端进针，缓慢推注墨汁于子宫腔内，可见墨汁进入各子宫分支。水洗多余墨汁，将孕节夹于两个载玻片间观察并计数子宫分支情况，确定虫种。鉴定新鲜孕节时应戴橡皮手套以防感染。②皮下包块活检猪囊尾蚴的形态鉴定：以手术方法摘取皮下结节或浅部肌肉包块，分离出虫体，直接观察确定，如为病理组织切片，应根据猪囊尾蚴的囊壁和头节的基本形态结构特征进行确诊。

2. 免疫学检查   免疫学试验具有辅助诊断价值，尤其是对于无明显临床体征的脑型患者更具重要参考意义。对深部组织中的猪囊尾蚴病的诊断具有重要的临床参考价值。常用 ELISA 检测抗体或循环抗原。目前经实验证明有效的免疫学方法：①间接血凝试验（IHA），阳性检出率为73%～88%，为临床上常规应用；②酶联免疫吸附试验（ELISA），敏感性和特异性均高，阳性检出率为 88.4%；③斑点酶联免疫吸附试验（Dot-ELISA），特异性和敏感性更高，且简便易行，适于基层使用，阳性检出率为 95% 以上。其他免疫学方法有酶标记抗原对流免疫电泳（ELACIE）和单克隆抗体检测患者循环抗原如 McAb（4F4）、抑制性 ELISA 等。

3. 影像学检查   对于脑和深部组织的囊尾蚴可用 X 线、B 超、CT 等影像仪器检查并可结合其他临床症状如癫痫、颅压增高和精神症状等确定。近年采用磁共振可进一步提高诊断率。

【流行】

1. 分布   猪带绦虫呈世界性分布，其中以中非、南非、拉丁美洲、东亚及南亚的发展中国家为甚。猪带绦虫在我国分布很广，主要分布于云南、黑龙江、吉林、山东、河北、河南、陕西、山西、湖北、福建、海南、青海、江苏、宁夏等 27 个省（区），其中云南、东北、华北及华东地区人群感染率达 1%～15.2%。患者以青壮年为主，男性多于女性，农村多于城市。近年来，有些地区的感染人数呈上升趋势。

2. 流行的三个环节

（1）传染源：猪带绦虫病的病原体是虫卵，传染源是感染的猪或人，猪与人可通过误食被猪带绦虫虫卵污染的食物或水而感染；猪囊尾蚴病的病原体是猪囊尾蚴，传染源是感染的猪，通过误食未煮熟的"米猪肉"而受感染。

（2）传播途径：人因食用生的或半生的含猪囊尾蚴的猪肉而被感染。在烹炒时未煮熟，或尝生的肉馅或吃生肉片火锅，或生熟刀具不分等都可食入活囊尾蚴。

（3）易感人群：人对猪带绦虫普遍易感，感染猪带绦虫后人体可产生带虫免疫，对宿主再次感染有保护作用。国内患者年龄最小者仅 6 个月，最长者 85 岁，一般以青壮年居多，男性多于女性。

【防治】   在普查的基础上及时为患者驱虫治疗。由于本虫寄生在肠道常可导致囊尾蚴病，故必须尽早并彻底驱虫治疗。驱绦虫药物较多，近年多采用槟榔和南瓜子合剂。此外，吡喹酮、甲苯咪唑、阿苯达唑等都能取得较好驱虫效果。槟榔、南瓜子合剂疗法效果良好。多数患者在服药5～6 小时内即排出完整的虫体，若只有部分虫体排出时，可用温水坐浴，让虫体慢慢排出，切勿用力拉扯，以免虫体前段和头节留在消化道内。用过的水应进行适当的处理以免虫卵扩散。服药后应留取 24 小时粪便，仔细淘洗检查有无头节。如未得头节，应加强随访，若 3～4 个月内未再发现节片和虫卵则可视为治愈。

治疗囊尾蚴病常用的方法是以手术摘除囊尾蚴。眼囊尾蚴病唯一合理的治疗方法是手术摘取虫体，如待虫体死亡，引起剧烈的炎症反应，不得不摘除整个眼球。但在特殊部位或较深处的囊尾蚴往往不易施行手术，而仅能给予对症治疗。如脑囊尾蚴病时给抗癫痫药物等。近年证明吡喹酮、阿苯咪唑和甲苯咪唑可使囊尾蚴变性和死亡，特别是前者具有疗效高、药量小、给药方便等优点，但均有不同程度的头痛、呕吐、发热、头晕、皮疹等毒副作用。

管理厕所猪圈：发动群众管好厕所、建圈养猪，防止人畜互相感染。

注意个人卫生：大力宣传本病的危害性，革除不良习惯，不吃生肉，饭前便后洗手，以防误食虫卵。烹调务必将肉煮熟。肉中的囊尾蚴在 54℃经 5 分钟即可被杀死，切生熟肉刀和砧板要分开。

加强肉类检查：搞好城乡肉品的卫生检查，尤其要加强农贸市场上个体商贩出售的肉类检验，在供应市场前，肉类必须经过严格的检查和处理。猪肉在 –13～–12℃ 环境中，经 12 小时，其中囊尾蚴可全部被杀死。在防治中要加强领导，农、牧、卫生、商业部门密切配合，狠抓综合性措施的落实，切实做到防治见效。

【案例解析】

1. 该患者所患何病，依据是什么？

该患者首先考虑患猪囊尾蚴病。依据如下：肌肉酸痛、头痛、头晕、恶心、呕吐、少语等症状，颅脑 CT 检查提示有低密度灶。胸前区有多个皮下活动性结节。

同时考虑患猪带绦虫病。依据为经常吃烤猪肉串。

2. 若确诊还需要做哪些检查？

可取皮下活动性结节进行检查，同时可取粪便查找虫卵。也可采血进行免疫学检查。

（李　健）

第二节　肥胖带绦虫

【提要】　肥胖带绦虫（*Taenia saginata* Goeze，1782）曾被称为肥胖带吻绦虫，又名牛带绦虫、牛肉绦虫或无钩绦虫，与猪带绦虫同属于带科。两者形态和生活史基本相似。成虫主要寄生于人小肠，幼虫寄生于黄牛、水牛、羊、鹿等动物的肌肉内。人吃未煮熟含有囊尾蚴的牛肉而被感染。

【案例】

患者，男，38 岁。因腹痛、呕吐、厌食、全身乏力而就诊入院。3 年前体重开始减轻。既往有生食牛肉史。入院就诊前 2 年内以胃痛、腹痛、慢性贫血等原因在多家医院和诊所就诊。入院体检正常。住院期间，患者排出长度约 15cm 白色带状物。

问题：

1. 该患者所患何病，依据是什么？

2. 如何预防感染？

【形态】

1. 成虫　个体大，体长 4～8m，最大宽度 7mm，共有 1000～2000 个节片，活体呈淡黄色。头节近方形，具 4 个吸盘（图 3-2-7）。生殖孔位于各节片的边缘中部，睾丸数 300～400 个，卵巢由左右两瓣组成。孕节子宫两侧各具 15～30 个分支（图 3-2-8）。

2. 虫卵　在光镜下，与猪带绦虫虫卵形态不可分。

3. 囊尾蚴　成熟的囊尾蚴为卵圆形的囊，（7～10）mm×（4～6）mm，乳白色、半透明，囊内充满透明的囊液。肉眼可见囊壁上有一白色小点，是向囊内翻

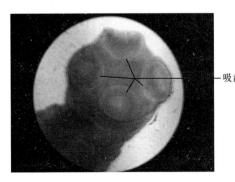

——吸盘

图 3-2-7　牛带绦虫成虫头节

卷收缩的头节。囊壁分两层，外为皮层，内为间质层，间质层有一处向囊内增厚形成向内翻卷收缩的头节。其形态结构和成虫一样（图3-2-9）。

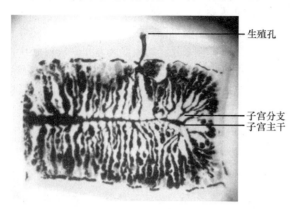

图 3-2-8　牛带绦虫成虫孕节

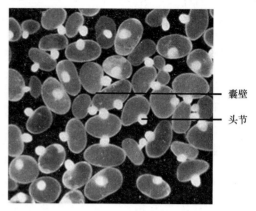

图 3-2-9　牛囊尾蚴

猪带绦虫与牛带绦虫的形态区别见表3-2-1。

表 3-2-1　猪带绦虫与牛带绦虫的形态区别

项目	猪带绦虫	牛带绦虫
体长	2～4m	4～8m 或更长
节片	700～1000 节，薄、略透明	1000～2000 节，肥厚、不透明
头节	球形，直径约 1mm，有顶突、小钩（25～50 个）	近方形，直径 1.5～2mm，无顶突、小钩
成节	卵巢分 3 叶，睾丸 150～200 个	卵巢分 2 叶，睾丸 300～400 个
孕节	子宫分支不整齐，每侧 7～13 支	子宫分支整齐，每侧 15～30 支
囊尾蚴	头节有小钩，可寄生于人体	头节无小钩，不寄生于人体

【生活史】　成虫寄生在人的小肠上段，人是牛带绦虫的终宿主。孕节常逐节自链体脱落，随宿主粪便排出。通常每天排6～12节，最多可排40节。脱落的孕节有明显的活动力，可自动从肛门逸出。当孕节蠕动时虫卵可从子宫前端排出或由于孕节破裂虫卵散出。中间宿主牛吞食虫卵或孕节后，虫卵内的六钩蚴在其小肠内孵出，钻入肠壁，随血流播散到牛身体各处，尤其是运动较多的腿、肩、心、舌和颈部等肌肉内，经60～70天发育为牛囊尾蚴。除牛之外，美洲驼、骆驼、狍、羊、长颈鹿、羚羊等也可被牛囊尾蚴寄生。人食入含囊尾蚴的生的或未煮熟的牛肉，囊尾蚴在小肠消化液的作用下，翻出头节并吸附于肠壁，经2～3个月发育为成虫（图3-2-10）。成虫寿命可达20～30年，甚至更长。

【致病】　牛带绦虫病是由牛带绦虫（牛肉绦虫）的成虫寄生于人体小肠引起的寄生虫病。可发生于任何年龄，潜伏期为3个月，为从吞食牛囊尾蚴至粪便中出现虫体节片（或虫卵）。一般男性多于女性。寄生人体的牛带绦虫成虫多为1条，也可多达8条。轻重程度与体内寄生虫数有关。

1. 轻症　可毫无症状，粪便或内裤中发现白色节片为最常见的症状，患者多数因此就诊。孕节多于大便时同粪便一起排出体外，而且常自动地单个或两三个节片相连地从肛门爬出，在肛门周围作短时间蠕动，并滑落到会阴或大腿部，患者感到肛门瘙痒不适。几乎所有患者都有肛门瘙痒的症状。

2. 重症　症状明显者甚至可因并发症而死亡。

（1）胃肠道症状：以腹痛最为常见，见于半数病例。腹痛可在上腹部、脐周或无固定位置，可为钝痛、隐痛、刺痛、咬痛或烧灼感，少数患者可有肠绞痛。此外还可有恶心、呕吐、腹泻等症状。食欲减退或亢进、消化不良都较常见。

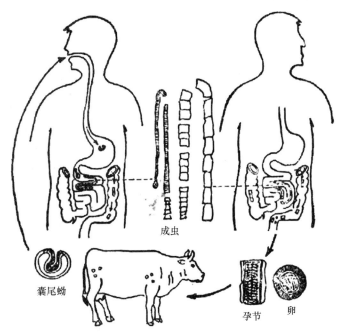

图 3-2-10 牛带绦虫生活史示意图

（2）全身症状：乏力、体重减轻、夜间磨牙、贫血、营养不良等。

（3）其他：少数患者可有神经症状（如头昏、神经过敏、失眠、癫痫样发作与晕厥等）、皮肤症状（过敏性瘙痒症、荨麻疹、结节性痒症等）。

【辅助检查】

1. 病原学检查

（1）虫卵检查：大多数患者粪便中可找到虫卵，但由于牛带绦虫无子宫孔，虫卵不能直接排入肠道，仅在孕节伸缩蠕动或破裂时而将虫卵播散到粪便中，故并非每一例患者均可查获虫卵，虫卵检查可采用直接涂片或厚涂片法、沉淀法和漂浮浓集法等，其中 Hein 厚涂片法 3 次检出率可达 97%，用棉花拭子法作肛门涂片检查，可检获虫卵，方法简便，阳性率与沉淀法大致相等，可用于普查，粪便或拭子涂片检查发现的绦虫虫卵，不能鉴别其虫种，因为牛带绦虫与猪带绦虫虫卵极相似，两者难以区别。

（2）孕节检查：牛带绦虫孕节常从链体脱落，随呕吐物或粪便排出体外，故详细询问是否有呕吐或粪便中带节片常是简单而准确的诊断方法，观察孕节子宫分支数目与形状可用于鉴定肠绦虫种类，将混在粪便中的节片挑出并用清水洗净，夹于两载玻片之间，对着光线肉眼即可分辨子宫分支数目与形状，牛带绦虫孕节子宫分支数为 15～30 个，呈对分支状，猪带绦虫孕节子宫分支为 7～13 个，呈树枝状。

（3）头节检查：驱虫治疗后 24 小时，留取全部粪便检查头节可帮助考核疗效和鉴别虫种，可将粪便置一大容器中用清水反复漂洗直至粪液澄清，将沉渣转到玻璃容器中衬以黑色背景，仔细查找头节，如遇虫体缠结小心解开并顺链体向细端寻找，牛带绦虫的头节呈近四方形，较大而无顶突与小钩，猪带绦虫头节呈圆形，较小且具顶突，其上有两排小钩，头节被驱出表明治疗彻底，如有多虫感染可能时应注意链体条数与头节数是否一致。

2. 免疫诊断 用虫体匀浆或虫体蛋白质作抗原进行皮内试验、环状沉淀试验、补体结合试验或乳胶凝集试验可检测体内抗体，阳性符合率为 73.7%～99.2%，用酶联免疫吸附试验也可检测宿主粪便中特异性抗原，灵敏性可达 100%，且具有高度特异性，与蛔虫、微小膜壳绦虫、钩虫和鞭虫无交叉反应。

3.分子生物学检查 DNA-DNA 斑点印迹法可用于检测牛带绦虫虫卵，是用聚合酶链反应（PCR）扩增粪便中虫卵或虫体脱落的外被体表物质的微量种特异性 DNA 序列，来检测人体内牛带绦虫或猪带绦虫成虫，特异性与灵敏性均很高。

【流行】

1.分布 牛带绦虫呈世界性分布，多在喜吃牛肉，尤其有生食或半生食牛肉习惯的地区和民族中流行广泛，一般地区仅有散在感染。我国 20 多个省有散在病例，但在一些少数民族农牧区感染率可高达 70% 以上，患者多为青壮年人，一般男性稍多于女性。

2.流行的三个环节

（1）传染源：牛带绦虫病的病原体是牛囊尾蚴，感染了囊尾蚴的牛，是牛带绦虫病的主要传染源。

（2）传播途径：主要与当地人群的生活方式和饮食习惯有关。在流行区，农牧民常在牧场及野外排便，致使人粪污染牧场、水源和地面。牛带绦虫虫卵在外界可存活 8 周或更久，因此放牧时，牛很容易吃到虫卵或孕节而感染。喜欢吃生或是半生牛肉的人群也容易感染。

（3）易感人群：任何年龄均可患牛带绦虫病。感染牛带绦虫后，人体可产生带虫免疫，不能消除感染，但对再感染有一定的免疫力。

【防治】 防治牛带绦虫病应采取以下措施：

（1）注意个人卫生，改良饮食和卫生习惯，肉类必须煮熟煮透，切生食和熟食的刀、砧板要分开，用后应洗刷干净，防止污染。

（2）加强肉类的检验及加工工作。如果食用的肉中没有活的囊尾蚴，人类便不可能感染牛带绦虫。因此，应加强肉类检验及加工工作。

（3）加强对牛的饲养管理，为防止牛感染，应将厕所与牛舍分开，以防牛食入人的粪便。

（4）及时治疗患者。常用的中药有槟榔、南瓜子、龙芽草，西药有氯硝柳胺（灭绦灵）、吡喹酮等。

【案例解析】

1.该患者所患何病，依据是什么？

该患者所患为牛带绦虫病，依据是有生食牛肉史，入院期间有排节片史，有腹痛、呕吐、厌食、全身乏力症状。

2.如何预防感染？

加强健康教育，注意饮食卫生，养成良好饮食习惯，不生食半生食牛肉及其制品。

（李　健）

第三节　细粒棘球绦虫

【提要】 细粒棘球绦虫（*Echinococcus granulosus* Batsch，1786）又称包生绦虫，属于带科棘球属。细粒棘球绦虫的成虫寄生于犬科类食肉动物的小肠内，只有幼虫（即棘球蚴）寄生于人或其他食草动物体内，引起严重的疾病，称为囊型包虫病或棘球蚴病（cystic echinococcosis，CE）。棘球蚴病的诊断主要依靠影像学诊断和病原学诊断。棘球蚴病为一种呈世界性分布的人兽共患寄生虫病，畜牧业发达的国家和地区多见，危害人和家畜健康，影响畜牧业发展。

【案例】

患者，女，51 岁，牧民，来自新疆青河县。于 1 个月前体检 B 超时发现肝占位性病变，否认肝区疼痛、恶心、呕吐等症状，无发热，无全身皮肤黏膜、巩膜黄染，无皮肤瘙痒，无泛酸、黑便等不适，就诊于当地医院，完善腹部 CT 检查，结果显示肝右叶占位性病变，胆囊结石伴慢性胆囊炎。

查体：体温 36.3℃，脉搏 80 次/分，血压 110/70mmHg。一般情况良好，体形消瘦，意识清楚，正常面容。双肺呼吸音清，未闻及干湿啰音；心律齐，未闻及杂音。腹部平软，无压痛。

实验室检查：①血常规：白细胞 8×10⁹/L，多形核白细胞 55%，淋巴细胞 12%，嗜酸性粒细胞 8%。（正常参考值：白细胞（4～10）×10⁹/L，多形核白细胞 50%～70%，淋巴细胞 20%～40%，嗜酸性粒细胞 0.5%～5%）。②血生化：碱性磷酸酶 157U/L（正常参考值：碱性磷酸酶女性 50～135U/L）、血清胆碱酯酶 4.67kU/L、总蛋白 61.00g/L、白蛋白 31.70g/L、谷丙转氨酶 110U/L。包虫 IgG 抗体阳性。

腹部 CT 显示：肝脏形态饱满，肝顶部见不规则形囊状低密度影，边界清，最大截面大小约 6.4cm×8.7cm，CT 值约 26HU，囊壁钙化，增强后病变未见强化，门静脉左支及肝左静脉推移改变，肝内外胆管无扩张，脾不大，胆囊不大，内多发高密度小结节，胰腺大小、形态及密度正常。

问题：
1. 该患者所患何病？诊断依据和诊断方法是什么？
2. 该患者是如何患病的？应该怎么治疗？

【形态】

1. 成虫　虫体细小，体长 2～7mm，是绦虫中较为短小的虫种之一（图 3-2-11）。头节略呈梨形，具有顶突和 4 个吸盘。顶突富含肌肉组织，伸缩力强，上有排列整齐、呈放射状排列的两圈小钩，共 28～48 个（通常是 30～36 个）。顶突的顶端有顶突腺。链体仅具有幼节、成节及孕节各 1 个，偶尔见多 1 节。成节的结构与带绦虫相似，生殖孔位于节片一侧的中部偏后，睾丸 45～65 个，分布于生殖孔的前后。孕节的最大生殖孔常偏后，在节片一侧中部，子宫具有不规则的分支和侧突，内含虫卵 200～800 个。

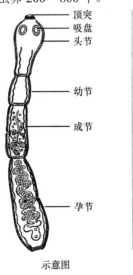
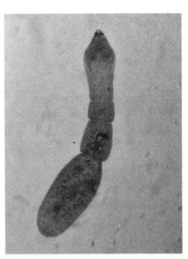

示意图　　　　　　　　实物图

图 3-2-11　细粒棘球绦虫成虫

2. 虫卵　与带绦虫虫卵相似，为宽椭圆形，卵壳薄，内含胚膜和六钩蚴，大小 31～43μm，在普通光学显微镜下与其他带绦虫虫卵难以区别。

3. 幼虫　称为棘球蚴，为圆形或近圆形的囊状体。大小因寄生时间的长短、寄生部位和宿主的不同而异，直径可由不足 1 厘米至数十厘米不等。棘球蚴为单房性囊，基本结构由囊壁和内含物（生发囊、原头蚴、子囊、孙囊和囊液等）组成（图3-2-12）。

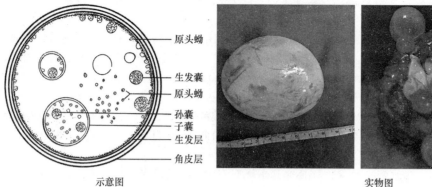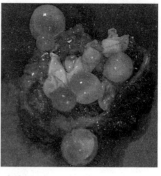

示意图 实物图

图 3-2-12 细粒棘球蚴

囊壁外有宿主的纤维组织包绕。囊壁分两层：外层为角质层（laminated layer），厚1～4mm，乳白色，半透明，似粉皮状，无细胞结构，较脆弱、易破裂，此层囊壁由富含高分子的多糖成分组成，主要是植酸、肌醇、磷酸盐等，成为一道物理屏障。内层为胚层（germinal layer），亦称生发层，生发层紧贴在角质层内，厚22～25μm，有许多细胞，胞核结构明显。生发层向囊内长出许多原头蚴或称原头节（protoscolex）。囊内充满棘球蚴液（hydatid fluid），也称囊液（cyst fluid），囊液无色透明或微带黄色，比重1.01～1.02，pH 6.7～7.8，内含大量的蛋白质、肌醇、卵磷脂、尿素，以及少量糖、无机盐和酶。生发层向囊内长出许多原头蚴（protoscolex）和生发囊（brood

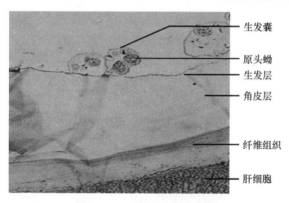

图 3-2-13 棘球蚴组织切片

capsule），原头蚴与成虫头节的主要区别在于体积小及无顶突腺；生发囊是仅有一层生发层的小囊，直径约1mm，内含数个原头蚴，由生发层的有核细胞发育而来。生发囊进一步发育形成与母囊结构相同的子囊（daughter cyst），囊内也可以有原头蚴。子囊内的小的囊状体称为孙囊。从囊壁上脱落的原头蚴、生发囊及小的子囊，悬浮在囊液中，统称为棘球蚴砂或囊砂（hydatid sand）。而有的棘球蚴囊内没有原头蚴、生发囊等，称为不育囊（infertile cyst）（图3-2-13）。

原头蚴呈椭圆形或圆形，大小为170μm×122μm，为向内翻卷收缩的头节，其顶突和吸盘内陷，保护着数十个小钩，但无顶突腺。此外，原头蚴内可见到石灰小体等，可能与缓冲系统有关（图3-2-14）。

【生活史】 细粒棘球绦虫需要两个哺乳动物的宿主才能完成生活史。细粒棘球绦虫的成虫寄生在犬、狼、狐狸等食肉动物的小肠上段，以顶突上的小钩及吸盘固定在肠绒毛基底部隐窝内，孕节或虫卵随终末宿主粪便排出。孕节的活动能力很强，可沿着草地或植物茎爬行，致虫卵污染环境，包括牧场、草木、畜舍、皮毛、蔬菜、土壤及水源等。虫卵可随犬或人的活动及尘土、风、水散播在人及家畜活动的场所，犬及牛、羊等动物的身体各部位也可粘有虫卵。细粒棘球绦虫具有较广泛的宿主适应性，中间宿主为偶蹄类如羊、牛、骆驼、猪、鹿、马、袋鼠，以及某些啮齿类如野鼠和灵长类（包括人）。当中间宿主吞食了虫卵或孕节后，经胃液和胆汁的刺激作用，六钩蚴（oncosphere）在十二指肠孵出，钻入肠壁微小血管壁，经门静脉循环至肝，再到肺，随后经过体循环至腹腔、肾、脑、脾脏、骨髓及全身其他器官。六钩蚴约经5个月发育成棘球蚴，直径为1～3cm。一般感染半年后囊的直径为0.5～1.0cm，以后每年增长1～5cm，最大可以长到30～50cm。人作为中间宿主，主要是由于不注意个人卫生误食被污染的食物或水中的虫卵而感染。棘球蚴在人体内可存活数十年（图3-2-15）。犬科类动物通过吞食中间宿主体内的棘球蚴而感染。

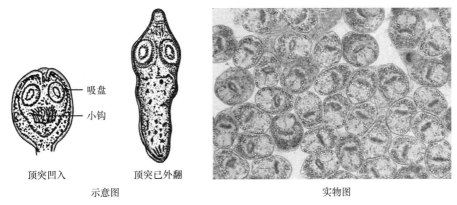

顶突凹入　　　　　顶突已外翻

示意图　　　　　　　　　　　　　　　　实物图

图3-2-14　细粒棘球绦虫原头蚴

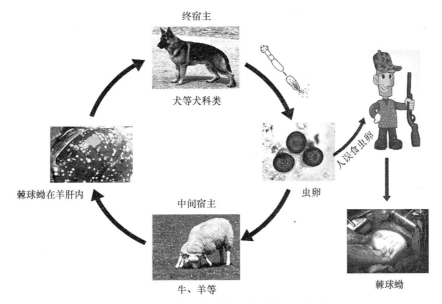

图3-2-15　细粒棘球绦虫的生活史示意图

【致病】　棘球蚴对人体的危害以机械损害和囊液的过敏性及毒性刺激为主，严重程度取决于棘球蚴的大小、数量、寄生时间和部位。因棘球蚴生长缓慢，往往在感染后5～20年才出现症状。原发的棘球蚴感染多为单个，继发感染常为多发，可同时累及多个器官。棘球蚴可寄生于人体的各部位，常见寄生部位是肝（70%）和肺（20%）。棘球蚴不断生长，压迫周围组织、器官，引起组织细胞萎缩、坏死，因此临床表现多样，极其复杂，常见的临床表现有：

1. 局部压迫和刺激症状　受累部位有轻微疼痛和坠胀感。如累及肝可有肝区疼痛，压迫胆道时可出现阻塞性黄疸、胆囊炎等；压迫门静脉可出现血液循环障碍、腹水；在肺部可出现呼吸急促、咳嗽、胸痛等呼吸道刺激症状；在颅脑则引起头痛、呕吐甚至癫痫等一系列神经系统症状。骨棘球蚴常见于骨盆、椎体的中心和长骨的干骺端，可破坏骨质，易造成病理性骨折或骨碎裂。位置表浅的棘球蚴可在体表形成包块，触之坚韧，压之有弹性，叩诊时有震颤感。

2. 毒性和超敏反应　棘球蚴的内含物逸出可引起一系列的胃肠道症状，常伴有厌食、消瘦、贫血、儿童发育障碍、恶病质等毒性症状，以及荨麻疹、哮喘、嗜酸性粒细胞增多等超敏反应症状。如囊液大量进入血液循环常可出现严重的过敏性休克，甚至突然死亡。

3. 并发症 棘球蚴破裂，可造成继发性棘球蚴感染。如肝棘球蚴破裂至胆道，可引起急性炎症和梗阻，并可在胆道内发育成无数的小棘球蚴，阻塞胆道；若破入腹腔可致急性弥漫性腹膜炎。肺棘球蚴破入支气管时，可咳出大量液体和破碎囊皮等物。在肝膈面的棘球蚴可长期压迫膈肌，偶可穿破膈肌进入胸腔。

【免疫】 棘球蚴结构和生活史复杂，故其各时期均具有强弱不同的免疫原性，同地理来源、不同中间宿主来源，甚至同一宿主不同寄生部位的棘球蚴抗原亦存在差异，并且中间宿主的不同器官对棘球蚴抗原的反应性也不一致。

1. 先天性免疫 激活的巨噬细胞和宿主血清内的补体对棘球蚴在宿主体内寄生、生长和发育有一定的影响。

2. 获得性免疫 人感染棘球蚴后可使血清中的免疫球蛋白增加，形成特异性 IgG、IgM、IgA 和 IgE，其中 IgG 含量的增加较 IgM 和 IgA 更常见。肝包虫诱导宿主所产生抗体主要是 IgG，肺包虫诱导宿主所产生抗体主要是 IgM。近期包虫囊破裂的患者血清中 IgM 水平也会急剧增高。小儿患者 IgG 水平明显低于成人，表明体液免疫应答与年龄有关。随着棘球蚴增大和数量的增多，抗体阳性率也逐渐由弱变强。

机体感染棘球蚴后，诱导 CD4$^+$T/CD8$^+$T 细胞免疫，亦可刺激 B 细胞活化产生特异性的抗体，最重要的是棘球蚴抗原影响 CD4$^+$T 细胞免疫应答的调节作用。感染棘球蚴的小鼠早期以 CD4$^+$T 细胞免疫为主，形成保护性免疫，晚期逐渐以 CD8$^+$T 细胞免疫为主，使机体呈免疫抑制状态。

3. 免疫逃避 棘球蚴可以依赖有效的免疫逃避机制在宿主体内长期生存并造成慢性感染。棘球蚴囊壁、原头节和囊液等所含抗原物质多而复杂，在逃避宿主的免疫应答中起重要作用。棘球蚴逃避宿主免疫反应机制分为主动免疫逃避与免疫调节两种。棘球蚴通过抑制补体的激活、耗竭特异性抗体、影响 T 细胞活性、下调 B 细胞功能等有效地避开宿主的免疫反应。棘球蚴的 Eg Teg 蛋白和囊液中的抗原 B 等能明显抑制中性粒细胞的趋化作用；刺激宿主产生 Th2 细胞因子激发非保护性的免疫应答；干扰单核细胞分化和调节树突状细胞的表型逃逸宿主免疫监视。

棘球蚴角质层为无细胞的多层纹理状结构，由富含高分子质量的多糖成分构成，使内层的生发层及囊内的生发囊和原头节能有效地避开宿主的免疫反应，从而成为一道物理屏障，此屏障在包虫逃避宿主免疫反应中起着重要作用。

细粒棘球蚴抗原成分多且可在特定的生活史阶段表达特定的抗原，产生不同的特异性免疫应答。棘球蚴免疫逃避可以通过抗原变异、伪装和阻断等途径实现。棘球蚴吸附宿主蛋白于虫体表面，起到伪装虫体的作用，在棘球蚴的角质层和纤维囊壁中均已检测到宿主的 IgG 等蛋白成分，且 IgG 为封闭性抗体，宿主的 IgG 与角质层及纤维囊壁的结合，可阻断宿主免疫系统对囊虫抗原的识别和攻击。IgG4 抗体亚型过量生成，抗体与抗原的表位结合，竞争 B 细胞上与抗原结合的受体（即抗原阻断），使得寄生虫得以存活。

棘球蚴通过改变 Th1 细胞因子与 Th2 细胞因子的平衡，逃避宿主的免疫杀伤，同时又不使宿主产生严重的免疫抑制，从而在宿主体内长期寄生。

【辅助检查】 目前棘球蚴病的诊断依据主要包括流行病学史，临床症状与体征，影像学表现，免疫学、病原学检测和核酸检测。

1. 询问病史 了解患者是否来自流行区，以及与犬、羊等动物及其皮毛接触史对诊断有一定参考价值。

2. 影像学诊断 临床诊断主要是以特异性影像为依据，其中超声检查因快速、便捷、无创的优势作为首选方法。X 线、B 超、CT、MRI、氟代脱氧葡萄糖正电子发射体层成像（fluorodeoxyglucose positron emission tomography，FDG-PET）及放射性核素扫描等对棘球蚴病的诊断和定位也有帮助。特别是 CT 和 MRI，不仅可早期诊断出无症状的带虫者，且能准确地检测出各种病理形态影像。

3. 病原学诊断 手术取出棘球蚴，或从痰、胸膜积液、腹水或尿等中检获棘球蚴碎片或原头蚴等可诊断。但切勿作诊断性穿刺，以免内容物渗漏，形成继发性棘球蚴病或出现超敏反应。

4. 免疫学诊断 血清学试验是常用的重要辅助诊断方法。人体感染细粒棘球绦虫后，机体免疫应答反应是最早出现的诊断指标。所以免疫学诊断是人体棘球蚴病重要的辅助诊断方法。棘球蚴病的免疫学诊断对于临床的诊治、手术及预后效果评价和现场流行病学调查起到重要作用，目前棘球蚴病常用的免疫学检测方法有 ELISA、IHA 等，其敏感性、特异性和准确性各有高低，在实验条件、操作简易性、耗时、现场流调、临床应用及检测结果可提供的信息等方面也有所差异。卡索尼皮内试验（Casoni intradermal test）方法简便，在 15 分钟内即可观察结果。阳性率在 78.6%～100%，但易出现假阳性（为 18%～67%）或假阴性。在棘球蚴摘除或钙化后仍可维持较长时间（甚至终生）的阳性反应。IHA 不失为一种较好的血清学试验方法。操作简便易行，假阳性率较低（0%～13%），特异性高，无须特殊的实验设备。肝棘球蚴感染阳性检出率约为 82%，肺棘球蚴阳性检出率为 33%～50%。IHA 常与其他免疫学方法联结结合临床资料综合诊断，多用于流行病学调查。ELISA 敏感性和特异性均超过 IHA，少有假阳性，已有试剂盒可供使用。斑点酶联免疫吸附试验（Dot-ELISA）操作简便、快速、易观察，适合基层现场应用。亲和素-生物素-酶复合物酶联免疫吸附试验（ABC-ELISA）与 ELISA 相比灵敏度更高，具有更高的阳性率，因此对抗体水平较低的棘球蚴病患者更能体现其价值。PVC薄膜快速 ELISA 是以 PVC 薄膜软板为载体，经抗原包被后，加酶标和底物（TMB）显色的血清抗体检测方法。此法较 ELISA 更省时、更方便、操作误差少，从而为现场大量样本的初筛提供了一种快速检测工具。固相免疫金银法（GSIA）是一种以胶体金为示踪标志物在抗原抗体检测中常用的新型免疫标记技术。GSIA 将胶体金标记技术用于棘球蚴病诊断上，其制作简便、经济、快速，成为棘球蚴病免疫诊断一种新的应用发展方向。蛋白质印迹法（Western blotting，WB）特异性较高，又称免疫印迹法（immunoblotting）。免疫印迹法对于病例确诊有很大的意义，可作为很好的验证性试验。

可信的血清学诊断方法的建立，关键在于敏感且特异抗原的选择。现阶段已开发出以包虫囊液（HCF）、抗原 B（antigen B）、抗原 5 为基础的多种血清学方法用于棘球蚴病的免疫诊断。目前棘球蚴囊液中纯化的抗原 B 及其重组抗原是较为公认的诊断抗原。为了提高对棘球蚴病免疫学诊断的准确率，采用 2～3 项血清学试验可相互弥补不足。

5. 分子生物学诊断 核酸检测技术具有所需样本量少、敏感性高、特异性强、反应快速等优点。可以使用常规 PCR、多重引物 PCR、实时荧光定量 PCR、环介导等温扩增（loop-mediated isothermal amplification，LAMP）等技术。

【流行】

1. 分布 棘球蚴病是全球性分布的人畜共患寄生虫病。人类棘球蚴病的分布比较广泛，流行地区几乎遍布所有大洲，尤其在畜牧业为主的国家。棘球蚴病是 2013 年 WHO 公布的 17 种被忽视的热带病（neglected tropical disease，NTD）之一，流行于世界各畜牧业发达地区，已成为全球性公共卫生问题，目标为到 2050 年达到控制或者消除标准。细粒棘球绦虫有较广泛的宿主适应性，主要以犬和偶蹄类家畜之间循环为特点，在我国主要是绵羊/犬循环，牦牛/犬循环仅见于青藏高原和甘肃省的高山草甸和山麓地带。

我国是世界上棘球蚴病流行最严重的国家之一，主要流行区在我国西部和北部广大农牧地区，即西藏、青海、四川、云南、甘肃、宁夏、新疆（含新疆生产建设兵团）和内蒙古等省（区），其次是陕西、山西和河北部分地区，棘球蚴病是这些地区因病致贫、因病返贫的重要原因。另外，在东北三省、河南、山东、安徽、湖北、贵州和云南等省有散发病例。迄今全国已有 23 个省（区、市）证实有当地感染的患者。流行区人群患病率达 0.28%，患病例数约 16.6 万，西藏自治区人群患病率最高，达 1.66%。据几个重点流行省区的不完全统计，棘球蚴病主要流行于我国西部农牧区的约 350 个县，受威胁的人口约 5000 万，患者人数为 17 万，人群中最易感染者是学龄前儿童。流行区儿童血清阳性率为 3.03%，其中青海省儿童血清阳性率最高（5.92%）。流行区动物中间宿主绵羊、牛和猪的感染率达 4.68%，家犬的感染率为 7%～71%，西藏自治区家畜感染率最高（13.21%）。

2. 流行环节

（1）传染源：牧区犬感染通常较重，犬粪中虫卵量大，随动物的活动以及尘土、风、水等播散，导致虫卵严重污染环境。虫卵对外界低温、干燥及化学药品有很强的抵抗力。在 2℃水中能活 2.5 年，在冰中可活 4 个月，经过严冬（–14～–12℃）仍保持感染力。一般化学消毒剂不能杀死虫卵。

（2）传播途径：牧区儿童喜欢与家犬亲昵，很易受到感染；成人感染可因从事剪羊毛、挤奶、加工皮毛等引起。此外，通过食入被虫卵污染的水、蔬菜或其他食物也可感染。家犬和野生动物的感染则常因以病畜内脏喂犬，或将其随地乱扔致使野犬、狼、豺等受到感染，从而又加重羊、牛感染，使流行形势愈趋严重。在非流行区人因偶尔接触受到感染的犬，或接触到来自流行区的动物皮毛而受感染。随着我国经济迅速发展，流行区的畜产品大量流向内地，各地也不断开辟新的牧场和草场，引进和饲养大批牲畜，新的污染地带可能形成，因此必须加强对本病的防治。

（3）易感人群：牧区牧民、农民、儿童或皮毛工人等。目前城市养犬日益增多，城市居民也有可能成为易感人群。

【防治】 卫生部在 1992 年颁布了《1992—1995 年全国包虫病防治规划》，经过在流行区多年的实施，已取得明显效果，许多地方的家犬和绵羊的感染率都已迅速下降。卫生部在 2006 年组织制定了《2006—2015 年全国重点寄生虫病防治规划》，规划中提到计划到 2015 年在棘球蚴病流行区达到 10 岁以下儿童感染率下降 60% 以上，犬棘球绦虫感染率下降 70% 以上。2016 年国家卫生和计划生育委员会等组织制定了《全国包虫病等重点寄生虫病防治规划（2016—2020 年）》，其中计划到 2020 年，70% 以上的流行县人群棘球蚴病患病率控制在 1% 以下，家犬感染率控制在 5% 以下。具体措施主要包括：

（1）控制传染源：对家犬实行登记管理，严格控制无主犬。定期用吡喹酮为家犬、牧犬驱虫，以减少传染源。

（2）切断传播途径：加强对屠宰场和个体屠宰户的检疫，及时处理病畜内脏。加强卫生法规建设和卫生检疫，强化群众的卫生行为规范，根除以病畜内脏喂犬和乱扔的陋习。加强对绵羊等中间宿主的疫苗接种（EG95 疫苗）。

（3）保护易感人群：加强健康教育，宣传、普及棘球蚴病知识，提高全民的防病意识，在生产和生活中加强个人防护，避免感染。加强水源管理，易感人群注意自己的个人卫生和饮食卫生。

棘球蚴病的治疗，首选外科手术。棘球蚴病虽然大部分可手术摘除，但因术中原头蚴的逸出及残留易导致术后复发。如果手术不规范，棘球蚴病术后复发率高，因此要加强术后随访监测工作。术中应注意务必将虫囊取尽并避免囊液外溢造成过敏性休克或继发性腹腔感染。药物治疗作为一种辅助治疗方法，对复发、多发、晚期及手术不能切除的棘球蚴病有重要意义。对早期的小棘球蚴，可使用药物治疗，目前以阿苯达唑疗效最佳，亦可使用甲苯咪唑、吡喹酮等。

【案例解析】

1. 该患者所患何病？诊断依据和诊断方法是什么？

该患者为肝棘球蚴病。诊断依据和诊断方法：①该患者为牧民，来自流行区。②体检 B 超发现肝占位性病变，腹部 CT 检查结果显示肝右叶占位性病变。腹部 CT 显示肝脏形态饱满，肝顶部见不规则形囊状低密度影，边界清，最大截面大小约 6.4cm×8.7cm，CT 值约 26HU，囊壁钙化，增强后病变未见强化，内多发高密度小结节。③免疫学诊断包虫 IgG 抗体阳性。

2. 该患者是如何患病的？应该怎么治疗？

该患者因误食细粒棘球绦虫的虫卵而感染。应该手术摘除棘球蚴，结合阿苯达唑药物治疗。

（热比亚·努力）

第四节 多房棘球绦虫

【提要】 多房棘球绦虫（*Echinococcus multilocularis* Leuckart，1863）引起的多房棘球蚴病又称泡型包虫病（alveolar echinococcosis，AE）。成虫主要寄生在狐狸小肠下段，但狼、猫和犬也可能是终宿主。几种小型啮齿动物，如田鼠、旅鼠和小鼠是中间宿主。仅幼虫泡球蚴寄生在人体肝脏等处引起泡型包虫病。AE 是一种严重的人兽共患寄生虫病，主要分布在北半球。在我国西北地区，该病危害着群众的健康和生命。泡型包虫病比较少见，但病情严重，病死率高，似恶性肿瘤，有"虫癌"之称。

【案例】

患者，男，42 岁，新疆阿勒泰人，皮毛买卖商人。因右上腹胀痛不适就诊。自述右上腹部胀痛，食欲减退，体重减轻 1 年余。入院查体：患者意识清楚，皮肤黏膜无黄染，浅表淋巴结未触及，巩膜无黄染，心肺未闻及杂音。右上腹膨隆，有压痛，可触及坚硬如橡皮的巨大包块。左肝增大，剑突下约 5cm。患者有明确的犬接触史，曾有剥狐狸皮和旱獭皮史。实验室检查：外周血中嗜酸性粒细胞升高。B 超显示左肝内叶、左右肝交界处可见一形态不规则、实囊混合型肿物，囊壁较厚，不对称，不均匀，内部以中强团块回声为主，中央区较大范围为液性暗区，并有少量强回声团块飘浮于后壁处，左肝内以实质性团块为主，有少量不规则液性暗区。CT 显示肝脏体积明显增大，以左叶为主，左叶内有非均质的实质性肿块，CT 值为 5～20HU，增强后因为周围肝脏实质的明显强化而显示不规则边缘更清楚，病灶实质部分强化不显著，病灶内部见小囊泡和钙化，即直径 1～10mm 的小泡状低密度影，以及中心可见液化坏死。血清学检测结果，棘球蚴囊液纯化抗原 ELISA 强阳性，免疫印迹试验 Em2 和 Em18 抗体阳性。

问题：

1. 根据上述病史和检查结果你认为该患者可能感染了哪一种寄生虫病？

2. 该患者是如何感染这种寄生虫的？如何防治？

【形态】

1. 成虫 多房棘球绦虫成虫与细粒棘球绦虫成虫非常相似，但虫体更小，为 1.2～3.7mm，链体的节片数为 4～5 节，生殖孔位于节片一侧的中部偏前，睾丸 15～30 个，分布在生殖孔的后方。孕节中的子宫呈团块状，无侧囊（图 3-2-16）。

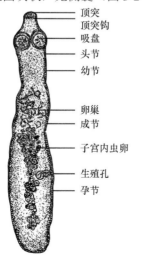
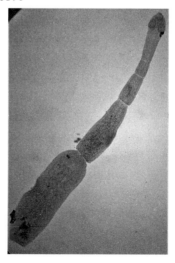

顶突
顶突钩
吸盘
头节
幼节
卵巢
成节
子宫内虫卵
生殖孔
孕节

图 3-2-16 多房棘球绦虫成虫

2. 虫卵 形态、大小、颜色与细粒棘球绦虫虫卵相似，光镜下难以区别。

3. 幼虫 泡球蚴一般呈单个巨块形，为淡黄色或白色的囊泡状团块；泡球蚴与棘球蚴不同，

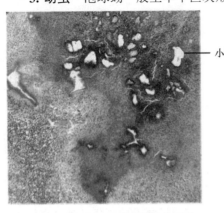

图 3-2-17 泡球蚴肝脏切片

不形成大囊泡，而是由无数个小囊泡集合成海绵状，与周围组织分界不清楚。泡球蚴以出芽增殖，大多为外生性，形成许多个小囊。小囊泡直径小的仅 0.1～1mm，多数为 2～5mm，囊壁外面的角质层很薄，常不完整，囊体与周围组织间没有纤维膜形成的明显界线，囊内含有透明囊液和许多原头蚴。呈葡萄状的小囊泡群还可以向器官表面蔓延至体腔内。镜下，在肝组织中散在大小不等的泡球蚴小囊泡，一般只见角质层，偶尔有单层细胞性生发层，囊泡内只含胶状物，无原头蚴，中心常发生坏死。泡球蚴以出芽方式或以浸润方式增殖，不断产生新囊泡，长入组织，类似恶性肿瘤（图 3-2-17）。

【生活史】 人类感染泡型包虫病比较少见。人类是多房棘球绦虫的非正常宿主。捕捉和吞食野生啮齿动物的犬是人类的主要感染源。研究表明，人类感染与人和犬的密切关系高度相关，诱捕或剥狐狸皮与更大的感染风险无关（图 3-2-18）。

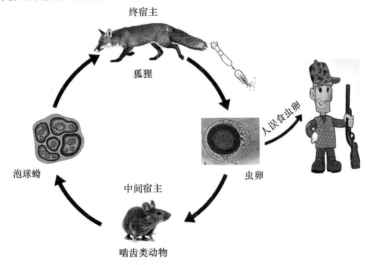

图 3-2-18 多房棘球绦虫的生活史

【致病】 泡型包虫病潜伏期为 5～15 年，并且通常位于肝脏的原发性肿瘤样病变发展缓慢。通常，主要原发病灶位于肝脏，其他部位的泡型包虫病多由血流转移而引起。发病机制涉及直接侵蚀、机械压力和毒性作用。泡型包虫病比单房型包虫病更严重。单房型包虫病主要以机械型压迫、膨胀型生长为主；而泡型包虫病则以直接侵蚀损害、浸润性生长为主。与棘球蚴不同，泡球蚴的囊壁不完整，没有外层的纤维囊，因此泡球蚴不断增殖，产生数百个小囊泡的蜂窝状效应。由于多房囊肿芽在肝实质内弥漫性浸润并逐渐扩散至整个肝脏，损害受累器官及邻近组织，似恶性肿瘤，对组织破坏严重，表现为组织的大面积坏死。病变分巨块型、结节型或混合型。临床表现可能是肝大、腹痛、体重减轻、肝脏肿块、梗阻性黄疸、肝衰竭、肝性昏迷，以及较少见的肺和脑转移，因此与肝癌非常相似。本病病情严重，预后差。

【免疫】 大部分的原头蚴被人体内的 T 细胞、B 细胞、自然杀伤细胞（NK 细胞）、巨噬细胞等免疫细胞清除。泡球蚴感染宿主后，免疫系统会杀伤病原体而起到免疫防御作用。宿主免疫状态是影响泡球蚴感染寄生、病灶严重性及疾病转归的重要因素。泡球蚴感染早期引起的宿主免疫

应答以 Th1 类为主，3 个月后则转为以 Th2 类为主。T 细胞在抑制泡球蚴病灶形成或清除泡球蚴病原体中发挥重要作用，其中 CD8⁺ T 细胞反应质量和数量决定着泡型包虫病患者的临床转归。原头蚴可诱导机体产生调节性细胞因子，让机体产生免疫耐受。

【诊断】 泡型包虫病的诊断较困难，特别是因为可能无法发现原头蚴。即使在尸检时，囊肿也可能被误认为是恶性肿瘤。泡型包虫病的诊断方法和检测标准与囊型包虫病相似，主要依据为病史、临床诊断、影像学诊断、PCR 技术、免疫组化及免疫学诊断方法。与囊型包虫病一样，泡型包虫病在感染早期进行筛查时，血清学起到重要作用。诊断要点有流行病学接触史，右上腹包块等临床表现，B 超、CT、MRI 示"不规则坏死液化腔，散在或不规则片状钙化灶"和免疫学诊断等。在泡型包虫病的诊断抗原中，研究较多的有 Em2、Em2 plus 及 Em18 等。注意与肝癌、肝硬化、肝脓肿、肝结核等的鉴别。

【流行】 泡型包虫病主要分布在北半球，广泛分布于中欧、北欧、俄罗斯大部分地区、中国北部和西部及日本北海道岛等地区。在北美洲，流行范围从阿拉斯加和加拿大西北部的苔原带延伸到加拿大的阿尔伯塔省、萨斯喀彻温省和曼尼托巴省。在美国，流行范围从蒙大拿州西部东到俄亥俄州，南到密苏里州。我国西部七省（区）为流行区。我国有 368 个棘球蚴病流行县，其中 115 个县是泡型和囊型棘球蚴病混合流行县，流行区鼠等啮齿类动物棘球蚴感染率为 1.56%，西藏自治区鼠类检出率高（10.34%）。

【防治】 由于肝脏手术难度大，通常只有当包虫位于肝叶尖端附近时才可行切除术；许多患者晚期才被诊断出来。但是由于其侵袭性生长，边界不清，导致部分患者术后存在原位复发及继发感染等的并发症。阿苯达唑可能对某些患者有效；在用载有阿苯达唑的纳米颗粒治疗小鼠时取得了令人鼓舞的结果。

泡型包虫病的预防措施包括避免在流行地区接触狐狸、猫或犬及其粪便，仔细清洗所有可能被粪便污染的蔬菜水果，不喝生水等，并定期对可能感染的家养食肉动物进行驱虫。

【案例解析】

1. 根据上述病史和检测结果你认为该患者可能感染了哪一种寄生虫病？

该患者所患为肝泡型包虫病。诊断依据：①流行病学史：该患者为皮毛买卖商人，有犬科动物和狐狸皮毛接触史，来自包虫病流行区。②临床表现：右上腹胀痛，食欲减退，体重减轻。肝区有明显包块。③影像学检查：B 超显示肝内有较大实质病灶，不对称，不均匀，中央区较大范围为液性暗区。CT 显示肝内病灶为非均质、不规则的肿块，增强后本身强化不明显。特征表现有钙化、小囊泡、中心液化坏死。④实验室检查：嗜酸性粒细胞升高，包虫病免疫学检查 Em2 和 Em18 特异性抗体阳性。

2. 该患者是如何感染这种寄生虫的？如何防治？

该患者在接触狐狸皮毛过程中不注意饮食卫生误食多房棘球绦虫的虫卵而感染。治疗以病灶肝切除为主，长期药物（阿苯达唑、甲苯达唑和吡喹酮等）治疗为辅，可行肝移植。预后较差，早期根治性切除病灶可治愈。预防：①加强卫生和健康教育，提高全民的防病意识；②注重消灭野鼠；③流行区加强普查普治；④注意个人防护，讲究个人卫生和饮食卫生，生产及生活中注意防止虫卵污染；⑤避免接触野生狐狸。

（热比亚·努力）

第五节 曼氏迭宫绦虫

【提要】 曼氏迭宫绦虫属于假叶目绦虫，其生活史比较复杂，人可成为其第二中间宿主、转续宿主或终宿主。裂头蚴是主要的致病阶段，主要感染方式为经皮肤感染、经黏膜感染和经口感染，手术取出虫体是主要的治疗手段。宣传教育对预防曼氏裂头蚴病有重要意义。

【案例】

患者，男，56岁，湖南人，个体经营业主。入院前1周无明显诱因出现肛门处疼痛，无大小便障碍，无下肢乏力、麻木和疼痛。外院肛肠科排除肛肠疾病。否认毒物和血吸虫疫水接触史。检查结果：体温38.8℃，脉搏85次/分，呼吸19次/分，血压116/78mmHg。营养发育正常，意识清楚，自主体位，四肢肌张力正常。角膜反射（++），颈软，跟-膝-胫试验（-），双手动作轮动试验（-），可行一字步。外周血白细胞计数6.2×10⁹/L，血红蛋白141g/L，血小板计数120×10⁹/L，嗜酸性粒细胞计数0.12×10⁹/L，血糖4.65mmol/L。肝功能检查：谷丙转氨酶（GPT）16.1U/L，谷草转氨酶（GOT）23.4U/L，总胆红素（TBil）11.6μmol/L，直接胆红素（DB）6.0μmol/L，白蛋白36.7mg/L。肾功能检查：尿素氮5.07mmol/L，肌酐80.3μmol/L。尿常规检查：正常。骶尾部MRI提示：S1～S2水平椎管内占位性病变。脑脊液和血液免疫学检测提示：裂头蚴抗体强阳性。行外科手术从患者S1～S2水平椎管内取出长约为12cm的寄生虫，治疗后患者痊愈出院。

问题：
1. 根据上述病史和检测结果你认为该患者最可能感染的寄生虫是哪一种？
2. 该患者是如何感染这种寄生虫的？如何进行健康宣教？

曼氏迭宫绦虫（*Spirometra mansoni* Joyeux and Houdemer，1928）又称孟氏裂头绦虫。成虫主要寄生于犬、猫等食肉动物的小肠，偶然寄生于人体，引起曼氏迭宫绦虫病，中绦期幼虫为裂头蚴，可寄生于人体引起曼氏裂头蚴病（sparganosis mansoni），其危害远大于成虫。

【形态】

1. 成虫　长60～100cm，宽0.5～0.6cm。头节细呈小指状，长1.0～1.5mm，宽0.4～0.8mm，其背、腹面各有一条纵行的吸槽。颈部细长。链体由约1000个节片组成，节片一般宽大于长，但远端的节片长宽略相等。成节和孕节的结构基本相似，均有发育成熟的雌雄生殖器官各1套。肉眼可见节片中部凸起的子宫。

雄性生殖系统睾丸呈小泡状，有320～540个，分布于节片中部的两侧。由睾丸发出的输出管在节片中央汇合成输精管，输精管弯曲向前膨大而形成储精囊和阴茎，开口于雄性生殖孔。雌性生殖系统卵巢分两叶，位于节片后部中央，自卵巢发出的输卵管末端膨大形成卵模。卵模连接于子宫，其外有梅氏腺包绕。卵黄腺分布于实质的表层。子宫呈螺旋状盘曲重叠，位于节片中央，子宫孔开口于阴道之后。孕节子宫内充满虫卵（图3-2-19）。

2. 裂头蚴　呈带状，乳白色，约300mm×0.7mm，活动时伸缩能力较强。头端膨大，中央有一明显凹陷，与成虫头节相似，但无吸槽。体不分节，但具有不规则横皱纹，末端多呈钝圆形（图3-2-19）。

3. 虫卵　呈橄榄形，两端稍尖，（52～76）μm×（31～44）μm，浅灰褐色，卵壳较薄，一端有卵盖，内含1个卵细胞和若干个卵黄细胞（图3-2-19）。

【生活史】　曼氏迭宫绦虫生活史中需要三个宿主，终宿主主要是猫、犬、虎、豹、狐等食肉动物。第一中间宿主是剑水蚤，第二中间宿主主要为蛙。蛇、鸟类和猪等多种脊椎动物为其转续宿主。人可成为其第二中间宿主、转续宿主或终宿主。

成虫寄生于犬、猫、虎等食肉动物的小肠内。虫卵自子宫孔产出后随宿主粪便排出体外，在水中适宜温度下，经2～5周的发育后，孵出周身被有纤毛、椭圆形或近圆形的钩球蚴。钩球蚴在水中作无定向螺旋式运动，若被第一中间宿主剑水蚤吞食后脱去纤毛，穿过肠壁，在其体腔内发育为原尾蚴。含有原尾蚴的剑水蚤被第二中间宿主蝌蚪吞食，随蝌蚪发育为蛙时，原尾蚴也发育为裂头蚴。裂头蚴有较强的伸缩能力，常移行至蛙的肌肉，以大腿及小腿部位为最多。如受感染的蛙被蛇、鸟、猪等非正常宿主吞食，裂头蚴不在其肠内发育为成虫，而穿出肠壁，在腹腔、

肌肉及皮下等处继续生存，因此，蛇、鸟、猪为其转续宿主。猫、犬等终宿主因吞食了感染裂头
蚴的第二中间宿主或转续宿主后，裂头蚴在终宿主肠内发育为成虫。一般感染后 3 周，在终宿主
粪便中开始出现虫卵。成虫在猫体内可存活 3.5 年（图 3-2-20）。裂头蚴的寿命较长，在人体内可
存活 12 年，最长可达 35 年。

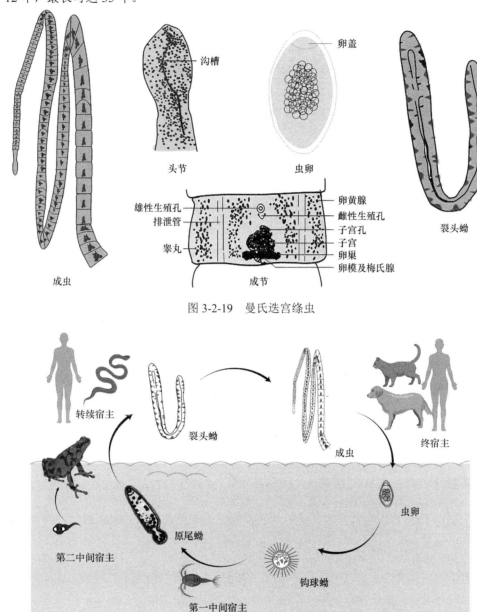

图 3-2-19　曼氏迭宫绦虫

图 3-2-20　曼氏迭宫绦虫生活史

【致病】　曼氏迭宫绦虫的成虫与裂头蚴均可寄生于人体，但成虫较少寄生于人体，对人的致
病力也不明显。成虫寄生时一般可无明显症状，主要是虫体的机械性刺激和化学性刺激可引起中、
上腹部不适，微痛、恶心、呕吐等轻微的消化道症状。

　　裂头蚴寄生于人体引起曼氏裂头蚴病，其危害远比成虫严重。裂头蚴对人体的危害程度与其
移行和寄生部位有关。原尾蚴或裂头蚴可经皮肤、黏膜或经口感染人体。常见寄生部位是四肢躯
体皮下、眼部、口腔颌面部、脑部及内脏。在寄生部位形成嗜酸性肉芽肿性囊包，甚至发生脓肿。

囊包为 1～6cm，内有盘曲的裂头蚴 1 条至数条。

1. 皮下裂头蚴病 常见，常在躯干、下肢、头颈部、外生殖器、乳房和全身各处形成圆形、条索状，0.5～5cm 大小的游走性皮下结节或包块。可有瘙痒及虫爬感，若伴有炎症时可有微痛、触痛，有时可有荨麻疹。

2. 眼裂头蚴病 常累及单侧眼睑或眼球，出现眼睑红肿、结膜充血、畏光、流泪、微痛、奇痒、异物感或虫爬感，可伴有恶心、呕吐及发热等症状。在红肿的眼睑或结膜下，可有约 1cm 的游走性、硬度不等的条索状物或肿块。若肿块破溃，裂头蚴可自行逸出而自愈。严重者可出现角膜溃疡，虹膜睫状体炎，玻璃体混浊，甚至并发白内障或继发性青光眼而失明。若侵入眼球深部可发生眼球突出、眼球运动障碍。眼裂头蚴病多因患者以蛙肉、蛇肉敷贴眼部所致。

3. 口腔颌面部裂头蚴病 常在口腔黏膜或颊部皮下有 0.5～3cm 的硬结或条索状结节，患处可有红肿、发痒及虫爬感，多有小白虫（裂头蚴）逸出史。多数病例有用蛙肉或蛇肉治疗牙痛病史。

4. 脑部及中枢神经系统裂头蚴病 临床表现似脑瘤，患者出现阵发性头痛，癫痫发作或偏瘫，严重时可出现呕吐、视力障碍、抽搐、肢体麻木、瘫痪及昏迷等神经系统症状。

5. 内脏裂头蚴病 少见，根据裂头蚴的移行及定居位置而出现不同的临床症状。可见于腹腔、脊髓、椎管、泌尿生殖道、呼吸道等处，并引起相应的临床症状。

6. 增殖型裂头蚴病 是一种罕见的曼氏裂头蚴病，虫体较小而不规则，最长不超过 2mm，可侵犯除骨组织外的组织器官，进行芽生增殖，认为可能是患者免疫功能受抑制或并发病毒感染后，裂头蚴分化不全所致。还有一种增殖裂头蚴病，虫体大小为 10mm×1mm，最长达 24mm，呈多态形，有不规则的芽和分支，可在各种组织中进行芽生增殖，导致严重后果。目前，这两种曼氏裂头蚴病的发病机制尚未明确。

【诊断】 曼氏迭宫绦虫成虫感染时可经粪便检查虫卵或驱虫后作出诊断。

裂头蚴感染时可从局部检获虫体作出诊断，必要时进行动物感染实验。询问病史，用蛙皮、蛙肉或蛇肉敷贴史，生饮蛇血或生吞蛇胆史，喝生水及生食或半生食蛙、蛇、鸟及各种动物肉的病史，对诊断有一定的参考价值。

脑裂头蚴病诊断较困难，结合临床症状和 CT、MRI 等辅助检查综合诊断。亦可用裂头蚴抗原进行皮内试验、酶联免疫吸附试验、间接免疫荧光抗体试验等各种免疫学试验。

【流行】 曼氏迭宫绦虫分布虽广，但成虫感染人体很少，国外仅日本、俄罗斯等少数国家有报道。国内报道病例 20 多例，分布在上海、广东、台湾、四川及福建等省（市），年龄最小者 3 岁，最大者 58 岁。

曼氏裂头蚴病分布非常广泛，多见于亚洲，欧洲、美洲、非洲和大洋洲亦有报道。截至 2021 年 6 月，我国有 1000 多例病例报道，实际的裂头蚴感染者数量远超正式报道的病例数，分布于广东、湖南、福建、浙江、广西、吉林、辽宁、四川、云南、上海、北京、台湾等 21 个省（区、市）。10～30 岁感染率最高，男性感染率高于女性。

人体感染裂头蚴的方式有以下 3 种：①局部敷贴生蛙肉或蛇肉为主要感染方式，约占半数以上。我国某些地区，民间传说蛙有清凉解毒作用，常用生蛙肉敷贴眼、口颊、外阴等部位脓肿或伤口，裂头蚴即可经伤口、皮肤、黏膜和眼眶等处侵入人体。②吞食生的或半生的蛙肉和蛇、鸟等转续宿主肉。民间有吞食活蛙肉治疗疮疖和疼痛的陋习，或食生蛇肉、生饮蛇血、生吞蛇胆等，裂头蚴即可穿肠壁入腹腔，并移行到全身其他部位。③喝生水时，误食含原尾蚴的剑水蚤而经口感染。

【防治】 曼氏裂头蚴病主要经皮肤、黏膜和经口感染，因此加强宣传教育对预防曼氏裂头蚴病有重要意义。不用蛙肉、蛙皮或蛇皮、蛇肉敷贴脓肿或伤口，不食生的或半生的蛙、蛇、鸟、猪等动物肉类，不生食蛇血、不生吞蛇胆，不生食各种野生动物肉，不饮生水以防止感染。

肠道内成虫感染可用槟榔、南瓜子或吡喹酮、阿苯咪唑等药物驱除。

曼氏裂头蚴病治疗依虫体的寄生部位和数量而定，主要靠手术取虫。手术时应注意将虫体尤其是头部取尽，以防复发。也可用 40% 乙醇普鲁卡因局部注射杀虫。脑裂头蚴病的最佳治疗方法是手术摘除，药物治疗常无效。对内脏及不宜手术的曼氏裂头蚴病可用吡喹酮或阿苯咪唑等药物治疗。增殖裂头蚴病治疗困难，多采用保守治疗。

【案例解析】

1. 根据上述病史和检测结果你认为该患者最可能感染的寄生虫是哪一种？

该患者骶尾部 MRI 显示其 S1～S2 水平椎管内占位性病变。脑脊液和血液免疫学检测显示裂头蚴抗体强阳性。该患者最可能感染了裂头蚴。采用外科手术从患者 S1～S2 水平椎管内取出长约 12cm 的寄生虫，经病原学检测，确诊其为裂头蚴感染。

2. 该患者是如何感染这种寄生虫的？如何进行健康宣教？

通过询问病史，该患者可能是由于饮生水，误食了含有原尾蚴的剑水蚤感染，但也不能排除其他的感染方式。健康宣教包括：①不用蛙肉、蛙皮或蛇皮、蛇肉敷贴脓肿或伤口；②不食生的或半生的蛙、蛇、鸟、猪等动物肉类，不生食蛇血、不生吞蛇胆、不生食各种野生动物肉；③不饮生水。

（蒋立平）

第六节　其他人体寄生绦虫

一、亚洲带绦虫

【提要】　1988 年范秉真等在我国台湾地区发现一种外形极似牛带绦虫的新虫种，后来在广西、贵州和云南也陆续发现了该虫。此后，学者们从流行病学、动物学、人体感染实验以及分子遗传学等方面不断深入研究，对该虫形成了两种观点：①它应当作为一个新的虫种，称为亚洲带绦虫（*Taenia asiatica*）；②它虽兼具猪带绦虫和牛带绦虫的特征，但更接近牛带绦虫，故应是牛带绦虫的一个亚种，称为亚洲牛带绦虫（*Taenia saginata asiatica*）。该虫主要流行于亚太地区。通过食生的或未熟的猪、野猪或松鼠等其他野生动物的肉和内脏感染此虫。诊断时需注意与牛带绦虫相区别，主要依据病原学检查孕节或成虫来确诊。

【案例】

患者，男，46 岁，云南省兰坪河西人，近 1 个月来常感腹痛、右下腹部不适，并伴有肛门瘙痒现象，大便时排出"白色节片"10 余天。患者 10 个月前曾吃过生猪肉、猪肝，考虑寄生虫病遂去医院就诊。查体：患者体温正常，腹部未触及明显包块，血常规白细胞计数 $5×10^9$/L，嗜酸性粒细胞占比 34%，血红蛋白 132g/L，血小板 $294×10^9$/L，C 反应蛋白 1.3mg/L。查见排出节片（图 3-2-21）。

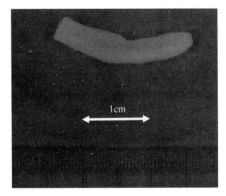

图 3-2-21　患者肛门排出的节片

问题：

1. 根据上述病史你认为该患者可能的诊断是什么？

2. 鉴别诊断该虫感染需要注意的要点是什么？如何防治该虫感染？

【形态】　在形态上，亚洲带绦虫的成虫与牛带绦虫非常相似。成虫头节上无顶突和小钩，无论是虫体外形，成节的睾丸数目、分布还是孕节子宫的分支数目等都很相似，但亚洲带绦虫虫体稍短、节片数略少。二者的区别主要在于囊尾蚴阶段，即亚洲带绦虫囊尾蚴体积较小，头节上有两圈发育不良的小钩；而牛带绦虫的囊尾蚴较大，头节上没有小钩。

【生活史】 亚洲带绦虫成虫寄生于人的小肠，生活史与牛带绦虫相似，不同之处表现在以下4点：①亚洲带绦虫中间宿主是家猪、野猪、牛、羊及其他一些野生动物，而牛带绦虫的中间宿主是牛或牛科动物；②亚洲带绦虫的囊尾蚴主要分布在中间宿主的肝脏，特别在肝实质较多见，而牛带绦虫囊尾蚴主要分布在中间宿主的全身肌肉组织，很少累及内脏；③亚洲带绦虫囊尾蚴的发育成熟时间约4周，而牛带绦虫囊尾蚴的发育成熟时间需10～12周；④人感染亚洲带绦虫主要是因生食含活囊尾蚴的内脏，而感染牛带绦虫则主要是因为生食牛肉引起。

【致病】

1. 致病机制 亚洲带绦虫的致病阶段是成虫，致病机制与牛带绦虫相似。

2. 临床表现 其临床表现也与牛带绦虫相似，患者有排节片史、肛门瘙痒，并伴有恶心、呕吐、腹痛、腹泻、头晕、头痛、食欲亢进或食欲减退、乏力、体重减轻等消化道和神经系统方面的症状。多数患者的排节片史为1～3年，最长的可达30年。尚未发现亚洲带绦虫引起囊尾蚴病的病例，说明人对该幼虫不易感。

【免疫】 人感染亚洲带绦虫后，外周血嗜酸性粒细胞的百分比在感染后第1个月开始上升，至第4个月达到高峰，随后逐渐下降，驱虫治疗后恢复正常。用亚洲带绦虫成虫的幼节、成节和孕节分别制成抗原检测患者血清相应抗体的滴度，结果发现抗孕节抗体滴度明显高于幼节和成节，且在感染后半年达到高峰，但给予患者驱虫治疗后3个月血清抗体滴度逐渐下降。被亚洲带绦虫囊尾蚴寄生的中间宿主也可测出特异性抗体，此法可用于调查该虫中间宿主的感染情况。

【辅助检查】

1. 病原学检查 询问患者有无吃生的或不熟的猪或野生动物内脏的习惯及排节片史。病原学检查仅检获虫卵而无法确定感染的虫种，要通过患者排出的孕节或试验性驱虫后获得的虫体来确定虫种。

2. 免疫学检测 可用ELISA检测患者的抗孕节抗体滴度，亚洲带绦虫与牛带绦虫有着相同而有别于猪带绦虫的免疫原性。

3. 分子生物学检测 近年来可采用分子生物学方法对虫体节片进行基因分析鉴别亚洲带绦虫与牛带绦虫。

【流行】

1. 分布 亚洲带绦虫主要流行于亚洲东部及东南部太平洋西岸的一些国家和地区。自范秉真等在我国台湾地区首先发现并命名以来，韩国、日本、泰国、新加坡、菲律宾、印度尼西亚、缅甸、越南等国也不断有发现该虫种和病例的报告。我国自1999年首次报道云南省兰坪县发现本虫以来，已调查证实云南省大理市和兰坪县、贵州省都匀市、广西壮族自治区融水县及宾阳县、四川省雅江县等少数民族聚居地区也有地方性流行。不同地区的人群感染率为0.12%～21%，感染者中男性略多于女性，10岁以下感染率较低，患者以青壮年居多。此外，本病的感染还表现出一定的家庭聚集趋势。

2. 流行的三个环节

（1）传染源：患者和带虫者为亚洲带绦虫的传染源。

（2）传播途径：在流行区，传播主要是由于患者和带虫者的粪便污染外界环境，造成放养的家猪或野生动物等中间宿主的感染引起。同时，也与当地民众喜生食家畜内脏的不良饮食习惯有关，如台湾少数民族有喜食生猪肝的习惯；贵州省布依族少数民族居民喜将猪肝、猪脑等切成块放入开水中片刻即蘸香料食用，俗称"梭火锅"等。

（3）易感人群：流行区人群普遍易感。

【防治】 防治原则同猪带绦虫。

【案例解析】

　　1.根据上述病史你认为该患者可能的诊断是什么？

　　最可能的诊断是亚洲带绦虫病。确诊依据为排出节片形态和头节的形态，同时患者生活在流行区，且有生吃猪肝、猪肉史。

　　2.鉴别诊断该虫感染需要注意的要点是什么？如何防治该虫感染？

　　鉴别诊断该虫感染需要注意的要点：患者有无吃生的或不熟的猪或野生动物内脏的习惯以及排节片史；患者是否来自流行区；亚洲带绦虫成虫与牛带绦虫形态非常相似，但成虫头节上无顶突和小钩，无论是虫体外形、成节的睾丸数目、分布还是孕节子宫的分支、数目等都很相似，但亚洲带绦虫虫体稍短、节片数略少。

二、微小膜壳绦虫

　　【提要】　微小膜壳绦虫（*Hymenolepis nana* V. Siebold，1852）属于圆叶目膜壳科膜壳属，也称短膜壳绦虫。成虫主要寄生于鼠类，亦可寄生于人体，引起微小膜壳绦虫病（hymenolepiasis nana）。微小膜壳绦虫呈世界性分布，人体感染主要通过误食虫卵或含有拟囊尾蚴的中间宿主昆虫，可通过自体内重复感染造成顽固性感染。通过粪便查见虫卵或孕节可确诊该虫，患者可服用吡喹酮、阿苯达唑进行驱虫治疗。加强健康教育，彻底治疗患者，注意个人卫生，消灭鼠患是预防本病的主要措施。

【案例】

　　患儿，男，3岁，河南省卫辉市人。因呕吐、腹痛、腹泻4天而入院就诊。大便呈黄色稀水样，有少量白色带状物排出。肉眼观带状物长约20mm，宽约0.8mm，由多节组成，每节节片宽度大于长度，且向后逐渐增大，未见头部及颈部。镜下见子宫呈带状，充满虫卵，压破节片可见虫卵散出。虫卵似球形，透明，壳薄，其内有一胚膜包裹着的活动的六钩蚴，卵壳和胚膜之间有明显丝状物，如图3-2-22所示。该患儿居住平房，家中常有老鼠出没，卫生条件较差。

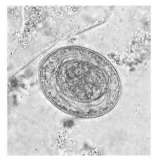

图3-2-22　患儿粪便中查见的虫卵

　　问题：

　　1.根据主诉和检查结果你认为该患儿最可能的诊断是什么？

　　2.治疗该病时需要注意什么？

　　【形态】

　　1.成虫　体长5～80mm，宽0.5～1mm，为小型绦虫。头节呈球形，直径0.13～0.4mm，具有4个吸盘和1个短而圆、可自由伸缩的顶突。顶突上有20～30个小钩，排成一圈。颈部细长。链体有节片100～200个，多时可达近千个。所有节片均宽大于长并由前向后逐渐增大，孕节达（0.15～0.30）mm×（0.8～1.0）mm，各节片生殖孔均位于虫体同侧。成虫有3个较大的圆球形睾丸，横列在节片中部，储精囊较发达。卵巢呈分叶状，位于节片中央。卵黄腺呈椭圆形，在卵巢后方的腹面。子宫呈袋状，其中充满虫卵并占据整个节片（图3-2-23）。

　　2.虫卵　呈圆球形或近圆球形，大小为（48～60）μm×（36～48）μm，无色透明。卵壳很薄，其内有较厚的胚膜，胚膜两端略凸起，并由该处各发出4～8根丝状物，弯曲延伸在卵壳和胚膜之间，胚膜内含有1个六钩蚴（图3-2-23）。

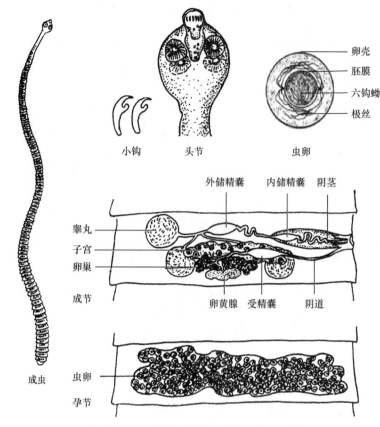

图 3-2-23　微小膜壳绦虫各期形态示意图

【生活史】　微小膜壳绦虫既可以不经过中间宿主，也可以经过中间宿主而完成生活史（图 3-2-24）。

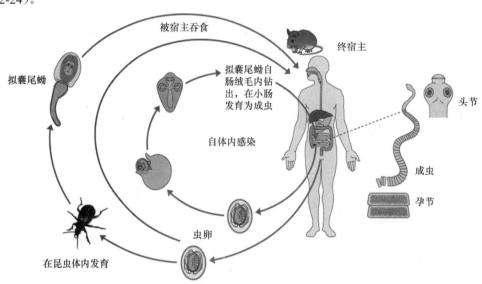

图 3-2-24　微小膜壳绦虫生活史示意图

1. 直接感染和发育　成虫寄生在鼠或人的小肠里，脱落的孕节或虫卵随宿主粪便排出体外，若被另一宿主吞食，则虫卵在其小肠内孵出六钩蚴，钻入肠绒毛，经 3～4 天发育为拟囊尾蚴

（cysticercoid），6～7 天后拟囊尾蚴穿透肠绒毛返回肠腔，移行至小肠下段，并以头节吸盘固着在肠壁上，逐渐发育为成虫。从虫卵被吞食到发育至成虫产卵共需 2～4 周。成虫寿命仅数周。此外，若孕节在宿主肠道中被直接消化而释放出虫卵，亦可孵出六钩蚴，然后钻入肠绒毛发育成拟囊尾蚴，再回到肠腔发育为成虫，即在同一宿主肠道内完成其整个生活史，并不断繁殖，造成自体内重复感染。

2. 经中间宿主发育 当印鼠客蚤、犬蚤、猫蚤和致痒蚤等多种蚤类及其幼虫、面粉甲虫（*Tenebrio* sp.）和拟谷盗（*Tribolium* sp.）等昆虫吞食该绦虫虫卵后，卵内的六钩蚴可在它们的血腔内发育为拟囊尾蚴，鼠和人则可通过误食此类中间宿主昆虫而感染。

【致病】

1. 致病机制 该虫的致病作用主要是由于成虫头节上的吸盘、小钩和体表微毛对宿主肠壁的机械损伤以及虫体的毒性分泌物所致。在虫体附着部位，肠黏膜发生坏死，有时可形成深达肌层的溃疡，并伴有淋巴细胞和中性粒细胞浸润。

2. 临床表现 轻度感染者一般无明显症状；感染严重者多为自体内重复感染所致，多见于儿童，患者可出现胃肠道和神经系统症状，如恶心、呕吐、食欲缺乏、腹痛腹泻，以及头痛、头晕、烦躁和失眠甚至惊厥等。少数患者还可出现皮肤瘙痒和荨麻疹等过敏症状。血常规伴有红细胞、白细胞减少，嗜酸性粒细胞升高，可达 5%～20%。

【免疫】 动物实验证明，鼠类感染微小膜壳绦虫后，对再感染产生一定程度的免疫力，主要表现为成虫产卵量减少，产卵期缩短，并促使成虫较早地从鼠体排出，从而降低了再感染的程度，亦可抑制虫体的生长发育等。人体感染这种绦虫后，可出现嗜酸性粒细胞增多，血黏度增加，同时也可产生特异性的 IgM、IgG 等。研究证明，这些免疫球蛋白保护性作用体现在能损伤和破坏新入侵的六钩蚴；同时，体内致敏的 T 细胞对虫体的生长也有显著的抑制作用。因此，宿主的免疫状态对该虫的感染和发育过程影响很大。有报道显示，由于使用类固醇激素治疗造成的免疫抑制，可引起内脏中拟囊尾蚴的异常增生和播散，而大多数重度感染者又都曾有过使用免疫抑制剂的病史。所以，在临床进行免疫抑制治疗前，应先驱除体内的微小膜壳绦虫。

【辅助检查】

1. 病原学检查 从患者粪便中查到虫卵或孕节为确诊的依据。采用水洗沉淀法或饱和盐水浮聚法均可增加检出虫卵的机会。

2. 免疫学检测 临床不常用，与其他膜壳绦虫常有交叉反应。

3. 分子生物学检测 对于免疫抑制患者，粪便未查见虫卵或孕节，但组织内有播散增殖或异位寄生者可考虑此法确诊。

【流行】

1. 分布 微小膜壳绦虫呈世界性分布，在温带和热带地区较多见。我国各地的感染率一般低于 1%，但新疆的乌鲁木齐、伊宁和喀什三市稍高，感染率分别为 8.7%、11.38% 和 6.14%。各年龄组人群都有感染，其中 10 岁以下儿童感染率较高。由于该虫可以自体内重复感染，可致患者严重顽固性感染，有报道称某患者经过 3 次驱虫共排出 37 982 条虫体。

2. 流行的三个环节

（1）传染源：小肠内寄生微小膜壳绦虫并排孕节或虫卵的患者、带虫者或鼠类为本病的传染源。

（2）传播途径：由于微小膜壳绦虫生活史可以不需中间宿主，由虫卵直接感染人体，故该虫的流行主要与个人卫生习惯有关。虫卵自孕节散出后便具有感染性，在粪、尿中能存活较长时间，如在抽水马桶内可存活 8.5 小时，但虫卵对外界的干燥抵抗力较弱，在外环境中不久即丧失感染性。所以，虫卵主要通过手—口的方式进入人体，特别在儿童聚集的场所更易互相传播。偶然误食带有拟囊尾蚴的昆虫是感染的另一原因。另外，由于自体重复感染可造成虫体顽固性寄生，在流行病学上具有一定的意义。

（3）易感人群：人群普遍易感，特别是有不良卫生习惯且免疫力较低下的儿童。

【防治】 彻底治疗患者；加强健康教育、养成良好的个人卫生习惯；注意环境卫生，消灭鼠类、蚤类；加强营养，提高个体免疫力是预防本病的重要措施。驱虫治疗可用吡喹酮15～25mg一次顿服，治愈率达90%～98%；亦可使用阿苯达唑等。槟榔-南瓜子合剂也有驱虫效果。

【案例解析】

1. 根据主诉和检查结果你认为该患儿最可能的诊断是什么？

该患儿最可能的诊断是微小膜壳绦虫感染。

2. 治疗该病时需要注意什么？

由于该虫极容易引起自体内重复感染而造成顽固性寄生，且容易在免疫力低下的人群中造成感染，因此治疗时应注意彻底治疗患者，定时复诊以确保虫体完全清除，同时需要提高个体的免疫力和环境卫生，以防再次感染。

三、缩小膜壳绦虫

【提要】 缩小膜壳绦虫（*Hymenolepis diminuta* Rudolphi，1819）属于圆叶目膜壳科膜壳属，又称长膜壳绦虫，是鼠类常见的肠道寄生虫，偶可寄生于人体，引起缩小膜壳绦虫病（hymenolepiasis diminuta）。人因误食含有拟囊尾蚴的中间宿主而感染。该虫呈世界性分布，国内有26个省级行政区有病例报道，多数为散发的儿童病例。感染者可服用吡喹酮、阿苯达唑驱虫治疗。

【案例】

患儿，男，10岁，江苏淮安人。主诉时有头痛、食欲缺乏、便秘、磨牙等，近2日来患儿出现腹痛、腹胀等症状。查体：体温正常，腹软，无压痛及反跳痛，血常规显示患儿有轻度贫血，粪检镜下可见多个黄色、圆形或椭圆形虫卵，卵壳较厚，卵壳和胚膜间有胶状物，胚膜内含有一个六钩蚴（图3-2-25）。患儿家中居住条件简陋，卫生设施差，家中鼠害严重。

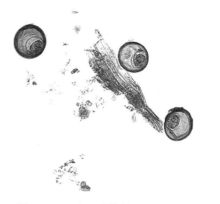

问题：

1. 根据以上信息，患儿感染的是何种寄生虫？

2. 如何有效防治该病？

图3-2-25 患儿粪检镜下所见虫卵

【形态】 与微小膜壳绦虫基本相同；但虫体较大一些，属中型绦虫。两者区别见表3-2-2。

表3-2-2 两种膜壳绦虫形态的鉴别要点

项目	微小膜壳绦虫	缩小膜壳绦虫
虫体	小型绦虫，长5～80mm	中型绦虫，长200～600mm
节片数	100～200节	800～1000节
头节顶突	发育良好，可自由伸缩，上有小钩20～30个	发育不良，藏在头顶凹中不易伸出，上无小钩
孕节	子宫袋状	子宫袋状，但四周向内凹陷呈瓣状
虫卵	较小，呈圆形或近圆形，（48～60）μm×（36～48）μm，无色透明，卵壳较薄，胚膜两端有4～8根丝物	稍大，多为长圆形，（60～79）μm×86μm，黄褐色卵壳较厚，胚膜两端无丝状物，但卵壳与胚膜间有透明的胶状物

【生活史】 与微小膜壳绦虫的生活史相似，但发育过程必须经过中间宿主。成虫寄生在终宿主小肠中，脱落的孕节和虫卵随粪便排出体外。虫卵被中间宿主吞食后，在其肠中孵出六钩蚴，穿过肠壁至血腔内经 7～10 天发育成拟囊尾蚴，含有拟囊尾蚴的中间宿主被鼠类或人吞食后，拟囊尾蚴在肠腔内经 12～13 天发育为成虫（图 3-2-26）。中间宿主包括蚤类、甲虫、蟑螂、倍足类和鳞翅目等 20 余种昆虫，以大黄粉虫、谷蛾、具带病蚤和印鼠客蚤多见。

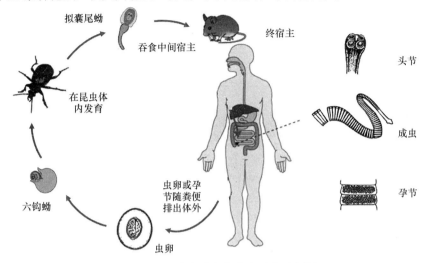

图 3-2-26 缩小膜壳绦虫生活史示意图

【致病】

1. 致病机制 人不是缩小膜壳绦虫适宜的终宿主，虫体常自动排出，且没有自体内重复感染，故致病较轻，危害较小。

2. 临床表现 患者一般无症状，或仅有轻微的消化系统和神经症状，如头痛、失眠、磨牙、恶心、腹胀、腹痛或便秘等。严重者可出现眩晕、精神呆滞或恶病质。

【辅助检查】 诊断方法同微小膜壳绦虫，以病原学诊断患者粪便中查到虫卵或孕节为确诊依据。

【流行】

1. 分布 缩小膜壳绦虫在鼠类极为常见，但人体感染较少见，至今国内人体病例报道不足200 例，分布在江苏、湖北、广西、云南、四川、山东、浙江、湖南、台湾、广东、上海、安徽、北京、福建、江西、河南、新疆、宁夏、辽宁、河北、贵州、陕西、海南和西藏等 26 个省（区、市）。多数为散发的人体感染病例，多见于小儿。患者无自体内重复感染情况，故感染数量一般较少，最多的曾驱除过 40 条成虫。也有家庭聚集性感染的报道。

2. 流行的三个环节

（1）传染源：肠道内寄生缩小膜壳绦虫并排孕节或虫卵的鼠类、患者或带虫者为本病的传染源。

（2）传播途径：人体感染主要是因误食了含有拟囊尾蚴的昆虫而引起。由于缩小膜壳绦虫有着广泛的中间宿主，其中最为适宜中间宿主大黄粉虫和谷蛾等都是常见的粮食害虫，人们在日常生活中接触较多，故容易误食这些昆虫而造成感染。同时，储存粮食的仓库有时会有多种家鼠栖息活动，这样也易造成鼠类的感染。

（3）易感人群：人群普遍易感，特别是儿童，因不良卫生习惯则更易误食昆虫，故感染率较高。

【防治】 加强消灭鼠类和中间宿主仓库害虫，杜绝传染源，是预防本病的有效措施，同时须注意环境卫生、个人卫生和饮食卫生，治疗药物同微小膜壳绦虫。

【案例解析】

1. 根据以上信息, 患儿感染的是何种寄生虫?

根据虫卵形态特点, 该患儿最可能的诊断是缩小膜壳绦虫感染。

2. 如何有效防治该病?

治疗可用吡喹酮或者阿苯达唑驱虫治疗。由于传播的中间宿主是含有拟囊尾蚴的昆虫, 传染源大多来自鼠类、患者或带虫者, 因此加强消灭鼠类和中间宿主仓库害虫, 同时注意环境卫生、个人卫生和饮食卫生, 是预防本病的有效措施。

四、阔节裂头绦虫

【提要】　阔节裂头绦虫 (*Diphyllobothrium latum* Linn, 1758) 属于假叶目裂头科裂头属, 又称为阔节绦虫或鱼绦虫。成虫主要寄生于犬科食肉动物, 也可寄生于人小肠, 引起阔节裂头绦虫病 (diphyllobothriasis latum)。裂头蚴寄生于各种淡水鱼类, 人因食入生的或未熟的含裂头蚴的鱼而感染。本虫主要分布在欧洲、美洲和亚洲的亚寒带和温带地区。全球已有 1000 多例报道病例, 我国仅在东北及台湾等地区有 10 余例报道。患者可用吡喹酮、阿苯达唑驱虫治疗, 防治关键是健康教育, 避免食入生的或者未煮熟的鱼。

【案例】

患者, 女, 23 岁, 黑龙江人。曾在俄罗斯留学。主诉: 喜食生鱼片 10 余年, 几个月前常在内裤上发现白色节片, 其间偶有腹痛, 但位置不固定, 此外无特殊不适症状, 遂就医。就医时消瘦且面色苍白。实验室检查: WBC 7.2×10^9/L, 中性粒细胞 55.6%, 淋巴细胞 35.6%, 嗜酸性粒细胞 3.8%, 嗜碱性粒细胞 0.8%; 红细胞计数 4.12×10^{12}/L; Hb124g/L。检获节片镜下所示见图 3-2-27A, 对节片进行压片镜下查见虫卵 (图 3-2-27B): 呈椭圆形, 长约 74μm、宽 45μm, 一侧有卵盖, 卵盖对侧似有小棘。

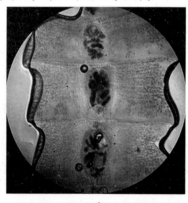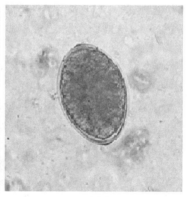

A　　　　　　　　　　B

图 3-2-27　镜下查见患者排出的节片 (A) 及虫卵 (B)

问题: 患者最可能的诊断是什么? 患者是如何感染上该病的?

【形态】

1. 成虫　外形和结构均与曼氏迭宫绦虫相似, 但虫体较长, 可达 3~10m, 最宽处 20mm, 具有 3000~4000 个节片。头节细小, 呈匙形, 长 2~3mm, 宽 0.7~1.0mm, 其背、腹侧各有一条较窄而深凹的吸槽, 颈部细长。成节的宽度显著大于长度。睾丸 750~800 个, 雄性生殖孔和阴道外口共同开口于节片前部腹面的生殖腔。子宫盘曲呈玫瑰花状, 开口于生殖腔之后, 孕节长 2~4mm, 宽 10~12mm, 最宽 20mm, 但末端孕节长宽相近。孕节的结构与成节基本相同 (图 3-2-28)。

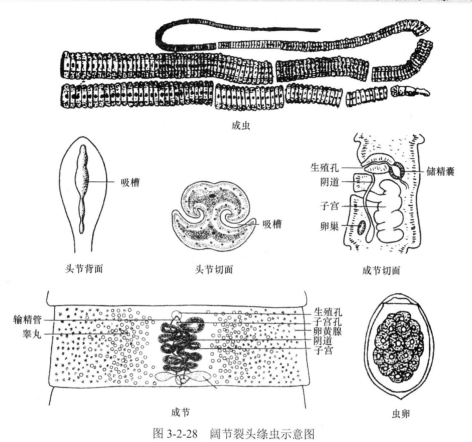

图 3-2-28　阔节裂头绦虫示意图

2. 虫卵　近卵圆形，长 55～76μm，宽 41～56μm，呈浅灰褐色，卵壳较厚，一端有明显的卵盖，另一端有一小棘，卵内含 1 个卵细胞和 10 余个卵黄细胞（图 3-2-28）。

【生活史】　阔节裂头绦虫的生活史与曼氏迭宫绦虫大致相同，不同点在于其第二中间宿主是鱼类，犬科食肉动物和人是终宿主。成虫寄生在人，以及犬、猫、熊、狐等动物的小肠内。虫卵随宿主粪便排出后，经过 7～15 天发育为钩球蚴。钩球蚴能在水中生存数日，并能耐受一定低温。当钩球蚴被剑水蚤吞食后，即在其血腔内经过 2～3 周的发育成为原尾蚴。含有原尾蚴的剑水蚤被小鱼或幼鱼吞食后，即可在鱼的肌肉、性腺、卵及肝等内脏经过 1～4 周发育为裂头蚴，裂头蚴也可随着鱼卵排出。当大的肉食鱼类吞食小鱼或鱼卵后，裂头蚴可侵入大鱼的肌肉和组织内继续生存。当含有活裂头蚴的鱼被终宿主食入时，裂头蚴可在其肠道内经 5～6 周发育为成虫。成虫可在终宿主体内存活 5～13 年。

【致病】　由于成虫在人体肠内，多数感染者并无明显临床症状，为无症状带虫者；轻症者可有疲倦、乏力、四肢麻木、腹泻或便秘以及饥饿感、嗜食盐等轻微症状。由于虫体较大，有时可扭结成团，引起肠道、胆道口阻塞，甚至肠穿孔等。另外，阔节裂头蚴偶尔可异位寄生于人肺部和腹膜外。常见的合并症为巨幼红细胞贫血（约占 2%），这可能是由于虫体大量吸收维生素 B_{12}，再加上食物中维生素 B_{12} 供给不足，以及绦虫代谢产物损害宿主的造血功能等因素造成的。患者除表现为一般恶性贫血外，还常发生感觉异常、运动失调、深部感觉缺失等神经症状，严重者甚至丧失劳动能力。患者驱虫治疗后贫血症状会很快好转。

【辅助检查】

1. 病原学检查　结合患者吃生鱼或不熟鱼肉的病史，从粪便中查见节片或虫卵即可确诊，应注意将该虫卵与肺吸虫虫卵相鉴别。

2. 分子生物学检测　若从患者排出的节片中仅获得形态上很相似的绦虫链体碎片时，可进行

PCR 鉴定，作为诊断阔节裂头绦虫的参考。

【流行】

1. 分布　阔节裂头绦虫主要分布在亚寒带和温带地区，特别是欧洲、美洲和亚洲。我国仅在黑龙江和台湾地区的当地人，以及北京、上海等地的外出归国人员中有 10 余例报道。

2. 流行的三个环节

（1）传染源：本病的传染源为带虫者、阔节裂头绦虫病患者以及犬、猫、狐、熊、狼、狮、虎、水獭、海豚、水貂等食肉动物。

（2）传播途径：本病的传播离不开水，流行区人粪污染河、湖等水源也是本病流行的重要原因。水中的第一中间宿主剑水蚤或镖水蚤，通常滋生在河、湖、江口、沼泽或贮水池里，通过吞食从虫卵中孵出的钩球蚴而感染。第二中间宿主为小鱼或幼鱼，通过食入第一中间宿主剑水蚤或镖水蚤而感染，原尾蚴在其体内得以发育为裂头蚴，裂头蚴可随鱼卵排出，当大鱼食入小鱼或鱼卵后，裂头蚴即可侵入鱼肉组织，易感鱼类多为淡水鱼。此外，裂头蚴还可在转续宿主如蛙、蜥蜴、蝮蛇、龟等两栖类与爬行类体内存活。人感染阔节裂头绦虫是由于生食或半生食含裂头蚴的鱼肉所致，如喜食生鱼及生鱼片、柠檬汁浸鱼、盐腌或烟熏的鱼肉鱼卵；家庭主妇在烹制鱼肉时，有尝味习惯也容易导致感染。

（3）易感染人群：流行区人群普遍易感，无性别差异，感染率随年龄增长而增加，成年人高达 70%。

【防治】　本病防治关键在于宣传教育，改变不良的食鱼习惯，不吃生或半生鱼肉，加强粪便管理，避免犬、猫等动物以及人的粪便污染水源。驱虫药物有槟榔-南瓜子合剂、吡喹酮、阿苯达唑等，对并发贫血者驱虫后还应补充维生素 B_{12}。

【案例解析】

患者最可能的诊断是什么？患者是如何感染上该病的？

根据患者所排出的节片及虫卵形态特点，该患者最可能的诊断是阔节裂头绦虫病。患者是黑龙江人，并且曾去过俄罗斯，上述两地均是本病的流行区；患者喜食生鱼片 10 余年，这正是该病的感染途径。

五、犬复孔绦虫

【提要】　犬复孔绦虫（*Dipylidium caninum* Linnaeus, 1758），属圆叶目囊宫科，是犬和猫体内常见的寄生虫。人偶然因误食含有拟囊尾蚴的病蚤受到感染，引起犬复孔绦虫病（dipylidiasis caninum）。该虫分布于全球，人体感染病例较少见，我国仅有 20 余例病例报道，患者多为婴幼儿，可使用吡喹酮、阿苯达唑驱虫治疗。

【案例】

患儿，男，18 个月，山东省菏泽市人。近月余，患儿腹泻，常哭闹，同时大便中有大米粒样白色小虫，虫体蠕动，在当地诊所给予不详驱虫药治疗，未见明显效果。其母带患儿前去医院就诊。粪便查见节片 2 个，经染色镜检示节片长 1~1.2cm，宽 0.3~0.4cm，呈长方形，略扁平，两端稍窄，两侧缘中部有稍突起的生殖孔。用玻片轻压节片，低倍镜下发现大量成熟卵囊，卵囊内还有 8~25 个虫卵（图 3-2-29）。

问题：

1. 依据上述虫体形态特征，该患儿的可能诊断是什么？

2. 如何防治该病？

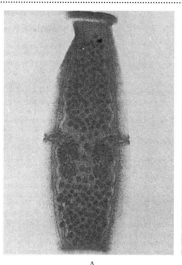 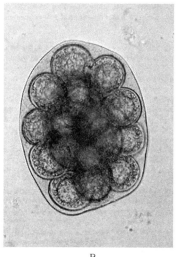

图 3-2-29　镜下查见患儿粪便排出的节片（A）及卵囊（B）

【形态】

1. 成虫　小型绦虫，长 10～50cm，宽 0.3～0.4cm，约有 200 个节片。头节似菱形，横径约 0.4mm，具有 4 个吸盘，顶突可伸缩，发达呈棒状，其上有玫瑰刺状排成 1～7 圈的小钩，小钩的圈数可因虫龄和顶突受损伤程度不同而异。颈部细而短。幼节较小，外形短而宽，往后节片渐大并接近方形，成节和孕节均为长方形。每个节片都有雌、雄生殖器官各 2 套，呈两侧对称排列。每侧各有一个生殖孔和阴茎囊。成节有睾丸 100～200 个，分布在两排泄管之间。卵巢 2 个，呈分叶状，靠近排泄管，卵黄腺呈分叶状，位于卵巢之后。孕节子宫呈网状，内含若干个储卵囊，每个囊内含 2～40 个虫卵（图 3-2-30）。

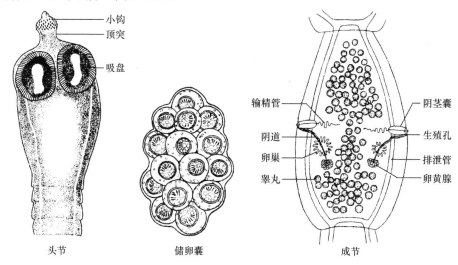

图 3-2-30　犬复孔绦虫示意图

2. 虫卵　圆球形，直径 35～50μm，具两层薄的卵壳，内含 1 个六钩蚴。

【生活史】　成虫寄生于犬、猫的小肠，孕节自链体单独或数节相连脱落后，可自动逸出宿主肛门或随粪便排出并沿地面蠕动。节片破裂后虫卵散出，中间宿主蚤类的幼虫食入虫卵，则六钩蚴在其肠内孵出，后钻过肠壁，进入血腔内发育。约在感染后 30 天，随着蚤幼虫经蛹羽化为成蚤，六钩蚴发育成拟囊尾蚴。一个成蚤体内的拟囊尾蚴可多达 56 个。被感染的蚤活动迟缓，当终宿主犬、猫舔毛时将病蚤食入，拟囊尾蚴在终宿主小肠内释出，经 2~3 周拟囊尾蚴发育为成虫。人感染常因与猫、犬接触时误食病蚤所致。犬栉首蚤、猫栉首蚤和致痒蚤是重要的中间宿主。

【致病】 犬复孔绦虫寄生于人小肠，成虫夺取宿主大量营养物质，同时对肠壁的机械性损伤及虫体的代谢产物均对宿主产生毒害作用。人体感染后临床表现与感染的数量有关。轻者可无明显症状，感染严重者尤其是儿童可表现为食欲缺乏、消化不良、腹部不适等，不同程度的腹痛、腹泻等，孕节从肛门自动逸出引起的肛门瘙痒和烦躁不安等。偶可出现睡眠时磨牙、轻度贫血、嗜酸性粒细胞增高。

【辅助检查】 询问犬、猫接触史有助于诊断，粪便中检见虫卵、孕节或储卵囊均可确诊。

【流行】

1.分布 犬复孔绦虫广泛分布于世界各地，无明显季节性。犬和猫的感染率极高，狐和狼等野生动物也可感染。人体复孔绦虫病比较少见，至今全世界报道仅 200 例左右，患者多为婴幼儿，我国共报道 26 例，散在分布于北京、山东、四川、广西、福建等 11 个省（区、市），除 3 例为成人外，其余均为 2 个月~4 岁的婴幼儿，这可能与儿童喜爱与犬、猫密切接触有关。

2.流行的三个环节

（1）传染源：携带犬复孔绦虫的宠物犬、猫为该病的主要传染源。

（2）传播途径：人感染犬复孔绦虫主要是因为与犬、猫等接触时误食带有拟囊尾蚴的蚤类引起。

（3）易感人群：人普遍易感，但由于婴幼儿卫生意识差，且易与宠物密切接触，故为该病的主要易感人群。

【防治】 驱虫方法同膜壳绦虫。主要防治措施：积极治疗患者；定期给家庭饲养犬、猫灭蚤和驱虫；对婴幼儿要注意保护和加强卫生习惯教育。

【案例解析】

1. 依据上述虫体形态特征，该患儿的可能诊断是什么？

根据患儿所排出的节片及卵囊的形态特点，该患儿最可能的诊断是犬复孔绦虫感染。

2. 如何防治该病？

该病的主要传染源是携带犬复孔绦虫的宠物犬和猫，因此在积极治疗感染者，定期给家庭饲养犬、猫灭蚤和驱虫的同时，还应加强卫生意识，特别是保护婴幼儿群体，以防其接触误食蚤类而感染。

第三章　医学线虫

　　线虫隶属于线形动物门线虫纲，因虫体呈圆柱形而得名。线虫种类繁多，在自然界分布广泛，绝大多数营自生生活，少数营寄生生活。营寄生生活的种类中仅有极少部分寄生于人体并导致疾病。重要的人体寄生线虫有蛔虫、鞭虫、蛲虫、钩虫、旋毛虫、丝虫和粪类圆线虫等。

　　线虫成虫多呈圆柱形，体不分节，两侧对称。前端一般较钝圆，后端逐渐变细。雌雄异体，雄虫常较雌虫小，尾端具有特征性结构。体壁与消化道之间的腔隙无上皮细胞，称假体腔（pseudocoel）。腔内充满液体，是组织器官间营养物质、氧和代谢产物扩散及交换的介质，内部器官浸浴其中。

　　消化系统：线虫的消化系统包括消化管和腺体。消化管由口孔、口腔、咽管、中肠、直肠和肛门组成，具完全的消化道。

　　生殖系统：雄性生殖系统由睾丸、储精囊、输精管、射精管及交配附器组成，为单管型。雌性生殖系统大多为双管型，一般包括卵巢、输卵管、子宫、排卵管、阴道和阴门等部分。

　　排泄系统：线虫的排泄系统有管型和腺型两种。管型的基本结构是一对长排泄管，由一短横管相连。在横管中央腹面有一小管，经排泄孔通向体外。腺型则只有一个具有大的细胞核的排泄细胞。

　　神经系统：咽部神经环是神经系统的中枢，向前发出 3 对神经干，支配口周感觉器官；向后发出背、腹及两侧共 3～4 对神经干，分别控制虫体的运动和感觉。

　　线虫的发育分为卵、幼虫、成虫三个阶段。蜕皮是幼虫发育最显著的特征，幼虫共蜕皮 4 次，通常情况下，第三期幼虫为感染期幼虫，第四次蜕皮后进入成虫期。

　　寄生线虫的生活史可分为两种类型：直接发育型，即生活史中不需要中间宿主，此类线虫称为土源性线虫，多见于肠道寄生线虫；间接发育型，即生活史中需要中间宿主，这类线虫也称为生物源性线虫，常见于组织寄生线虫。此外，某些线虫的生活史包括自生世代和寄生世代，过程复杂，如粪类圆线虫等。

　　线虫对宿主的危害程度与感染的虫种、数量、体内移行途径、寄生部位、发育阶段以及宿主对虫体的免疫反应等因素有关，故所致疾病与症状多种多样。幼虫致病主要与幼虫侵入宿主以及在宿主体内移行所致的损伤有关，而成虫致病与成虫的机械性、化学性损伤以及免疫反应所导致的局部和全身病变有关。

（马　莹）

第一节　似蚓蛔线虫

　　【提要】　似蚓蛔线虫（*Ascaris lumbricoides* Linnaeus，1758）简称蛔虫（round worm），是人体消化道常见的寄生虫之一。该虫寄生于小肠，摄取宿主营养，引起蛔虫病（ascariasis），可导致人体出现肠梗阻、肠穿孔及胆道感染等并发症，甚至钻入宿主肝脏或其他部位引起严重的异位寄生。

【案例】

　　患者，女，45 岁。因腹痛、呕吐、腹胀和便秘 5 天急诊入院。患者有营养不良、脱水、黄疸等表现。体格检查：腹部肿胀，有肠鸣音。患者于 3 天前出现脐周明显腹胀，腹部有压痛，目前处于休克状态，血压 96/58mmHg，脉搏 116 次/分。实验室检查：外周血白细胞计数 13.24×10⁹/L，血红蛋白 95g/L；肌酐 141mmol/L，血清胆红素 104mmol/L、直接胆红素 92mmol/L、碱性磷酸酶 240IU/L、谷草转氨酶 180IU/L、谷丙转氨酶 148IU/L。腹部超声扫描显示胆管内条状回声沿单管走行，胆囊、胆总管和肠袢中存在蠕虫。未见游离液体，无胆囊穿孔的证据。腹部平片显示多个肠内气液水平。患者粪便和呕吐物中曾排出线虫，并服用驱虫药，本次粪便中未检出虫卵。剖腹探查发现小肠中有一团死寄生虫体，造成肠梗阻。胆囊内有 100ml 游离胆汁，其底部有穿孔，胆总管内可触摸到虫体，并可在胆囊内看到虫体。临床医生将其中一条长约 20cm 的虫体送至实验室，要求进行鉴定。

问题：

1. 请判断该患者体内感染的是哪种寄生虫？
2. 该种寄生虫病可能会出现什么并发症？
3. 患者本次粪便中未检出虫卵的可能原因是什么？

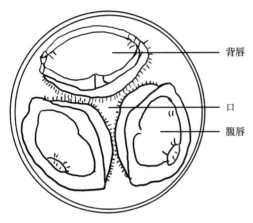

图 3-3-1　蛔虫成虫头端顶面观唇瓣

【形态】 成虫呈长圆柱形，形似蚯蚓，头端较钝，尾端较尖。活虫呈淡红色或淡黄色，死后呈灰白色。体表有纤细横纹，两侧可见明显的侧线，虫体头端的口周有 3 个"品"字形排列的唇瓣（图 3-3-1）。雌虫较雄虫大，雌虫长 20～35cm，有的甚至达 40cm 以上，直径 3～6mm，尾部尖直。雌虫生殖系统为双管型，盘绕在虫体后 2/3 的假体腔内，阴门位于虫体前、中 1/3 交界处的腹面。雄虫长 15～31cm，直径 2～4mm，生殖系统为单管型，尾部向腹侧卷曲，有 1 对镰刀状可伸缩的交合刺。

蛔虫虫卵分为受精蛔虫卵和未受精蛔虫卵两种。受精蛔虫卵呈宽椭圆形，棕黄色，大小为 (45～75)μm×(35～50)μm，卵壳较厚；卵内含 1 个大而圆的卵细胞，卵细胞与卵壳两端常见新月形空隙，卵壳外常有一层凹凸不平的蛋白质膜，由于常被胆汁染色，因而虫卵呈棕黄色。未受精蛔虫卵呈长椭圆形，黄褐色，大小为 (88～94)μm×(39～44)μm，卵内充满大小不等的屈光颗粒。受精与未受精蛔虫卵的蛋白质膜均可脱落，成为无色透明或淡黄色的蛋白质膜脱落的虫卵，应注意与其他虫卵鉴别（图 3-3-2）。

【生活史】 蛔虫生活史包括受精卵在外界土壤中发育和虫体在人体内发育两个阶段，无需中间宿主，人是唯一终宿主。成虫寄生于人体小肠内，以肠内半消化的食物为营养来源。雌雄虫交配后产卵，蛔虫虫卵随宿主粪便排出体外，在潮湿、荫蔽、氧气充足和温度适宜（21～30℃）的土壤中，经 5～10 天，受精卵内的卵细胞发育成第一期幼虫（杆状蚴），再经 1 周，卵内幼虫经 1 次蜕皮后，成为感染期虫卵。感染期蛔虫虫卵被误食后，大部分被宿主胃内的胃酸杀死，小部分进入宿主小肠，到达小肠的卵内幼虫破壳而出，侵入小肠黏膜和黏膜下层，钻入肠壁小静脉或淋巴管，通过门静脉系统经肝、右心到达肺部，幼虫穿过肺毛细血管进入肺泡，在肺泡内经第 2 次及第 3 次蜕皮，然后沿支气管、气管逆行至咽部，随宿主的吞咽动作经食管进入胃、小肠，在小肠内完成第 4 次蜕皮成为童虫，再经数周逐渐发育为成虫。从感染期虫卵进入宿主到雌虫开始产卵需 60～75 天，一条雌虫每天排卵量为 23.4 万～24.5 万个，成虫在人体内寿命一般为 1～1.5 年，但在流行区常见反复感染。

【致病】 蛔虫幼虫和成虫均可致病，表现为机械性损伤、超敏反应、营养不良及消化道症状等。如果少量蛔虫感染人体，可能不会引起明显症状，但严重感染则对人体造成很大危害。

1. 幼虫致病 幼虫在人体内移行可引起组织机械性损伤，如幼虫在肺部移行时，穿过肺毛细

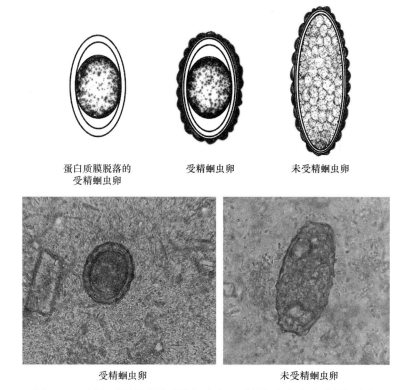

图 3-3-2 蛋白质膜脱落的受精蛔虫卵、受精蛔虫卵和未受精蛔虫卵

血管进入肺泡,可导致肺局部出血、炎性渗出和嗜酸性粒细胞浸润,引起蛔蚴性肺炎、哮喘和嗜酸性粒细胞计数增高,临床表现为发热、咳嗽、乏力、哮喘、咽部异物感等,痰液中可查见嗜酸性粒细胞和夏科-莱登结晶。幼虫异位寄生在甲状腺、淋巴结、脑、脊髓等部位,可引起相应部位的病变,幼虫也可到达肾脏,经尿液排出。

2. 成虫致病 成虫是主要的致病阶段。蛔虫成虫在小肠内寄生,因夺取宿主营养和损伤肠黏膜,导致宿主消化不良和营养吸收障碍,引起消化道症状,患者常表现为恶心、呕吐、食欲缺乏、间歇性脐周疼痛或上腹部绞痛。虫体分泌物、代谢物和分解产物可诱导 IgE 介导的超敏反应,患者可出现皮肤瘙痒、荨麻疹、结膜炎、血管神经性水肿、蛔虫中毒性脑病等。感染蛔虫的儿童常出现营养不良,伴失眠多梦、磨牙、异食癖,时有惊厥、夜惊等神经症状。

3. 并发症 大量蛔虫扭曲成团,堵塞肠管或蛔虫寄生部位肠段的蠕动发生障碍,可导致蛔虫性肠梗阻,是蛔虫病常见并发症之一,也是急性肠梗阻的病因之一;蛔虫性肠梗阻进一步发展可出现绞窄性肠梗阻、肠扭转、肠套叠和肠坏死。

蛔虫具有游走、钻孔的习性,当宿主体温升高或食入刺激性食物或接受不适当的驱虫治疗时,常使虫体乱窜钻孔,进入开口于肠壁的各种管道,如胆总管、胰管、阑尾等处,引起胆道蛔虫病、胰腺蛔虫病或蛔虫性阑尾炎等并发症。胆道并发症临床上表现为胆绞痛、急性胆囊炎、急性胆管炎、急性胰腺炎与肝脓肿 5 型。

蛔虫也可穿过小肠壁进入腹腔,引起蛔虫性腹膜炎,出现腹痛、腹胀、全腹压痛等腹膜炎症状。蛔虫上窜至咽喉阻塞气管、支气管,可造成窒息死亡。小肠与肾盂、输尿管、膀胱、女性生殖道间若存在病理性通道,蛔虫可经泌尿道、生殖道排出。

【诊断】 蛔虫病的诊断主要依靠病原学检查,检获虫卵或虫体是确诊依据。蛔虫产卵量大,首选粪便直接涂片法、改良加藤厚涂片法,查到蛔虫虫卵即可确诊。在直接涂片法中,一张涂片的检出率约 80%,三张涂片的检出率可达 95%。对直接涂片法阴性者,可采用改良加藤厚涂片法或饱和盐水浮聚法提高检出率，但饱和盐水浮聚法对受精蛔虫卵检出率高，而未受精蛔虫卵在饱和盐水中不易漂浮，容易漏检。痰或肺泡灌洗液中查见幼虫，根据虫体形态鉴定为蛔蚴后，可作为肺蛔虫病或蛔虫幼虫引起的过敏性肺炎的诊断依据。

【流行】 蛔虫呈世界性分布，估计全球有 14 亿人感染，主要分布在温暖、湿润的热带、亚热带地区。人群感染率农村高于城市，儿童高于成人。在生活水平低、个人卫生条件较差的人群中，蛔虫感染率更高。在我国，第三次寄调显示，我国人群的蛔虫平均感染率较第二次寄调的 12.57% 有明显下降，在全国土源性线虫感染顺位中由第二次寄调的第一顺位降为第三次寄调的第二顺位。我国农村地区蛔虫加权感染率为 1.36%，推算感染人数为 882 万，各地均发现蛔虫感染，其中加权感染率最高的是四川省，其次是贵州省和重庆市，感染率分别为 6.83%、6.15% 和 2.48%。无症状带虫者和蛔虫病患者是本病的传染源。蛔虫由于生活史简单，生殖力强，产卵量大，虫卵对外界环境抵抗力强，因而流行广泛。人感染蛔虫的季节与当地气候、生产活动等因素有关，一般主要在春夏季节。

【防治】 蛔虫病的防治包括查治感染者、规范粪便管理和开展健康教育。常用的驱虫药有阿苯达唑、甲苯达唑、噻嘧啶、伊维菌素等，可对学龄儿童开展集体服药驱虫。驱虫时间宜在感染高峰期之后的秋冬季节。对于胆道蛔虫病、蛔虫性肠梗阻等蛔虫性急腹症，必要时可进行外科手术治疗。

加强粪便管理和个人防护是切断蛔虫病传播的重要手段，农村地区改水改厕，保护水源，改善饮水卫生条件，保证生活用水的清洁卫生，是预防蛔虫感染的重要一环。养成良好的卫生习惯，饭前便后洗手，不生食未洗净的蔬菜及瓜果，不饮生水，不随地大便。消灭苍蝇和蟑螂也是防止蛔虫虫卵污染食物和水源的重要措施。

【案例解析】

1. 请判断该患者体内感染的是哪种寄生虫？

患者有粪便和呕吐物的排虫史，手术探查发现胆囊、胆总管和肠道中存在的虫体与粪便和呕吐物中的寄生虫极有可能是同一种，由于服用驱虫药，因此肠道中的一团寄生虫虫体已死亡。在消化道寄生的线虫有多种，如蛔虫、钩虫、鞭虫、蛲虫等，根据排虫史和临床送检虫体大小（长约 20cm，灰白色），锁定为蛔虫成虫，该患者确诊为蛔虫病。患者出现肠梗阻，是蛔虫病常见并发症之一；胆总管及胆囊中也有虫体，可诊断为胆道蛔虫病及胆囊蛔虫病。

2. 该种寄生虫病可能会出现什么并发症？

患者出现严重的蛔虫病并发症，出现肾功能及肝功能损伤。胆囊蛔虫病通常需要手术切除胆囊，在一份 56 例胆囊蛔虫病的报道中，只有 10 例是虫体自行排出的。此外，胆囊蛔虫病可能会导致严重的并发症，如胆囊积脓、败血症、胆囊周围脓肿或穿孔，该患者在手术后第三天死于败血症和多器官衰竭。切除胆囊的组织病理报告显示坏疽性胆囊炎伴穿孔。

3. 患者本次粪便中未检出虫卵的可能原因是什么？

一般情况下蛔虫产卵量大，虫卵对外界环境有很强的抵抗力，可采用粪便直接涂片法查蛔虫虫卵。该患者大便中未查见虫卵，可能与服用驱虫药或体内的蛔虫已死亡有关。

（张春莹）

第二节　毛首鞭形线虫

【提要】 毛首鞭形线虫（*Trichuris trichiura* Linnaeus，1771）简称鞭虫（whip worm），成虫多寄生于人体盲肠，引起鞭虫病（trichuriasis）。

【案例】

　　某基层医院在对患者进行电子肠镜检查时在多名患者的结肠或直肠检获长约 3cm 的白色线状虫体，虫体一端较细，另一端较粗。回顾之前这些患者的大便常规检验均未报告检出虫卵，肠镜检查后再次送检大便也未检出虫卵，故临床对大便常规的检验结果质疑。

　　问题：

　　1. 请分析为何肠镜检查前后大便中均未检出虫卵？

　　2. 若想提高检出率可采用哪些改进方法？

【形态】　鞭虫成虫形似马鞭，前 3/5 较细，后 2/5 较粗如马鞭手柄，故名鞭虫。雌虫长 35～50mm，尾端钝圆；雄虫长 30～45mm，尾端向腹面呈环状卷曲。

　　鞭虫虫卵呈纺锤形或腰鼓形，黄褐色，大小为（50～54）μm×（22～23）μm。卵壳较厚，两端各有一个透明塞状突起，称为盖塞。虫卵随粪便排出时，卵内有一个尚未分裂的卵细胞（图 3-3-3）。

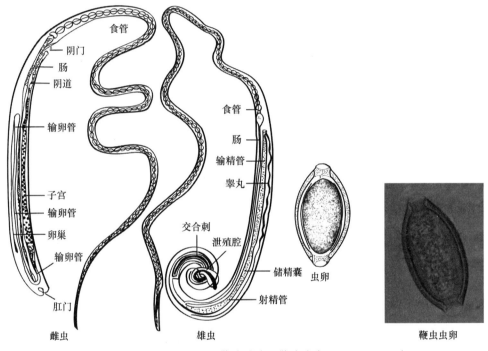

图 3-3-3　鞭虫成虫及鞭虫虫卵

【生活史】　成虫寄生于盲肠，感染严重时也可寄生于结肠、直肠及回肠下段。雌虫每日可产卵数千，虫卵随粪便排出，在温湿度适宜的土壤中经 3～5 周发育为含有幼虫的感染期卵。人因食入被感染期虫卵污染的食物或饮水而感染。卵内幼虫在小肠自卵壳一端的盖塞逸出，侵入肠黏膜摄取营养并发育，8～10 天后回到肠腔，移行至盲肠发育为成虫。鞭虫以血液和组织液为食。自感染到产卵需 1～3 个月，成虫寿命为 3～5 年。

【致病】　成虫以其细长的前端插入肠黏膜和黏膜下层，引起肠黏膜充血、水肿、点状出血或炎症，少数患者肠壁增厚或形成肉芽肿。临床症状与感染程度相关：轻度感染一般无症状或有轻度胃肠道症状；感染严重时，可出现食欲缺乏、胃痛、恶心、呕吐、腹痛、腹泻、体重减轻、贫血和头晕等症状；极端情况下可出现直肠脱垂，多见于儿童。

　　儿童感染后可因慢性营养不良和贫血导致发育迟缓。鞭虫成虫对肠道上皮细胞的损伤引发的渗血以及由感染引起的食欲下降，可造成食物和铁摄入量减少而引起贫血。少数患者可出现发热、荨麻疹、水肿等症状，外周血嗜酸性粒细胞增多不常见。

【诊断】 粪便中检获虫卵可作为鞭虫感染的确诊依据，往往需要在数天内多次采样。常用粪便直接涂片法，各种浓集法如沉淀集卵法、离心沉淀法、饱和盐水浮聚法及定量透明法等可提高检出率。成虫极少经粪便排出，偶尔在肠镜检查时发现，检获成虫亦可确诊。

【流行】 鞭虫呈世界性分布，多见于温暖潮湿的热带、亚热带及温带地区。鞭虫的流行分布情况多与蛔虫一致，但感染率一般不及蛔虫高。儿童的感染率高于成人，可能与儿童卫生习惯较差、更易接触虫卵有关。鞭虫虫卵对干燥、低温的抵抗力不如蛔虫虫卵强，因此我国温湿的南方地区鞭虫感染率高于干冷的北方地区。第三次寄调显示，我国农村地区鞭虫感染率为 0.36%，加权感染率为 1.02%。我国 28 个省发现鞭虫感染，其中加权感染率最高的为四川省，加权感染率为 6.43%，其次为海南省（4.30%）和云南省（4.18%）。

【防治】 鞭虫感染的预防措施包括卫生健康教育，避免土壤污染以及对感染者进行治疗。阿苯达唑和甲苯达唑为首选药物，但这些药物不能用于妊娠早期或年龄<12 个月的婴儿。

【案例解析】

1. 请分析为何肠镜检查前后大便中均未检出虫卵？

虫体为约 3cm 的白色线状虫体，虫体一端较细，另一端较粗，有的虫体尾端呈环状卷曲，根据虫体的形态特征鉴定为鞭虫。

肠镜检查前未检出虫卵的可能因素：①成虫数量很少或没有雌虫，则检出的可能性降低或无法检获虫卵；②由于鞭虫虫卵相对较小，可能会导致漏检；③由于检验人员对虫卵形态不熟悉或未浏览足够的视野而导致漏检。

2. 若想提高检出率可采用哪些改进方法？

对于以上问题可采取的改进方法：①可通过定期培训、考核及能力评估等提升人员检验水平；②对粪便标本进行浓集后再进行镜检，也可使用全自动粪便检测仪自动对样本进行浓集；③增加镜下观察的视野数也可以提高检出率；④增加涂片数量或增加送检次数也可提高检出率。

虽然涂片查找虫卵是确诊的金标准，但其敏感性并不能达到 100%，故存在漏检的可能性。

在肠镜检获成虫后再次送检的粪便标本中无法检获虫卵在很大程度上是由于经过清肠，虫卵绝大部分已随粪便排出，加之成虫也被清除，故无法检出虫卵。

（马　莹）

第三节　十二指肠钩口线虫和美洲板口线虫

【提要】 钩虫（hookworm）是钩口科线虫的统称，寄生于人体的钩虫主要有十二指肠钩口线虫（*Ancylostoma duodenale* Dubini，1834，也称十二指肠钩虫）、美洲板口线虫（*Necator americanus* Stiles，1902，也称美洲钩虫），偶可感染人体的锡兰钩口线虫（*Ancylostoma ceylanicum* Loose，1911）和犬钩口线虫（*Ancylostoma caninum* Ercolani，1859）等。钩虫成虫寄生于宿主小肠，引起钩虫病（hookworm disease），主要表现为胃肠功能紊乱、营养不良、贫血等症状，严重者可并发消化道大出血，危害人体健康。

【案例】

患者，男，75 岁。因贫血就诊于血液内科门诊。血常规：红细胞计数 $2.88×10^{12}$/L，血红蛋白 67g/L，嗜酸性粒细胞比例 17.0%，粪便隐血试验：阳性。粪便生理盐水涂片后显微镜下查见寄生虫卵，大小约 70μm×40μm，卵内含 4 个卵细胞，卵壳与卵细胞间有明显的空隙。

问题：
1. 根据镜下虫卵形态，判断是何种虫卵？结合临床症状可诊断为哪种寄生虫病？
2. 如何与其他形态相似的虫体或虫卵进行区分？

【形态】　成虫细长，体长约1cm，活体半透明、淡红色，死后呈灰白色。虫体头端较细，略向背面仰屈。顶端有一个发达的口囊，呈圆形或椭圆形，十二指肠钩虫口囊腹侧缘有2对钩齿，而美洲钩虫口囊腹侧缘有1对板齿（图3-3-4）。雌雄异体，雌虫稍大于雄虫，末端呈圆锥形，有尾刺。雄虫末端膨大形成交合伞，内有肌性指状辐肋支撑，辐肋依其部位分为背、侧和腹辐肋，背辐肋的分支特点是鉴定虫种的重要依据之一。雄虫交合伞内还有两根从泄殖腔伸出的细长可收缩的交合刺（图3-3-5）。雌虫生殖系统为双管型，雄虫生殖系统为单管型。十二指肠钩虫和美洲钩虫的形态鉴别要点见表3-3-1。

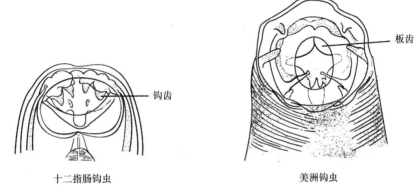

图 3-3-4　十二指肠钩虫和美洲钩虫成虫口囊

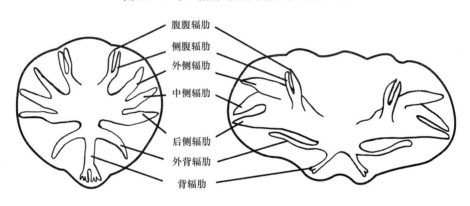

图 3-3-5　十二指肠钩虫和美洲钩虫成虫交合伞

表 3-3-1　十二指肠钩虫和美洲钩虫成虫的鉴别

鉴别要点		十二指肠钩虫	美洲钩虫
大小	雌虫	（10～13）mm×0.6mm	（9～11）mm×0.4mm
	雄虫	（8～11）mm×（0.4～0.5）mm	（7～9）mm×0.3mm
体形		头尾均向背面弯曲，虫体呈"C"形	头端向背面仰屈，尾端向腹面弯曲，虫体呈"S"形
口囊		腹侧前缘有2对钩齿	腹侧前缘有1对板齿
背辐肋		远端分2支，每支再分3小支	基部分2支，每支远端再分2小支

续表

鉴别要点	十二指肠钩虫	美洲钩虫
交合刺	两刺呈长鬃状，末端分开	一刺末端呈钩状，常包套于另一刺的凹槽内
交合伞	撑开时略呈圆形	撑开时略呈扁圆形
阴门	位于体中部略后	位于体中部略前
尾刺	有	无

钩虫虫卵大小为（56～76）μm×（36～40）μm，呈椭圆形，卵壳较薄，无色透明，随粪便排出时，卵内通常含4～8个卵细胞，卵壳与卵细胞间有明显的空隙（图3-3-6）。便秘者粪便或粪便放置时间过久，卵内细胞可继续分裂成桑葚状。在适宜条件下，虫卵内细胞还可发育为幼虫。十二指肠钩虫虫卵和美洲钩虫虫卵形态相似，不易区分。在单性雌虫感染时可排出未受精钩虫卵，大小约63μm×37μm，卵内含较细颗粒，无折光性。

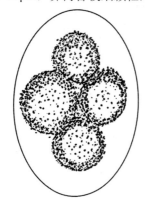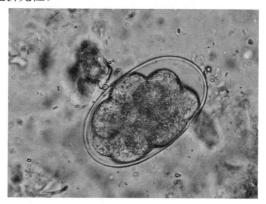

图 3-3-6　钩虫虫卵

钩虫幼虫分杆状蚴和丝状蚴两个发育阶段。杆状蚴有两期，自卵内刚孵出的幼虫为第一期杆状蚴，长约0.23mm，虫体体壁透明，前端钝圆，后端尖细，口腔细长有口孔，咽管前段较粗，中间狭长，后端膨大成球形。第一期杆状蚴蜕皮后发育为第二期杆状蚴，大小约0.4mm×0.029mm，形态与第一期杆状蚴相似。第二期杆状蚴蜕皮发育为丝状蚴，长0.5～0.7mm，体表覆有鞘膜，口腔封闭，在与咽管连接处有两个角质矛状结构，称为口矛，可作为虫种的鉴别依据之一。高倍镜下十二指肠钩蚴口矛呈透明丝状，鞘膜横纹不显著，少数可见；美洲钩蚴口矛清晰，呈黑色粗杆状，尾部鞘膜横纹清晰明显（表3-3-2）。

表3-3-2　十二指肠钩虫和美洲钩虫丝状蚴的鉴别

鉴别要点	十二指肠钩虫丝状蚴	美洲钩虫丝状蚴
外形	圆柱形，虫体细长，头端略扁平，尾端较钝	长纺锤形，虫体较短粗，头端略圆，尾端较尖
鞘膜横纹	不显著	显著
口矛	透明丝状，矛较粗，两矛间距宽	黑色杆状，前端稍分叉，两矛粗细不等，两矛间距窄
肠管	管腔较窄，为体宽的1/2，肠细胞颗粒丰富	管腔较宽，为体宽的3/5，肠细胞颗粒少

【生活史】　钩虫的生活史包括幼虫在外界土壤中发育和虫体在人体内发育两个阶段（图3-3-7）。两种钩虫的生活史相似，正常宿主是人，亦可寄生于猪、猴、狮、虎等动物。钩虫成虫寄生于人体小肠上段，依靠其口囊内的钩齿或板齿咬附在宿主肠黏膜上，以血液、组织液和肠黏膜为食。雌雄成虫交配后雌虫产卵，虫卵随宿主粪便排出，在潮湿、温暖（25～30℃）、氧气充沛、荫蔽和富有有机物质的疏松土壤中，卵内细胞不断分裂，于24～48小时内孵出第一期杆状蚴。此期

幼虫有口腔，以土壤中的细菌及有机物为食，48小时内幼虫经第1次蜕皮发育为第二期杆状蚴。虫体继续摄食生长，并可将摄取的食物储存于肠细胞内。再经5～6天，幼虫口腔封闭，停止摄食，咽管变长，经第2次蜕皮后发育为丝状蚴，丝状蚴具有感染宿主的能力，又称感染期幼虫。

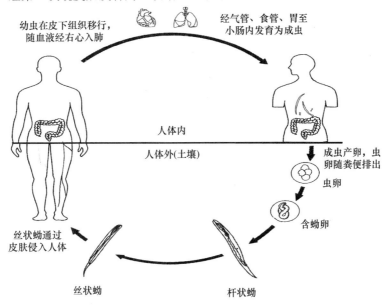

图 3-3-7 钩虫生活史

丝状蚴有向温性，当与人体皮肤接触时，因受到体温刺激，虫体活动力增强，可主动钻入人体皮肤或黏膜，在皮下组织移行并进入毛细血管或淋巴管，随血流经右心至肺，穿过肺毛细血管进入肺泡。幼虫借助宿主呼吸道纤毛上皮细胞摆动而向上移行至咽，随宿主吞咽活动，经食管、胃到达小肠，一部分幼虫也可随痰液被咳出。幼虫在小肠内迅速发育，在感染后第3～4天进行第3次蜕皮，形成口囊，吸附肠壁摄取营养，再经10天左右，进行第4次蜕皮后逐渐发育为成虫。自幼虫侵入人体至雌虫产卵，十二指肠钩虫约需5周时间，美洲钩虫约需8周时间。雌虫产卵数因虫种、虫龄而不同，十二指肠钩虫每条平均日产虫卵1万～3万个，美洲钩虫为0.5万～1万个。多数钩虫寿命为3年，也有十二指肠钩虫可存活7年和美洲钩虫可存活15年以上的报道。十二指肠钩蚴侵入人体后的发育速度有很大的差别，部分幼虫在进入小肠前，能够以"暂停发育"状态滞留在某些组织内，经过一段时间后再进入肠腔发育，这种现象称为迁延移行（persisting migrans），美洲钩虫尚未发现此现象。

钩虫除主要通过皮肤感染人体外，也存在经口感染的可能性，以十二指肠钩虫多见。被吞食入胃而未被胃酸杀死的丝状蚴，有可能直接在小肠内发育为成虫。若自口腔或食管黏膜侵入，丝状蚴仍向皮肤感染的途径移行。国内外已报道多例出生5～10天的新生儿发病，由于新生儿无接触感染，最可能的原因是母体内的钩蚴经胎盘侵入胎儿体内。有报道在产妇乳汁中查见活动的美洲钩虫丝状蚴，因此钩虫也有经母乳感染的可能。

【致病】 两种钩虫的致病机制相似，幼虫入侵、入侵后在肺部的移行及成虫在小肠定居均可对人体造成伤害，但以成虫在小肠内的寄生阶段对人体的危害最严重。钩虫幼虫在移行中可引起钩蚴性皮炎或呼吸系统症状，成虫寄生于小肠可引起消化道症状、贫血等。人体感染钩虫后是否出现临床症状，除了与感染数量相关外，也与人体的营养条件、健康状况及免疫力有密切关系。

1. 幼虫致病 主要是丝状蚴侵入皮肤以及幼虫在体内移行对宿主造成的伤害。

（1）钩蚴性皮炎：丝状蚴侵入皮肤后数分钟至1小时，侵入皮肤处可有奇痒和烧灼等感觉，继而出现出血斑点或点状丘疹，1～2天后变成水疱，3～5天内局部症状消失而自愈。如果患者搔破皮肤或因幼虫带入细菌，常继发细菌感染，形成脓疱，最后经结痂、脱皮而愈。

（2）呼吸系统症状：钩蚴移行至肺，穿破微血管，引起出血及炎性细胞浸润，患者可出现咽痒、阵发性咳嗽、声嘶等呼吸系统症状，重者呈剧烈干咳或哮喘发作，时有畏寒、发热、痰中带血等表现。同时期进入肺泡的幼虫越多，症状越严重。由于十二指肠钩虫侵入宿主后存在迁延移行现象，有的患者可在一次感染后，出现咳嗽、哮喘等反复发作。

2. 成虫致病　成虫寄生于小肠，主要引起消化道症状和贫血。

（1）消化系统症状和异嗜症：钩虫病早期可出现消化功能紊乱，临床表现为上腹部不适或隐痛、恶心、呕吐、腹泻等症状。钩虫成虫以钩齿或板齿咬附在肠黏膜上，造成散在性出血点、小溃疡、片状出血性瘀斑，消化道出血表现为柏油样黑便、血便和血水便，出血迁延不断而导致贫血严重。少数患者喜食生米、生豆，甚至食泥土、碎纸、破布等现象，称为"异嗜症"，是钩虫病常见神经系统症状，目前原因尚不清楚。有报道发现多数患者在服用短时间的铁剂后，"异嗜症"即可自行消失，因此可能与铁缺乏有关。

（2）贫血：钩虫成虫咬附在患者的小肠壁边吸血、边分泌抗凝物质，使伤口发生凝血障碍；成虫经常更换咬附部位，新伤口不断增多，而原伤口仍不断渗血。患者因长期慢性失血，铁和蛋白质不断耗损而得不到有效补偿，可造成小细胞低色素性贫血，表现为头昏、乏力、面色蜡黄、皮肤黏膜苍白等贫血症状；指甲有扁平甲及反甲现象。此外，钩虫对肠黏膜的损伤，会影响营养物质的吸收，可加重贫血程度。

（3）婴幼儿钩虫病：多由十二指肠钩虫引起，可能是通过胎盘或乳汁感染。由于婴幼儿血量少，肠黏膜柔嫩易出血，可出现严重贫血，临床表现为消化功能紊乱，急性便血性腹泻，大便呈黑色或柏油样，面色苍白，精神萎靡等，常引起肺炎、消化不良等并发症，影响婴儿生长发育，且预后不良。

【诊断】　钩虫病无特殊的临床表现，易造成误诊及漏诊，诊断主要依靠从患者粪便中检出钩虫虫卵或孵出钩蚴来确诊。近年来随着消化内镜的广泛应用及其操作方法的改进，钩虫的内镜检出率逐年增加。在流行地区，对农村中老年人、有田间劳作史、贫血、嗜酸性粒细胞升高、异嗜症、消化道出血量与临床症状不符的患者，应怀疑钩虫感染的可能性。

常用检查方法为生理盐水直接涂片法、饱和盐水浮聚法、改良加藤厚涂片法。生理盐水直接涂片法由于检出率低，一般要求连续采集 3 次粪便标本以提高阳性率；饱和盐水浮聚法可浓集虫卵，较直接涂片法的检出率明显提高；改良加藤厚涂片法可明显提高检出率，但该方法较繁杂，临床实验室较少使用。此外，还可采用培养法检查钩蚴，检出率高，不仅适用于确诊钩虫感染，还可进行虫种鉴定，但培养需数天才能观察到孵出的钩蚴。当有咳嗽或出现肺部症状时，痰中找到钩蚴也可确诊。

粪便生理盐水涂片法镜检时，应注意钩虫虫卵与蛋白质膜脱落的受精蛔虫卵相鉴别。此外，钩虫虫卵与粪类圆线虫、东方毛圆线虫的虫卵形态相似，应注意鉴别，具体鉴别见本章第八节粪类圆线虫。

【流行】　钩虫感染和钩虫病呈世界性分布，尤其在热带及亚热带地区。在我国，钩虫病主要流行于温暖、潮湿的地区，是我国西南和南部广大农村地区最常见的肠道寄生虫病之一。在经济条件落后、卫生状况较差、使用未经处理的粪便进行施肥的农村地区，钩虫感染率较高。第三次寄调显示，农村地区钩虫加权感染率为 2.62%，平均感染率较第二次寄调的 6.08% 明显下降，但在全国土源性线虫感染顺位中超过蛔虫，成为感染的第一顺位，推算感染人数 1697 万。全国 19 个省级行政区发现钩虫感染，其中加权感染率最高的是四川省（14.55%），其次是海南省（8.10%）和重庆市（5.67%）。全国钩虫病虫种构成比中，十二指肠钩虫、美洲钩虫和合并感染者分别为 13.38%、78.46%、8.16%。

无症状带虫者和钩虫病患者为传染源。本病的流行与自然环境、农村劳作方式和生活习惯密切相关。在我国南部，农村常使用新鲜粪便施肥或随地大便，钩虫虫卵污染周围环境，并在适宜的环境条件下很快发育为感染期幼虫。人因赤足下地生产劳动，脚或手部皮肤与感染期幼虫接触，或因生食含有感染期幼虫的不洁蔬菜、瓜果而受到感染。一般而言，不同种族、性别和年龄的人对钩虫都易感。

【防治】 钩虫病的防治包括驱虫治疗、粪便管理和个人防护等综合防治措施。驱虫治疗常用药物有阿苯达唑和甲苯达唑，两种药物并服可提高疗效，三苯双脒、伊维菌素也具有较好的驱虫效果。钩虫感染除了驱虫治疗外，对症治疗也十分重要，如钩蚴性皮炎可采用皮肤热透疗法，53℃热水间歇浸泡患处，每次2秒，间歇8秒，持续25分钟，或用热毛巾敷于皮炎部位，持续10分钟。此外，可服用铁剂纠正贫血，当严重贫血时，可考虑输血。加强粪便管理是切断钩虫病传播的重要环节，应结合农村改水改厕、环境美化、新能源建设等措施对粪便采取无害化处理，避免使用未经处理的粪便施肥。个人防护包括不赤足下地，减少感染机会；手足皮肤涂抹1.5%左旋咪唑硼酸乙醇溶液或15%噻苯达唑软膏，可预防钩蚴感染。

【案例解析】

1. 根据镜下虫卵形态，判断是何种虫卵？结合临床症状可诊断为哪种寄生虫病？

根据粪便涂片中虫卵的形态特点，可初步将虫卵范围缩小为钩虫虫卵、粪类圆线虫虫卵和东方毛圆线虫虫卵三种，本例虫卵形态特征符合钩虫虫卵，结合患者有贫血症状、嗜酸性粒细胞增多、粪便隐血试验阳性等，可确定该患者有钩虫病。

2. 如何与其他形态相似的虫体或虫卵进行区分？

钩虫虫卵与蛋白质膜脱落的受精蛔虫卵易混淆，二者可从卵壳、内含物、卵壳与卵细胞之间的空隙进行区别：钩虫虫卵壳较蛔虫虫卵薄，卵内含数个卵细胞，受精蛔虫内含1个卵细胞，钩虫虫卵卵壳与卵细胞间有明显的间隙，蛔虫虫卵仅有新月形空隙。钩虫虫卵与粪类圆线虫、东方毛圆线虫的虫卵在形态上相似，可从大小、形状等方面进行鉴别：粪便中很少见到粪类圆线虫虫卵，其虫卵呈椭圆形，卵壳薄，大小为（50～58）μm×（30～34）μm，比钩虫虫卵稍小；东方毛圆线虫虫卵大小为（73～95）μm×（40～50）μm，长椭圆形，一侧较尖。本例的虫卵大小为70μm×40μm，大于粪类圆线虫虫卵，小于东方毛圆线虫虫卵。杆状蚴和丝状蚴形态可从口腔、生殖原基、尾部特点等方面进行鉴别，具体的鉴别点见本章第八节粪类圆线虫。

（张春莹）

第四节 蠕形住肠线虫

【提要】 蠕形住肠线虫（*Enterobius vermicularis* Linnaeus，1758）简称蛲虫，成虫多寄生于人体的回盲部，引起蛲虫病（enterobiasis），儿童感染率高于成人。

【案例】

患者，男，6岁。近1个月常见有搔抓肛周的动作，观察肛周未见明显异常。就诊当日在其粪便中发现一长约1cm的白色线头样物质，疑似寄生虫，遂携带疑似虫体就诊。

问题：请问针对患者提供的标本需要做什么检查以协助临床作出诊断？

【形态】 蛲虫成虫细小，乳白色，线头状。雌虫较大，为（8～13）mm×（0.3～0.5）mm，中部膨大，尾端直而尖细，生殖系统呈双管型；雄虫较小，为（2～5）mm×（0.1～0.2）mm，后端向腹侧卷曲，生殖系统呈单管型，有一根交合刺。虫体头端角皮膨大，形成头翼（cephalic alae）。咽管末端膨大呈球形，称咽管球。

蛲虫虫卵无色透明，大小为（50～60）μm×（20～30）μm，呈不对称长椭圆形，一侧较平，一侧稍凸。卵壳较厚，分3层，从内到外分别为脂层、壳质层和蛋白质膜。当虫卵自人体排出时，卵内胚胎已发育至蝌蚪期（图3-3-8）。

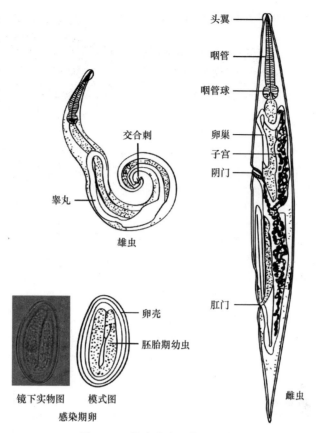

图 3-3-8 蛲虫成虫及蛲虫虫卵

【生活史】 成虫寄生于人体回盲部，以盲肠、升结肠及回肠下段多见，感染严重时也可见于小肠上段，甚至胃等处。虫体游离于肠腔或附着于肠黏膜，以肠内容物、组织和血液为食。雌、雄虫交配后，雄虫很快死亡，随粪便排出体外。成熟雌虫子宫内充满虫卵，向肠腔下段移行。当人睡眠时，雌虫移行至肛门外，受温湿度改变等的刺激，在肛周及会阴皮肤处开始排卵，每条雌虫可产卵万余个。雌虫排卵后大多死亡，但有少数也可再进入肛门致逆行感染，有时还可进入阴道、尿道等处引起异位寄生。

在肛周的虫卵约经 6 小时发育为感染期虫卵。宿主用手搔抓肛周时感染期卵可污染手指，经肛门一手一口途径造成自身感染；感染期卵也可散落在衣服、被褥、玩具或食物上，经口或经空气吸入等方式导致感染。食入的虫卵在十二指肠孵出幼虫，幼虫沿小肠移行，至回盲部发育为成虫。自宿主吞入感染期卵至虫体发育成熟需 2～6 周，一般为 4 周。雌虫寿命为 2～4 周。但由于可发生自身感染或环境被污染而导致再感染等情况，蛲虫感染可长期延续。

【致病】 蛲虫感染最常见于儿童，最显著的感染症状是瘙痒，但也有许多个体可无症状。对于大多数感染者，肛门和会阴部瘙痒可以是唯一症状，这是由于雌虫在肛周及会阴部产卵所致。瘙痒往往在夜间更严重，搔抓后可引起继发性细菌感染。患者可出现精神紧张、烦躁不安、注意力不集中、失眠、夜惊、体重减轻和食欲减退等症状。

蛲虫的异位寄生可导致严重后果。蛲虫可进入阑尾，导致蛲虫性阑尾炎，多呈慢性过程；蛲虫侵入女性生殖系统可引起阴道炎、子宫内膜炎和输卵管炎；也有异位寄生于腹膜、腹腔、肺、肝、泌尿道和臀沟的报道。病理检查常表现为以虫体或虫卵为中心，中性粒细胞、嗜酸性粒细胞和成纤维细胞围绕的慢性肉芽肿，中心性坏死或有或无，有时可见巨噬细胞、异物巨细胞、上皮样细胞和夏科-莱登结晶。

【诊断】 患者特别是儿童出现肛周瘙痒、烦躁不安和失眠等症状应考虑蛲虫感染，检获虫卵或成虫可确诊。

根据蛲虫雌虫夜间在肛周产卵的特点，查蛲虫虫卵采用肛门拭子法，常用的有棉签拭子法和透明胶纸法。标本采集的最佳时间为早晨洗澡前或如厕前，在肛周收集虫卵。若首次检查阴性，需连续检查2～3天。偶尔可在粪便中查见虫卵。在粪便中或夜间在肛周检获成虫可确诊；结肠镜检查也可发现虫体，根据虫体的形态特征可确诊。异位感染的病例通常需要组织活检以区分寄生虫感染和肿瘤。蛲虫感染一般无明显的嗜酸性粒细胞增多。

【流行】 蛲虫的感染呈世界性分布，估计全球有5亿人感染蛲虫。感染率一般城市高于农村，儿童高于成人，具有儿童集体机构和家庭聚集性的特点。第三次寄调报告显示，我国农村地区3～6岁儿童蛲虫感染率为0.26%，加权感染率为0.33%。我国28个省发现蛲虫感染，其中加权感染率最高的为海南省（2.78%），其次为江西省（1.65%）和广东省（0.91%）。

人是蛲虫的唯一宿主。蛲虫成虫寿命短，对驱虫药物敏感，但其感染方式多样，容易造成反复感染，使本病易治难防。蛲虫的感染方式：①肛门—手—口途径，是自体外重复感染的主要途径；②间接接触，通过接触被虫卵污染的物品后经口感染；③吸入感染，随尘埃在空气中飞扬的虫卵被宿主吸入至咽部再进入消化道而导致感染；④逆行感染，蛲虫虫卵在肛周孵出幼虫，幼虫经肛门进入肠道发育为成虫。间接接触和吸入感染是蛲虫感染具有儿童集体机构和家庭聚集性的主要原因。

【防治】 根据蛲虫病的流行特点，须采取驱虫治疗和预防感染相结合的综合防治措施，以防止自身重复感染和人群相互感染。阿苯达唑和甲苯达唑是首选治疗药物，但妊娠期妇女应避免使用该类药物，噻吩嘧啶和哌嗪类药物也有效。教育儿童养成饭前便后洗手、勤剪指甲、不吸吮手指的良好习惯，幼儿应尽量不穿开裆裤，定期对衣服、被褥、玩具等进行清洗和消毒，净化环境。

【案例解析】

请问针对患者提供的标本需要做什么检查以协助临床作出诊断？

对送检虫体标本进行鉴定，肉眼观察该虫体长9mm，白色，线状。将虫体置于显微镜下观察，尾端尖直似针状，虫体周围可见散落的虫卵，虫卵的形态符合蛲虫虫卵的特征。成虫染色后可见头翼、咽管球（图3-3-9～图3-3-11）。

综上，报告临床"查见蛲虫虫卵及雌性蛲虫1条"。

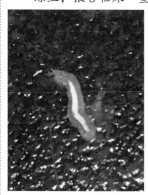 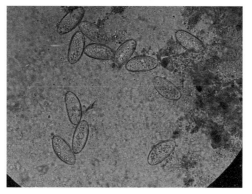 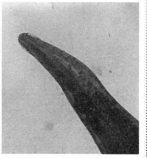

图3-3-9 蛲虫虫体肉眼观　　　图3-3-10 蛲虫虫卵　　　图3-3-11 蛲虫虫体头端

（马　莹）

第五节　丝　虫

丝虫（filaria）是由节肢动物传播的一类寄生性线虫。寄生于人体的丝虫有 8 种：班氏吴策线虫 [*Wuchereria bancrofti* (Cobbold, 1877) Seurat，1921]（班氏丝虫）、马来布鲁线虫 [*Brugia rnalayi* (Brug, 1927) Buckley，1958]（马来丝虫）、帝汶布鲁线虫 [*Brugia timori* (Davie et edeson, 1964) Partono et al.，1977]（帝汶丝虫）、旋盘尾线虫 [*Onchocerca volvulus* (Leukart, 1893) Railliet and Henry，1910]（盘尾丝虫）、罗阿罗阿线虫 [*Loa loa* (Cobbold, 1864) Castellani and Chalniers，1913]（罗阿丝虫）、链尾唇棘线虫 [*Dipetalonema streptocerca* (Macfie and Corson, 1922) Peelandchardone，1946]（链尾丝虫）、常现唇棘线虫 [*Dipetalorwma perstans* (Manson, 1891) Orihel and Eberhard，1982]（常现丝虫）和欧氏曼森线虫 [*Mansonella ozzardi* (Manson, 1892) Fanst，1929]（欧氏丝虫）。它们的地理分布、传播媒介、成虫寄生部位以及微丝蚴的主要形态特征见表 3-3-3、图 3-3-12。其中引起病理变化的主要有 4 种，即班氏吴策线虫、马来布鲁线虫、旋盘尾线虫和罗阿罗阿线虫。

表 3-3-3　人体寄生丝虫的特征

种类	分布	传播媒介	成虫寄生部位	微丝蚴特征				
				寄生部位	周期性	尾部特征	有无鞘膜	长度范围（μm）
班氏吴策线虫	世界范围内的热带和亚热带地区；主要是印度、中国、印度尼西亚（夜现周期型）；东太平洋地区（亚周期型）	蚊	淋巴系统	血液、睾丸鞘膜积液	夜现周期型、亚周期型	尾部尖、无尾核	有	244～296
马来布鲁线虫	东亚、印度尼西亚、印度（夜现周期型）；印度尼西亚、南亚（亚周期型）	蚊	淋巴系统	血液	夜现周期型、亚周期型	有尾核	有	177～230
帝汶布鲁线虫	印度尼西亚帝汶群岛和小巽他群岛	蚊	淋巴系统	血液	夜现周期型	有尾核	有	290～325
罗阿罗阿线虫	非洲	斑虻	皮下	血液	日现周期型	核不均匀分布至尾尖部	有	250～300
常现唇棘线虫	南美洲和中美洲、非洲	库蠓	体腔、肠系膜、肾周围	血液	无	尾部钝圆、核分布其中	无	190～200
欧氏曼森线虫	南美洲和中美洲、加勒比海	库蠓、蚋	皮下、血液、可能体腔	血液	无	尾部长、无核	无	173～240
链尾唇棘线虫	西部和中部非洲	库蠓	皮下	皮肤	无	尾部弯曲、核分布其中	无	180～240
旋盘尾线虫	南美洲和中美洲、非洲	蚋	皮下	皮肤	无	无尾核	无	221～278

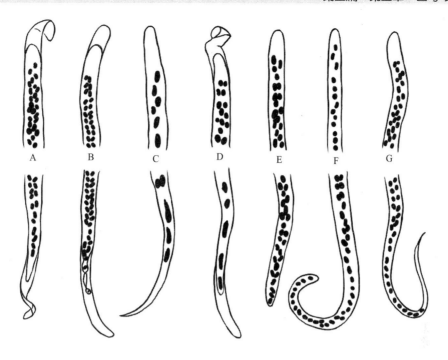

图 3-3-12　人体寄生微丝蚴形态特点

A. 班氏吴策线虫；B. 马来布鲁线虫；C. 旋盘尾线虫；D. 罗阿罗阿线虫；E. 常现唇棘线虫；F. 链尾唇棘线虫；G. 欧氏曼森线虫

一、班氏吴策线虫和马来布鲁线虫

【提要】　寄生于人体淋巴系统的丝虫有班氏吴策线虫（班氏丝虫）、马来布鲁线虫（马来丝虫）和帝汶布鲁线虫，在我国仅有班氏丝虫和马来丝虫。

【案例】

患者，女，53 岁。双下肢淋巴管炎 7 年，近年来逐渐发展为象皮肿，病因不明。临床不排除丝虫感染的可能，要求实验室进行丝虫感染相关的检测。

问题：根据我国丝虫病流行现状以及目前可行的检测项目，你会给临床提供什么意见和建议？

【形态】　两种丝虫成虫形态相似。虫体呈乳白色，丝线状，表皮光滑。班氏丝虫雄虫长 28～42mm，宽 0.1～0.15mm，尾端向腹面卷曲 0.5～3 圈；雌虫长 72～105mm，宽 0.2～0.3mm，尾部略向腹面卷曲。马来丝虫较小，雄虫长 20～28mm，宽 0.07～0.11mm，尾端向腹面卷曲 2～3 圈；雌虫长 50～62mm，宽 0.16～0.22mm，尾部亦略向腹面卷曲。雌虫生殖器官呈双管型，卵巢位于虫体后部，成熟雌虫的子宫起始段含大量颗粒样球形卵细胞，中段为发育中的胚蚴虫卵，在子宫末段卵壳伸长成为鞘膜，包被于幼虫体表，此幼虫称为微丝蚴（microfilaria）；阴门开口于虫体前端腹面。两种丝虫可通过虫体大小、头端及尾端乳突数目等特征进行鉴别。

微丝蚴虫体细长，头端钝圆，尾端尖细，外被鞘膜，马来微丝蚴较班氏微丝蚴稍小。微丝蚴角质层光滑，具纤细环纹。体内有圆形或椭圆形的细胞核，称为体核，头部无核区为头间隙。虫体前 1/5 处有神经环，其后为排泄孔，排泄孔后有一个排泄细胞，近尾端腹侧有肛孔。根据虫种不同尾部可有或无尾核（图 3-3-13）。两种微丝蚴的形态鉴别要点见表 3-3-4。

【生活史】　班氏丝虫和马来丝虫的生活史基本相同，都要经过两个发育阶段，即幼虫在中间宿主蚊体内及成虫在终宿主人体内的发育阶段（图 3-3-14）。

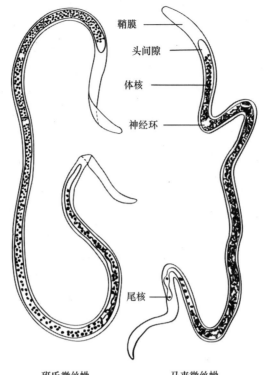

班氏微丝蚴   马来微丝蚴

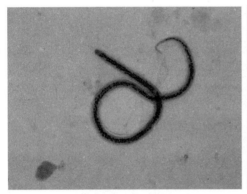

班氏微丝蚴(厚血片，吉姆萨染色)

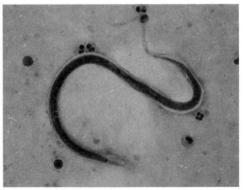

马来微丝蚴(厚血片，吉姆萨染色)

图 3-3-13　班氏微丝蚴和马来微丝蚴

表 3-3-4　班氏微丝蚴与马来微丝蚴的形态鉴别

项目	班氏微丝蚴	马来微丝蚴
大小	(244～296)μm×(5.3～7.0)μm	(177～230)μm×(5～6)μm
体态	柔和，弯曲较大	硬直，大弯上有小弯
头间隙	长度与宽度相等或仅为宽度的一半	长度约为宽度的两倍
体核	呈圆形，较小，大小均匀，排列疏松，相互分离，清晰可数	呈卵圆形，排列紧密，常相互重叠，不易分清
尾部	后1/3较尖细，无尾核	有两个尾核，前后排列，尾核处较膨大

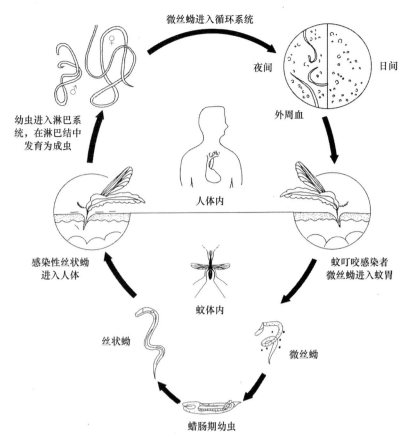

图 3-3-14　丝虫生活史示意图

1. 在蚊体内的发育　当蚊叮吸微丝蚴血症患者时，微丝蚴随血液进入蚊胃，脱去鞘膜，穿过消化道进入胸肌，于 2～4 天内缩短变粗称腊肠期幼虫，后虫体逐渐变长发育为感染期幼虫丝状蚴。幼虫移行至蚊的下唇，当蚊再吸血时，感染期幼虫自蚊下唇逸出，经吸血的伤口或正常皮肤进入人体。

2. 在人体内的发育　感染期幼虫进入人体后的具体移行途径尚不清楚。一般认为幼虫可迅速侵入附近淋巴管，并移行至大淋巴管及淋巴结寄生，发育为成虫。雌雄虫常相互缠绕寄生，交配后，雌虫产出微丝蚴。大多数微丝蚴随淋巴液经胸导管进入血液循环，少数虫体可停留于淋巴系统。自感染期幼虫侵入人体至在外周血检出微丝蚴需 3～12 个月。成虫的寿命一般为 4～10 年，微丝蚴的寿命为 2～3 个月。人是班氏丝虫的唯一终宿主，尚未发现保虫宿主。马来丝虫除可寄生于人体外，还可在多种脊椎动物体内发育成熟。

世界上多数地区的班氏丝虫与马来丝虫的微丝蚴在外周血中出现有明显的周期性，微丝蚴白天滞留在肺血管内，夜晚出现于外周血中。这种微丝蚴在外周血中夜多昼少的现象，称为微丝蚴的夜现周期性（nocturnal periodicity）。我国流行的班氏丝虫与马来丝虫均属于夜现周期型。一般于 20 时以后在外周血中出现，21～22 时虫数增多。但两种微丝蚴在外周血中虫数最多的时间不同，班氏微丝蚴为 22 时至次日 2 时，马来微丝蚴为 20 时至次日 4 时。根据微丝蚴在外周血中出现的规律可将丝虫分为周期型、亚周期型和无周期型。少数地区存在亚周期型和无周期型。对于微丝蚴周期性的机制，目前研究尚不十分清楚。有研究者认为与大脑皮质的兴奋和抑制、宿主动脉血氧含量有关，又或与蚊媒吸血习性等因素有关。总之，周期性现象产生的原因是复杂的，这是寄生虫与宿主长期互相影响和适应的结果。

【致病】　丝虫病潜伏期为 82～142 天，也有 1 年甚至更长者。病程可长达数年至数十年。丝虫感染的表现可以从无症状到非常严重的疾病，取决于宿主机体状态、感染程度、重复感染情况、丝虫侵犯的部位及继发感染等。其病理变化主要是由宿主免疫系统对丝虫抗原免疫应答引起，也有丝虫成虫活动的机械作用和丝虫分泌排泄物的化学作用。

丝虫对人体的致病以成虫为主。血液内的微丝蚴即使密度很高一般也不至于引起临床症状，偶可在脾脏或淋巴结内发现有微丝蚴肉芽肿。马来丝虫多侵犯上下肢浅部淋巴系统，班氏丝虫除侵入浅部淋巴系统外还侵犯深部淋巴系统，主要见于上肢、阴囊、腹股沟及肾盂等部位。

丝虫病临床表现多样，根据其发病过程通常分为急性期炎症反应与慢性期阻塞性病变。部分感染者表现为微丝蚴血症，少数患者出现热带肺嗜酸性粒细胞增多症（tropical pulmonary eosinophilia，TPE）。

1. 微丝蚴血症　潜伏期后宿主血中出现微丝蚴，达到一定密度后趋于相对稳定，成为带虫者。患者一般无任何症状或仅有发热和淋巴管炎表现，若不治疗，微丝蚴血症可持续数年。

2. 急性期炎症反应

（1）淋巴结炎/淋巴管炎：肢体淋巴结炎/淋巴管炎的好发部位为腹股沟和股部淋巴结，腋下和肘部淋巴结较少累及，多有畏寒和局部淋巴结不适等先兆症状，随即出现局部淋巴结肿大、压痛，并出现淋巴管炎和丹毒样皮炎。淋巴管炎发作时皮下有一条离心性发展的红线，俗称"流火"，常见于下肢，与细菌感染引起的淋巴管炎通常从感染病灶开始呈向心性发展不同。丹毒样皮炎为患肢远端毛细淋巴管炎，局部皮肤可出现弥漫性红肿，有压痛和灼热感，状似丹毒，故称丹毒样皮炎。患者常伴有不同程度的畏寒、发热、头痛等全身症状。

（2）精索炎、睾丸炎、附睾炎：为班氏丝虫病急性期临床表现之一，常反复发作。发病时出现寒战、高热、单或双侧腹股沟或阴囊持续性疼痛，并放射至附近器官和腹部；精索粗厚、附睾和睾丸肿大，精索、睾丸和附睾表面出现肿块。随着炎症消退，肿块变硬并逐渐缩小成黄豆或绿豆大小的结节，1 个或多个。

3. 慢性期阻塞性病变　随着急性病变不断发展，症状反复发作，急性病变的局部出现增生性肉芽肿。肉芽肿的中心可见变性的虫体和嗜酸性粒细胞，周围有纤维组织包绕，还有大量浆细胞、巨噬细胞和淋巴细胞。淋巴管的部分阻塞甚至完全阻塞导致阻塞部位以下的淋巴管压力增高，形成淋巴管曲张甚至破裂，淋巴液流入周围组织。患者的症状和体征因阻塞部位不同而异。

（1）淋巴水肿和象皮肿（elephantiasis）：淋巴水肿和象皮肿是在急性淋巴结炎/淋巴管炎反复发作的基础上逐渐形成的。在发病初期，淋巴水肿可随急性炎症的消退而消失，若急性炎症发作频繁，除引起细胞渗出外还导致淋巴管内皮增生，进而淋巴液压力增高，引起淋巴管壁的渗透性增加。含有高浓度蛋白质的淋巴液缓慢渗入周围组织形成淋巴水肿，导致硬而致密的肿胀，随之纤维组织增生，皮肤逐渐变厚变硬失去弹性形成象皮肿。由于局部血液循环障碍致机体抵抗力降低，易继发细菌和真菌感染，这些感染又反过来促进淋巴管阻塞及纤维组织增生，进一步加重象皮肿的发展。班氏丝虫引起的象皮肿好发于肢体、外生殖器的阴囊、阴茎和阴唇以及女性乳房等部位，马来丝虫以小腿和足部为主。

（2）鞘膜积液（hydrocele）：多由班氏丝虫所致。阻塞发生于精索、睾丸淋巴管时，淋巴液可流入鞘膜腔内，引起睾丸鞘膜积液。穿刺抽出的积液中有时可发现微丝蚴。

（3）乳糜尿（chyluria）：多见于班氏丝虫病患者。由于主动脉前淋巴结或肠干淋巴结受阻，从小肠吸收的乳糜液经腰淋巴干反流至泌尿系统，导致肾淋巴丛曲张破裂，乳糜液随尿排出，形成乳糜尿。临床表现为尿液呈乳白色，似米汤样，有些地方称为"米汤尿"，内含大量蛋白和脂肪，易凝结成絮状物。

4. 热带肺嗜酸性粒细胞增多症（TPE）　由肺内微丝蚴的免疫高反应性引起的综合征，约占丝虫病患者总数的 1%。主要症状包括夜间阵发性咳嗽和哮喘、体重减轻、低热、淋巴结肿大、血中嗜酸性粒细胞显著增多。很少在患者血中发现微丝蚴，但在肺部活检可以发现。胸部 X 线通常表现为肺中下部纹理增多和弥漫性粟粒样损伤或磨玻璃样改变。

【诊断】　班氏丝虫和马来丝虫感染可以通过流行病学史、临床表现、超声及实验室检查等进行诊断。实验室检查通过采集适宜的血液或组织样本进行微丝蚴的显微镜检查、循环抗原检测或核酸扩增试验可以对丝虫进行最终鉴定。

病原学检查的采血时间至关重要，根据微丝蚴的夜现周期性选择适当的时间采集血液标本能够显著提高检出率。免疫学检测和分子生物学技术的发展为诊断提供了更多选择。

1. 病原学检查　从外周血中查找微丝蚴是诊断丝虫病的主要方法。取血时间以 21 时至次日 2 时为宜。

（1）厚血膜法：取末梢血涂成厚血片，待血膜干后溶血、染色、镜检。

（2）新鲜血滴法：取末梢血直接加盖玻片镜检，观察活微丝蚴在血中卷曲摆动的情况。

（3）乙胺嗪（海群生）白天诱出法：患者于白天口服海群生 2～6mg/kg 体重，30～60 分钟后采血镜检。此法可用于夜间取血不便的患者，但对低密度感染者易漏检。

（4）Knott 浓集技术：在 9ml 2% 的福尔马林中加入抗凝血 1ml，1500r/min 离心 1 分钟。取沉渣涂片，干燥后染色镜检。

微丝蚴还可见于体液和尿液中，故可对患者的鞘膜积液、淋巴液、乳糜尿、乳糜胸腔积液、乳糜腹水及心包积液等样本离心后取沉渣涂片，染色镜检。含乳糜的样本可加乙醚萃取脂肪，去除上层脂肪层，加水稀释 10 倍后 1500～2000r/min 离心 3～5 分钟，取沉渣镜检。

对有淋巴结肿大或在乳房等部位有可疑结节的患者，可通过穿刺或组织切片查找成虫或微丝蚴。

2. 抗原检测　班氏丝虫循环抗原检测为微丝蚴血症及隐匿感染的诊断提供了可能。在全球范围内有检测全血、血浆或血清的试剂盒，方法包括酶联免疫吸附试验（ELISA）、快速免疫层析试验等，方法的敏感性可达 96%～100%，特异性可达 98%。这些检测方法均可于白天或夜间的任何时段采血，无须根据微丝蚴的活动周期性限定采血时间。目前尚无针对马来丝虫病的循环抗原检测产品。

3. 抗体检测　抗体检测不能区分现症感染与既往感染，但对诊断仍有一定意义，阴性结果可以排除现症或既往感染。该检测已商业化，在世界卫生组织淋巴丝虫病和绦/囊虫病合作中心可进行检测。

4. 核酸检测技术　在一些具备资质的实验室，核酸检测技术已成为目前最灵敏的确诊方法。该技术对各种淋巴丝虫均有相应的引物和探针，特异性可达 100%，敏感性可比直接病原学检查高 10 倍。目前这些测定方法尚未商业化。

【流行】　班氏丝虫是最常见且分布最广泛的人体寄生丝虫，广泛分布于热带和亚热带地区，包括亚洲、太平洋海岛、非洲、南美洲部分地区和加勒比海地区，感染人数估计有 1.15 亿。人类是该寄生虫的唯一终宿主。马来丝虫主要分布在中国、印度、印度尼西亚、韩国、日本、马来西亚和菲律宾。虽然人类是常见宿主，马来丝虫也可在自然状态下感染猫。

中国曾经是世界上丝虫病流行最为严重的国家之一，山东、河南、江苏、上海、浙江、安徽、湖北、湖南、江西、福建、台湾、贵州、四川、重庆、广东、广西、海南等 17 个省级行政区中，除山东、海南和台湾只有班氏丝虫病流行外，其他地区两种丝虫病均有流行。在 20 世纪 50 年代，中国受丝虫病威胁的人口达 3.3 亿，丝虫病患者有 3000 多万。经过半个多世纪的努力，2007 年 WHO 审核认可中国在全球 83 个丝虫病流行国家和地区中率先消除丝虫病。但目前尚有部分晚期丝虫病患者。

1. 传染源　血中带有微丝蚴的患者及带虫者均为本病的传染源。微丝蚴血症者是重要的传染源。有研究显示，当人群中残存微丝蚴血症者的微丝蚴密度低于 5 条/60μl 全血时传播可自行阻断。

2. 传播媒介　蚊类是班氏丝虫和马来丝虫的传播媒介。全球范围内，适宜的蚊媒共有 4 属（按蚊、伊蚊、曼蚊和库蚊）30 余种。在我国，班氏丝虫的主要传播媒介为淡色库蚊（*Culex* *pipiens pallens*）和致倦库蚊（*Culex. pipiens quinquefasciatus*），中华按蚊（*Anopheles sinensis*）为次要媒介；马来丝虫的主要传播媒介为中华按蚊及嗜人按蚊（*An. anthropophagus*）；东乡伊蚊（*Aedes togoi*）是我国东南沿海地带及岛屿丝虫病的传播媒介。

3. 易感人群　在丝虫病流行区男女老少均易感。

4. 流行因素　主要是温度、湿度、雨量、地理环境和社会因素。温暖潮湿的环境既适合蚊媒的生长、繁殖和吸血活动，也适合蚊体内丝虫幼虫的发育。雨量影响蚊的滋生场所及密度，进而影响丝虫病的传播。丝虫病的感染季节多在 5～10 月，但在南方如终年温暖的广东省，11 月仍可在蚊体查获感染期幼虫。地形是影响蚊虫分布的重要因素，山区和平原在蚊种及数量组成上有很大差别，从而对丝虫病的流行产生不同的影响。社会因素在控制丝虫病流行方面具有决定性的作用。

【治疗】　淋巴丝虫病目前的治疗药物有海群生、伊维菌素及阿苯达唑。丝虫病全球消除行动将这 3 种药物以不同方式组合用于流行区人群的联合治疗。

海群生为哌嗪衍生物，能快速杀死微丝蚴并在一定程度上杀死成虫。间隔几个月到几年给药可能比大剂量集中给药效果更好。海群生可通过抑制微丝蚴阻断丝虫传播。含有海群生的联合用药比单一海群生或其他药物的联合在阻断流行方面更有成效。

伊维菌素是半合成大环内酯类衍生物，用于治疗班氏丝虫感染。对微丝蚴血症的良好疗效以及单剂量口服给药促进了其应用。伊维菌素既可以单独使用，也可以与海群生联合使用。阿苯达唑与伊维菌素联合单剂量给药在清除微丝蚴方面比单独使用伊维菌素有效，同时可减少肠道蠕虫的感染。较高治疗剂量的伊维菌素可能具有杀灭成虫的作用。

除罗阿丝虫外，大部分丝虫都有内共生菌沃尔巴克菌。沃尔巴克菌对于丝虫幼虫的发育和成虫的生存繁殖都起着至关重要的作用。研究显示，针对沃尔巴克菌的抗菌药物疗法（如四环素类）有助于降低微丝蚴数量和血液中的微丝蚴抗原水平。

阴囊象皮肿可采用外科手术切除，但四肢象皮肿则不适用。在我国，治疗象皮肿采用桑叶注射液加绑扎疗法或烘绑疗法。睾丸鞘膜积液可以重复引流或给予外科处理。乳糜尿多采用中医疗法，世界卫生组织推荐的乳糜尿治疗方法为长期坚持严格的低脂高蛋白饮食，多饮水并注意休息。

【预防】

1. 控制传染源　在流行区开展普查，普查应以 1 岁以上的全体居民为对象，要求 95% 以上的居民都接受采血。我国于 1972 年开始在流行区试用乙胺嗪，已证明对两种丝虫病防治效果显著。

2. 灭蚊防蚊　针对主要传播媒介的生态习性，采取综合性措施，清除滋生地，消灭成蚊及幼虫。个人防蚊包括使用蚊虫驱避剂及蚊帐等防护措施。

二、旋盘尾线虫

【提要】　旋盘尾线虫简称盘尾丝虫，寄生于人体皮下，为盘尾丝虫病的病原体。本病主要流行于河流附近，可造成严重的眼部损害甚至失明，故又称河盲症（river blindness），在拉丁美洲亦称罗夫莱斯（Robles）症。

【形态】　成虫呈丝线状，乳白色，半透明。雌虫长 33.5～50.0mm，宽 0.27～0.40mm，雄虫长 19～42mm，宽 0.13～0.21mm。角质层具明显横纹，外有螺旋状增厚部使横纹更为明显。微丝蚴在雌虫子宫内具鞘，离开母体时已脱去鞘膜，大小为（220～360）μm×（5～9）μm，头间隙长宽相等，尾端尖细无核，无核处长 10～15μm。

【生活史】　雌雄成虫常成对或数条卷曲成团寄生于人体皮下组织的纤维结节中，寿命可长达15 年。雌虫受精后产出微丝蚴，微丝蚴移出结节，大部分聚集在成虫结节附近的结缔组织和皮肤的淋巴管内。该虫的中间宿主为蚋，具体种类因地区而异。当雌蚋叮人吸血时，微丝蚴随组织液进入蚋的支囊，通过中肠壁进入血腔，进而到达胸肌，经 2 次蜕皮后发育成感染期幼虫，并移行到蚴的下唇。从微丝蚴进入蚴体到发育成感染期幼虫的时间为 6～12 天。当蚴再次叮人时，感染期幼虫自蚴下唇逸出，经皮肤伤口进入人体，经数月发育为成虫。由于蚴的繁殖需要新鲜流动的河水，故该病多发生在河流附近。

【致病】　盘尾丝虫成虫和微丝蚴对人体均有致病作用，但微丝蚴对人体健康的危害更为严重。盘尾丝虫病的主要临床表现有皮肤损害、盘尾丝虫结节、淋巴结炎和眼部损害。

皮肤损害是由微丝蚴抗原引起的变态反应损伤皮肤内的血管和结缔组织所致。盘尾丝虫性皮肤病可表现为急性丘疹性皮炎、慢性丘疹性皮炎、苔藓样皮炎、皮肤萎缩和色素沉着。瘙痒是最常见的临床表现，可伴局部水肿和红斑。搔抓可导致溃疡、出血和继发性细菌感染或真菌感染。感染持续则可发生苔藓样变和色素改变，皮肤可以出现低色素或色素过度沉着改变。非洲患者胫部可有局部轻度色素沉着区带包绕斑点状色素减退表现，称为豹皮症。有些地区患者会出现一种以强烈瘙痒和色素沉着为特征的苔藓样皮炎，为局部高反应性皮肤病。慢性感染引起皮肤萎缩，失去弹性，最终导致永久的皮肤增厚。

盘尾丝虫性结节是肉眼可见的皮下结节，内含成虫。非洲患者的结节好发于骨骼突出位置；拉丁美洲患者的结节好发于肢体上端，尤其是头部。结节大小不一，典型表现为质硬的无触痛结节。

淋巴结炎常表现为淋巴结肿大，尤其在腹股沟及股骨区域。病理学改变为淋巴结附近区域瘢痕形成或滤泡增生。随着淋巴结的增大逐渐在松弛的皮肤内下坠，称"悬垂性腹股沟"，进而出现腹股沟疝及大腿疝。

盘尾丝虫病最严重的并发症是视力的损害甚至双目失明。眼部受累的程度取决于感染时间和感染严重程度，盘尾丝虫性眼病通常见于中度或重度感染者。眼部病变可表现为结膜炎、前葡萄膜炎或虹膜睫状体炎，导致继发性青光眼、硬化性角膜炎、视神经萎缩和脉络膜视网膜病变。病情随时间进展，最终部分患者可出现严重的视力丧失或失明。视力损害是宿主对微丝蚴免疫反应的结果。

【诊断】　在皮肤组织样本中查见微丝蚴或在结节中检获成虫均可作为确诊依据。血液和尿中偶可见微丝蚴。裂隙灯检查时可在角膜和眼球前房见到微丝蚴。采集的皮肤样本需保存在生理盐水中，重度感染在半小时内，轻度感染在 24 小时内一般即可在显微镜下观察到微丝蚴。

PCR 法已成功用于皮肤碎片检测盘尾丝虫病，比常规显微镜检查皮肤微丝蚴更敏感。有报道用 PCR 法扩增特定重复序列来检测盘尾丝虫 DNA 显示出了高特异性与敏感性。

取皮肤样本直接检查虫体具有损伤性且相对不灵敏，故可用免疫学方法进行辅助诊断。盘尾丝虫感染者抗丝虫 IgG 抗体呈阳性。但血清学检测不能区分现症感染和既往感染，该方法对监测特定人群显得更重要。

【流行】　盘尾丝虫病主要分布于赤道附近的非洲、撒哈拉地区、也门及巴西和委内瑞拉的部分地区，是流行区主要公共健康问题。当前，有近 1800 万人受到感染，其中有 27 万人失明，50 万人有严重的视力障碍，是世界上第二大由感染致盲的疾病。

【防治】　治疗的主要目的在于预防不可逆皮损的出现，缓解临床症状。伊维菌素是目前治疗盘尾丝虫病的一线药物，通常按成虫的寿命（10～15 年）每年或每半年给药一次。伊维菌素禁用于妊娠期和哺乳期女性，禁用于非洲盘尾丝虫与罗阿丝虫混合流行的地区，因为罗阿丝虫高微丝蚴血症患者治疗后可出现严重的脑病。位于头部的结节推荐手术治疗。

大规模使用伊维菌素治疗患者，消灭传染源是预防感染的主要手段，同时通过杀虫剂喷洒控制传播媒介并加强个人防护。

三、罗阿罗阿线虫

【提要】　罗阿罗阿线虫简称罗阿丝虫，流行于非洲雨林地区。成虫寄生于人体皮下组织，引起罗阿丝虫病（loaiasis），典型临床表现为游走性肿块或称卡拉巴肿（Calabar swelling）。成虫亦可在眼结膜下移行，故也称"眼虫"。

【形态】 罗阿丝虫成虫为白色线状，雄虫大小为（30～35）mm×（0.3～0.4）mm，雌虫为（50～70）mm×0.5mm。口周围有 1 对侧乳突和 2 对亚中线乳突，均小而无蒂；角质层除虫体头端和雄虫尾端外，均有小的圆顶状角质突起，以雌虫为多；雄虫尾端具狭长尾翼。

微丝蚴具鞘，长 250～300μm，宽 6～8.5μm，头间隙长宽相等，体核分布至尾端，在尾尖处有一较大的核。

【生活史】 成虫寄生于人体皮下组织，包括胸、背、腋、腹股沟、阴茎、头皮及眼等处，偶可侵入内脏。可在皮下及深部结缔组织内移行，常周期性地在眼结膜下移动。雌虫在移行过程中间歇性地产出微丝蚴。微丝蚴在外周血中呈现昼现周期性。当微丝蚴被中间宿主斑虻吸食摄入后在其中肠脱鞘，移行至虻腹部脂肪体，经 2 次蜕皮发育成感染期幼虫并移行至头部。当虻再次叮人吸血时，感染期幼虫自口器逸出，经皮肤伤口侵入人体，在皮下组织经 6～12 个月发育为成虫。成虫寿命可达 17 年。

【致病】 罗阿丝虫的感染可表现为无症状的微丝蚴血症，直至成虫移行至眼结膜下才被觉察。典型临床表现为卡拉巴肿，为局部暂时性神经性水肿，是由宿主对丝虫或其代谢产物产生的炎症反应。全身各部位均可发生，四肢部位最常见。水肿发展迅速，出现之前可能有局限性疼痛、瘙痒和荨麻疹，水肿通常持续 1～3 天。如炎症侵犯附近关节或周围神经，则出现相应症状。成虫常侵犯眼球前房，并在结膜下移行或横穿鼻梁。成虫通过球结膜时，局部可有充血、水肿、畏光、流泪、疼痛等不同程度的结膜炎症状，眼部有瘙痒感和异物感。持续数日，可自行消退。肾病、脑病和心肌炎罕有发生。

罗阿丝虫病流行区当地居民感染的表现和外来人群感染表现不同。后者常见更严重的卡拉巴肿，且少有微丝蚴血症。此外，非流行区居民受到感染后，嗜酸性粒细胞数与抗丝虫抗体滴度都极高。

【诊断】 诊断通常是建立在临床病史的基础之上，对于去过流行区并有嗜酸性粒细胞增多、迁移性血管性水肿和荨麻疹性血管炎以及眼部发现虫体的患者须考虑罗阿丝虫病。

病原学检查是确诊依据，在外周血中查见微丝蚴或从眼部检查、皮肤组织活检查到成虫均可确诊。微丝蚴的检查方法与班氏丝虫和马来丝虫相似，间隔数天多次采样送检可提高检出率。罗阿丝虫微丝蚴呈昼现周期性，故血样宜于 10～15 时采集。被有鞘膜的微丝蚴，体核延伸至尾端是其形态特征，但需注意鞘膜不被吉姆萨染液着色。非流行区的个体通常无微丝蚴血症。偶尔可在无症状个体的外周血涂片、尿、痰、脑脊液、宫颈涂片、血管活组织或尸检样本中查到微丝蚴。

核酸检测技术：检测罗阿丝虫重复序列 LLMF72 和 LLMF269 以及定量检测罗阿丝虫 DNA 的方法目前已在某些实验室中使用，具有高度敏感性和特异性。

【流行】 罗阿丝虫病的流行局限于非洲中西部的雨林地，感染人数可能达到 1300 万。重度感染地区为喀麦隆、尼日利亚、刚果（金）、安哥拉、刚果（布）、赞比亚、乌干达、苏丹等国。近年来由于国际交流频繁，世界各地均有本病案例出现。

【防治】 乙胺嗪对罗阿丝虫的成虫和微丝蚴均有效，但需要多个疗程才能治愈。甲苯达唑或伊维菌素对降低微丝蚴数量也有效，但严重微丝蚴血症患者禁用伊维菌素治疗。当成虫移行横穿鼻梁时或穿过结膜时可采用外科手术取出虫体。本病预后大多良好，但可影响视力，累及中枢神经系统时可导致严重后果或后遗症。

斑虻为罗阿丝虫的传播媒介，通过综合措施控制媒介是一种预防手段。使用防护装置和防护服有助于疾病预防。控制罗阿丝虫病在很大程度上还是依靠乙胺嗪的化学预防，乙胺嗪每周 1 次给药可以作为罗阿丝虫病疫区居民的临时有效预防措施。

　　根据我国丝虫病流行现状以及目前可行的检测项目，你会给临床提供什么意见和建议？

　　我国于 2007 年消灭丝虫病，目前存在的案例大多为多年前曾感染了丝虫的晚期患者，但也可能是输入性感染的案例，故需要询问患者是否曾去过丝虫病的流行区。如果曾去过流行区，则根据当地流行的丝虫虫种做相应检测。

　　对于国内曾流行的马来丝虫和班氏丝虫可采用病原学检查，方法有新鲜血滴法和厚血膜法。根据临床表现不同，样本可选用血、尿和鞘膜积液等，需要在 21 时至次日 2 时采集外周血，多次送检可提高检出率。但是对于晚期患者检出病原体的概率相对较低。

　　免疫学检查是较好的辅助诊断方法，但目前国内没有获得批准用于临床的商品化试剂盒。

　　核酸检测是灵敏的确诊方法，可以采用针对不同丝虫的引物进行 PCR 扩增。

（马　莹）

第六节　旋毛形线虫

　　【提要】 旋毛形线虫 [*Trichinella spiralis* (Owen, 1835), Railliet, 1895]，简称旋毛虫，其成虫和幼虫分别寄生于同一宿主的小肠和横纹肌细胞内，引起旋毛虫病（trichinellasis），临床表现以发热和全身肌肉疼痛最明显，多数患者预后良好，少数重症患者可因并发心肌炎、肺炎、脑炎而死亡。该病是一种危害严重的人兽共患寄生虫病，也是重要的食源性寄生虫病之一。

【案例】

　　患者，男，45 岁，藏族。因腹痛、腹泻、颜面部水肿、全身肌痛 10 天入院就诊。查体：精神差，颜面部水肿，以双眼睑为主。腹平软，全腹无压痛，肝脾未扪及，移动性浊音阳性，腓肠肌压痛。外周血白细胞计数 15.1×10^9/L，中性粒细胞比例 76.5%，嗜酸性粒细胞比例 11.0%。患者自述 25 天前生食过野猪肉。血清旋毛虫 IgG 抗体阳性，腓肠肌活检未检出寄生虫。

　　问题：

　　1. 根据以上案例资料和检验结果，该患者最可能的诊断是什么？诊断依据是什么？

　　2. 如何与寄生于肌肉组织内的其他常见寄生虫相区分？

　　【形态】 成虫外形微小，乳白色，细线状。雌虫大小为（2.5～3.5）mm×0.05mm，尾部直而钝圆，子宫较长，中段含虫卵，后段和近阴道处充满幼虫，阴门开口于虫体前 1/5 处。雄虫大小为（1.0～1.8）mm×（0.03～0.05）mm，后端有泄殖腔，末端无交合刺，有 2 片叶状交配附器。虫体前端较后端纤细，咽管占体长的 1/3～1/2，咽管后段背侧为列细胞体，由数十个排列成串的单层圆盘状列细胞组成，列细胞分泌物经小管排入咽管腔，具有消化功能和抗原性。雌雄异体生殖系统均为单管型。自成虫阴门产出的新生幼虫大小为（40～124）μm×（4～6）μm，表面光滑，为两端略尖的短小圆柱状，体腔内生殖器官、消化器官结构未分化形成，虫体似蚯蚓样弯曲（图 3-3-15）。

　　幼虫随血流到达横纹肌，在横纹肌内形成梭形囊包，大小为（0.25～0.5）mm×（0.21～0.42）mm，其长轴与横纹肌纤维平行。一个囊包内通常含 1～2 条幼虫，幼虫呈"S"形、"8"字形等，囊包随时间延长可逐渐萎缩钙化。

　　【生活史】 旋毛虫的生活史有成虫和幼虫两个阶段，发育不需外界环境，可在同一宿主内完成，被该虫寄生的宿主既是终宿主，又是中间宿主，但旋毛虫必须转换宿主后才能继续下一代生活史（图 3-3-16）。人、猪、鼠、犬、猫以及多种野生动物和马等食草动物均是旋毛虫的宿主。

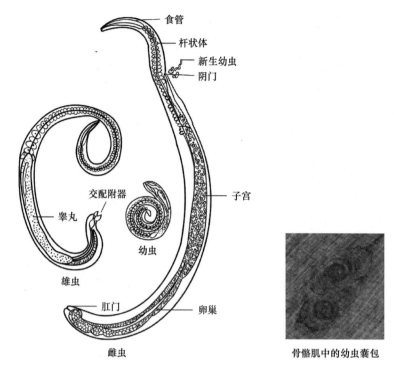

图 3-3-15　旋毛虫成虫及幼虫囊包

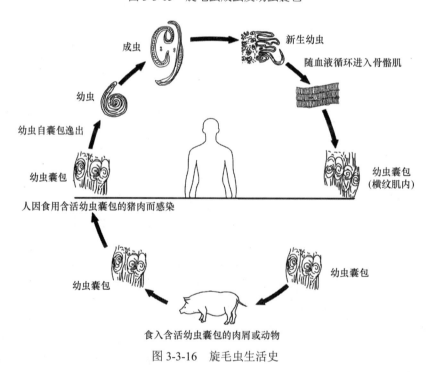

图 3-3-16　旋毛虫生活史

寄生在十二指肠和空肠上段的雌雄成虫交配，雄虫随即死亡，自肠腔排出体外。雌虫钻入肠黏膜，其子宫内虫卵发育为幼虫，在感染后 5～7 天开始自阴门排出。雌虫成虫可持续产幼虫 4～16 周或更长时间，每条雌虫一生可产幼虫 1500～2000 条。雌虫寿命 1～2 个月，少数达 3～4 个月。

产于肠黏膜内的新生幼虫侵入周围淋巴管和小静脉，随淋巴和血液循环到达全身各处，但只有到达横纹肌的幼虫才能继续发育。旋毛虫感染后 1 个月可在肌细胞内形成纵轴与肌纤维平行的梭形囊包。成熟囊包对新宿主具有感染性,被新宿主吞食后,又可重复其生活史。囊包若无机会进入新的宿主,多在感染半年后两端开始钙化,幼虫死亡,但有少数钙化囊包内的幼虫仍存活数年。宿主误食含活的旋毛虫幼虫囊包的肉类或肉制品而感染,囊包内的幼虫在十二指肠液作用下脱囊,钻入十二指肠和空肠上段的肠黏膜,24 小时后又返回肠腔,感染后 48 小时内,幼虫经过 4 次蜕皮发育为成虫,成虫以肠绒毛为食。少数虫体可侵入腹腔或肠系膜淋巴结处寄生。感染后 3~5 天,虫体生殖系统发育成熟。

【致病】 旋毛虫的主要致病阶段是幼虫,致病程度与幼虫的数量和活力、病变部位以及宿主的免疫状态等因素有关。轻者可无明显症状,重度感染者其临床表现多种多样,症状不典型者常被误诊。若未及时治疗,感染者可在发病后数周内死亡。旋毛虫的致病过程分为三个阶段。

1. 侵入期(第 1 周) 以肠道病变为主。旋毛虫的幼虫和成虫对宿主肠壁组织的侵犯,可导致十二指肠和空肠广泛的炎性损害,引起多种胃肠道症状,表现为恶心、呕吐、腹泻,可伴有厌食、乏力及低热等全身症状。

2. 幼虫移行期(第 2~3 周) 以肌肉病变为主。幼虫随淋巴、血液循环到达各器官,在移行过程中可穿透各脏器毛细血管,其毒性代谢产物可引起全身中毒症状和过敏反应,导致全身性血管炎和肌炎。患者典型临床表现为发热、眼睑或面部水肿、过敏性皮疹等。全身性肌痛是本病最突出的症状,肌肉肿胀,有硬结感,压痛与触痛明显,尤以腓肠肌、肱二头肌和肱三头肌疼痛最为明显,重症患者常呈强迫屈曲状而不敢活动,几乎呈瘫痪状态;重症者可因心肌炎、肺炎或脑炎等而死亡。

3. 囊包形成期(第 4~16 周) 寄生部位的肌细胞随幼虫长大卷曲逐渐膨大呈纺锤形,形成梭形囊包包绕虫体。伴随囊包的形成,急性炎症逐渐消退,患者全身症状减轻或消失,但肌痛可持续数月。

【诊断】 旋毛虫病因临床症状和体征不明显,临床上较难及时、正确诊断,导致旋毛虫病暴发疫情中早期误诊时有发生。因此,旋毛虫病确诊需结合流行病学调查及实验室检查。我国于 2012 年出台了旋毛虫病诊断国家卫生标准,即旋毛虫病诊断应基于流行病学史、临床表现和实验室检查结果。肌肉活组织检查发现幼虫即可确诊。多数患者外周血嗜酸性粒细胞增加,在白细胞分类中占 10%~40% 或更高。急性期患者血清中肌组织特异酶如肌酸磷酸激酶、乳酸脱氢酶活性明显增高均可作参考。

1. 病原学检查 从患者肌肉组织中查出幼虫囊包为确诊依据。采用活组织压片镜检法,于患者发病后 2 周,自其疼痛肌肉(多为腓肠肌、肱二头肌或三角肌等部位)摘取米粒大小的肌肉组织压片镜检,查到旋毛虫幼虫或幼虫囊包即可确诊。由于受取样范围及数量的局限,早期和轻度感染者的肌肉活检阳性率不高,中晚期患者的肌肉活检阳性率仅 50% 左右。从患者吃剩的肉类中检获幼虫囊包,也可作为佐证。

2. 免疫学检查 采用 ELISA、间接免疫荧光抗体试验(IFAT)等免疫学方法检测患者血清中的特异性抗体或循环抗原,患者多在感染后 2~4 周出现阳性反应,阳性检出率达 95%,可作为旋毛虫病诊断的重要辅助手段。以肌幼虫排泄-分泌抗原作为 ELISA 法的包被抗原,检测患者体内抗旋毛虫 IgG 抗体,敏感性和特异性较高,是目前检测旋毛虫感染最常用的辅助方法。但 ELISA 方法也存在交叉反应导致的假阳性问题,以及旋毛虫感染后存在 2~3 周的窗口期而导致的假阴性问题。应用重组的旋毛虫抗原可以将检测旋毛虫抗体时间从感染后 12 天提前至感染后 7~8 天,对旋毛虫病有早期特异性诊断价值。排泄-分泌抗原进入血液中形成循环抗原,如检测出循环抗原可证明患者体内有活虫存在,用于区分既往感染和现症感染,但未在临床推广应用。为提高旋毛虫病诊断准确性,最好能同时检测血清抗体和循环抗原。

3. 分子生物学检查 PCR 检测旋毛虫 DNA 对免疫功能低下者在感染早期抗体检测阴性时有一定应用价值,对肌肉活检标本或患者吃剩的生肉,可用 PCR 方法进行辅助诊断和虫种鉴别。

　　【流行】　旋毛虫病呈全球性分布，人主要因生食或半生食含有活的旋毛虫幼虫囊包的肉类或肉制品等而感染。我国于 1881 年首次在福建厦门猪肉中发现旋毛虫，1964 年在西藏林芝地区首次发现人体旋毛虫病案例，此后在云南、西藏、四川、广西、湖北、河南、山西、北京等地先后发生数百起旋毛虫病暴发。目前除海南省外，各省级行政区均有动物旋毛虫感染的相关报道，尤其在西南、中原和东北地区猪旋毛虫感染率较高。目前猪肉及相关制品是我国居民感染旋毛虫的主要来源，虽然我国对生猪实施了"定点屠宰、集中检疫"的措施，但仍存在散养或小型养猪场，且农村地区常有私自屠宰，猪肉或猪肉制品未经旋毛虫检疫即出售的情况，导致旋毛虫病流行。

　　此外，目前旋毛虫病暴发的感染原正由猪肉向犬肉、食草动物甚至野生动物肉类转变，国内已有多起因食用犬肉所致旋毛虫病暴发的报道，因食烤羊肉或涮羊肉而导致的旋毛虫病暴发也有报道。由于该病的流行具有地方性、聚集性和食源性等特点，诊断时应注意流行病学调查和询问病史，患者常有生食或半生食动物肉类（猪肉、野猪肉、犬肉等）或其制品，或食用被生肉屑污染的食物等情况，暴发的同批患者往往能追溯到聚餐史。感染有旋毛虫的动物是本病的传染源，在我国，猪是人体旋毛虫病的主要传染源，家养的宠物猫、犬等也是重要的传染源。

　　【防治】　开展健康教育，改变不良的食肉习惯和烹饪方法，不生食或半生食猪肉及其他动物肉类或肉制品，是预防旋毛虫病简单而有效的措施。加强对肉类及肉类制品检验检疫，在对生猪"定点屠宰、集中检疫"的基础上对农户家庭屠宰的猪肉也应强制性检疫，犬等杂食动物，羊、马及牛等食草动物，以及熊、野猪等野生动物的肉类及肉制品也应列入旋毛虫病检疫，严防被旋毛虫感染的肉类和肉制品流入市场。生熟砧板不能混用，防止餐具被生肉屑污染。高温处理库存猪肉可杀死旋毛虫，如 70℃ 处理 10 分钟可杀死囊包内的幼虫。改善养猪方法，保持猪圈清洁，饲料宜加热煮沸以确保猪旋毛虫幼虫被全部杀死。猪粪进行无害化处理。禁止用生肉喂食猫、犬等动物。

　　治疗旋毛虫病的首选药物是阿苯达唑，其疗效好、副作用轻，不仅可抑制雌虫产幼虫、驱除肠道内幼虫及杀死肌肉中的幼虫，还兼有退热、镇痛和抗炎的作用。

【案例解析】

　　1. 根据以上案例资料和检验结果，该患者最可能的诊断是什么？诊断依据是什么？

　　患者有生食野猪肉史，临床表现以腹泻、颜面部水肿和腓肠肌疼痛为主。加做血清生化检查，血清肌酸激酶（5892.8U/L）明显增高，外周血嗜酸性粒细胞比例增高，因此高度怀疑寄生虫感染。虽然腓肠肌活检未检出寄生虫，但血清学检查旋毛虫 IgG 抗体阳性，同时结合流行病学史，旋毛虫感染的可能性最大。如果能从剩余猪肉查找到旋毛虫幼虫，可作为重要的佐证。

　　2. 如何与寄生于肌肉组织内的其他常见寄生虫相区分？

　　寄生在皮下或肌肉组织中的常见寄生虫有旋毛虫、猪囊尾蚴、曼氏裂头蚴等。患者有生食野猪肉史，猪肉内常见的寄生虫如猪带绦虫、旋毛虫，均可感染人体。旋毛虫感染与患者食用生/半熟的猪肉或猪肉制品有关，旋毛虫幼虫寄生在肌肉，患者常有全身肌肉酸痛等症状，尤以腓肠肌、肱二头肌和肱三头肌疼痛最为明显；猪带绦虫的囊尾蚴寄生在皮下或肌肉内，引起皮肌型猪囊尾蚴病；寄生在肌肉中的囊尾蚴，多发生在四肢（下肢多见），患者有肌肉肿胀和酸痛感，常因食入了"米猪肉"或被猪带绦虫虫卵污染的食物、蔬菜或水源等而感染，从人误食猪带绦虫虫卵至虫卵发育为囊尾蚴，潜伏期为 1 个月至数年。

　　　　　　　　　　　　　　　　　　　　　　　　　　　　　　　　　　　（张春莹）

第七节 麦地那龙线虫

【提要】 麦地那龙线虫 [*Dracunculus medinensis* (Linnaeus, 1758) Gollandant，1773]，也称几内亚龙线虫（Guinea worm），成虫寄生在人和多种哺乳动物皮下组织内，多见于四肢、腹部、背部等皮下组织，引起麦地那龙线虫病（dracontiasis），该病是一种人兽共患寄生虫病。人或动物因饮用含麦地那龙线虫感染期幼虫的剑水蚤污染的水源而感染。

【案例】

患者，男，57 岁。有糖尿病和高血压病史，无任何足部感染史，无糖尿病周围神经病变的病史。在糖尿病随访中，该患者出现左腿外侧肿胀、红肿和疼痛，持续 7 天，外踝正上方形成 3cm×3cm 的脓肿，周围有轻度蜂窝织炎。7 天后，脓肿液中查见幼虫，尾部细长约占虫体的 1/3。脓肿处出现一条白色虫体，用小木棍将虫体取出。虫体长 25cm，宽 1.5mm，寄生虫取出数天后，脓肿愈合。临床将该虫体送至实验室。

问题：
1. 根据虫体特点，该患者最可能感染哪种寄生虫？
2. 如何预防该病的流行？

【形态】 成虫细长，乳白色，体表光滑，镜下可见细密的环纹。头端钝圆，尾端向腹面卷曲。雌虫大小为（70～120）cm×（0.7～1.7）mm，生殖系统为双管型，子宫内含有大量第一期幼虫；雄虫大小为（10～40）mm×0.4mm，尾部向腹面卷曲 1 圈到数圈，2 根交合刺近等长。

杆状蚴即第一期幼虫，大小为（550～760）μm×（15～30）μm，体表可见明显的纤细环纹，头端钝圆，尾部尖细，有 1 对尾感器，位于肛门后方两侧。尾部细长，由粗渐细，后端呈长鬓状，尾部约占幼虫体长的 1/3，此形态特点是鉴定本虫的一个重要特征性标志（图 3-3-17）。

【生活史】 人是麦地那龙线虫的终宿主，犬、猫、马、牛、狼、猴、狐、浣熊等是本虫的动物终宿主。人或哺乳动物误饮被含感染期幼虫的剑水蚤污染的水源后，幼虫从十二指肠逸出，钻入肠壁，经肠系膜、体腔移行至皮下结缔组织。雌、雄虫于感染后的 3 个月内到达腋窝、腹股沟部位并完成交配。雄虫逐渐死亡，雌虫向宿主四肢、背腹部等皮下组织移行，头端伸向皮肤。当宿主肢体与水接触时，雌虫头端从破溃部位的皮肤伸出，体壁和子宫破裂，释放出大量第一期幼虫杆状蚴。子宫内幼虫产出后，伸出的部分崩解，其余则缩回皮下组织。当破溃部位再次与水接触时，雌虫重复

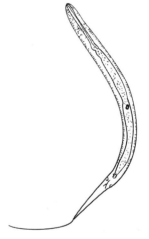

图 3-3-17 麦地那龙线虫杆状蚴

产生幼虫，直至幼虫产尽后雌虫自然死亡，宿主伤口愈合。水中的第一期幼虫被中间宿主剑水蚤吞食后，1～4 小时内穿过剑水蚤肠壁到达血腔，在适宜温度（25℃）经 12～14 天，第一期幼虫在剑水蚤体内经两次蜕皮，发育为感染期幼虫。感染期幼虫随剑水蚤再次感染人或哺乳动物。

【致病】 该虫寄生于皮下组织，多见于四肢、腹部、背部等部位。交配后的雌虫向四肢、背腹部皮肤移行时，释放出的大量代谢物进入宿主组织内，引起宿主强烈的变态反应，患者可出现全身荨麻疹、发热、红斑、瘙痒、头晕、恶心、呕吐、呼吸困难、腹泻、局部水肿和嗜酸性粒细胞增多等。虫体头部附近皮肤发生局部损害，逸出的幼虫可引起皮肤表面丘疹，形成水疱、皮肤溃疡等，破溃部位周围组织红肿变硬并有压痛，可继发感染而导致脓肿、蜂窝织炎。成虫若寄生于神经系统可致截瘫，也可累及眼、心脏、泌尿生殖系统等，引起相应部位的病变。若虫体寄生于胎盘后面则可导致大出血等严重症状。当雌虫被取出或全部排出后，伤口即愈合。

【诊断】　皮肤破溃处查见伸出的雌虫是最可靠的依据。麦地那龙线虫感染后有 8～12 个月的潜伏期，在潜伏期中诊断较为困难，对可疑感染者，注意检查皮肤上的典型水疱。皮下结节、深部脓肿穿刺或手术取虫，涂片检出幼虫即可确诊；皮肤溃疡处取渗出液涂片，查见杆状蚴也可确诊；必要时可在溃疡处滴加少许冷水，幼虫逸出进入水中，取伤口表面液体镜检，查找活动的幼虫。外周血常见嗜酸性粒细胞增高，在白细胞分类中占 13%～18% 或更高。免疫学方法如 IFAT 或 ELISA 可作为辅助诊断方法，分子生物学方法可用于虫种鉴别，但目前免疫学方法和分子生物学方法尚处于探索阶段。

【流行】　麦地那龙线虫病是一种人兽共患寄生虫病，在世界各地分布广泛。在我国，虽然有家畜感染的资料报道，但人体感染的案例报道仅见于 1987 年安徽阜阳农村的一位 12 岁男孩，在其腹壁脓肿内检获一条雌性麦地那龙线虫，也是我国首次发现该虫感染人体。本病感染多在农村及经济欠发达地区，男女均易感。

【防治】　治疗本病的最可靠方法是使用小棒慢慢将外露的虫体卷出，用适量冷水置于伤口上，雌虫随即伸出并产幼虫，此时便可用小棒卷出虫体，整条虫体全部出来可能需要几天或几周。对于皮下肿块或脓肿等不典型案例，可采用手术治疗。药物可用甲硝唑或噻苯苯唑。本病感染是通过饮用含剑水蚤的不洁净水源所致，因此应避免饮用不洁生水，加强水资源的管理，预防感染。

【案例解析】

1. 根据虫体特点，该患者最可能感染哪种寄生虫？

寄生在皮下组织或在皮下移行的寄生虫有旋毛虫、猪带绦虫、裂头蚴、罗阿罗阿线虫、旋盘尾线虫、麦地那龙线虫等。根据虫体大小及脓液中幼虫特点，鉴定为麦地那龙线虫。

2. 如何预防该病的流行？

截至目前我国仅报道一例人麦地那龙线虫病案例，但动物如猫、犬感染麦地那龙线虫的案例报道有多例。由于该病是人兽共患寄生虫病，因此有猫、犬感染该虫的流行地区，说明存在该病的传染源，因此也应注意人感染的可能性。麦地那龙线虫在我国感染率较低，许多医务人员和兽医对本虫不了解，但我国地理地貌多样，在一些经济欠发达的偏远地区，尤其是生活用水仍以河水、池塘水为主的情况下，可能存在该病的流行，因此预防方式主要是避免饮用不洁生水。

（张春莹）

第八节　粪类圆线虫

【提要】　粪类圆线虫 [*Strongyloides stercoralis* (Bavay, 1876) Stiles and Hassall，1902] 是一种兼性寄生虫，最早由诺曼德（Normand）于 1876 年在越南一名腹泻的法国士兵粪便中发现。其生活史包括自生世代和寄生世代，在寄生世代中，成虫主要在宿主（如人、犬、猫等）小肠内寄生，幼虫可侵入肺、脑、肝、肾等组织器官，引起粪类圆线虫病（strongyloidiasis）。该病发病过程长，临床症状多样且无特异性，轻者可无症状，重症可致死亡，已被 WHO 列为重要的人类肠道寄生虫病之一。

【案例】

患者，男，50 岁。因运动耐力下降 4 周就诊。该患者分别在 2 年前和 4 年前接受了肾移植手术，一直接受大剂量免疫抑制剂治疗。体格检查：呼吸 30 次/分，胸部无杂音，无胸腔积液。实验室检查：血红蛋白 106g/L，WBC $3.7×10^9$/L，中性粒细胞绝对值 $3.7×10^9$/L，淋巴细胞比例 5.4%，嗜酸性粒细胞比例 2.7%。胸部 X 线和胸部 CT 显示两肺野有网状结节影。痰 PCR

检出肺孢子菌阳性，粪类圆线虫血清学检查阴性。患者入院第 5 天病情恶化，行支气管肺泡灌洗，灌洗液镜检发现线状虫体（图 3-3-18）。

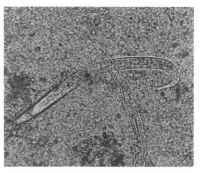

图 3-3-18　镜检发现线状虫体

问题：结合镜下形态和临床症状，请判断是哪种寄生虫感染？

【形态】　粪类圆线虫在寄生世代宿主体内的生活史包括成虫、虫卵、杆状蚴和丝状蚴 4 个阶段。

成虫雌虫大小为 2.2mm×（0.03～0.07）mm，虫体半透明，体表具细横纹，尾尖细，末端略呈锥形。口腔短，有四个不明显的唇瓣，咽管细长，其长度占虫体的 1/3～2/3。雌虫生殖系统为双管型，肛门位于尾端稍前腹面，阴门位于虫体后 1/3 和中 1/3 交界的腹面。在人体内有无雄虫，目前尚无定论，但在动物体内发现有较雌虫短小的雄虫。

虫卵卵壳薄、无色透明，大小为（50～58）μm×（30～34）μm，因虫卵产出后 5～6 小时在肠黏膜中孵化成杆状蚴，因此粪便中很难见到虫卵，但在腹泻时可查见。粪类圆线虫的虫卵与钩虫虫卵大小不同，但形态极为相似，应注意鉴别。

杆状蚴短而活动慢，头端钝圆，尾部尖细，长 0.20～0.45mm，口腔短，有双球形咽管。粪类圆线虫、钩虫和东方毛圆线虫杆状蚴的形态比较见图 3-3-19。钩虫杆状蚴和粪类圆线虫杆状蚴的鉴别主要从口囊、生殖原基区分：钩虫杆状蚴的口囊长，生殖原基小，粪类圆线虫杆状蚴口囊短，大约是钩蚴的 1/3，生殖原基大。

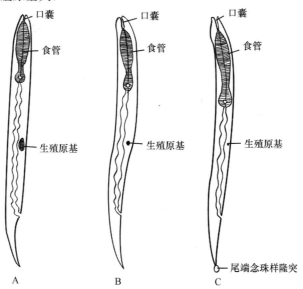

图 3-3-19　三种线虫杆状蚴形态比较

A. 粪类圆线虫；B. 钩虫；C. 东方毛圆线虫

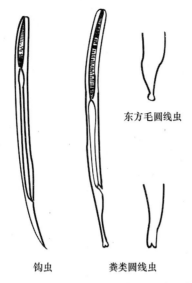

东方毛圆线虫

钩虫　　　　粪类圆线虫

图 3-3-20　三种线虫丝状蚴形态比较

丝状蚴即感染期幼虫，身体纤细柔软、移动快速，虫体细长，长 0.6~0.7mm，咽管为体长的 1/2，尾端尖细呈分叉状，生殖原基位于虫体后部，较明显。粪类圆线虫的丝状蚴与钩虫、东方毛圆线虫的幼虫极为相似，尾部形态是主要鉴别点（图 3-3-20），钩虫丝状蚴尾部尖细不分叉，粪类圆线虫尾部分叉，东方毛圆线虫的尾部有念珠样隆突。

【生活史】　粪类圆线虫为兼性寄生虫，生活史包括在土壤中的自生世代和在宿主体内的寄生世代，两种世代既可独立存在，又可交替进行。在适宜的外界土壤中该虫进行自生世代发育，当外界环境不利时侵入宿主，进行寄生世代发育（图 3-3-21）。在终末宿主为人、犬、猫、狐狸的寄生世代中，成虫寄生在小肠，幼虫可寄生于多种组织器官。丝状蚴为感染期幼虫，感染途径为经皮肤感染。

1. 自生世代　外界生活的成虫在温暖、潮湿的土壤中产卵，数小时后虫卵即可孵出杆状蚴，在光线、气温和湿度条件适宜时，36~48 小时内，杆状蚴可经 4 次蜕皮发育为自生世代的雌雄成虫，其长度约为寄生世代肠道内成虫的 1/2，此过程称为间接发育。当外界环境不利于其发育时，杆状蚴在 24 小时内经两次蜕皮发育为感染性丝状蚴，丝状蚴在潮湿环境下可存活数周，也可经皮肤或黏膜侵入人体，开始其寄生世代，此过程称为直接发育。

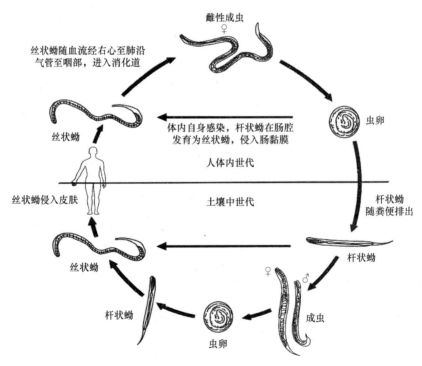

图 3-3-21　粪类圆线虫生活史

2. 寄生世代　丝状蚴侵入宿主皮肤后，随血液循环经右心至肺，穿过肺毛细血管进入肺泡后，多数虫体沿支气管、气管逆行至咽部，随宿主吞咽动作进入消化道，然后钻入小肠黏膜，经过 2 次蜕皮后发育为成虫。雌虫寄生在肠黏膜，并在初次感染近 1 周后开始产卵。虫卵在肠黏膜中发育很快，数小时后即可孵出杆状蚴，并从肠黏膜逸出进入肠腔，随粪便排出体外。自丝状蚴感染人体至杆状蚴排出，至少需要 17 天时间。排出的杆状蚴，既可经过两次蜕皮直接发育成感染期丝状蚴，经皮肤或黏膜侵入人体，重新开始寄生世代，也可在外界间接发育为自生世代的成虫。粪类圆线虫在人体寄生时还可导致体内或体外自身感染：①当宿主出现便秘、高热或免疫力低下等特殊情况时，杆状蚴可在宿主肠腔内迅速发育成具有感染性的丝状蚴，自小肠下段或结肠黏膜侵入血液循环，引起体内自身感染；②当排出的丝状蚴附着在肛周皮肤时，则可钻入皮肤，导致体外自身感染。除肠道外，粪类圆线虫还可寄生在肺或泌尿生殖系统，随痰排出的多为丝状蚴，自尿排出的多为杆状蚴。

【致病】 粪类圆线虫是一种机会致病寄生虫，人通过接触被丝状蚴污染的土壤，经皮肤或黏膜而感染。该虫常定居于肺部和小肠，对人体的危害取决于感染程度、侵袭部位及机体的免疫功能状态。人感染粪类圆线虫后可表现出三种类型：①感染较轻，感染者免疫功能正常时，机体可产生有效的免疫应答，虫体可被清除，感染者无临床症状；②慢性自身感染持续存在，可间歇出现胃肠症状，病程长；③长期使用激素、罹患肿瘤等消耗性疾病或免疫功能低下者，可发生全身播散性感染，幼虫可进入脑、肝、肺等多种组织器官，致弥漫性组织损伤，患者甚至可能因严重器官衰竭而死亡。

1. 皮肤损伤 丝状蚴侵入皮肤后，幼虫在皮肤移行，可引起局部皮肤出现小出血点、丘疹，并伴有刺痛和痒感，甚至可出现移行性线状荨麻疹。由于体外自身感染原因，病变常可反复出现在肛周、腹股沟、臀部等处皮肤。

2. 呼吸道症状 丝状蚴移行至肺部、支气管时，可引起肺泡出血、支气管炎症，表现为咳嗽、多痰、咯血、过敏性肺炎、支气管炎或哮喘等。幼虫有时因黏液阻滞在支气管内，也可在肺部和支气管发育为成虫并繁殖，导致病情加重。

3. 消化道症状 多数感染者以消化道症状为主。成虫因寄生在小肠黏膜内，可引起机械性刺激和毒性作用，肠壁组织出现炎症反应，患者表现为恶心、呕吐、腹痛、腹泻等，并伴有发热、贫血和全身不适等症状。若寄生在胆道或肝脏内，则可引起肝大、右上腹痛、发热等类似胆道感染的症状。

4. 弥漫性粪类圆线虫病 丝状蚴可移行至全身各器官，引起多器官损伤，导致弥漫性粪类圆线虫病。长期使用免疫抑制剂或因消耗性疾病等导致免疫力低下的患者，由于大量幼虫在体内移行，可将肠道细菌带入血流，引起败血症等严重并发症，死亡率较高。由于粪类圆线虫病缺乏特异性临床表现，易造成临床误诊或漏诊，后果十分严重，应充分重视。

【诊断】

1. 病原学检查 病原学检查是确诊粪类圆线虫病的主要手段，在人体的分泌物或排泄物中检出幼虫或培养出丝状蚴是诊断的金标准。粪便生理盐水涂片是常用的方法，感染者粪便中多为丝状蚴或杆状蚴，在严重腹泻患者的粪便中偶会检获虫卵，检查时要求粪便标本宜新鲜，须连续送检 3 次，以减少漏检。从粪便、痰液、支气管肺泡灌洗液、胃或十二指肠引流液、尿液等标本中查获丝状蚴、杆状蚴或成虫，均可作为确诊依据。由于患者有间歇性排虫现象，故应多次检查，以免漏检。滴加鲁氏碘液，可将幼虫杀死并染成棕黄色，使虫体结构特征更清晰，便于观察。

2. 免疫学检查 采用粪类圆线虫幼虫制成抗原，通过 ELISA 方法检测患者血清中特异性抗体，有较好的敏感性和特异性，具有辅助诊断价值。

【流行】 粪类圆线虫呈世界性分布，主要流行于南美洲、非洲、东南亚热带和亚热带地区等经济和卫生条件较差的发展中国家。我国主要流行于南方地区，多为散发案例，广东、云南、广西及海南均有报道。第三次寄调报告显示，粪类圆线虫感染率为 2.70/10 万。近年来，由于激素类药物和免疫抑制剂使用的增加，该病患病率有增多的趋势。人、猫、犬均是本病的传染源，家养的犬、猫增多，该虫感染的机会也增加。长期使用免疫抑制剂和细胞毒性药物者，患有各种消耗性疾病如恶性肿瘤、白血病、肺结核等的患者，以及先天性免疫缺陷和获得性免疫缺陷综合征人群易感，且易发展成重症。

【防治】 人体通过接触被粪类圆线虫污染的水源或土壤而感染，因此粪类圆线虫病的防治原则同钩虫病，加强粪便与水源管理，注意环境卫生的改善及粪便垃圾的处理，不用新鲜粪便施肥，同时做好个人防护，避免皮肤接触可能受污染的水源或土壤。对有疫源接触史，有皮肤、肺部和肠道症状者，应考虑粪类圆线虫感染的可能，尽早进行粪便常规检查。此外，患者还可因误食被幼虫污染的蔬菜、食物而感染，因此，改善个人卫生习惯和饮食习惯同样重要。除了加强粪便管理和个人防护外，还应避免发生自身感染。临床对免疫功能低下有感染高风险者、接受化疗的肿瘤患者、使用激素类药物或免疫抑制剂治疗前，应进行粪类圆线虫的常规检查或驱虫治疗，发现感染者，应先予以杀虫治疗，若已使用降低免疫力的药物，在驱虫前应停用，以免发生自身感染。对家养的犬、猫等也应进行检查和治疗。治疗药物有阿苯达唑、噻苯达唑和伊维菌素。

【案例解析】

结合镜下形态和临床症状，请判断是哪种寄生虫感染？

本案例中虫体呈线状，头部钝圆，尾部尖细，符合线虫的结构特点。许多经血液循环传播到人体各处的寄生虫，常在肺脏内停留，并引起病变，可出现在肺部的线虫有蛔蚴、钩蚴、粪类圆线虫、丝虫微丝蚴、肺毛细线虫、喉兽比翼线虫等。显微镜下，该虫运动活泼，长0.6～0.7mm，尾端尖细呈分叉状，生殖原基明显，位于虫体后部，根据以上形态学特征考虑为粪类圆线虫丝状蚴。

（张春莹）

第九节　其他人体寄生线虫

一、东方毛圆线虫

【提要】 毛圆线虫（*Trichostrongylus*）是一类动物消化道寄生虫。可寄生于人体的毛圆线虫有东方毛圆线虫（*Trichostrongylus orientalis* Jimbo，1914）、蛇形毛圆线虫、艾氏毛圆线虫和枪形毛圆线虫等至少10种。我国以东方毛圆线虫为主，多寄生于绵羊、骆驼、兔等动物的胃和小肠内，也可寄生于人体。

【案例】

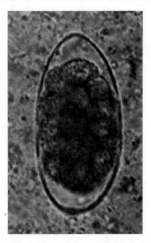

图 3-3-22　虫卵

患者，男，58岁，主诉近1年来常出现全身乏力、食欲缺乏、胃胀、胃痛、便秘及头痛、头晕等症状。实验室检查：血常规 WBC $4.25×10^9$/L，RBC $3.77×10^{12}$/L，HGB 120g/L，嗜酸性粒细胞比例4.1%。大便常规镜检发现数个虫卵，疑似"钩虫虫卵"，大小约90μm×44μm（图3-3-22）。

问题：根据已有的信息是否能做出钩虫感染的诊断？

【形态】　成虫纤细，无色透明，角皮具横纹；口囊不明显，咽管呈圆柱状，为体长的 1/7～1/6。雄虫大小为（4.3～5.5）mm×（0.072～0.079）mm，尾端有 1 对交合刺，末端有小钩。雌虫大小为（5.5～6.5）mm×0.07mm，尾尖细，阴门位于体后 1/6 处，子宫内有虫卵 5～16 个。

虫卵呈长椭圆形，（80～100）μm×（40～47）μm，一端较尖，一端较钝，两侧多不对称，一侧稍隆起。虫卵无色透明，卵壳薄，卵膜紧贴于卵壳内面，但两端与卵壳有空隙。新鲜粪便中的虫卵常含 10～20 个卵细胞（图 3-3-23）。

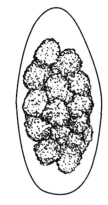

图 3-3-23　东方毛圆线虫虫卵

【生活史】　东方毛圆线虫寄生于绵羊、骆驼、兔、猿类、豪猪等动物的胃和小肠，也能寄生于人。虫卵随宿主粪便排出后在土壤中孵出杆状蚴，杆状蚴蜕皮 2 次成为丝状蚴，即感染期幼虫。人常因生食被丝状蚴污染的蔬菜或含吮被污染的草叶而感染，也有因饮用被污染的水而致感染的。丝状蚴经口进入宿主消化道，第三次蜕皮后钻入小肠黏膜，数日后自黏膜逸出进行第四次蜕皮，以其前端插入肠黏膜，附着于肠壁上发育为成虫。丝状蚴也能经皮肤感染人，在体内的移行过程同钩虫。从感染期幼虫丝状蚴侵入人体到雌虫成熟产卵需 16～36 天，经皮肤感染则需 28～36 天。

【致病】　临床症状与感染程度及宿主的营养状况有关。部分感染者可无明显症状，重度感染者有食欲减退、腹痛、腹泻等症状，腹痛较钩虫病引起的稍严重，还可出现四肢乏力、头痛、头昏、失眠等症状，部分患者出现贫血。

【诊断】　粪便中查见虫卵即可确诊，常用饱和盐水浮聚法，但须与钩虫卵鉴别。该虫排卵少，应反复多次检查。亦可用培养法查丝状蚴，应注意与钩虫和粪类圆线虫的丝状蚴相区别。

【流行】　东方毛圆线虫呈世界性分布，农村和牧区相对多见。伊朗、土耳其、朝鲜、日本、智利有过人体案例报道。我国重庆市潼南区个别区域感染率曾高达 50%。绝大多数省份都查到过东方毛圆线虫或毛圆属线虫感染案例，但感染率均很低。第三次寄调报告显示，农村地区毛圆线虫科的感染率为 3.10/10 万，未查见东方毛圆线虫。

【防治】　治疗可用甲苯达唑和阿苯达唑。对所有食用的蔬菜进行充分清洗并煮沸是重要的预防措施。

【案例解析】

根据已有的信息是否能做出钩虫感染的诊断？

患者出现的消化道症状均为非特异性表现，很多疾病包括多种肠道寄生虫感染均可出现相同症状。患者血常规检查中嗜酸性粒细胞的比例高于正常参考值范围，大便常规中发现疑似钩虫虫卵，但根据虫卵的特点可明确为东方毛圆线虫虫卵而非钩虫虫卵。两者的主要差别在于：钩虫虫卵呈卵圆形，大小为（60～76）μm×（36～40）μm，新鲜样本中卵内细胞 4～8 个；而东方毛圆线虫虫卵为长椭圆形，大小为（80～100）μm×（40～47）μm，长径超过宽径 2 倍，一端较尖，一端较钝，卵内细胞 10～20 个，图 3-3-22 所示虫卵符合东方毛圆线虫虫卵的形态特征。此外，艾氏小杆线虫虫卵形态与钩虫虫卵也相似，但略小，大小为（48～52）μm×（28～32）μm。

感染东方毛圆线虫可出现食欲减退、腹痛、腹泻、四肢乏力、头痛、头昏、贫血等症状，与患者所诉一致。可用阿苯达唑等药物进行驱虫，后观察相应症状是否消除或改善，若症状无缓解需查找其他可能的病因。

二、美丽筒线虫

【提要】 美丽筒线虫（*Gongylonema pulchrum* Molin，1857）是常见的反刍动物和猪、猴、熊等动物口腔与食管寄生虫，偶可寄生于人体引起筒线虫病（gongylonemiasis）。

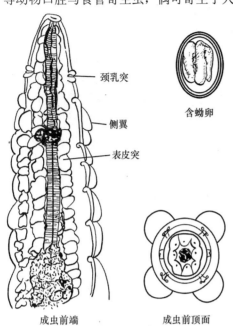

颈乳突

含蚴卵

侧翼

表皮突

成虫前端

成虫前顶面

图 3-3-24　美丽筒线虫成虫前端、含蚴卵、
成虫前顶面

【形态】 成虫细长，乳白色，体表具纤细横纹。体前端表皮有纵行排列、大小不等、形状各异、数目不同的花缘状表皮突，背、腹面各有 4 行。近前端两侧各有 1 个颈乳突，其后有 1 对呈波浪状的侧翼，一直伸展到最后的表皮突终止处（图 3-3-24）。在反刍动物体内的成虫，雄虫大小为（21.5～62）mm×（0.1～0.3）mm，雌虫大小为（32～150）mm×（0.2～0.5）mm。寄生于人体的虫体较反刍动物体内的虫体小，雄虫大小平均为 25.16mm×0.20mm，雌虫平均为 52.09mm×0.33mm。雄虫尾部有明显的膜状尾翼，左、右不对称，左翼较长。尾部肛门前后有成对的带蒂乳突，交合刺 1 对，左侧细长，右侧甚短。雌虫尾端呈钝锥状，略向腹面弯曲。子宫粗大，呈双管型，成熟雌虫内含大量虫卵。

虫卵呈椭圆形，两端较钝，大小为（50～70）μm×（25～42）μm，壳厚透明，内含幼虫。

【生活史】 美丽筒线虫成虫寄生于多种动物及人的口腔、咽和食管的黏膜及黏膜下层。雌虫产出的虫卵自黏膜破溃处进入消化道，随宿主粪便排出体外。虫卵被中间宿主粪甲虫、蟑螂等吞食后，卵内幼虫在其消化道内孵出。幼虫穿过肠壁进入血腔，发育为囊状的感染期幼虫。含感染期幼虫的中间宿主被终宿主吞食后，在终宿主胃内幼虫破囊而出，侵入胃或十二指肠黏膜，向上移行至食管、咽或口腔等处黏膜内寄生，发育为成虫。自感染期幼虫进入人体到发育为成虫约需两个月。成虫在人体内可存活 1 年左右，长者可达 5 年或更长。

【致病】 美丽筒线虫成虫可在上下唇、舌、颊、颚、齿龈、咽喉及食管等多处寄生。虫体在黏膜和黏膜下层移行，造成机械性损伤和刺激，使寄生部位的黏膜出现小白泡和白色的线形弯曲隆起。患者产生痒感、刺痛感、麻木感以及虫样蠕动感、异物感或肿胀感。虫体若在食管黏膜下寄生，可造成浅表溃疡，引起宿主吐血。有的患者可表现为精神不安、失眠、恐惧等精神症状。

【诊断】 据病史、症状可以做出初步诊断，用消毒针挑破虫体移行处的黏膜，取出虫体进行虫种鉴定是确诊的依据。在唾液、粪便中难以检获虫卵。

【流行】 美丽筒线虫的宿主范围广泛，终宿主包括牛、羊、马、骡、骆驼、猪、猴、熊、犬、猫和鼠等，中间宿主包括粪甲虫、蜚蠊、螳螂、蝗虫、天牛、蝈蝈和豆虫等昆虫。人通常因误食或误饮了被含感染期幼虫的昆虫污染的食物和水而感染。

美丽筒线虫呈世界性分布，动物感染遍及全球，人体偶然感染。已报道的人体感染案例主要分布于欧洲、摩洛哥、新西兰、斯里兰卡、美国和中国。东城（Haruki）等于 2005 年曾对历年美丽筒线虫病例进行了综述，当时全球有报道的感染人数为 52 例。我国自 1955 年首例报道以来，有资料可查的约 100 例，散在分布于各地。

【防治】 治疗的主要方法为挑破寄生部位黏膜取出虫体。预防本病的主要措施是宣传教育，注意饮食、饮水卫生，改变不良饮食习惯，不食甲虫、蝗虫和蜚蠊等相关昆虫。

三、结膜吸吮线虫

【提要】 结膜吸吮线虫（*Thelazia callipaeda* Railliet and Henry，1910）主要寄生于犬、猫等动物眼部，也可寄生于人眼，引起吸吮线虫病（thelaziasis）。本病多发生于亚洲地区，故也称东方眼虫病。

【案例】

刘某，男，2岁，因反复用手揉搓左眼、结膜发红、流泪而就诊，诊疗过程中从左眼取出活动虫体1条，乳白色，线状，长约1cm。送至实验室要求鉴定虫种。

问题：常见寄生于眼部的寄生虫有哪些？该虫通过大体形态特征及镜下特点可鉴定为哪个虫种？

【形态】 成虫细长，呈圆柱状，寄居于眼结膜囊内时为淡红色，离开宿主后呈乳白色，半透明。头端钝圆，具圆形角质口囊，无唇。虫体表面具表皮皱褶并形成边缘锐利的环纹，侧面观呈锯齿状。雌虫大小为（6.2～20.0）mm×（0.30～0.85）mm，近阴门处子宫内的虫卵含盘曲的幼虫，雌虫直接产幼虫（图3-3-25）。雄虫大小为（4.5～15.0）mm×（0.25～0.75）mm，尾端向腹面弯曲，有交合刺2根，长短不一。

幼虫大小为（350～414）μm×（13～19）μm，外被鞘膜，呈盘曲状，尾端连有一个大的鞘膜囊。

【生活史】 成虫主要寄生于犬、猫等动物的眼结膜囊及泪管内，偶可寄生于人的眼部。雌虫产出的幼虫混于泪液等分泌物内，当中间宿主冈田绕眼果蝇舐吸终宿主眼分泌物时被食入蝇体内，经2次蜕皮发育为感染期幼虫，最后进入蝇的头部。当蝇再次舐吸终宿主时，感染期幼虫自蝇口器逸出侵入宿主眼部，经2次蜕皮发育为成虫。成虫寿命可达2年以上。

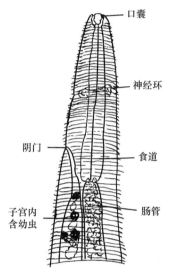

图3-3-25 结膜吸吮线虫雌虫前端

（口囊、神经环、食道、肠管、阴门、子宫内含幼虫）

【致病】 成虫主要寄生于人眼结膜囊内，以上穹窿部外眦侧多见，也可见于眼前房、泪小管、泪腺、眼睑及结膜下等处，单侧感染多见。由于虫体表皮皱褶的环形锐利缘摩擦、口囊吸附作用等机械性损伤，加上虫体分泌物、排泄物的刺激，可引起眼结膜炎症反应。主要症状有眼部异物感、痒感、流泪、畏光、分泌物增多、眼痛等，视力一般无障碍；婴幼儿不敢睁眼，有手抓眼的动作，家长可发现患儿眼球有白色细小的虫体爬行；严重者可发生结膜充血，形成小溃疡面或角膜混浊、眼睑外翻等；如寄生在前房，可有眼部丝状阴影移动感、睫状体充血、房水混浊、眼压升高、瞳孔扩大及视力下降等症状。

【诊断】 自眼部取出虫体镜检是确诊的依据。

【流行】 本虫主要分布在亚洲，印度、缅甸、菲律宾、泰国、日本、朝鲜及俄罗斯的远东地区均有案例报道。我国28个省级行政区已报道数百例人体感染案例，以湖北、安徽、山东、江苏和河南等地案例较多。冈田绕眼果蝇既是我国结膜吸吮线虫的中间宿主，亦是本病的传播媒介。家犬为主要的保虫宿主，其次为猫和野兔。感染季节以夏秋季为主，与蝇类的季节消长相吻合。感染者以婴幼儿及少儿多见，农村多于城市。

【防治】 治疗可用1%～2%可卡因或丁卡因溶液滴眼刺激虫体从眼角爬出，或用镊子取出。

搞好环境卫生，加强犬、猫等宠物的管理，防蝇灭蝇，注意个人卫生，特别注意眼部清洁是预防感染的主要措施。

【案例解析】

常见寄生于眼部的寄生虫有哪些？该虫通过大体形态特征及镜下特点可鉴定为哪个虫种？

可寄生于眼部的寄生虫有吸吮线虫、棘阿米巴、弓形虫、罗阿丝虫、盘尾丝虫、微孢子虫、猪囊尾蚴、棘球蚴、裂头蚴、蝇蛆和阴虱等。

本例虫体乳白色，线状，长约1cm，似线虫。吸吮线虫是常见寄生于眼部的线虫，进一步在显微镜下观察虫体，头端钝圆，有漏斗形角质口囊，尾端较尖，略向腹面卷曲。体表角皮除头、尾两端外均具有环形微细横纹，在虫体边缘呈锐利的锯齿形。阴门开口于食管与肠连接处的前方，子宫内充满虫卵，在近阴门处卵内已含盘曲的幼虫。以上特点与结膜吸吮线虫相一致，鉴定为结膜吸吮线虫雌性成虫。

目前已知能够寄生于人体眼部的吸吮线虫只有结膜吸吮线虫和加利福尼亚吸吮线虫两种，后者见于美国西部的加利福尼亚州和西雅图。

截至2016年底，中国已报告的结膜吸吮线虫感染案例数达626例，广泛分布于全国28个省级行政区，目前中国已成为全球感染案例数最多的国家。西藏、青海和宁夏3个省级行政区迄今尚未见有人体感染案例报道。

四、棘颚口线虫

【提要】 棘颚口线虫（*Gnathostoma spinigerum* Owen，1836）是犬、猫的寄生虫，也可寄生于虎、豹等动物，幼虫可寄生于人体，引起人体皮肤和内脏颚口线虫病（gnathostomiasis）。

【案例】

患者，男，28岁，广西柳州人，工人。主诉咳嗽、痰多，就诊日早上发现咳出的痰液中有活动虫体，遂带虫前往就诊。肉眼观虫体为灰褐色，长度约1cm。

问题：请根据案例提供的资料给出后续病原诊断的步骤。

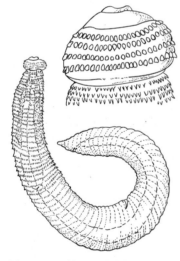

图3-3-26 棘颚口线虫第三期幼虫

【形态】 棘颚口线虫成虫粗壮，呈圆柱形，两端略向腹面弯曲，色微红。头端呈球形称头球，上有4～11环小钩，口周围有1对肥厚的唇。虫体体表前半和尾端被有体棘，体棘形状和大小随身体不同部位而有差异，体棘的形状和数目是分类的依据之一。雄虫长11～25mm，末端膨大成假交合伞，有4对具柄乳突，1对不等长的交合刺；雌虫长25～54mm，雌虫阴门位于体中部偏后。

虫卵呈椭圆形，大小为（65～70）μm×（38～40）μm，在子宫内的卵无色透明，落入肠腔后被染成黄至棕色；虫卵表面粗糙，一端有帽状透明塞，内含1～2个卵细胞。

第三期幼虫盘曲呈"6"字形，与成虫在形态学上类似，但相对较小，长度3～4mm，直径约630μm。头顶部具唇，头球具4环小钩，早期每环小钩数自前向后分别为38、40、42、46，晚期均超过40。小钩数目和形状有重要的虫种鉴别意义。全身和头球表面具环列小棘。食管呈棒状，分肌质部和腺质部，肠管粗大，内充满黄褐色颗粒（图3-3-26）。

【生活史】 棘颚口线虫的终宿主主要为犬和猫。成虫可生活在终宿主胃壁内的肿块中，并在此交配产卵。虫卵通过肿块小孔排出或随肿块破溃落入肠腔，随粪便排出体外。虫卵在水中经10～12天孵出第一期幼虫，若被第一中间宿主剑水蚤吞食后，在其消化道内脱鞘，并进入体腔，约经 2 周发育为第二期幼虫。当含第二期幼虫的剑水蚤被第二中间宿主淡水鱼吞食后，幼虫穿过肠壁移行至肌肉，约 1 个月后发育为第三期幼虫。两个月后虫体被纤维膜包围成囊，此为感染期幼虫。犬、猫吞食感染的鱼类后，第三期幼虫在其胃中脱囊，幼虫穿过肠壁进入腹腔，移行至肝脏、肌肉或结缔组织，最后到达胃壁发育为成虫。肿块中可有一条至数条虫体盘绕寄生。一般感染后 3~5 个月，虫卵开始在宿主粪便中出现。

蟹、蝲蛄、蛙、蛇、龟、鱼、鸟、鸡、鼠、猪及多种灵长类动物食入含有第三期幼虫的鱼后，进入其体内的幼虫不能继续发育，仍停留在第三期幼虫状态，成为本虫的转续宿主。当终宿主吞食了上述动物后，幼虫继续发育为成虫。

人因食入生、半熟或腌制的淡水鱼、鸡及其他鸟类、青蛙或蛇导致感染。人非本虫的适宜宿主，幼虫在人体内不能发育成熟，以幼虫状态移行和侵扰。

【致病】　人是本虫的非适宜宿主，除个别案例外，所见虫体多为第三期幼虫或未完全性成熟的早期成虫，导致皮肤和（或）内脏幼虫移行症。由于移行幼虫可能出现于任何组织或器官，因此颚口线虫病的临床表现多变。

皮肤幼虫移行症可在全身各部位表现为匐行疹或间歇性皮下游走性包块。幼虫穿入肠壁可导致腹痛、呕吐及厌食等前驱症状。由于虫体的移行，周身可间歇性地出现移行性肿块，并伴有轻度发红、水肿、疼痛和痒感，病变处有时不痛，有时又痛又痒。肿块由蚕豆到鸡蛋大小，可见于上肢、肩、颈、胸、面、头皮、腹壁、大腿或足等部位，肿块内可见大量嗜酸性粒细胞。

内脏幼虫移行症可累及肺、胃肠道、泌尿生殖系统、眼、耳鼻喉及中枢神经系统。虫体在内脏移行所致后遗症的严重程度取决于累及的器官。在人体，幼虫进入眼、脑的比例相当高。幼虫移行时可沿周围神经进入脊髓，然后进入大脑。神经系统表现的一系列复杂的症状称为嗜酸性粒细胞增多性脑脊髓炎，患者会出现疼痛、麻痹、抽搐、昏迷并最终导致死亡，后果最为严重。

【诊断】　曼氏裂头蚴病、肺吸虫病和蝇蛆病等也可出现与棘颚口线虫感染类似症状。自病变组织中检获虫体是最可靠的诊断方法，但检出率低。棘颚口线虫成虫一般不会出现在人体中，检获的多为第三期幼虫。

血清学检测方法有助于诊断，但目前国内尚无商品化试剂。

【流行】　棘颚口线虫呈世界性分布，是人兽共患寄生虫病的重要病原体之一。人体案例见于日本、泰国、柬埔寨、越南、马来西亚、印度尼西亚、菲律宾、印度、孟加拉国、巴基斯坦和中国，以日本和泰国最为严重。本虫在我国分布广泛，报道的人体感染案例约 60 例。

【防治】　通过手术取出虫体是最有效的治疗手段，但由于虫体的移行，手术切除较困难，可能需要先进成像系统的辅助。治疗常包括使用驱虫药物如阿苯达唑或伊维菌素。

预防棘颚口线虫病主要在于加强宣传教育，不生食或半生食鱼类、禽鸟类、两栖类、爬行类和哺乳类等动物肉类；将食物充分煮熟可以预防疾病的发生；防止用于生肉的刀具、砧板与熟食交叉污染。

【案例解析】

请根据案例提供的资料给出后续病原诊断的步骤。

1. 询问发现虫体的过程以确定虫体确为痰中所带，而非来自环境的虫体污染了痰液样本。

——患者确定虫体来自于痰，非环境中虫体。

2. 询问流行病学史：患者有无特别的饮食习惯，如有无食入生的或半生的鱼、蛙、猪肉等。

——常吃未经煮熟的"鱼生"。

3. 镜下观察虫体结构特点。

——虫体头部呈球形，上有 4 环小钩。前端可见突出的唇瓣，尾部钝圆，末端可见乳突。虫体外被环状排列的单齿状体棘，前端和后端体棘较长，中段体棘较短。

4.根据虫体的大体形态及镜下结构特征进行属种鉴定。

—可见于呼吸系统的蠕虫主要有蛔虫幼虫、钩虫幼虫、粪类圆线虫幼虫、马来微丝蚴、班氏微丝蚴、犬弓首线虫幼虫、猫弓首线虫幼虫、旋毛形线虫幼虫、卫氏并殖吸虫、棘球蚴、泡球蚴，它们的形态特征与该虫不符；少见及偶然寄生蠕虫有蛔虫、毛圆线虫幼虫、犬钩虫幼虫、巴西钩虫幼虫、棘颚口线虫幼虫、广州管圆线虫、蛲虫、美丽筒线虫、比翼线虫、斯氏并殖吸虫、血吸虫、华支睾吸虫、肝片形吸虫、猪囊尾蚴、曼氏裂头蚴、阔节裂头绦虫、舌状虫等，该虫符合棘颚口线虫的基本形态特征，鉴定为棘颚口线虫的未成熟虫体。

至 2009 年我国已报道的人体颚口线虫病有 50 多例，属于少见寄生虫病，常因生食或半生食泥鳅、黄鳝或其他淡水鱼引起感染。对于少见寄生虫病，在未检获虫体前往往难以确诊，更多情况下是获得虫体后根据虫体的形态特征进行了鉴定后确定感染。

五、艾氏小杆线虫

【提要】　艾氏小杆线虫［*Rhabditis (Rhabditella) axei* (Cobbold, 1884) Chitwood，1933］也称艾氏同杆线虫，营自生生活，偶可侵入人体消化或泌尿系统，引起艾氏小杆线虫病。

【形态】　成虫纤细，呈圆柱状，体表光滑。前端有 6 片等大唇片，食道呈杆棒状，前后各有 1 个咽管球。虫体尾部细长，末端尖细如针状。雄虫长 1.18～1.30mm，生殖系统为单管型，有 1 对等长的交合刺；雌虫长 1.38～1.83mm，生殖系统为双管型，子宫内含虫卵 4～6 个（图 3-3-27）。

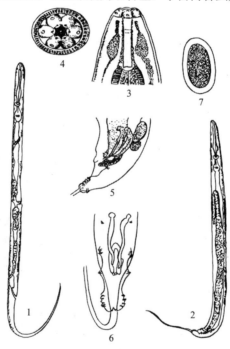

图 3-3-27　艾氏小杆线虫
1. 雌虫; 2. 雄虫; 3. 头部; 4. 头端顶面观; 5. 雄虫尾部侧面观; 6. 雄虫尾部腹面观; 7. 虫卵

虫卵呈长椭圆形，大小（48～52）μm×（28～32）μm，无色透明，壳薄而光滑，与卵细胞之间有明显的间隙。虫卵形态与钩虫虫卵相似，但略小。

【生活史】　艾氏小杆线虫营自生生活，常生活于污水或腐败的有机物中。雌、雄成虫在外界交配产卵，虫卵孵化出杆状蚴，经 4 次蜕皮发育为成虫。

【致病】　人体感染途径可能是经消化道或经泌尿道上行感染，在污水中游泳、捕捞水产品而接触污水或误饮污水均为幼虫侵入人体提供了机会。

虫体侵入消化系统可引起腹痛、腹泻,但也有感染者无明显的症状和体征;侵入人体泌尿系统可引起发热、腰痛、血尿、尿频、尿急或尿痛等泌尿系统感染症状,也有患者出现下肢水肿和阴囊水肿、乳糜尿、蛋白尿、脓尿、低比重尿和氮质血症。

【诊断】 从患者尿液沉淀物中或从粪便中镜检出虫体或虫卵可确诊。本虫虫卵与钩虫虫卵相似,易混淆。成虫与粪类圆线虫易混淆,可用小试管培养法镜检成虫,根据其形态学特征进行鉴别。

【流行】 目前,我国 16 个省级行政区有该虫人体感染案例的报道,日本、墨西哥、以色列等国也有案例报道。曾在兔、犬、猴和鼠等动物粪便中检获本虫。

【防治】 治疗可用甲苯达唑、阿苯达唑等。注意个人卫生,避免饮用或接触污水及腐败植物是预防本病的关键。

六、兽比翼线虫

【提要】 兽比翼线虫属［*Mammomonogamus* (Railliet, 1899) Ryjikov,1948］是一类主要寄生于野生哺乳动物、家畜、家禽和鸟类的线虫,其中喉兽比翼线虫(*Mammomonogamus laryngeus* Railliet,1899)和港归兽比翼线虫(*Mammomonogamus gangguiensis* sp. nov Li,1998)偶可在人体咽喉、气管、支气管等部位寄生,引起人体兽比翼线虫病(human mammomonogamosis)或比翼线虫病(syngamiasis)。

【案例】

患者,男,45 岁,无慢性支气管炎及哮喘病史。患者于就诊前 1 周开始发热,体温 38.5~39.0℃,主诉胸闷,肺门处有发热感。就诊时体温 38℃,白细胞计数为 16.8×10⁹/L,静脉滴注抗菌药物效果不明显。1 周后因咳嗽、哮喘和发热住院,白细胞计数为 10.7×10⁹/L,静脉滴注抗菌药物后退热,咳嗽减轻,临床症状缓解,3 周后出院。出院后 3 周感觉胸闷,痰中发现红色条状血样物,送至医院。患者痰和粪便中未查见虫卵。

问题:该案例是否为寄生虫感染,该如何确定?

【形态】 喉兽比翼线虫成虫鲜红色,雌虫体长 8.7~23.5mm,前端具发达的口囊,口囊壁具粗厚角质环,底部有 8 个小齿,呈辐射状排列,尾部呈圆锥形,末端尖削;雄虫体长 3.0~6.3mm,交合伞宽短,有交合刺 1 根。港归兽比翼线虫成虫的不同之处在于虫体前端具唇瓣 6 片;雄虫交合伞的外边缘具着色深的边缘带,缺交合刺。两种兽比翼线虫虫卵相似,呈椭圆形,无色透明,大小为(75~80)μm×(45~60)μm,内含多个卵细胞或幼胚。

【生活史】 喉兽比翼线虫的生活史尚不清楚,根据同类寄生虫的生物学资料分析,该虫终宿主多为牛、羊、鹿等食草动物,成虫寄居其喉头,虫卵随口腔分泌物或粪便排出体外,在外界发育为感染期虫卵,污染食物和水源,人和动物误食即可感染。食入的感染期虫卵在宿主消化道孵出幼虫,继而侵入肠黏膜,穿过肠壁,经血流到达肺,穿过肺泡上行至呼吸道,定居于支气管、气管和咽喉部发育为成虫。自感染至虫体发育成熟约需 70 天。龟和鳖可能是其转续宿主或中间宿主,当人生食或半生食龟蛋或龟、鳖的肝胆和血时亦可感染。

【致病】 潜伏期 1~2 周,常见发热、咳嗽、哮喘及咯血等呼吸道症状。当虫体寄居咽喉,局部可出现搔爬刺激感。血中嗜酸性粒细胞常明显增多。

【诊断】 查见成虫和虫卵是确诊本病的重要依据。纤维支气管镜检查可从气管或支气管壁上检获成虫;患者痰内如发现鲜红色血丝状物,应仔细辨认,有可能是该虫成虫;气管镜检查后的冲洗液内常可检出成虫或虫卵;粪便或痰液涂片镜检,也可查见虫卵。本虫虫卵与钩虫虫卵相似,应注意鉴别。

【流行】 国外报道的比翼线虫病超过100例，大多来自南美及加勒比地区。我国自1975年起，已陆续报道了10余例案例，绝大多数为喉兽比翼线虫病，多因食入生的或未煮熟的龟血或鳖内脏而感染。

【防治】 阿苯达唑、甲苯达唑、伊维菌素等抗线虫药物均可用于本病治疗。虫体排出或去除后疾病可自愈。

预防本病要注意饮食卫生，不生食龟血、龟鳖内脏，不吃生冷的蔬菜，不饮生水。

【案例解析】

该案例是否为寄生虫感染，该如何确定？

首先确认患者所送样本是否是虫体。样本为长2～6mm的条状物，通过显微镜下观察其形态和结构初步判断为线虫。雌虫呈鲜血红色，尾部呈圆锥形，末端尖削；雄虫呈鲜橙红色，有交合伞及交合刺，雌虫明显大于雄虫。大多雌雄虫交合在一起呈"y"形。角皮薄而透明，可清楚见到其体内弯曲的生殖器官和消化道，根据形态特征鉴定为兽比翼线虫。

兽比翼线虫人体感染案例报道少，感染表现为呼吸道症状，往往以抗菌药物治疗，但久治不愈。若行纤维支气管镜检查发现在气管壁上附着虫体可确诊；若在粪便、痰或纤维支气管镜冲洗物中检出虫卵也有助于诊断。虫卵酷似钩虫卵，但卵壳较厚，外层透明且有皱纹，当寄生虫数少时，痰中不易查见虫卵，粪检更难找到。治疗钩虫感染的药物对兽比翼线虫也有效。有的患者对该虫不敏感，症状不明显，只是在寄生虫病普查时才被发现，还有的患者可随痰咳出虫体而自愈，以上这些因素导致兽比翼线虫感染易被误诊或漏诊。

七、肾膨结线虫

【提要】 肾膨结线虫［*Dioctophyma renale* (Goeze, 1782) Stiles，1901］俗称巨肾虫，是一种大型寄生线虫，常寄生于犬、貂等多种动物的肾脏及腹腔内，偶可感染人体，引起肾膨结线虫病（dioctophymiasis renale）。

【案例】

患者，女，49岁。因间断肉眼血尿1个月，伴右腰部绞痛入院。1个月前患者无明显诱因出现肉眼血尿，右腰持续性剧烈绞痛。约半个月后症状再次发作。实验室检查：白细胞总数12.6×10^9/L；白细胞分类计数：中性粒细胞75.8%，淋巴细胞19.4%，嗜酸性粒细胞0.7%，嗜碱性粒细胞0.2%，单核细胞3.9%；血沉86mm/1h；尿检红细胞（++++），脓细胞（+），未见虫卵及肿瘤细胞。B超示"右肾集合系统可见2.9cm×2.2cm低回声区，边界清晰，较规则"。CT显示"右肾实质内软组织肿块，突出肾轮廓之外及肾盂内，大小3.2cm×4.1cm，密度不均匀"。住院期间于尿中发现一条长约10cm，直径约3mm的暗红色虫体。

问题：请根据所学知识判断是哪种寄生虫感染。

【形态】 成虫呈圆柱形，活时呈血红色，体表具横纹；口孔位于顶端，其周围有两圈乳突；虫体两侧各有一行乳突。雄虫长14～45cm，宽0.4～0.6cm，尾端有钟形无肋的交合伞，具交合刺1根；雌虫长20～100cm，宽0.5～1.2cm，阴门开口于虫体前端的腹面中线上，于食道之后。寄生于不同宿主体内的虫体大小有差异。在人体内虫体发育较差，雄虫大小为（9.8～10.3）cm×（0.12～0.18）cm，雌虫为（16～22）cm×（0.21～0.28）cm。

成熟虫卵呈椭圆形，棕黄色，两端略突出，大小为（60～80）μm×（39～46）μm。卵壳厚，除两端外，表面有许多明显的小凹陷。虫卵两极有透明栓样结构，卵内含1～2个卵细胞（图3-3-28）。

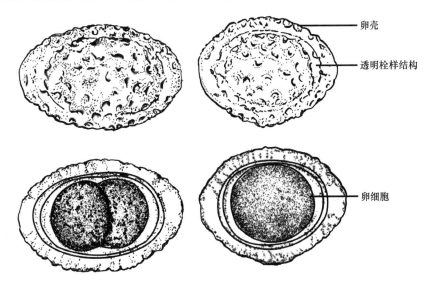

卵壳

透明栓样结构

卵细胞

图 3-3-28　肾膨结线虫虫卵

【生活史】　肾膨结线虫通常寄生于终宿主的肾脏，虫卵经尿液排出体外，受精卵进入水中发育为含蚴卵。含蚴卵被中间宿主环节动物食入后继续发育成为感染期幼虫。鱼、蛙可作为转续宿主。兽类的感染主要是因食入含感染期幼虫的鱼类或蛙类而引起，食草动物则主要因吞食了生水中或水生植物上的寡毛环节动物而感染。人的感染可能兼有上述两种方式。幼虫进入人体消化道后，穿过肠壁随血流移行至肾盂发育为成虫并产卵。

【致病】　肾膨结线虫常寄生于终宿主肾脏，较多见于右肾。临床症状有腰部钝痛、肾绞痛、反复血尿、尿频，可出现肾盂肾炎、肾结石和肾功能障碍。当虫体自尿道排出时，可引起尿路阻塞、急性尿毒症等症状。虫体自尿道排出后症状随之缓解。患者常有血沉加快、嗜酸性粒细胞增多、发热等表现。

该虫除肾脏外也可寄生于腹腔，偶尔寄生于肝脏、卵巢、子宫、乳腺和膀胱。

【诊断】　从尿液中检获虫体或查见虫卵是确诊的依据。但若输尿管发生阻塞或只有雄虫感染时则在尿中无法检出虫卵。尿道造影、B超或CT检查可能有助于诊断。

【流行】　本虫呈世界性分布，在欧洲特别是意大利、波兰及北美等地较为常见。寄生于多种哺乳动物，特别是貂和犬。人体肾膨结线虫病案例不多，国外确诊的案例报道约 20 例，中国共报道 20 余例，多有尿中排虫史。

【防治】　虫体寄生在肾盂者，行肾盂切开取虫为最可靠的治疗办法。预防感染应勿食生的或未煮熟的鱼类、蛙类、生菜，不饮用生水。目前还没有抗蠕虫药物对治疗该虫感染的疗效评价。国内报道有 3 例患者接受阿苯达唑治疗，国外有 1 例案例报告用伊维菌素治疗有效。

【案例解析】

请根据所学知识判断是哪种寄生虫感染。

观察虫体的大体特点，判断是否是完整的虫体。根据虫体的寄生部位以及虫体的大小可初步推测该虫可能为肾膨结线虫。观察虫体，该虫体表有横纹，尾部有交合刺，鉴定为肾膨结线虫雄虫。

肾膨结线虫寄生往往在肾盂腔中形成含大量红细胞、白细胞的尿液及脓液。肾膨结线虫案例报告极少，患者多在经尿道排出虫体或尿液检出虫卵后确诊。本病在影像学上的表现主要应与肾癌鉴别。肾癌血供较多，数字减影血管造影检查可见到肿瘤性血管显影，CT中常发现有肾静脉和下腔静脉癌栓，这些与肾膨结线虫病不同。

八、肝毛细线虫

【提要】 肝毛细线虫 [*Capillaria hepatica* (Bancroft, 1893) Travassos，1915] 是鼠类、其他啮齿类动物及哺乳动物的常见寄生虫，偶尔感染人体。成虫寄生于人体肝脏，引起肝毛细线虫病（hepatic capillariasis）。

【案例】

患者，女，56岁，农民。因发热，腹部不适，肝大，嗜酸性粒细胞增高1年入院。患者血常规检查嗜酸性粒细胞比例64.6%，嗜酸性粒细胞绝对值 $7.18×10^9$/L，因患者嗜酸性粒细胞长期居高，不排除寄生虫感染的可能。于是，该患者进行了肝吸虫病及血吸虫病的相关检测，根据流行病学史、临床表现以及相关检查结果排除了肝吸虫及血吸虫感染。最后进行了肝穿刺，病理结果显示为肝内嗜酸性脓肿，可见较多椭圆形虫卵，虫卵形态与鞭虫虫卵相似，但稍大，长49～55μm，宽25～29μm，两端的透明塞状物不突出。

问题：根据现有的患者信息推测可能感染哪些寄生虫病？这些寄生虫病有哪些相关的辅助诊断方法？

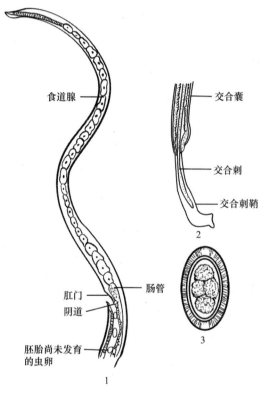

图 3-3-29 肝毛细线虫成虫及虫卵
1. 雌虫前端；2. 雄虫尾端；3. 虫卵

【形态】 肝毛细线虫成虫纤细，似鞭虫。虫体前部狭小，后部膨大粗厚。雌虫大小为（53～78）mm×（0.11～0.20）mm，食道占体长的1/3，食道稍后方有生殖孔开口，尾端呈钝锥形；雄虫大小为（24～37）mm×（0.07～0.10）mm，食管占体长的1/2，尾端有一突出的交合刺被鞘膜所包裹。

虫卵与鞭虫虫卵相似，呈纺锤形，但较大，大小为（50～65）μm×（25～30）μm。卵壳厚，分两层，外层有明显的凹窝，两层间有放射状纹。虫卵两端各有透明塞状物，不突出于卵壳外（图3-3-29）。

【生活史】 成虫寄生于肝脏，产出的虫卵沉积在肝组织中，不发育，也不能排出。当动物宿主的肝脏被其他动物食入，肝组织被消化，虫卵释出并随粪便排出体外；或宿主死亡后尸体腐烂，虫卵被释出。排放到外界的虫卵在潮湿的土壤中发育为含蚴的感染期虫卵，宿主食入被感染期虫卵污染的食物或饮水而导致感染。感染期虫卵24小时内于宿主盲肠中孵化出幼虫，幼虫钻入肠黏膜，经肠系膜静脉、门静脉到达肝脏，发育为成虫。雄虫寿命约40天，雌虫约59天。肝毛细线虫也可异位寄生于宿主其他组织和器官。

【致病】 成虫寄生于肝脏，产卵于肝实质中，引起肝脏肉芽肿反应和脓肿样病变，致肝大。肝脏表面有许多肉眼可见的粟粒状白色颗粒或灰黄色小结节。脓肿中心由成虫、虫卵和坏死细胞组成。虫体和虫卵周围有嗜酸性粒细胞、浆细胞和巨噬细胞浸润。

大多数患者临床表现严重，病情急，有脱水、嗜睡、发热等症状，肝大，有时伴有脾大。患者还可出现异食癖、厌食、恶心、呕吐、腹泻等症状。血常规检查白细胞增多,嗜酸性粒细胞比例明显增高,有时可出现低色素性贫血。

若人体摄入感染动物内脏,虫卵通过消化道随粪便排出,可在粪便中查见虫卵,但人并未感染,即所谓假性感染。真性感染在人粪便中无虫卵排出。假性感染多出现在吃了感染动物肝脏之后,可有一过性的轻度腹痛、腹泻。

【诊断】 确诊肝毛细线虫病较为困难。由于肝内存在大量虫卵,肝组织活检是最可靠的诊断方法。肝病患者伴有嗜酸性粒细胞显著增多者,可考虑用免疫学方法进一步明确,检测方法包括间接免疫荧光抗体试验、ELISA 等,但目前国内尚无可用的商品化试剂。

本病的特点是伴有嗜酸性粒细胞增多的肝炎,要注意与犬弓首线虫引起的内脏幼虫移行症、嗜酸性粒细胞白血病、嗜酸性粒细胞肉芽肿、莱夫勒(Loeffler)综合征、热带嗜酸性粒细胞增多症和阿米巴肝脓肿等相鉴别。

【流行】 毛细线虫动物宿主种类多达数十种,以鼠类为主,鼠感染率在有些地方可高达50%～90%。世界范围内确诊为肝毛细线虫病的患者共数十例,中国仅报道了数例人体感染,低龄儿童患者居多。尽管报道的案例数不多,但大多数后果严重。

【防治】 预防人体感染要做好防鼠灭鼠工作,提升居住环境的卫生状况。防止婴幼儿误食泥土和脏物,避免食入生的或未煮熟的保虫宿主肝脏。治疗药物可用甲苯达唑、阿苯达唑和噻苯唑等。

【案例解析】

根据现有的患者信息推测可能感染哪些寄生虫病?这些寄生虫病有哪些相关的辅助诊断方法?

嗜酸性粒细胞增多可见于寄生虫感染、过敏性疾病及血液病。有文献报道外周血嗜酸性粒细胞增多患者中寄生虫感染占 32.5%,过敏反应性疾病占 30%。

在我国可导致肝脏损害的常见寄生虫为肝吸虫和血吸虫,片形吸虫包括肝片形吸虫和巨片形吸虫也可致肝脏损伤。

肝吸虫病可伴有嗜酸性粒细胞增多,但并不是特异指标。询问患者是否曾经食用生的或未煮熟淡水鱼或虾等流行病学史;影像学检查是否表现出肝吸虫病特有的肝内胆管弥漫性扩张、肝边缘型和肝门型胆管扩张的特点;实验室检查包括粪便及十二指肠引流液查肝吸虫虫卵以及肝吸虫抗体检测。

血吸虫病是一种地方性寄生虫病,询问患者是否到过长江流域以南区域的血吸虫病疫区,影像学检查是否与典型的血吸虫病肝脏损害特征相符,如肝脏 MRI 显示纤维袖口征,高信号的门静脉周围有低信号晕环影,或表现为弥漫的小结节状。实验室检查包括粪便查血吸虫虫卵以及血吸虫抗体检测为诊断提供帮助。但粪便查虫卵的检出率并不理想,特别是慢性血吸虫病患者;而抗体检测存在假阴性和假阳性的可能。

片形吸虫感染也可出现嗜酸性粒细胞增高,影像学检查呈非特异性,肝大并伴有肝实质内散在多发结节样和囊状病灶,或多发性肝实质病灶,簇状分布,以肝周边病灶分布较密集;实验室检查主要为粪便及十二指肠引流液查虫卵。

除了以上虫种,肝毛细线虫寄生也可导致肝脏损伤,同时有嗜酸性粒细胞增多,但感染案例少见。该患者职业为农民,自诉住家周围老鼠多见,而鼠为肝毛细线虫的主要宿主,加之患者症状与肝毛细线虫病的典型表现一致,故不排除肝毛细线虫感染的可能。

肝毛细线虫病的诊断金标准为肝组织病理发现虫卵,故可行肝穿刺进行病理检查,但病理检查找到虫卵的概率较低。根据患者的流行病学史及肝穿刺检测到的虫卵形态,诊断为肝毛细线虫感染。

九、异尖线虫

【提要】　异尖线虫（*Anisakis*）是一类成虫寄生于海洋哺乳动物如鲸、海豚、海豹等的胃部，幼虫寄生于某些海栖鱼类的线虫。可致人感染的异尖线虫有简单异尖线虫［*Anisakis simplex* (Rudolphi, 1809) Baylis，1920］、抹香鲸异尖线虫（*Anisakis physeteris* Baylis，1923）、迷惑伪新地蛔线虫［*Pseudoterranova decipiens* (Krabbe, 1878) Gibson et Colin，1982］、接合对盲囊线虫［*Contracaecum osculatum* (Rudolphi, 1802) 吴信法，1985］、内弯宫脂线虫（*Hysterothylacium aduncum* Rudolphi，1802）、网纹前盲囊线虫［*Porrocaecum reticulatum* (von Linstow, 1899) Baylis et Daubney，1922］。其中简单异尖线虫、迷惑伪新地蛔线虫是最常见的人体寄生虫。异尖线虫的幼虫可引起人体的幼虫移行症，即异尖线虫病（anisakiasis, herring worm disease）。

【案例】

　　患者，女，60岁。因上腹部疼痛及呕血就诊。患者自诉1天前吃了生鱼片，有高血压，未服用任何抗血小板药物和抗凝药物。上腹部疼痛，压痛，但没有反跳痛和肌肉僵硬，肠鸣音正常。实验室检查白细胞计数 $14.9×10^9/L$，血红蛋白100g/L，血小板计数 $199×10^9/L$。腹部CT显示胃内8cm×3cm肿块，提示胃黏膜下血肿。食管胃十二指肠镜检查显示在胃大弯处有血。胃窦前壁可见大于5cm的肿块，圆形，暗褐色，周围黏膜正常。肿块上黏膜破裂，肿块为暗红色血肿。诊断为破裂的内壁血肿。住院第8天，腹部CT随访发现胃壁内血肿消失。食管胃十二指肠镜随访，胃血肿消失，发现一条似短线的白色虫体，在胃食管交界处蠕动。取出虫体，长约2cm，根据形态特点鉴定为异尖线虫。

　　问题：

　　1. 如何鉴定异尖线虫？

　　2. 异尖线虫感染后主要有哪些临床症状？

【形态】　在人体寄生的为第三期幼虫。虫体呈圆柱形，白色或乳白色，两端尖细，以头端明显，体长12.5～30mm，因虫种而异（图3-3-30）。在水中蠕动如蚯蚓状。一个背唇和两个侧腹唇及三角形的钻齿是重要的鉴定依据。

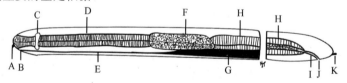

图3-3-30　异尖线虫

A.钻齿；B.排泄孔；C.神经环；D.食道；E.排泄管；F.胃；G.排泄细胞；H.中肠；I.直肠；J.肛门；K.棘

【生活史】　异尖线虫的主要终宿主是海豚、江豚和鲸，而迷惑伪新地蛔线虫的终宿主为海豹、海狗、海象及海狮。虫卵随宿主粪便排入海水，发育成第一期幼虫，在卵内蜕皮1次发育为第二期幼虫，从卵中孵出的第二期幼虫在海水中被中间宿主海生浮游甲壳类摄食并发育为对终宿主具有感染性的第三期幼虫。甲壳类被海洋中的鱼类及软体动物摄取，最终虫体定居于鱼类的内脏或肌肉。海洋哺乳动物通过食入含第三期幼虫的鱼类而感染，也可通过摄入感染的甲壳类动物而感染。幼虫侵入胃黏膜并发育为成虫。

　　人因食入生的、腌制或熏制的含活异尖线虫幼虫的海鱼和乌贼而感染。幼虫常穿过消化道壁（常见于胃）到达腹腔，形成嗜酸性肉芽肿，偶尔也可累及咽部。

【致病】　人是该虫的非正常宿主，幼虫可寄生于人体消化道各部位，主要寄生于胃肠壁，亦可引起内脏幼虫移行症。异尖线虫病是由虫体的机械刺激和（或）人体对虫体的免疫反应所致。根据疾病的发展阶段往往呈现出不同的临床表现。食用感染鱼后12小时内，患者常会出现非特异性急性腹痛，恶心或呕吐，同一时间段可发生急性荨麻疹等过敏反应。幼虫寄生于黏膜表层时，浅表的幼虫可移行至食道，引起咳嗽，咳痰中可能带有幼虫。幼虫在肠腔内移动累及小肠和结肠时可引起中下腹疼痛。如幼虫穿过黏膜层至黏膜下层及更深层组织，则症状更严重，可引起白细胞增多和嗜酸性粒细胞增多。异尖线虫病临床表现各异，从无症状到痢疾，也可能出现腹泻和便秘，以及大便隐血阳性。突然剧烈的腹痛可能被误认为阑尾炎、急性胃炎、胃溃疡或慢性结肠炎（如克罗恩病）。

【诊断】　患者有生食海鱼史以及典型的临床表现是临床诊断的重要依据。确诊主要根据从胃内检获幼虫，纤维内镜检查是胃异尖线虫病最有效的诊断方法。幼虫的一个背唇和两个侧腹唇及三角形的钻齿为鉴定特征。病理组织学检查通常显示幼虫截面和宿主炎症反应，包括大量的嗜酸性粒细胞。

血清学试验在敏感性和特异性方面存在差异，敏感性可达85%～90%，但与其他蛔虫有交叉反应。血清学检测试剂尚无商品化产品。分子生物学方法可作为辅助诊断工具。

【流行】　荷兰、英国、法国、德国以及太平洋地区的20多个国家有本病案例报道，仅日本就报道了3万多例。鲱鱼、鲑鱼、鲔鱼、鳕鱼和鱿鱼常可传播异尖线虫，而鳕鱼、大比目鱼、比目鱼、六线鱼和红笛鲷则可传播伪新地蛔线虫。随着寿司和生鱼片受欢迎程度的增加，案例报道在以后可能增加。虽然我国到目前为止人体感染的案例报道极少，但根据沿海鱼类的调查，异尖线虫幼虫感染的鱼种在东海、黄海有25种之多，北部湾地区有15种，有的海域鱼的感染率高达70%。我国许多地区居民有生吃海鱼的习惯，近年来被国内广为接受的三文鱼也可被异尖线虫感染，故需引起重视。

【防治】　当幼虫仅累及黏膜表层时，用内镜将幼虫取出是最有效的治疗方法。手术切除可以清除更深部位的幼虫。目前尚无特效治疗药物。

预防感染的唯一方法是食用完全煮熟的鱼肉。

【案例解析】

1. 如何鉴定异尖线虫？

异尖线虫病往往因食用生鱼或未煮熟的海鲜而导致异尖线虫病。有报道显示胃的感染率为68%，小肠的感染率为30%。确诊主要根据从胃内检获幼虫，纤维内镜检查是胃异尖线虫病最有效的诊断方法。幼虫的一个背唇和两个侧腹唇及三角形的钻齿为鉴定特征。

2. 异尖线虫感染后主要有哪些临床症状？

感染异尖线虫可出现突发胃痛、恶心和呕吐。在食入生鱼或海鲜2～10小时后即可出现症状。该案例中，异尖线虫幼虫穿过黏膜和肌肉损伤黏膜下血管，受伤的黏膜下血管出血导致壁内血肿。

十、广州管圆线虫

【提要】　广州管圆线虫［*Angiostrongylus cantonensis* (Chen, 1935) Dougherty, 1946］寄生于鼠肺部血管，幼虫可侵入人体，引起嗜酸性粒细胞增多性脑膜脑炎和脑膜炎。

【案例】

患者，男，42岁。因意识不清20余天入院。入院查体：患者昏迷，双瞳孔等大等圆，对光反射迟钝，脑膜刺激征阴性，四肢肌力查体不配合。头部CT显示双侧额顶叶白质区、半卵圆中心区、右侧基底节区散在斑片状稍低密度影，边缘模糊。白细胞计数 $5.07×10^9$/L，嗜酸性粒细胞百分比29.8%；脑脊液白细胞 $40×10^6$/L，嗜酸性粒细胞百分比41%。脑脊液二代测序检出序列数假单胞菌属295个，巨细胞病毒37个，EB病毒11个，广州管圆线虫3689个。根据二代测序结果提示，临床医生要求进行广州管圆线虫的相关检查。
　　问题： 对于广州管圆线虫病有哪些实验室检查可供选择，其各自的特点是什么？

　　【形态】　成虫呈线状，两端略尖，体表具微细环状横纹。头端略圆，头顶中央有一小圆口，缺口囊。雄虫长 11～26mm，宽 0.21～0.53mm，尾端略向腹面弯曲，交合伞略呈肾形，交合刺 1 对。雌虫长 21～45mm，宽 0.3～0.7mm，尾端呈斜锥形，子宫为双管型、白色，与充满血液的肠管缠绕成红白相间的螺旋纹，颇为醒目，阴门开口于肛孔之前。

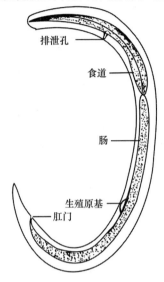

排泄孔
食道
肠
生殖原基
肛门

图 3-3-31　广州管圆线虫第三期幼虫

　　第三期幼虫为感染期幼虫，虫体细长，大小约为（0.0462～0.525）mm×（0.022～0.027）mm，体表具两层外鞘，头端稍圆，尾部顶端骤变尖细。可见排泄孔、肛孔及生殖原基（图 3-3-31）。

　　第四期幼虫体长约为第三期幼虫的两倍，肠内充满折光颗粒，雌、雄的区别已显示出来。

　　【生活史】　成虫寄生于鼠肺动脉内，偶可见于右心。雌虫产出的虫卵随血流到达肺毛细血管，孵出第一期幼虫。幼虫穿破毛细血管进入肺泡，沿呼吸道上行至咽，被吞咽进入消化道，之后随宿主粪便排出体外。第一期幼虫被吞入或主动侵入中间宿主螺类或蛞蝓体内后，即可进入中间宿主肺、肾、肌肉及其他内脏处，依次发育为第二期和第三期幼虫。第三期幼虫为感染期幼虫。鼠类等终宿主因吞食含有第三期幼虫的中间宿主、转续宿主以及被幼虫污染的食物而感染。幼虫在终宿主胃内脱鞘，进入肠壁小血管，随血流到达身体各器官，但多数幼虫沿颈总动脉到达脑部发育为第四期幼虫，再进一步发育为童虫后进入蛛网膜下腔，从脑静脉系统通过右心而到鼠肺动脉定居，再经 2 周生殖器官发育成熟。

　　人因食入生的或半生的含有第三期幼虫的中间宿主螺类、蛞蝓或转续宿主蛙、蜗牛、鱼、虾、蟹等，生吃被幼虫污染的瓜果、蔬菜或饮用被幼虫污染的水而感染。由于人是本虫的非适宜宿主，故幼虫在人体通常滞留在中枢神经系统，也可以出现在眼前房、后房、视网膜等处。人体内的虫体通常停留在第四期幼虫或童虫阶段，但也有进入肺部完成发育的报道。

　　【致病】　广州管圆线虫幼虫在人体移行，侵犯中枢神经系统，引起嗜酸性粒细胞增多性脑膜脑炎或脑膜炎。病变集中于脑组织，除大脑及脑膜外，还可累及小脑、脑干及脊髓等处。主要病理改变为充血、出血、脑组织损伤及由巨噬细胞、嗜酸性粒细胞、淋巴细胞和浆细胞所组成的肉芽肿性炎症反应。

　　潜伏期通常约为 20 天，也可达 40 天。剧烈头痛为所有案例报告中最主要的症状，其他症状包括抽搐、四肢无力、感觉异常、呕吐、便秘、恶心、食欲缺乏、面瘫、颈部强直和发热等。头痛一般为胀裂性乃至不能忍受，起初为间歇性，以后发作渐频或发作期延长，出现持续性头痛，头痛部位多发生在枕部和双颞部。中枢神经系统感染案例脑脊液中嗜酸性粒细胞显著升高，常有外周血嗜酸性粒细胞增多伴中度白细胞增多。

　　累及眼部的患者以视力损害和眼痛为特征，可能导致视网膜出血甚至脱离。肺部常无症状，但在肺组织切片可发现幼虫。没有痰液或粪便中发现幼虫的报道。

　　【诊断】　本病主要依据流行病学史、临床表现、实验室及影像学检查结果进行综合诊断。有吞食或接触含本虫的中间宿主或转续宿主的经历，有某种神经系统受损的症状和体征可作出拟诊。脑脊液中嗜酸性粒细胞增多或可作为中枢神经系统可能感染的第一指征。但是其他寄生虫感染如颚口线虫或弓首线虫、过敏反应和球孢子菌病等也可引起脑脊液嗜酸性粒细胞增多。

由于广州管圆线虫通常定位于难以取样的部位，血清学试验是非常有效的辅助诊断工具，有报道可采用酶联免疫吸附试验（ELISA）或间接免疫荧光抗体试验（IFAT）检测血液及脑脊液中抗原或抗体，然而目前尚无商品化的试剂可供使用。在组织病理学切片、脑脊液、眼部或其他感染组织中发现虫体可最终确认诊断，但一般检出率不高。用分子生物学方法包括宏基因组测序从脑脊液中检测虫源性核酸片段有望成为一种有用的检测方法。

【流行】　广州管圆线虫病是人兽共患寄生虫病，终宿主主要是鼠类，还可寄生于几十种哺乳动物，包括啮齿类、犬类、猫类及食虫类，鼠类是主要的传染源。本虫对中间宿主的选择性不强，至少有70余种软体动物可作为自然感染或实验室感染的中间宿主，常见的中间宿主有褐云玛瑙螺、福寿螺和蛞蝓。

广州管圆线虫分布于热带、亚热带地区。我国广东、广西、海南、云南、辽宁、福建、浙江、上海、北京、香港、台湾等地均有报道。2006年我国有城市发生了因生食福寿螺而引发广州管圆线虫病暴发性流行的公共卫生事件，确诊160例，在患者就餐餐馆的螺肉中检出了广州管圆线虫第三期幼虫。该病目前已成为我国一个新的公共健康问题。

【防治】　目前仍未有治疗本病的特效药，一般采用对症及支持疗法。颅压过高者需先行降颅压治疗，使用糖皮质激素和非甾体抗炎药以控制疼痛和炎症。甲苯咪唑是目前常用的驱虫药。因驱虫药治疗有时会使症状恶化，可单独使用皮质类固醇或联合驱虫药治疗。如果在眼内发现虫体，一般推荐采用外科手术取出。

预防的关键在于改变不良饮食习惯，不吃生或半生的螺类及转续宿主，不吃生菜、不喝生水。因幼虫可经损伤或完整皮肤侵入宿主，从事螺肉加工的人员要避免被感染。加强灭鼠以控制传染源对预防本病有十分重要的意义。

【案例解析】

对于广州管圆线虫病有哪些实验室检查可供选择，其各自的特点是什么？

广州管圆线虫寄生于神经系统导致的症状多种多样，不同的症状与虫体感染的位置和神经系统损伤的严重程度相关。嗜酸性粒细胞增多性脑膜脑炎是广州管圆线虫病最常见的神经系统表现。血液及脑脊液中嗜酸性粒细胞的升高有一定的提示作用，该案例患者脑脊液及外周血嗜酸性粒细胞均显著升高，结合临床表现以及二代测序的结果，该患者感染广州管圆线虫的概率很大。从患者脑脊液中或眼内等部位找到幼虫或发育期成虫可确诊，但一般检出率不高。可采用的特异性检测技术有抗体检测，但存在交叉反应，可出现假阳性，且目前的抗体检测试剂盒多用于科研。近年来高通量测序技术逐步应用于临床，具有覆盖率广、时效性强、灵敏度高等优点，能在临床上快速协助寻找病原体。对于该案例可以尝试在脑脊液中查找虫体，但敏感性差。此外，虽然广州管圆线虫病是嗜酸性脑膜炎的最常见病因，但需与神经颚口线虫病、神经性猪囊尾蚴病、脑桥肺吸虫病、弓形虫病、结核性脑膜炎和隐球菌脑膜炎等其他病因所致的嗜酸性脑膜炎相鉴别。

（马　莹）

第四篇　医学节肢动物

节肢动物种类繁多且分布广泛，占全球动物种类的 80% 以上。其中，有一类节肢动物与医学密切相关，即可以通过骚扰、蜇刺、吸血、毒害、寄生和传播病原体等方式危害人类的健康，这类节肢动物称为医学节肢动物（medical arthropod）。医学节肢动物分属于昆虫纲、蛛形纲、甲壳纲、唇足纲、倍足纲和舌形虫纲 6 个纲，最重要的是昆虫纲和蛛形纲。

医学节肢动物对人类的危害形式分为两大类：直接危害和间接危害。直接危害是指某些医学节肢动物通过骚扰、蜇刺、吸血、毒害和寄生等方式直接危害人类健康；间接危害是指医学节肢动物作为传播媒介携带病原体并引起虫媒病。传播虫媒病的医学节肢动物称为媒介节肢动物（entomophilous arthropod），亦简称虫媒（insect vector）。

依据病原体与医学节肢动物的关系，可将医学节肢动物传播病原体的方式分为机械性传播和生物性传播两种类型。有些医学节肢动物对病原体的传播仅起机械携带、输送的作用，病原体附着在医学节肢动物的体表或体内无数量或形态上的变化，这种传播方式称为机械性传播；有些医学节肢动物传播疾病时，病原体在节肢动物体内必须经历一定时间的发育和（或）繁殖后才具有感染性，然后再被传播到新的宿主，这种传播方式称为生物性传播。

根据病原体在媒介节肢动物体内的发育与繁殖情况，可将生物性传播分为发育式传播、繁殖式传播、发育繁殖式传播和经卵传递式传播等四类。发育式传播是指病原体在医学节肢动物体内发育，只有形态的变化，而无数量的增加，如丝虫幼虫在蚊体内的发育；繁殖式传播是指病原体在医学节肢动物体内繁殖，只有数量增加，而无形态的变化，如登革病毒在蚊体内的繁殖；发育繁殖式传播是指病原体在医学节肢动物体内，不但发育而且繁殖，即病原体在其体内既有形态的变化，又有数量的增加，如疟原虫在蚊体内的发育和繁殖；经卵传递式传播是指有些病原体不仅在医学节肢动物体内繁殖，而且能侵入卵巢，经卵传递至下一代，产生众多的具有感染性的后代，造成病原体的广泛传播，如蚊体内的日本脑炎病毒。

第一章　昆　虫　纲

昆虫纲（Insecta）是世界上种类最多、种群数量最大的一类动物，与人类经济和健康关系极为密切，是医学节肢动物最重要的组成部分。昆虫纲分 33 个目，与医学相关的有 9 个目，其中以双翅目、蚤目、虱目、蜚蠊目较为重要。本节主要介绍蚊、蝇、虱、蚤、臭虫、锥蝽、蠓、蚋、虻、毒隐翅虫等昆虫。

【形态】昆虫纲的成虫躯体左右对称，分为头、胸、腹 3 部分。

1. 头部　是取食和感觉中心。有 1 对触角，司嗅觉和触觉。两侧有 1 对复眼，有些昆虫还有若干个单眼。头部前方或腹面有口器，通常由上唇、上颚、舌、下颚及下唇组成。根据形状和取食方式不同，与医学有关的昆虫口器主要有 3 种类型，即咀嚼式口器、刺吸式口器和舐吸式口器。

2. 胸部　是运动中心。分前胸、中胸和后胸。各胸节的腹面均有 1 对足，分别称为前足、中足和后足。足分节，由体部向末端依次称为基节、转节、股节、胫节和跗节，跗节又分 1～5 节，跗节末端有爪。多数昆虫的中胸及后胸的背侧各有 1 对翅，分别称前翅和后翅。双翅目昆虫仅有前翅，后翅退化成棒状的平衡棒。

3. 腹部 是营养与生殖中心。由 11 节组成，第 1 腹节与胸部嵌合，多不易见，最后数节多演变为外生殖器。外生殖器形态结构因种而异，尤其是雄性外生殖器的形态结构，是昆虫分类的重要依据。

【生活史】 昆虫的个体发育经历胚胎发育和胚后发育 2 个阶段。胚胎发育在卵内完成；昆虫幼体（幼虫、若虫）破卵而出的过程称为孵化（eclosion）；昆虫从幼虫到成虫性成熟的整个发育过程称为胚后发育，它经历从外部形态、内部结构、生理功能到生活习性的一系列变化，此过程称为变态（metamorphosis）。医学昆虫的变态可分为完全变态和不完全变态 2 种类型。

1. 完全变态（complete metamorphosis） 生活史经历卵、幼虫、蛹、成虫 4 个发育阶段，每个阶段的形态、生活习性明显不同，这种变态方式称为完全变态，如蚊、蝇、蚤等。

2. 不完全变态（incomplete metamorphosis） 生活史经历卵、若虫、成虫 3 个发育阶段，若虫的形态、生活习性与成虫相似，通常仅表现为虫体较小，性器官未发育或未发育成熟，这种变态方式称为不完全变态，如臭虫、虱等。

在昆虫胚后发育过程中，幼虫或若虫需要蜕皮数次，两次蜕皮之间的虫态称为龄（instar），其所对应的发育时间称为龄期（stadium）；幼虫发育为蛹的过程称为化蛹（pupation）；蛹发育为成虫的过程称羽化（emergence）。

第一节 蚊

【提要】 蚊是最重要的一类医学昆虫，其中的按蚊属、库蚊属和伊蚊属是重要的传播媒介。蚊的发育属完全变态，生活史分卵、幼虫、蛹和成虫 4 个发育阶段。蚊除了吸血骚扰人类外，还可传播疟疾、丝虫病、流行性乙型脑炎、登革热、寨卡热等疾病。中国重要的传病蚊种有中华按蚊、嗜人按蚊、微小按蚊、大劣按蚊、淡色库蚊、三带喙库蚊、白纹伊蚊等。蚊防制宜采取包括环境治理、化学防制、生物防制和法规防制等在内的综合性防制措施。

【案例】

沃尔巴克氏体（*Wolbachia*）是一种昆虫体内广泛存在并经卵传播的革兰氏阴性胞内共生菌。沃尔巴克氏体能诱导蚊等昆虫配子结合时的胞质不相容（cytoplasmic incompatibility，CI），即当感染了沃尔巴克氏体的雄蚊与不感染或感染了不同型别的沃尔巴克氏体的雌蚊交配，雌蚊产的卵不能孵化；沃尔巴克氏体还能增强蚊抗病毒能力。白纹伊蚊（*Aedes albopictus*）是中国大陆登革病毒和寨卡病毒等病原体的主要传播媒介，白纹伊蚊天然携带 2 种沃尔巴克氏体（wAlbA 和 wAlbB）。中国中山大学奚志勇教授团队通过人工转染建立了携带 3 种沃尔巴克氏体（wAlbA、wAlbB 和 wPip）的白纹伊蚊 HC 蚊株，在蛹期进行雌雄蛹分离，并用低剂量射线辐射绝育混在雄蛹中的少量雌蛹，大规模生产大量雄性白纹伊蚊 HC 蚊株，在广州市南沙区和番禺区 2 个独立岛屿上连续 3 年大量释放白纹伊蚊 HC 雄蚊，结果 2 个独立岛屿上的白纹伊蚊种群数量下降了 94%，基本清除了 2 个独立岛屿上的白纹伊蚊种群，并且没有种群替换发生。

问题：

1. 基于共生菌沃尔巴克氏体（*Wolbachia*）的蚊生物防制措施与化学防制、环境治理等蚊防制措施比较，有何优势？

2. 在实验室里大规模生产大量雄性白纹伊蚊 HC 蚊株时，如何在蛹期分离白纹伊蚊 HC 蚊株雌雄蛹？

3. 为什么在独立岛屿上连续大量释放白纹伊蚊 HC 雄蚊可基本清除独立岛屿上的白纹伊蚊种群且没有种群替换发生？

蚁（mosquito）属于双翅目（Diptera）蚊科（Culicidae），是最重要的一类医学昆虫。蚊分布广，种类繁多，全世界已记录的蚊共有 41 属 3500 余种。我国已报告 21 属 400 余种蚊，其中按蚊属（*Anopheles*）、库蚊属（*Culex*）和伊蚊属（*Aedes*）与疾病关系最密切，是重要的传播媒介。

【形态与结构】

1. 形态　体型较小，体长 1.6～12.6mm，呈灰褐色、棕褐色或黑色，分头、胸、腹 3 部分（图 4-1-1）。

（1）头部：似半球形，有复眼、触角和触须各 1 对。触角 15 节，第 1 节称柄节，第 2 节称梗节，第 3 节之后的各节均细长称鞭节。各鞭节着生轮毛，雌蚊的轮毛短而稀，雄蚊的轮毛长而密，据此可辨别雌雄。雌蚊触角鞭节上除轮毛外，还有另一类短毛，这些短毛可感知空气中的化学物质变化，尤其是对二氧化碳和湿度敏感，这在雌蚊寻觅吸血对象时起重要作用。触须的长短和形状随蚊种类和性别不同而异。蚊的口器属于刺吸式口器，常称为喙（proboscis），喙由 1 个上内唇、1 对上颚、1 对下颚和 1 个舌共同组成细长的针状结构，包藏在鞘状下唇之内（图 4-1-2）。上颚末端较宽，下颚末端较窄，呈刀状，其内侧具细锯齿，是蚊吸血时用于切割皮肤的工具。下唇末端是唇瓣。当雌蚊吸血时，针状结构刺入皮肤，唇瓣内吸，夹住所有刺吸器官，下唇后弯呈弓形，起到保护和支持刺吸器的作用。雄蚊上、下颚退化或几乎消失，不能刺入皮肤，故雄蚊不吸血，只以植物汁液为食。

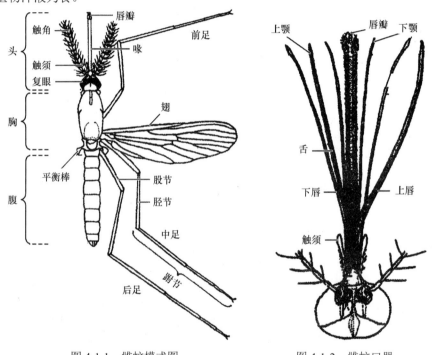

图 4-1-1　雌蚊模式图　　　　图 4-1-2　雌蚊口器

（2）胸部：胸部分前、中、后胸。中胸特别发达，有 1 对翅，翅膜质，窄长，其上覆盖鳞片。按蚊翅鳞可形成斑点、麻点或条纹状，是分类的重要依据。后胸有 1 对平衡棒，中胸、后胸各有气门 1 对。各胸节有 1 对细长足，分别称前足、中足和后足，足上常有鳞片形成的黑白斑点和环纹，是蚊分类的重要特征。

（3）腹部：分 11 节，第 1 节与胸部嵌合，多不易见，第 2～8 节明显可见，第 9～11 节特化为外生殖器。雌蚊腹部末端有 1 对尾须，雄蚊腹部末端则为钳状的抱器，构造复杂，是蚊种鉴别的重要依据。

2. 内部结构　蚊内部结构包括消化、排泄、呼吸、循环和生殖等系统。其中与医学有关的主要是消化和生殖系统的有关结构（图 4-1-3）。

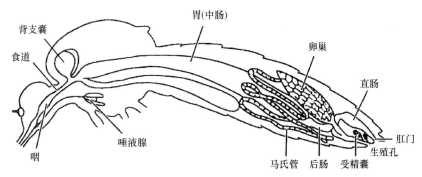

图 4-1-3 雌蚊内部结构

（1）消化系统：呈管状，分前肠、中肠和后肠。前肠包括口、咽、食道、前胃；中肠即胃，是消化道最发达的部分，食物的消化与吸收均在中肠内进行；后肠自中肠后端直至肛门。食道和前胃交接处有三个支囊，是水和糖的储存处，具调节体液浓度的作用；中肠后部与 5 条马氏管相通，具排泄功能。前胸内有 1 对唾液腺，每个唾液腺分 3 叶，左右两叶较长，中央小叶较短，每叶发出 1 个唾液腺小管，最后汇合成唾液腺总管，通入舌内。唾液腺能分泌和贮存唾液。蚊唾液含有多种活性蛋白，具有抗凝血、抗炎和免疫调控的功能，在促进蚊吸血、传病中具有重要作用。

（2）生殖系统：雌蚊有 1 对卵巢，呈长椭圆形，每个卵巢由数十至数百个卵巢小管组成。两侧卵巢发出输卵管，汇合成输卵总管与阴道连接，阴道远端有受精囊和 1 对副腺开口，阴道开口在第 8、9 腹节交界处的腹面。雄蚊有 1 对睾丸，每个睾丸发出 1 条输精管，远端膨大为储精囊，两者汇合成射精管。射精管远端为阴茎，阴茎两侧有抱器。

【生活史】 蚊的发育属完全变态，生活史分卵、幼虫、蛹和成虫 4 个发育阶段（图 4-1-4）。前 3 个阶段生活于水中，而成虫陆生，可飞行。

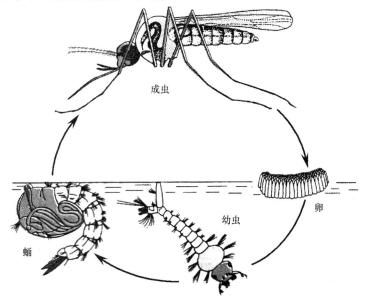

图 4-1-4 蚊生活史

1. 卵 雌蚊产卵于水中。卵呈长椭圆形，长不足 1mm，多为灰黑色。按蚊卵呈舟形，两侧有浮囊，产出后浮在水面。库蚊卵呈圆锥状，无浮囊，产出后粘连在一起形成卵筏浮于水面。伊蚊卵呈橄榄状，无浮囊，产出后单个沉在水底。蚊卵必须在水中才能孵化，夏天经 2～3 天后孵出幼虫。

2. 幼虫 俗称孑孓。幼虫共分 4 龄，1 龄幼虫长约 1.5mm，4 龄幼虫长约 12mm。幼虫分头、胸、腹 3 部分，周身着生毛或毛丛。头部有触角、复眼、单眼各 1 对，咀嚼式口器，两侧有细长密集的口刷，迅速摆动以摄取水中的食物。胸部略呈方形，不分节。腹部细长，可见 9 节。前 7 节形状相似，第 8 节背面有气门或呼吸管，是幼虫期蚊分类的重要依据。库蚊属和伊蚊属幼虫有呼吸管，库蚊属呼吸管细长，伊蚊属呼吸管粗短。按蚊属幼虫无呼吸管，但有 1 对气门，各腹节背面有成对的掌状毛（palmate hair），有漂浮作用。在气温 30℃和食物充足的条件下，幼虫经 5～8 天发育，蜕皮 4 次发育为蛹。

3. 蛹 呈逗点状，分头胸部和腹部。胸背两侧有 1 对呼吸管，是分属的重要依据。雌蛹体较大，而雄蛹体略小，蛹的体型大小为蚊蛹性别的特征。蛹不食但能动，常停息于水面，受惊扰即潜入水中。在气温 30℃时经 2～3 天羽化为成虫。

4. 成蚊 新羽化成蚊经 1～2 天发育，即行交配、吸血、产卵。自卵发育至成蚊所需时间取决于温度、食物和环境等因素，在适宜条件下需 9～15 天，一年可繁殖 7～8 代。

三属蚊生活史各期主要形态特征见图 4-1-5 和表 4-1-1。

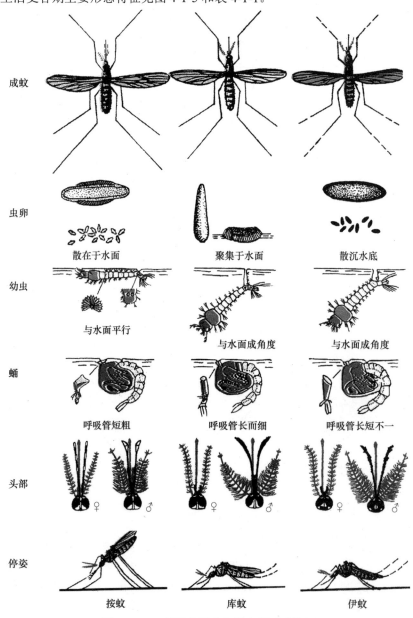

图 4-1-5 三属蚊生活史各期主要形态特征

表 4-1-1　三属蚊生活史各期主要形态特征

期别	区别点	按蚊属	库蚊属	伊蚊属
成蚊	触须	雌、雄蚊触须与喙等长，雄蚊末端膨大呈棒状	雌蚊触须短于喙的一半，雄蚊比喙长	雌蚊触须同库蚊，雄蚊与喙等长
	翅	多有黑白斑	多无黑白斑	多无黑白斑
	停落姿势	躯体与喙成一直线，与停落面成一角度	躯体与喙成一角度，与停落面平行	躯体与喙成一角度，与停落面平行
卵	形态	舟形，两侧有浮囊	圆锥形，无浮囊	橄榄形，无浮囊
	在水面情况	单个散在，浮于水面	聚集成筏，浮于水面	单个散在，沉于水底
幼虫	呼吸管	无，有气门 1 对	细长，有 2 对呼吸管毛	粗短，有 2 对呼吸管毛
	静态	平浮于水面	头倒垂，与水面成角度	头倒垂，与水面成角度
蛹		呼吸管粗而短、口宽似漏斗状、具深裂隙，体大多灰褐色	呼吸管细长、管状、口小、无裂隙，体大多棕褐色	呼吸管长短不一、口斜向或三角形、无裂隙，体黑色

【生理与生态】

1. 滋生习性　成蚊产卵的地点就是幼虫的滋生地，各种蚊对滋生环境有一定的选择。按照幼虫滋生地可分为 5 种类型：

（1）田塘型：主要包括稻田、沼泽、芦苇塘、池塘等大型静止水体，是中华按蚊、三带喙库蚊的主要滋生地。

（2）缓流型：主要包括清洁的小溪、灌溉沟渠、溪床、积水梯田、渗水坑等清洁的缓流水体，是微小按蚊的主要滋生地。

（3）丛林型：主要包括丛林浓荫下的山涧溪流、石穴、泉潭等小型清洁水体，是大劣按蚊的主要滋生地。

（4）污水型：主要包括洼地积水、下水道、阴沟、污水坑、清水粪缸等水体，是致倦库蚊和淡色库蚊的主要滋生地。

（5）容器型：主要包括各种小型生活容器和自然形成的容器积水，如缸、桶、盆、轮胎、竹桶、椰子壳等，是白纹伊蚊和埃及伊蚊的主要滋生地。

2. 成蚊交配与活动　蚊羽化后 1～2 天即可交配，通常在吸血前交配。交配是在群舞时进行的，群舞是几个乃至几百、几千个雄蚊成群地在草地上空、屋檐下或人畜上空飞舞，雌蚊飞入舞群即与雄蚊配对，成对飞离舞群完成交配。通常雌蚊一生只交配一次。

蚊的活动主要是指寻觅宿主吸血的行为，其活动能力与温度、湿度、光照及风力等有关。多数蚊种在清晨、黄昏或黑夜活动，而伊蚊多在白天活动。

3. 吸血习性　雄蚊不吸血，以植物汁液为食。雌蚊必须吸食人或动物的血液，卵巢才能发育、产卵。雌蚊多在羽化后 2～3 天开始吸血，按蚊和库蚊多在夜间吸血，伊蚊白天吸血。蚊选择吸血对象因蚊种而异。有的偏嗜吸人血，如嗜人按蚊、白纹伊蚊、淡色库蚊、致倦库蚊等；有的偏嗜吸家畜血，如中华按蚊、三带喙库蚊等。偏嗜吸人血的蚊可兼吸动物血，嗜吸动物血的蚊也可兼吸人血。蚊的嗜血习性与蚊媒病的传播密切相关。

4. 生殖营养周期和生理龄期　成蚊每次从吸血到产卵的周期称为生殖营养周期（gonotrophic cycle）。生殖营养周期分 3 个阶段：①寻找宿主吸血阶段；②胃血消化和卵巢发育阶段；③寻找滋生地产卵阶段。完成一次生殖营养周期所需的时间，主要取决于胃中血液消化和卵巢发育的速度，与蚊种及其栖息场所的温度、湿度相关。正常情况下，两次吸血的间隔时间与其卵巢发育周期相一致，通常为 2～3 天，但有个别蚊种需吸血 2 次以上才能使卵巢发育成熟。雌蚊一生中会经历 3～7 次生殖营养周期，共产卵几十个至几百个不等。雌蚊历经的生殖营养周期次数是蚊存活时间的一个度量指标，称为生理龄期（physiological age）。蚊每排卵一次，就在卵巢小管上留有一个膨大部，根据卵巢小管上的膨大部数量，可判断雌蚊的生理龄期。生理龄期的次数越多，传播疾病的机会越大，因此雌蚊生理龄期的判断在流行病学上具有重要意义。

5. 栖息习性 雌蚊吸血后即寻找阴暗、潮湿、避风的场所栖息。雌蚊在室内多栖于床下、屋角、门后、墙面及杂物上，在室外多栖于草丛、洞穴、树下及人畜房舍附近的农作物中。根据蚊栖息习性不同，大致可分为3种类型：

（1）家栖型：吸血后仍停留室内，待胃血消化、卵巢成熟才飞至室外寻找产卵场所，如淡色库蚊、嗜人按蚊。

（2）半家栖型：吸血后随即或稍在室内停留后，飞至室外栖息和产卵，如中华按蚊。

（3）野栖型：吸血至产卵完全在野外完成，如大劣按蚊。

蚊栖息习性分型并非绝对，即使同一蚊种，由于地区、季节或环境的不同，其栖息习性也会改变。蚊的栖息习性，是制定蚊防制措施及考核防蚊效果的依据。

6. 季节消长和越冬 蚊的季节消长与温度、湿度和雨量密切相关，也受蚊的习性和环境因素，尤其是农作物及耕作的影响。我国气候南北悬殊，不同蚊种季节消长各异。如在长江中下游一带，中华按蚊每年3月初出现第一代幼虫，成蚊密度在5月起始上升，7月达高峰，9月以后下降。媒介蚊的季节消长与虫媒病的流行季节相关。

越冬是蚊对冬季气候季节性变化而产生的一种生理适应现象，表现为蚊自身规律性生理状态受到阻抑，进入休眠或滞育状态。越冬可在卵、幼虫或成蚊期进行，因蚊种而异。以成蚊越冬的雌蚊表现为不吸血，卵巢停止发育，脂肪体增大，隐匿于山洞、墙缝、地下室等阴暗、温暖、潮湿、不大通风处，新陈代谢降至最低点，到次年春暖时，蚊复苏飞出，并吸血产卵。以成蚊越冬的有致倦库蚊、淡色库蚊、中华按蚊等。以卵越冬的多见于伊蚊，嗜人按蚊也可以卵越冬。以幼虫越冬的多见于清洁水体滋生的蚊种，如微小按蚊。在热带及亚热带地区，全年平均温度均达10℃以上，蚊无越冬现象。蚊越冬机制复杂，目前尚未研究清楚，但受外界因素如温度、光照、内分泌调节、种的遗传性等各种因素的影响。

【**重要传病种类及与疾病的关系**】 蚊除了吸血骚扰人类外，传播疾病是其对人类的最大危害。据统计，蚊可传播的疾病多达100余种，在中国蚊传播的疾病主要有疟疾、丝虫病、流行性乙型脑炎、登革热、寨卡热等。中国重要的传病蚊种如下：

1. 中华按蚊（*Anopheles sinensis*） 灰褐色。雌蚊触须粗壮，具4个白环；翅前缘具2个白斑，尖端白斑大；腹侧膜上有"T"形暗斑，后足1~4跗节有窄端白环。幼虫主要滋生在稻田等处。雌蚊偏嗜畜血，尤其是牛血，兼吸人血，多栖于畜房。该蚊分布广，数量多，是疟疾和马来丝虫病的重要媒介。

2. 嗜人按蚊（*Anopheles anthropophagus*） 灰褐色。雌蚊触须较细，具4个白环，末端2个白环宽，常相互连接；翅前缘有2个白斑，尖端白斑小；腹侧膜上无"T"形暗斑。幼虫多滋生于遮阴面积较大的积水中，如沟溪等处。成蚊偏嗜人血，多栖息于人房。该蚊分布于北纬34°以南地区，是疟疾和马来丝虫病的重要传播媒介，传疟效能高于中华按蚊。

3. 微小按蚊（*Anopheles minimus*） 棕褐色。雌蚊触须具3个白环，末端2个白环等长并夹一约等长的黑环；翅前缘具4个白斑；各足跗节一致暗色。该蚊是中国南方山区疟疾的重要传播媒介。

4. 大劣按蚊（*Anopheles dirus*） 灰褐色。雌蚊触须具4个白环，顶端白环最宽；翅前缘脉具6个白斑；各足股节和胫节都有白斑。幼虫主要滋生于丛林边缘荫蔽的溪床积水、浅滩、小池等处。大劣按蚊在中国主要分布于海南以及云南西部等少数地区，是海南疟疾媒介防制的主要对象。

5. 淡色库蚊（*Culex pipiens pallens*）和致倦库蚊（*Cx. p. quinquefasciatus*） 淡褐色或红棕色。喙无白环；足跗节无淡色环；腹部背面有基白带，淡色库蚊基白带下缘平整，致倦库蚊基白带的下缘呈弧状。幼虫滋生于污染的坑洼、水沟等小型水体。淡色库蚊和致倦库蚊的形态、生态习性近似，但在我国的地理分布不同，以北纬32°~34°分界，淡色库蚊分布于长江流域及以北地区，致倦库蚊分布在南方广大地区。两者都是班氏丝虫病的主要媒介，也是中国流行性乙型脑炎的主要传播媒介。

6. 三带喙库蚊（*Culex tritaeniorhynchus*）　棕褐色。喙中段有一宽阔白环，触须尖端白色；各足跗节基部有一细窄的白环；第2～7腹节背面有基部淡色带。幼虫主要滋生于稻田、沼泽等处。雌蚊偏嗜畜血，兼吸人血，多栖于畜房。该蚊分布广，数量多，是中国流行性乙型脑炎的主要传播媒介。

7. 白纹伊蚊（*Aedes albopictus*）　黑色，有银白色斑纹。中胸盾片正中有一白色纵纹。后跗1～4节有基白环，末节全白。腹部背面2～6节有基白带。幼虫滋生于树洞、旧轮胎、雨水积水等小型积水中。该蚊分布广，数量多，是登革热、寨卡热主要传播媒介。

【**防制**】　蚊防制是消灭或防制蚊媒病的重要手段。防制方法包括环境治理、化学防制、生物防制和法规防制等在内的综合性防制措施。

1. 环境治理　通过环境改造和环境处理改变滋生环境，尤其是改造和治理幼虫滋生地，是一项行之有效的蚊防制根本措施。可采用的方法：间歇灌溉稻田、铲除岸边杂草、疏通下水道和污水沟、平洼填坑、堵塞树洞、及时清理废弃器皿及废旧轮胎等。

2. 化学防制　目前杀灭蚊幼虫的主要药物有双硫磷、倍硫磷、毒死蜱、杀螟松和辛硫磷等化学杀虫剂。由于化学防制存在抗药性、环境污染等问题，因此从蚊综合防制策略来看，应尽可能少用化学杀虫剂，留待紧急使用。杀灭成蚊的常用方法包括：

（1）室内速杀：在室内或蚊栖息场所，采用喷雾器、气雾罐等器械喷洒化学药物复合制剂，主要成分为拟除虫菊酯类、有机磷和氨基甲酸酯类等的复合剂。

（2）室内滞留喷洒灭蚊：常用于媒介按蚊的防制，对家栖蚊类有明显效果，是防制疟疾的主要措施之一。常用的滞留喷洒杀虫剂有马拉硫磷、甲嘧硫磷和拟除虫菊酯类等。可湿性粉剂配制的水悬液适用于喷洒吸水性强的泥墙、砖墙，乳剂适用于木板、水泥等表面光滑的墙面。我国率先使用拟除虫菊酯类杀虫剂浸泡或喷洒蚊帐，控制疟疾效果明显。目前，WHO在非洲推荐使用药物浸泡蚊帐防控疟疾。

（3）室外灭蚊：一般用于某些蚊媒病，如登革热或乙型脑炎流行时紧急处理，进行区域性或患者家内外及其周围处理。采用超低容量喷洒法灭蚊，在居民点一般用辛硫磷及马拉硫磷合剂；在村庄周围可用马拉硫磷乳油。

3. 生物防制　包括放养食蚊鱼类和施放生物杀虫剂。如在水池、河溪、稻田放养柳条鱼、鲫鱼、鲤鱼、草鱼等；在污水池、蓄水池、消防池以及城市的一般水池投放苏云金杆菌（*Bacillus thuringiensis*）Bti-14株或球形芽孢杆菌（*Bacillus sphaericus*）制剂。目前WHO推荐使用蚊共生菌沃尔巴克氏体作为生物防制剂来进行蚊防控。

4. 法规防制　利用法律或条例规定防控媒介蚊的传入，对蚊防制进行监督以及强制性灭蚊等。尤其是要加强机场和港口的检疫，防控媒介蚊入境扩散。

┌───

【**案例解析**】

　　1. 基于共生菌沃尔巴克氏体（*Wolbachia*）的蚊生物防制措施与化学防制、环境治理等蚊防制措施比较，有何优势？

　　目前较为有效的防控蚊方法主要是使用化学杀虫剂，但化学杀虫剂具有污染环境、价格昂贵、不可持续及易造成抗性蚊产生等多方面缺点，不宜作为长期的蚊防控措施。还有就是环境治理防控措施，清理蚊滋生地，减少蚊产卵滋生场所，如疏通下水道和污水沟、平洼填坑、堵塞树洞、及时清理废弃器皿及废旧轮胎等。但这些措施需要长期坚持实施，花费较大，在人口密集、人流量大的城市实施也较为困难。基于共生菌沃尔巴克氏体的生物防制措施因其具有环境友好、对人类安全无害及潜在的经济效应，在蚊媒和蚊媒病的防控方面具有良好的应用前景。

　　2. 在实验室里大规模生产大量雄性白纹伊蚊HC蚊株时，如何在蛹期分离白纹伊蚊HC蚊株雌雄蛹？

　　因为白纹伊蚊雌蛹体积较大，而雄蛹体积较小，因此可根据雌雄蛹体积大小的特点来进行高效的白纹伊蚊雌雄蛹分离。奚志勇教授团队自制了一个白纹伊蚊雌雄蛹分离装置，即用两块玻璃板呈"V"形固定，两块玻璃板下端形成一个夹角，调节夹角缝大小，使雄蛹能通过夹角缝，雌蛹不能通过夹角缝，在"V"形固定的两块玻璃板夹角缝下面收集通过的蛹即为雄蛹，而留在夹角缝上面的则是雌蛹。

3. 为什么在独立岛屿上连续大量释放白纹伊蚊 HC 雄蚊可基本清除独立岛屿上的白纹伊蚊种群且没有种群替换发生？

昆虫不育技术（sterile insect technique，SIT）是指通过释放经辐射绝育的雄虫与野生雌虫交配，使其没有子代，从而降低靶标害虫的种群数量。SIT 技术已经在多种农业和畜牧业重要害虫的控制中成功应用，然而在蚊媒控制领域却没有获得成功，其原因是通过辐射绝育的雄蚊显著降低了交配竞争力和生存力。沃尔巴克氏体是一种母系遗传的胞内共生菌，当携菌雄蚊与野外未携菌雌蚊交配后，所产的卵不孵化，这种现象称为胞质不相容（cytoplasmic incompatibility，CI）；通过释放携带沃尔巴克氏体雄虫来控制靶标昆虫的技术也被称为昆虫不相容技术（incompatible insect technique，IIT）。与 SIT 相比，IIT 的优势是以沃尔巴克氏体为基础的昆虫绝育技术，对于雄蚊的交配竞争力和生存力的影响极小。

野外的白纹伊蚊天然携带 2 种沃尔巴克氏体（wAlbA 和 wAlbB）或不携带沃尔巴克氏体。而白纹伊蚊 HC 蚊株携带 3 种沃尔巴克氏体（wAlbA、wAlbB 和 wPip），是通过胚胎显微注射技术，将库蚊体内的沃尔巴克氏体（wPip）转移到白纹伊蚊体内而建立的蚊株。因此，大量释放的白纹伊蚊 HC 雄蚊携带沃尔巴克氏体 wPip，而野外的白纹伊蚊雌蚊均不携带沃尔巴克氏体 wPip，因此当白纹伊蚊 HC 雄蚊与野外的白纹伊蚊雌蚊交配后，由于胞质不相容，雌蚊产的卵均不能孵化，所以可达到基本清除独立岛屿上的白纹伊蚊种群的效应。用低剂量射线辐射混在雄蛹中的少量雌蛹，可以使混在白纹伊蚊 HC 雄蚊中的小部分白纹伊蚊 HC 残存雌蚊绝育，但不影响雄蚊的交配竞争力和存活力，这样在野外可以防止释放的白纹伊蚊 HC 雄蚊与白纹伊蚊 HC 雌蚊交配产卵并孵化出下一代白纹伊蚊 HC，从而可有效阻止野外种群替换发生。

因此，应用昆虫不相容技术结合昆虫绝育技术（IIT-SIT），可有效控制白纹伊蚊种群。

第二节 蝇

【提要】 蝇的发育属完全变态，生活史包括卵、幼虫、蛹和成虫 4 个发育阶段。蝇对人类的危害，除了骚扰、吸血外，更重要的是其成虫能传播多种疾病和其幼虫可寄生于人体引起蝇蛆病。蝇类能机械性传播痢疾、霍乱、伤寒、肠道蠕虫病、肠道原虫病等疾病，能生物性传播锥虫病。蝇蛆病最常见的侵犯部位为皮肤、眼睛、鼻腔、口腔及胃肠道，少见的部位为泌尿生殖器官等。蝇防制应采取包括环境防制、物理防制、化学防制和生物防制等在内的综合防制措施。

【案例】

患者，男，28 岁。因全身多处红色结节伴痒痛 10 天来院皮肤科就诊。患者 10 天前无明显诱因胸腹部及臀部出现散在红色丘疹，在外院拟诊为毛囊炎，予外用莫匹罗星治疗，效果欠佳。后皮损逐渐增大形成结节状，伴红肿及热痛。发病以来无发热、胸闷、头晕、头痛及腹痛等其他不适。患者既往在非洲工作生活 1 年余，从事电力行业，长期在户外工作，于 1 个月前回国。皮肤科检查：胸腹部及臀部 8 个疖肿样红色结节，部分皮损中央开口，挤压皮损可见开口内有灰白色虫体。实验室检查：血常规嗜酸性粒细胞 0.098；尿、粪常规及血生化均正常；乙型肝炎、丙型肝炎、梅毒及 HIV 检查均为阴性。胸腹部结节处皮损组织病理检查：表皮灶性糜烂坏死，真皮及皮下脂肪内多量炎性细胞浸润，其中嗜酸性粒细胞浸润明显。诊断：输入性疖肿型皮肤蝇蛆病。治疗：部分皮损在结节基底部局部注射 2% 利多卡因注射剂后，虫体从开口处直接膨出，遂使用血管钳完整夹出；部分皮损局部麻醉后切开，将虫体完整取出。所有皮损均在取出完整虫体后消毒包扎。予患者口服头孢丙烯1周（每日2次，每次0.25g）进行抗感染治疗。虫体经鉴定为狂蝇科人肤蝇幼虫。

问题：

1. 哪些蝇类常可引起皮肤蝇蛆病？
2. 如何治疗皮肤蝇蛆病？
3. 皮肤蝇蛆病的诊断应该注意哪些问题？

蝇属双翅目环裂亚目（Cyclorrhapha）。全世界已知有34 000余种，我国记录的蝇种有1500余种。与人类疾病有关者多属蝇科（Muscidae）、丽蝇科（Calliphoridae）、麻蝇科（Sarcophagidae）和狂蝇科（Oestridae）等。

【形态】 成蝇体长4～14mm，呈暗灰、黑、黄褐等色，有些种类带有蓝绿、青、紫等金属光泽，全身被有鬃毛（图4-1-6）。

1. 头部 近半球形，具1对大的复眼，雄蝇两复眼间距离较窄，雌蝇较宽。头顶具3个单眼，呈倒三角形排列。1对触角位于颜面中央，分3节，第3节最长，其基部前外侧有1根触角芒。头部下方为口器，大多数蝇类为舐吸式口器，由基喙、中喙和口盘（含1对唇瓣）构成，基喙上有1对触须。口器可伸缩，以唇瓣直接舐吸食物，唇瓣腹面有对称排列的假气管（图4-1-7）。吸血蝇类的口器为刺吸式，中喙细长而坚硬，唇瓣小，假气管退化，但口前齿特别发达，借以刺破皮肤吸吮血液。

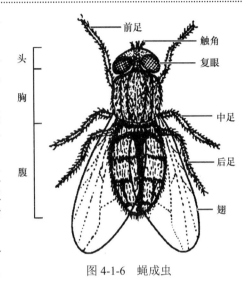

图 4-1-6　蝇成虫

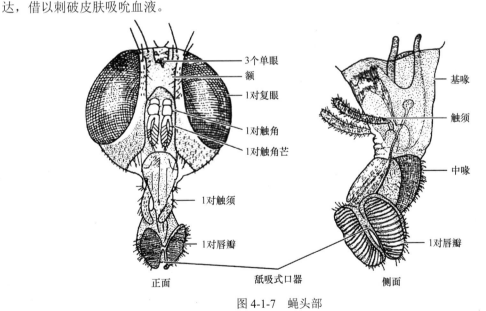

图 4-1-7　蝇头部

2. 胸部 前、后胸退化，中胸特别发达，中胸背板上的鬃毛、斑纹等特征是蝇分类的依据。1对前翅，有6条不分支的纵脉，其中第4纵脉末端的弯曲形状不同，可作为分类鉴别特征。后退化为平衡棒。3对足，较短，分节，足上密布鬃毛，末端有爪和爪垫各1对，中间有1爪间突。

爪垫发达，密布黏毛，可分泌黏液。鬃毛和黏毛均可黏附病原体（图4-1-8）。

3. 腹部 呈圆筒形，末端尖圆。由10节构成，前5节构成前腹部，明显可见；第6节以后称后腹部，演化为外生殖器。雌蝇外生殖器通常藏于腹部，产卵时伸出。雄蝇外生殖器是蝇种鉴定的重要依据。

【生活史】 蝇的发育属完全变态，生活史包括卵、幼虫、蛹和成虫4个发育阶段（图4-1-9）。多数蝇种为卵生，狂蝇、舌蝇等少数蝇种为卵胎生。

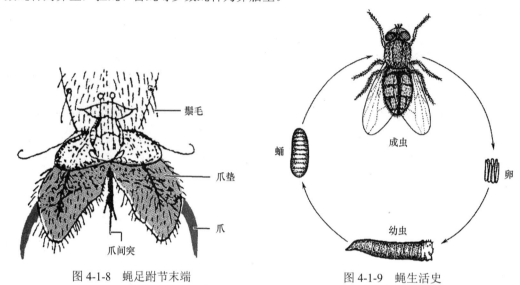

图4-1-8　蝇足跗节末端　　　　　　　　图4-1-9　蝇生活史

1. 卵 乳白色，呈椭圆形或香蕉形，长约1mm，常数十至数百粒堆积成块。在夏季，卵产出后1天即可孵化出幼虫。

2. 幼虫 俗称蛆。乳白色，圆柱形，前尖后钝，无眼也无足（图4-1-10）。幼虫分3龄，长1～13mm。头尖小，有1对口钩外露；胸分3节，第2和第3龄幼虫的第1胸节两侧有1对前气门，其形状及其上的指状分支突起是分类的依据；腹部10节，明显易见的仅8节，第8腹节后侧有1对后气门，为几丁质化的板状构造，由气门环、气门裂和钮孔组成。各蝇种幼虫的后气门形状不同，是分类的重要依据（图4-1-11）。幼虫在滋生地经2次蜕皮发育为成熟的3龄幼虫后，离开滋生地，钻入周围疏松的泥土中，虫体缩短，表皮变硬而化蛹。幼虫期为4～12天，而专性寄生蝇的幼虫期可达9～11个月。

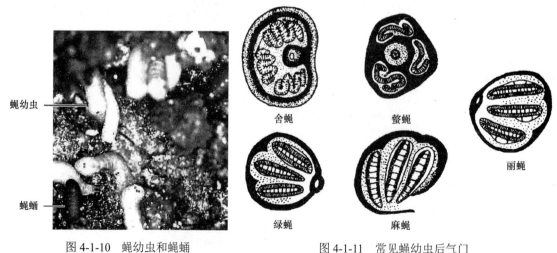

图4-1-10　蝇幼虫和蝇蛹　　　　　　　　图4-1-11　常见蝇幼虫后气门

3. 蛹 圆筒形，棕褐色或黑色，长 5～8mm，外表被有成熟幼虫表皮硬化而成的蛹壳（图 4-1-10）。蛹不食不动，在夏季，一般经 3～17 天羽化。蛹不耐高温，但对低温耐受。

4. 成虫 羽化成虫 2～3 天性成熟后即进行交配，一般一生仅交配 1 次，交配 2～3 天后雌蝇产卵，一次产卵数十粒到数百粒，一生可产卵 3～8 次。在适宜条件下，蝇完成生活史需 8～30 天，成蝇寿命一般 1～2 个月。

蝇类一般每年可繁殖 7～8 代，在中国南方可达 10 余代。

【生态】

1. 滋生地 蝇幼虫分为自生和寄生两类。营自生生活的蝇幼虫滋生于腐败有机物中，并以此为食。根据滋生地性质的不同，可将其分为人粪类、畜禽粪类、腐败动物质类、腐败植物质类和垃圾类。蝇种不同，其滋生地不同。但蝇类的适应性强，尤其是居住区内的蝇类，往往对滋生地的要求不太严格。如家蝇在以上五类滋生地中均能滋生，但以在畜粪和腐败植物质类中滋生居多。营寄生生活的蝇幼虫种类也较多，有各自相适应的宿主。如皮蝇、狂蝇等科的幼虫寄生于马、人的皮下及鼻腔内；污蝇属的污蝇幼虫寄生于动物和人的伤口；麻蝇、丽蝇科的幼虫通常是腐食性或尸食性蝇种，但在特殊条件下也可寄生于人或畜体的坏死组织中。

2. 食性 成蝇的食性分 3 类。不食蝇类口器退化，不取食，如狂蝇、皮蝇和胃蝇等；吸血蝇类为刺吸式口器，以动物和人血液为食，雌、雄性均吸血，如厩螫蝇；非吸血蝇类为舐吸式口器，杂食性，以腐败的动植物，人和动物的食物、排泄物、分泌物和脓血等为食。蝇取食频繁，且边吃、边吐、边排便，该习性使蝇类容易机械性传播疾病。常见蝇的滋生地和食性见图 4-1-12。

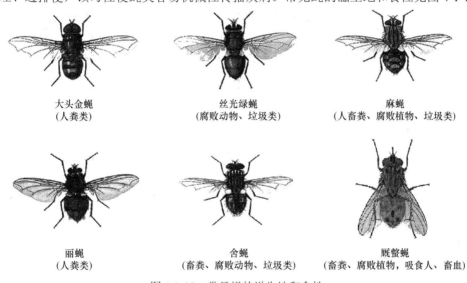

图 4-1-12 常见蝇的滋生地和食性

3. 活动与栖息 蝇的活动和栖息场所因种类而异。蝇有趋光避暗性，喜白天活动，夜间常停落于居室内的天花板、墙壁、电线或悬空的绳索上。蝇的活动受温度影响较大，如家蝇在 4～7℃仅能爬动，20℃以上才比较活跃，在 30～35℃时最活跃。蝇善飞翔，如家蝇每小时可飞行 6～8km，活动范围一般在 1～2km 内，有时可随车、船、飞机等交通工具扩散。

4. 季节消长 蝇类的季节消长因气候和蝇种而异。一般可将我国蝇类分为 4 类：春秋型，如巨尾阿丽蝇；夏型，如厩螫蝇、厩腐蝇；夏秋型，如大头金蝇、丝光绿蝇、黑尾黑麻蝇；秋型，如家蝇。其中以夏秋型和秋型蝇类与夏秋季肠道传染病的关系最为密切。

5. 越冬 多数蝇类以蛹在滋生地附近的表层土壤中越冬，如金蝇、丽蝇、麻蝇等；有的蝇类以幼虫在滋生物底层越冬，如绿蝇、厕蝇等；也有的蝇类以成虫蛰伏于墙缝、屋角、菜窖、地下室等温暖隐蔽处越冬，如厕腐蝇、红头丽蝇等。各地蝇类越冬期的长短因气温不同而异，在冬季平均气温在 10℃以上的地区，家蝇可终年活动，无越冬。

【我国常见蝇种】

1. 家蝇（*Musca domestica*） 体长 5～8mm，灰褐色。胸部背面有 4 条黑色纵纹，翅第 4 纵脉末端向上急弯成折角，梢端与第 3 纵脉靠近；腹部橙黄色，以基部两侧最明显，并具黑色纵条。全世界分布，与人畜关系最为密切。

2. 大头金蝇（*Chrysomyia megacephala*） 体长 8～11mm，躯体肥大，头宽于胸，复眼深红色，颊部、触角、下颚须均为橘黄色，虫体呈青绿色金属光泽。分布于全国大部分地区。

3. 丝光绿蝇（*Lucilia sericata*） 体长 5～10mm，触角黑色，颊部银白色，虫体呈绿色金属光泽，胸背部鬃毛发达，腋瓣上无毛。全国分布。

4. 巨尾阿丽蝇（*Aldrichina grahami*） 体长 5～12mm，颊部黑色，胸部青灰色，中胸背部中央有 3 条黑色纵纹，腹部背面有深蓝色金属光泽。除新疆外，全国各地均有分布。

5. 黑尾黑麻蝇（*Helicophagella melanura*） 体长 6～12mm，暗灰色，胸背部有 3 条黑色纵纹，腹部背面有黑白相间的方块斑。全国分布。

6. 厩螫蝇（*Stomoxys calcitrans*） 体长 5～8mm，暗灰色，刺吸式口器，头部间额正中有淡色纵条，胸部背面有 4 条不清晰的黑色纵纹，翅第 4 纵脉末端呈弧形弯曲，腹部第 3、4 背板中部前半及两侧后缘各具一条暗斑或梅花斑。主要分布于我国北方地区。

【与疾病的关系】 蝇对人类的危害，除了骚扰、吸血外，更重要的是其成虫能传播多种疾病和其幼虫可寄生于人体引起蝇蛆病。

1. 传播疾病 蝇类传播疾病包括机械性传播和生物性传播两种方式。

（1）机械性传播：是蝇类传播疾病的主要方式。蝇类通过在人类食物上的停落、舐食、呕吐和排泄等活动可将病原体传播扩散。蝇可传播痢疾、霍乱、伤寒、副伤寒、脊髓灰质炎、肠道蠕虫病、肠道原虫病、结核病、细菌性皮炎、炭疽、沙眼、结膜炎等。

（2）生物性传播：如舌蝇能传播流行于非洲的人体锥虫病。此外，冈田绕眼果蝇是结膜吸吮线虫的中间宿主。

2. 蝇蛆病 蝇幼虫寄生于人或动物的组织或腔道内而引起的疾病称为蝇蛆病。蝇蛆病的病原为蝇幼虫，除去蝇幼虫后，该病即痊愈，除局部或严重损伤外，一般无后遗症。临床上常以蝇蛆的寄生部位命名。

（1）皮肤蝇蛆病：以纹皮蝇和牛皮蝇幼虫所致病例最多。患者皮肤出现幼虫结节或匐行症，移行部位可有胀痛感。分布于美洲的人肤蝇和非洲的噬人瘤蝇幼虫在皮肤钻入部位可形成疖样肿块并发育成熟。

（2）眼蝇蛆病：主要由狂蝇属种类的幼虫所致，以羊狂蝇最常见。狂蝇蝇蛆多致结膜蝇蛆病。患者有眼内异物感、痒感和流泪等症状。

（3）耳、鼻、咽和口腔蝇蛆病：多由麻蝇、丽蝇等腐食性或尸食性蝇类的幼虫所致。常因相应器官分泌物有异味，诱使蝇类产卵或产幼虫而引起。严重时可穿透软腭与硬腭、鼻中隔、咽骨，甚至引起鼻源性脑膜炎。

（4）胃肠蝇蛆病：多因家蝇、厕蝇、腐蝇、金蝇等属蝇种的卵或幼虫随污染的食物或饮水进入胃肠而导致寄生。患者可有食欲缺乏、恶心、呕吐、腹痛、腹泻等症状，有时可吐出或从粪便排出蝇幼虫。

（5）泌尿生殖道蝇蛆病：因外阴部的异味诱使麻蝇、绿蝇、金蝇、厕蝇等属蝇类产卵或幼虫，幼虫进入泌尿生殖道而致病，可引起尿道炎、膀胱炎与阴道炎等。

（6）创伤蝇蛆病：由于创伤出血、伤口化脓所发出的气味诱使金蝇、绿蝇、丽蝇、污蝇等属蝇类产卵或幼虫而致病。

【防制】 蝇防制应采取综合防制的原则，以搞好环境卫生、清除蝇类滋生场所为基本环节，因地制宜地采用物理、化学和生物防制等有效补充手段。根据蝇的生态和生活习性，杀灭越冬虫期、早春第一代及秋末最后一代成蝇，可收到事半功倍的效果。

1. 环境防制 搞好环境卫生，及时清除垃圾、粪便等。加强粪便管理，实行高温堆肥、沼气池发酵等无害化处理，消除蝇类滋生地。

2. 物理防制 对幼虫和蛹可进行淹、闷、烫、堆肥等方法来杀灭。对成蝇可用拍打、捕蝇笼、粘蝇纸诱捕等方法杀灭；安装纱门纱窗防蝇飞入室内等。

3. 化学防制 灭蝇常用药物有马拉硫磷、倍硫磷、溴氰菊酯、氯氰菊酯、二氯苯醚菊酯和残杀威等。可用灭蝇药物喷洒或滞留喷洒来杀灭蝇幼虫和成虫，灭成蝇也可用毒饵诱杀。

4. 生物防制 应用蝇类天敌和致病生物灭蝇。如寄生蜂可特异性寄生于蝇蛹，苏云金杆菌H-9、白僵菌对杀灭蝇幼虫有很好的效果。

【案例解析】

1. 哪些蝇类常可引起皮肤蝇蛆病？

引起皮肤蝇蛆病的蝇类以狂蝇科的人肤蝇、丽蝇科的噬人瘤蝇、皮蝇科的牛皮蝇和纹皮蝇等为多。

2. 如何治疗皮肤蝇蛆病？

皮肤蝇蛆病常用的治疗方法有局部使用松节油、液体石蜡、凡士林及橄榄油等制造厌氧环境，使幼虫爬出，或死亡后取出。但像人肤蝇幼虫由类同心圆的多个圆柱形成，且头部较大，在移动过程中容易卡顿，导致取虫不彻底并加重感染。可靠的治疗方法为局部麻醉下局部切开取虫，有继发感染的再进行抗感染治疗。

3. 皮肤蝇蛆病的诊断应该注意哪些问题？

皮肤蝇蛆病主要发生在热带及亚热带地区，多见于非洲、印度、巴西、西班牙及尼泊尔等地。在中国国内并不多见，容易被误诊、漏诊，在临床诊断时务必详细询问患者病史，进行详尽的体格检查，同时需与疖肿、丘疹性荨麻疹、并发感染的表皮样囊肿及皮肤利什曼病等进行鉴别诊断。

（梁韶晖）

第三节 虱

【提要】 虱是形体较小的体表寄生昆虫，寄生于人体的虱有头虱、体虱和阴虱，分别常见于头部、贴身衣物和阴部毛发处。虱在世界广泛分布，其寄生常引起瘙痒，刺吸部位出现丘疹、血痂。

【案例】

患者，男，35岁。因外阴瘙痒1个月就诊。患者于1个月前阴部出现瘙痒，以夜间尤为明显，并自感瘙痒处有虫体爬动，瘙痒感日渐加剧，因此至医院就诊。既往体健，否认不洁性交史。皮肤科检查可见外阴皮肤有散在粟粒大小暗红色丘疹，并伴有抓痕、血痂，阴毛毛干及毛根可见芝麻粒大小的褐色或白色附着物。皮肤镜检查：毛根可见扁平蟹状的黄褐色虫体，毛干上黏附有大量虫卵、空卵。光学显微镜检查：成虫有3对足，足末端有明显抓握器。诊断为阴虱病。

治疗：剃去阴毛，外用灭虱药物，内衣裤、被褥煮沸消毒。1周后临床症状消失，痊愈。

问题：

1. 如何诊断虱感染？

2. 对虱的感染如何防治？

虱（louse）是寄生于人和恒温动物体表的吸血昆虫，其发育各阶段均不离开宿主。寄生于人体的虱有人虱（*Pediculus humanus*）和耻阴虱（*Pthirus pubis*），分属于虱目（Phthiraptera）吸虱亚目（Anoplura）中的虱科（Pediculidae）和阴虱科（Phthiridae）。人虱又分为人头虱（*Pediculus humanus capitis*）和人体虱（*Pediculus humanus corporis*）两个亚种，分别寄生于头部和贴身衣裤。

【形态】

1. 成虫 体小、无翅、背腹扁平，足末端具有特殊的攫握器。

（1）人虱：人体虱和人头虱的形态基本相同，仅人体虱略大。人体虱雌、雄体长分别为2.4～3.6mm 和 2.3～3.0mm；人头虱雌、雄体长分别为 2.4～3.3mm 和 2.1～2.6mm。体虱颜色较淡，多呈灰白色；头虱颜色较深，常呈灰黑色，两者体色深浅均可受寄生环境影响（图 4-1-13）。

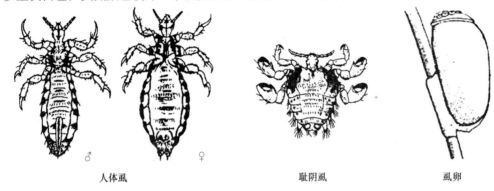

人体虱　　　　　　　　耻阴虱　　　　　虱卵

图 4-1-13　成虫及虱卵

人虱头部小而窄，触角短而粗，分 5 节，1 对眼简化为仅各具 1 小眼面。口器为刺吸式，吸喙短小带齿，凸于头端；口针平时隐藏在口针囊内，吸血时刺入皮肤。胸部 3 节融合。3 对足粗壮，各足胫节远端内侧具 1 指状胫突，跗节末端有一弯曲的爪，可与胫突配合形成强有力的攫握器，用以紧握宿主的毛发或衣物纤维。腹部第 1、2 节融合退化，第 3～8 节两侧各有骨化的侧背片；气门 6 对，分别位于侧背片上。雄虱腹部第 3～7 节背面各有 2 片小背板。雌虱腹部末端有 2 片瓣状尾叶，故尾部呈"W"形，第 8 节腹面有 1 对生殖肢和 1 个生殖腹片。雄虱腹部末端呈"V"形，肛门和生殖孔翘向上方，从背面可见生殖孔扩张器的黑尖，靠后 3 个腹节内可见缩于体内的阴茎样生殖器。

（2）耻阴虱：体灰白色，较短而宽，略呈蟹形。雌虱体长为 1.5～2.0mm，宽约 1.5mm，雄虱稍小。胸部宽而短，前足及爪均较细小，中、后足胫节和爪明显粗大。腹部前宽而后渐窄，第 3～5 节融合，其上 3 对气门排成斜列，第 5～8 节侧缘各具锥形侧突，上有刚毛，第 8 节侧突最突出（图 4-1-13）。

2. 卵 椭圆形，呈白色或略黄，牢固胶着在毛发或纤维上，大小为（0.8～1.0）mm×0.3mm。卵或孵化后残留的空卵壳俗称虮子。卵有盖，上有气孔和小室。卵壳有一定透明度，透过壳隐约可见卵内胚胎。阴虱卵相对较小，卵盖较突出，气室较大（图 4-1-13）。

【生活史】 虱生活史为不完全变态，包括卵、若虫和成虫 3 期（图 4-1-14）。雌虫产卵时分泌胶液，使卵黏附在毛发或纤维上，卵经 7～8 天孵出若虫。若虫外形与成虫相似，但较小，生殖器官尚未发育成熟。若虫经 3 次蜕皮发育为成虫。在最适的温度（29～32℃）、湿度（76%）下，人虱完成生活史需 23～30 天，耻阴虱需 34～41 天。雌人虱寿命为 30～60 天，耻阴虱寿命不到 30 天；雄虱的寿命较短。雌雄交配 24 小时后开始产卵，人虱一生平均产卵约 230 枚，耻阴虱约 30 枚。

【生态】 人头虱寄生在头上长有头发的部位，产卵于发根，以耳后较多见。人体虱常生活在贴身衣裤上，以衣缝、衣领和裤腰等处较多，常产卵在衣物纤维的褶缝中。耻阴虱寄生在体毛较粗、较稀之处，主要在阴部、肛门周围的毛发，睫毛也较多见，也可见于大腿、腹部、胸部、腋窝和面部等有毛发部位，产卵在毛发的基部。

若虫和成虫均吸食人血，而且昼夜都可吸血。虱不耐饥饿，若虫每天至少需吸血1次，成虫则需数次，如不能吸到血，成虫常1～2天内死亡。虱对温度和湿度都极其敏感，怕热、怕湿、怕冷。由于正常人体表的温、湿度正是虱生存的最适温、湿度，虱一般情况下不会离开人体。当宿主患病或剧烈运动后体温升高、汗湿衣着，或死后尸体变冷，虱即爬离原来的宿主。以上习性对于虱的散播和传播疾病都有重要作用。人虱的散播由人与人间的直接和间接接触引起。耻阴虱的散播主要是通过

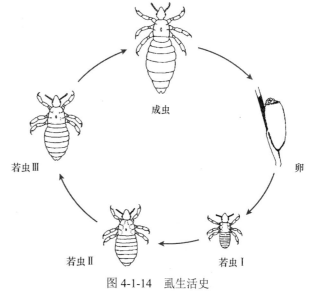

成虫

卵

若虫Ⅲ

若虫Ⅱ

若虫Ⅰ

图 4-1-14 虱生活史

性接触散播，WHO 已将耻阴虱感染列为性传播疾病之一。

【与疾病关系】 人被虱叮刺后的反应各有不同，有的人无明显反应，有的人在叮刺部位可出现丘疹和瘀斑，产生剧痒，由于抓搔可继发感染，严重者可引起脓疱、溃疡。耻阴虱寄生初发症状常为阴部皮肤瘙痒，有虫爬感。寄生在睫毛上的耻阴虱多见于婴幼儿，引起眼睑奇痒、睑缘充血等。此外，人体虱作为传播媒介，还可传播流行性斑疹伤寒、战壕热和虱传回归热。

【防制】 人体虱感染通常与生活环境过于拥挤、卫生条件差以及不经常洗澡、换衣有关；人头虱多发生在儿童，女孩多于男孩；耻阴虱主要见于不洁性生活者。

预防感染应注意个人卫生，勤更衣、勤洗澡、勤换洗被褥和勤洗头发等，预防耻阴虱要注意性生活卫生。衣物上虫体可用热水洗涤浸泡以及干热、熨烫、冷冻杀灭。剃除毛发可以除去人头虱、耻阴虱和卵。灭虱药物有氯菊酯、除虫菊酯、溴氰菊酯、苯醚菊酯、DDT、马拉硫磷和伊维菌素等的乳剂、粉剂、水剂，以及 5% 苯甲醇洗液等。

【案例解析】

1. 如何诊断虱感染？

在寄生部位的毛发如头发、阴毛和睫毛或贴身衣裤等处发现虱卵、若虫或成虫即可确诊，肉眼可见或可用放大镜、皮肤镜检查，用光学显微镜鉴定形态。对于已吸血的虱，通常待血液消化后才制作标本，进行鉴定。

2. 对虱的感染如何防治？

(1) 人头虱：可用温水洗发以减少幼虱和成虱数量，用密齿梳（篦梳）梳头可除虫体和卵，用含除虫菊酯和氯菊酯的洗发剂洗头灭虱，对男孩可推光头以根除。同时对枕头、毛巾、衣被进行烫洗。

(2) 人体虱：对个体感染者，以勤洗浴和换洗衣物为阻止感染的主要措施，对衣物、卧具用不低于60℃的温水洗涤；对群体感染者，一般是在感染者体表和内衣间喷洒灭虱药剂。用菊酯类乳剂浸泡衣物有长期防护的作用。

(3) 耻阴虱：可用灭虱药物，或剃去阴毛以清除虫体，并烫洗衣被灭虱。严重者在脖颈以下有体毛的部位均应进行灭虱处理。婴幼儿睫毛上的虫体可用镊子取下。

第四节 蚤

【提要】 蚤是一种体小、无翅的昆虫，善于跳跃，以吸食哺乳动物和鸟类血液为生。人可因进入有蚤的场所被叮咬或蚤随猫、鼠等动物侵入居室而叮咬人。蚤叮咬可引起刺痛、皮肤瘙痒，出现丘疹，还可因搔抓引起继发性感染。同时，蚤是鼠疫、鼠型斑疹伤寒的重要传播媒介。钻潜蚤雌虫可寄生在人足部皮肤柔软部位引起潜蚤病。

【案例】

患者，男，41岁。在单位上班期间突然感觉全身奇痒难受，精神烦躁，下肢和腰背部出现0.2～0.5cm大小不等的斑疹，尤以腿、脚踝部位较多。就医抗过敏治疗1周无效。临床检查：体温36～37℃，下肢和腰背部小斑疹，直径0.2～0.5cm，下肢较重，患者表现烦躁。询问病史，同办公室3名同事先后在7天内出现类似症状，在不久前该办公室曾饲养一只小猫，1周前失踪。使用粘蚤纸在办公室桌面及地面均捕获猫栉首蚤，计278只。诊断为猫栉首蚤引起的皮炎。用0.5%硫软膏涂患处，彻底清理打扫办公室，对地板、墙壁缝隙等部位喷洒杀虫剂灭蚤，此后1个月，没有再观察到被蚤叮咬现象。

问题：如何诊断蚤的感染？

蚤（flea）属于昆虫纲蚤目（Siphonaptera），全世界已记录蚤2500多种，我国已发现650余种及亚种。

【形态】 成蚤一般长1～4mm，雄蚤稍短，体棕黄至深褐色。体两侧扁平，头部略呈三角形，触角长在触角窝内，全身鬃、刺和栉均向后方生长，利于虫体在宿主毛、羽间迅速穿行。眼在触角窝前方，或完全退化。触角分3节，末节膨大，常又可分为9个假节。前头腹面有刺吸式口器。胸部分3节，每节均由背板、腹板各一块及侧板2块构成。无翅。足3对，长而发达，尤以基节特别宽大，跗节分为5节，末节具有爪1对。腹部前7节每节背板两侧各有气门1对。雄蚤8、9腹节，雌蚤7～9腹节特化为外生殖器，第10腹节为肛节。第7节背板后缘两侧各有一组粗壮的臀前鬃，保护着第8节上的臀板。臀板略呈圆形，为感觉器官，板上有若干杯状凹陷并各具1根细长鬃和许多小刺。雌蚤腹部钝圆，在第7～8腹板位置体内有骨化的受精囊。雄蚤腹部末端较尖，其第9背板和腹板分别形成上抱器和下抱器。雄蚤外生殖器复杂，形状也因种而异，其与雌蚤受精囊一起被作为分类的依据（图4-1-15）。

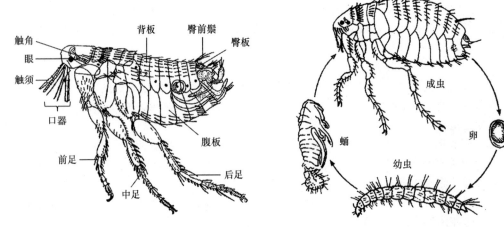

图 4-1-15 蚤的形态和生活史

【生活史】 蚤生活史为完全变态，包括卵、幼虫、蛹和成虫 4 期（图 4-1-15）。卵呈椭圆形，长 0.4～2.0mm，初产时白色，后逐渐变成暗黄色。卵在适宜条件下，约经 3～7 天孵出幼虫。幼虫形似蛆，分 3 龄，体白色或淡黄色，头部有咀嚼式口器和 1 对触角，无眼无足，每个体节上均有 1～2 对鬃。幼虫经 2～3 周，蜕皮 2 次，发育为成熟幼虫，体长 4～10mm。成熟幼虫吐丝作茧，在第 3 次蜕皮后化蛹。茧呈黄白色，具有一定黏性，外面常附着一些灰尘、碎屑而不易被觉察。蛹已具成虫雏形，头、胸、腹和足均已形成，并逐渐变为淡棕色。蛹期常为 1～2 周，有时可达 1 年，其长短主要受温度与湿度影响。蛹羽化时需要外界的刺激，如空气的震动、动物走近的扰动、接触压力以及温度的升高等，都可诱使成虫破茧而出，故人进入久无人住的房舍时会被大量蚤袭击。成蚤通常在吸血后开始交配，并在 1～2 天后产卵。蚤一生可产卵数百枚，有的可达数千枚。蚤寿命短者数日，长者可达 1～2 年。

【生态】 蚤多在宿主体表和窝巢内外自由活动，善于跳跃，人蚤跳跃可达 70cm 高。蚤通常在靠近宿主休息睡眠处的垃圾、泥土、地板、地毯和动物洞穴、鸟巢等处产卵，该处为幼虫滋生地。幼虫以宿主排泄物、宿主脱落的皮屑、小昆虫尸体、成蚤排出的粪便及未消化的血块等有机物为食。阴暗、温湿的环境适宜蛹和幼虫发育。

雌雄蚤都吸血，雌蚤的生殖活动更与吸血密切相关。成蚤可在白天或夜晚每天吸血数次，每次吸血数分钟。成蚤在吸血后常排出未消化的血。但蚤抗饥饿能力也很强，某些蚤能耐饥达 10 个月以上。

蚤的宿主范围很广，其中约 95% 为哺乳动物，约 5% 是鸟类，哺乳动物宿主主要是小型哺乳动物，尤以啮齿类为多。大部分蚤有 1～2 种适宜宿主，但无适宜宿主时，也会吸食人类或其他动物的血液。根据对宿主的选择性，蚤类可被分为多宿主型（如人蚤）、寡宿主型（如方形黄鼠蚤松江亚种）和单宿主型（如松鼠蚡蚤）。根据依附宿主持久的程度和吸血的频率，蚤分为 3 种类型：①游离型：成蚤可在宿主体吸血或在巢穴自由活动。游离蚤又可分为毛蚤型（如印鼠客蚤）和巢蚤型（如人蚤）。②半固定型：雌蚤可长时间（1～2 周以上）地固定在宿主皮下吸血，而雄蚤自由活动，如角头蚤。③固定型：雌蚤钻入宿主皮下终生营固定寄生生活，而雄蚤自由活动，如潜蚤。

成蚤对宿主体温反应敏感，当宿主因患病而体温升高或在死亡后体温下降时，蚤都会很快离开，去寻找新的宿主，该习性在蚤传播疾病上很重要。

【与疾病的关系】 蚤是鼠疫、鼠型斑疹伤寒的重要传播媒介，还能传播犬复孔绦虫病、缩小膜壳绦虫病和微小膜壳绦虫病。同时，蚤通过骚扰吸血和寄生直接危害人体。人进入有蚤的场所或蚤随家畜、鼠类活动侵入居室后，蚤可到人身上叮咬吸血，引起局部皮肤瘙痒、出现丘疹，影响休息，还可因搔抓引起继发性感染。钻潜蚤（*Tunga penetrans*）雌虫可寄生在人足部脚底缝、趾缝、趾甲下等皮肤柔软部位，引起潜蚤病（tungiasis）。该病见于南美洲、中美洲和非洲，我国尚无记录。

【流行与防制】 蚤类可随其寄生宿主的分布而遍布世界各地。对蚤的防制应注意保持室内和周围环境卫生，清除蚤类滋生场所。可用氯菊酯、除虫菊酯、苯醚菊酯、溴氰菊酯、敌敌畏、残杀威、马拉硫磷和伊维菌素等药物杀灭猫、犬、畜禽体，以及动物圈舍、窝巢、用具内蚤类。在皮肤或衣物喷涂避蚊胺以防蚤类叮咬。

【案例解析】

如何诊断蚤的感染？

对于在体表骚扰吸血的蚤类，在人体上很少能直接发现虫体，但可在与人接触的动物（如犬、猫、鸟）或生活环境中收集到蚤的各阶段，通过检查确定潜在感染的蚤类。对于寄生于皮下的潜蚤，可以通过对从患处取出的材料进行寄生虫学或组织学检查予以确认。

第五节 臭 虫

【提要】 臭虫是一种扁平、椭圆形的无翅昆虫，其叮刺时可使皮肤局部出现红肿，痛痒难忍。臭虫在居住条件差的地方最为常见，密度较大时，会严重影响人们生活。

【案例】

患者，男，19岁，某高校大二学生。自述近1周来夜间经常被虫叮咬，严重干扰睡眠，影响学习，某晚在枕头下及床席下抓到活虫体3只，同时拍死吸有血液的虫体1只，活虫送至医院检查。临床检查：患者背部、颈部和四肢有多处被叮咬，患处有0.2~0.6cm大小的红色丘疹，瘙痒难忍。患者自述同宿舍及隔壁宿舍也有同学被同种虫体叮咬。经鉴定，虫体为温带臭虫。

防制措施：对被套、床单、枕套、枕巾等床上用品进行高温洗烫，用80℃左右热水浇灌床、桌椅等家具，用含拟除虫菊酯的喷雾剂喷洒床垫、墙缝等虫体易藏匿处，此后观察1个月，没有发生虫体叮咬情况。

问题：如何确定臭虫叮咬？

臭虫（bedbug），俗称壁虱，属半翅目（Hemiptera）臭虫科（Cimicidae）。嗜吸人血的臭虫有2种，即臭虫属的温带臭虫（*Cimex lectularius*）和热带臭虫（*Cimex hemipterus*）。

【形态】 成虫背腹扁平，卵圆形，浅红棕色，吸血后呈深棕色，大小为（4~6）mm×3mm。头部两侧有1对突出的复眼。触角1对，分4节，能弯曲。口器呈刺吸式，喙较粗，不吸血时弯向折在头、胸部腹面的纵沟内，吸血时与体约成直角。前胸背板中部隆起，前缘有不同程度的凹陷，头部即嵌在凹陷内。中胸小，其背板呈倒三角形，后部附着一对较大的椭圆形翅基。后胸背面大部分被翅基遮盖。足3对，在中、后足基节间各有新月形的臭腺孔1个。各足跗节分3节，末端具爪1对。腹部宽阔，外观只可见8节。雌虫腹部后端钝圆，末端有排卵用的生殖孔，第5节腹面后缘右侧有1个三角形凹陷，称柏氏器，为精子的入口。雄虫后端尖而窄，尾端有一镰刀形的交尾器，向左侧弯曲，储于尾器槽中（图4-1-16）。

两种臭虫形态相似，主要区别是温带臭虫前胸前缘凹陷深，腹部较短宽；热带臭虫前胸的凹陷较浅，腹部稍瘦长（图4-1-16）。

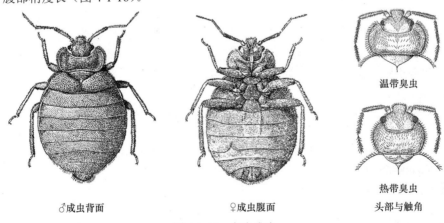

♂成虫背面　　　　　♀成虫腹面　　　　　温带臭虫

热带臭虫

头部与触角

图4-1-16 臭虫成虫

【生活史和生态】 臭虫生活史为不完全变态，分为卵、若虫和成虫3期（图4-1-17）。若虫和成虫均嗜吸人血。雌虫交配吸血后产卵，卵呈黄白色，长圆形，长0.8~1.3mm，一端有略偏的小盖，卵壳上有网状纹，常黏附在成虫活动和隐匿处，如床板、桌椅、墙壁和地板等的缝隙中。在

18～25℃时经6～10天即可孵出若虫。若虫外形与成虫相似，但体小，缺翅基。若虫分5龄，每龄约需1周，均需饱吸血后才能蜕皮进入下一龄期。成虫羽化后1～2天即可交配，雌虫吸血后数天开始产卵。完成生活史需6～8周，如温度不适或食物不足，可延至300天以上。在适宜条件下，臭虫在温带地区每年可繁殖3～4代，在热带地区每年可繁殖6～7代。成虫寿命可达9～18个月。

臭虫有群居习性，在隐匿处常可见许多臭虫聚集。臭虫白天藏匿在人居室及床榻的各种缝隙中，夜晚活动吸血。活动高峰期多在宿主就寝后1～2小时或黎明前一段时间。成虫每次饱血需10～15分钟，若虫需6～9分钟。成虫耐饥饿力很强，一般可耐饥6～7个月，甚至长达1年，若虫可耐饥约70天。在饥饿时臭虫白天亦可吸血，或者吸鼠类、蝙蝠或家畜等动物血。臭虫无翅，一般只作短距离移动，但可随家具、衣物迁移。

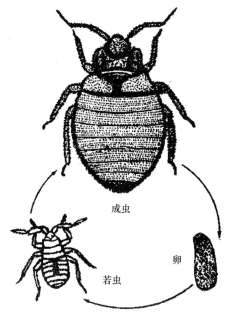

图4-1-17 臭虫生活史

【与疾病的关系】 臭虫对人的危害主要是吸血骚扰，影响睡眠。叮刺时将唾液注入人体，可使皮肤敏感性较高的人局部出现红肿，痛痒难忍。长期叮咬、吸血，可引起人的贫血、失眠、神经衰弱。

【流行与防制】 温带臭虫可分布于世界大部分地区，以温带地区为主；热带臭虫分布在热带和亚热带地区。在我国，温带臭虫多见于长江以北各省区和华中地区；热带臭虫主要分布在广东、广西和海南等华南地区。臭虫在人居室内繁殖，与人关系密切。防制臭虫应注意搞好居室卫生，堵塞家具、墙壁、地板、床椅的缝隙以免臭虫滋生和藏匿。用80℃以上热水浇灌家具缝隙以烫杀臭虫。氯菊酯、除虫菊酯、溴氰菊酯和马拉硫磷等均有较好杀虫效果。旅行或搬迁时，要仔细检查行李及旧家具，避免臭虫的播散。

【案例解析】

如何确定臭虫叮咬？

在臭虫可能隐藏的区域，寻找活成虫、若虫、虫卵或其排泄物，以检查确定臭虫侵扰。在臭虫最活跃的黎明前大约1小时，饱血的虫体行动较慢，易找到虫体，但应注意身体在床上不要突然移动。臭虫具有臭腺并散发出独特的气味，因此有大量臭虫的房屋会有气味，对裂缝或墙缝喷除虫菊酯气雾剂，可有效刺激臭虫并将其驱出。

第六节 锥 蝽

【提要】 锥蝽是一种中大型吸血昆虫，其叮咬时可一次性随唾液注入大量变应原，引起严重的过敏反应，重者休克死亡。

【案例】

患者，男，56岁。因夜间睡眠后被锥蝽咬伤右小腿后出现头晕、胸闷、意识模糊及皮肤瘙痒，10分钟急诊入院。既往有被锥蝽叮咬史，但无特殊不适。入院查体：体温37.5℃，脉搏110次/分，呼吸20次/分，血压70/40mmHg（1mmHg＝0.133kPa），意识淡漠、面色苍白、四肢湿冷，右小腿可见叮咬伤口，胸部及躯干有少量的红色风团，肺、肝、脾未见异常。入院诊断：过敏性休克。给予肾上腺素、氢化可的松、异丙嗪等治疗，30分钟后患者血压升至120/80mmHg，意识转清醒，头晕、胸闷消失。被拍死的叮咬虫体经鉴定为红带锥蝽。患者继续治疗1天后痊愈出院，半年后随访身体健康。

问题：如何防止锥蝽叮咬？

锥蝽是属于半翅目（Hemiptera）猎蝽科（Reduviidae）锥蝽亚科（Triatominae）的中大型吸血昆虫。猎蝽科昆虫全球有7000多种，多分布于热带、亚热带地区，但只有锥蝽亚科中的150多种叮吸脊椎动物血液。

【形态】 锥蝽为中型或大型昆虫，体长5～34mm，呈褐色、深棕色或暗褐色，胸、翅及腹侧缘有红或黄斑。头部尖长，有细颈，活动自如；有复眼1对，向两侧突出，单眼1对，位于两复眼之后；触角细长，分4节；刺吸式口器，喙长，分3节，吸血时伸长，不用时弯入前胸腹板中央纵沟内。前胸前端狭小，后端宽大；翅2对；足3对，细长，跗节末端有爪1对。腹部背面较平而腹面略隆起，腹面光秃无毛。雌虫腹部后缘略尖或呈叶片状，雄虫尾端钝圆。红带锥蝽成虫长1.9～2.5cm，胸、腹侧缘为橙红色，触角第1节略超过头尖（图4-1-18）。

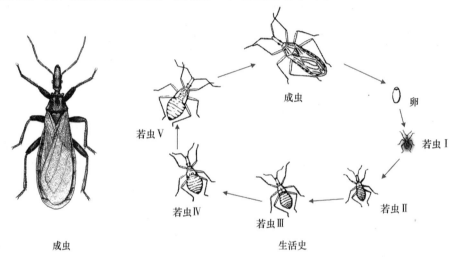

成虫　　　　　　　　　　　　　　　生活史

图4-1-18 锥蝽成虫及其生活史

【生活史及习性】 锥蝽发育为不完全变态，生活史包括卵、若虫和成虫3期（图4-1-18）。

雌虫产卵于屋角、墙缝、地板裂缝或动物巢穴内。卵呈长椭圆形或卵圆形，长约2mm，一端有盖。初产时为白色，逐渐转变为乳酪色、红色或粉红色。经7～60天卵孵出若虫，若虫分5龄，各龄若虫蜕皮前必须吸血1次以上。若虫形态似成虫较小，从第2龄起有翅，但发育不完全。锥蝽完成生活史时间长，从卵发育到成虫多需要4～12个月，有些种类需2年，与种类、温度和血食条件有关。

若虫和成虫栖息在树洞、树丛、瓦砾、垃圾堆、畜舍、墙缝、屋顶以及鸟、鼠、蝙蝠等动物巢或洞穴中，常白天隐匿，夜间待动物睡眠时吸食血液。若虫和雌雄成虫均吸血，吸血对象广泛，包括哺乳类、鸟类、爬行类动物和人，每次吸血10～30分钟。吸取血液时，锥蝽常叮刺熟睡者裸露部位，而其叮咬唇周皮肤、眼外眦和鼻部导致的皮炎易被观察到，故锥蝽又俗称为"亲嘴虫"（kissing bug）。若虫吸血量可达自身体重的9倍，成虫为2～4倍。

【与疾病的关系】 锥蝽是沙加斯病（Chagas disease）或称美洲锥虫病（American trypanosomiasis）的传播媒介，我国目前还没有锥蝽传播该病的报道，但锥蝽叮咬除可引起部分人出现局部皮炎外，还可导致全身性过敏反应，重者死亡。这与人体被虫体多次叮吸有关，而且锥蝽个体大，叮咬时一次性注入大量唾液，其中含有大量的变应原，故易引起严重的过敏反应。锥蝽常叮咬人的四肢、背部、颈部和面部等部位。在叮咬时有痒感或不易觉察。在被咬部位可见针眼样大小伤口，在叮咬后几分钟至30分钟，皮肤可能出现荨麻疹、紫癜、血管性水肿和麻疹样红斑等局部炎症，部分患者出现头晕、胸闷、呼吸困难、恶心、腹部不适、低血压和晕厥等全身性过敏反应症状，甚至休克、死亡。

锥蝽为大中型昆虫，形态较易辨认。部分患者因发现并捕获正叮咬吸血的虫体可鉴定，也有部分患者觉察被叮咬后在卧室甚至床铺发现虫体，结合皮肤叮咬伤口症状可予以确诊。

【流行与防制】 锥蝽主要分布在美洲，尤其多见于拉丁美洲，只有十数种散布于印度次大陆、东南亚和大洋洲。红带锥蝽（*Triatoma rubrofasciata*）是唯一一种世界范围分布的锥蝽，在亚洲、大洋洲、非洲和中美洲均有分布。我国记录了2种锥蝽，其中红带锥蝽在海南、福建、台湾、广东、广西和江西等省（区）均有发现，华锥猎蝽（*Triatoma sinica*）在南京地区有分布。

避免锥蝽叮咬的有效措施：安装纱门纱窗，防止其入室；关闭廊灯、阳台灯或户外灯，以免灯光将虫体吸引到住宅，因为锥蝽有趋光性；改善住宅环境，及时填充房屋的地板、墙面和屋顶裂缝，墙壁涂刷石灰涂料，以减少或消除锥蝽隐藏处；在住宅及其周围栖息地喷洒杀虫剂；外出野外活动的个人要注意穿长衣长裤加强保护，或在裸露的皮肤上喷洒驱虫剂。杀虫剂主要有拟除虫菊酯类、残杀威等，用于制备杀虫涂料的杀虫剂有马拉硫磷、残杀威、甲基嘧啶磷和杀螟松，DDT杀虫效果不佳。

【案例解析】

如何防止锥蝽叮咬？

①安装纱门纱窗，防止虫体进入室内，避免灯光引诱虫体入室；②填充住房的地板、墙面和屋顶裂缝，以减少或消除锥蝽隐藏场所；③野外活动时要穿着严实，或喷洒驱虫剂；④药物灭虫，在工作和生活环境附近喷洒灭虫药物。

（彭礼飞）

第七节 其他昆虫

【提要】 蠓、蚋和虻均是种类多、分布广的常见吸血昆虫，叮咬人体可致皮肤炎症、过敏反应等，蚋还是盘尾丝虫病的传播媒介。毒隐翅虫遍布热带和亚热带地区，其体液接触人体皮肤后引起的隐翅虫皮炎是热带和亚热带地区的常见皮肤病。

（一）蠓

蠓（biting midge）属双翅目蠓科（Ceratopogonidae），俗称"小咬"或"墨蚊"。全世界已知超过6000种，其中具有医学意义的吸血蠓类约有1700种，分属于库蠓属（*Culicoides*）、细蠓属（*Leptoconops*）、铗蠓属的蠛蠓亚属［*Foreipomyia*（*Lasiohelea*）］和澳蠓属（*Austroconops*），我国有400多种吸血蠓，分属于前3属。吸血蠓分布于全球，广泛分布于平原、山区和海滨等地貌，也存在于高原和沙漠。我国库蠓分布属全国性，同体库蠓（*Culicoides homotomus*）和许氏库蠓（*Culicoides schultzei*）几乎遍布各省区；细蠓以内蒙古、新疆和西北地区多见，个别见于西藏自治区、长江流域；铗蠓广泛分布于长江流域和南方各省（区），也可见于东北地区。

对蠓的防制：应搞好环境卫生，填平洼地，清除滋生地；喷洒马拉硫磷或溴氰菊酯等杀灭成虫和幼虫；在有吸血蠓地带活动的人员，可涂擦避蚊胺（DETA）、避蚊酯等驱避剂以及穿戴用避蚊胺浸泡过的防护网服，也可燃点艾草、树枝，以烟驱蠓。

【形态】 以库蠓为代表描述。体小，虫体长为1～3mm，通常呈黑色或深褐色。成虫头部近球形，复眼1对，发达，呈肾形。雌蠓两眼距离较远，雄蠓两眼间距小。触角呈丝状，分15节。口器为刺吸式。中胸发达，胸部背面呈圆形隆起。翅1对，翅上常有大小、形状不同的明暗斑。

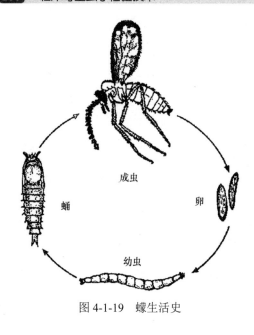

图 4-1-19 蠓生活史

足细长。腹部 10 节，雌蠓有尾须 1 对；雄蠓的第 9、10 腹节为外生殖器。

【生活史与生态】 蠓是完全变态发育昆虫，生活史包括卵、幼虫、蛹和成虫 4 期（图 4-1-19）。雌雄交配吸血后产卵。卵呈大纺锤形，长 0.35～0.65mm。在适宜温度下，卵经 2.5～6 天孵化。幼虫细长，呈蠕虫状，分 4 龄，经 1～6 周化蛹。蛹经 5～7 天羽化。雄蠓交配后 1～2 天死亡，雌蠓寿命约 1 个月。幼虫生活在水中、潮湿的土壤或湿地，以菌、藻类、原虫、小线虫以及腐败有机物等为食。成虫多栖息于树丛、杂草、洞穴和畜舍等避风、避光处。雄蠓吸食植物汁液，仅雌蠓吸血，雌蠓从哺乳动物、鸟类、爬行动物和人类身上吸血，日夜均吸血，也有种类在黎明或黄昏达吸血高峰。蠓叮咬疼痛，常成百上千只成群一起叮咬。蠓的飞行能力不强，其活动范围多在栖息地周围 200～500m 内。吸血蠓类交配时常有群舞现象。一般以幼虫或卵越冬。

【与疾病的关系】 大量吸血蠓可一起侵袭人体，如库蠓在 5 分钟内侵入量可多达 1 万只。人体被刺叮处出现皮炎，一般表现为红斑、丘疹性荨麻疹，反应强烈者奇痒难忍，有烧灼或痛感。受大量虫体侵袭时，严重者可出现全身过敏性休克。某些蠓种是拉丁美洲和西印度群岛的奥氏曼森丝虫病、非洲和拉丁美洲的常现曼森丝虫病、非洲的链尾曼森丝虫病和拉丁美洲奥罗波希热（Oropouche fever）的传播媒介，我国蠓与传播疾病的关系尚不清楚。

（二）蚋

蚋（black fly）属双翅目蚋科（Simuliidae）。全世界已知有 2200 多种，我国报告约 300 种。蚋广泛分布于全球，我国各地理区系均有分布，生存于有地表流水的区域，不毛沙漠、极地、珊瑚岛等地因无地表流水地而没有蚋的生存。对蚋的防制可参考对蠓的防制。

【形态】 体短而小，长 1～5mm，多呈深褐色或黑色，有的大部分为橘黄色或黄色。成虫头部具明显复眼，雄蚋复眼间隔窄细，雌蚋复眼间隔明显。触角短粗。口器为刺吸式。翅宽阔，纵脉发达。足短。腹部 11 节，最后 2 节为外生殖器。有的种类腹部背面有银色闪光斑点（图 4-1-20）。

【生活史与生态】 蚋的发育为全变态（图 4-1-20）。卵、幼虫、蛹均需在流水中生长发育。交配吸血后，雌蚋产卵于流动、富含氧气的水中，卵聚集成块/堆黏附在流水中的植物或石块上，经约 5 天孵化。幼虫有 6～9 龄，通过尾端钩环附着于水中物体，以水中微小生物为食，3～10 周发育成熟。蛹也附着于水中物体，经 1～4 周羽化。雌蚋嗜吸畜、禽血，兼吸人血，多在白天室外叮咬。成虫栖息于野草上及河边灌木丛，飞行距离可达 2～10km，通常不会进入室内。雌蚋寿命约 2 个月。以卵或幼虫在水下越冬。

【与疾病的关系】 人被蚋叮咬，部分人感觉刺痛，可引起皮炎、局部肿大，特别是被大量虫体叮咬后，可能发生强烈的过敏性反应，严重者出现休克，有时

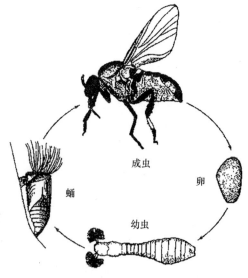

图 4-1-20 蚋生活史

并发"蚋热"和哮喘等。此外，蚋传播盘尾丝虫病，严重者导致失明，该病流行于非洲、拉丁美洲和东地中海国家。

（三）虻

虻（tabanid fly）属双翅目虻科（Tabanidae），是一类中、大型吸血昆虫，俗称"牛虻"或"瞎虻"。全世界已知超过 4600 种，我国已记录有 450 多种。除南极、夏威夷、格陵兰和冰岛外，虻几乎遍及全球。我国从平原地区到海拔 5000m 的青藏高原均有虻的分布。

虻因滋生地高度分散，滋生地类型多样，防制比较困难。目前防制以防护为主，杀灭为辅。在虻出没场所活动时，涂擦避蚊胺等，穿戴驱避剂浸泡过的防护网服，以防叮咬；在虻幼虫滋生场所和成虫栖息场所喷洒二氯苯醚菊酯、马拉硫磷杀虫剂。进行环境治理，消灭或减少幼虫滋生地和成虫栖息场所也有一定效果。

【形态】 成虫粗壮，体长 6～30mm，呈棕褐色或黑色，多有较鲜艳色斑和光泽，体表多细毛。头部大，一般宽于胸部。复眼明显，多具金属光泽。雄虻两复眼几乎相接；雌虻两眼由额明显分开。触角短，分 3 节，第 3 节有 3～7 个环节。雌虻口器为刮舐式。翅较宽，透明或具色斑。足粗短。腹部背面可见 7 节，颜色和纹饰因种类而异，第 8～11 节为外生殖器，较隐蔽。

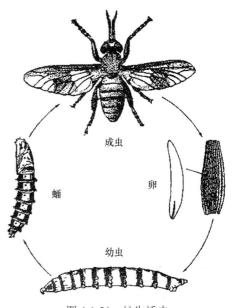

图 4-1-21 虻生活史

【生活史与生态】 虻的发育为完全变态（图 4-1-21），包括卵、幼虫、蛹和成虫 4 期。雌虻吸血后产卵于稻田、沼泽、池塘边的垂挂于水面的植物枝叶或梗茎上，聚集成块状，约 1 周后孵出幼虫。幼虫有 4～13 龄，多滋生于林地、沼泽、流溪和水塘边缘的泥浆、腐烂植物、腐殖质、湿土和浅泥水坑，以小型节肢动物、软体动物及动植物腐烂物等为食。幼虫期很长，需数月至 1 年，不适宜条件下可达 2～7 年。成熟幼虫通常在较干燥土层中化蛹。蛹可见明显的头胸部和腹部，早期呈黄棕色，而后渐暗，经 1～3 周羽化。一般雄虻的寿命仅数天，雌虻 2～3 个月。幼虫钻入深达数十厘米的土层中越冬。虻主要吸食牛、马、鹿等家畜和动物的血，也叮咬人类。多在白天吸血，尤其是阳光充足时段。一般不入居室叮咬。飞翔力强，活动范围大，一般可飞行 5～12km。

【与疾病的关系】 虻对人的危害主要是叮吸人血，被刺叮处常出现局部红肿、疼痛、奇痒，可引起炎症与继发性感染。有些虻类能传播罗阿丝虫病（流行于非洲）、兔热病和炭疽。在我国其作为传播媒介，传播罗阿丝虫病与特高锥虫病。

（四）毒隐翅虫

毒隐翅虫（rove beetles）属于鞘翅目（Coleoptera）隐翅虫科（Staphylinidae）毒隐翅虫属（*Paederus*）。该属全球已记录有 500 多种，我国有 50 多种。能够引起毒隐翅虫皮炎（*Paederus dermatitis*）的毒隐翅虫约有 30 种，我国主要是褐足毒隐翅虫（*Paederus fuscipes*）、黑足毒隐翅虫（*P. tamulus*）和奇异毒隐翅虫（*P. peregrinus*）3 种。毒隐翅虫遍布全世界的热带和亚热带地区。毒隐翅虫也是农业害虫的天敌，因此对毒隐翅虫皮炎的防治主要包括：不要在皮肤上拍打压碎虫体，避免其体内毒液接触皮肤；安装纱门纱窗，防止飞虫入室；在虫体活动高峰季节，在室内外喷洒菊酯类杀虫剂。受到毒液伤害时应立即用肥皂水、氨水等碱性溶液反复清洗，以减轻危害。皮肤损伤处涂薄荷炉甘石洗剂或氧化锌油。患处忌搔抓，忌用热水洗烫。

【形态】 以褐足毒隐翅虫为例。成虫呈蚁状，体长约 7mm，头、胸、腹部为黑色和橘红色相

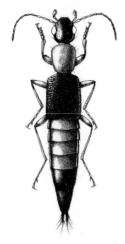

图 4-1-22　褐足毒隐翅虫成虫

间。头黑色，触角呈丝状，11 节。咀嚼式口器。前胸、腹基部呈橘红色或橘黄色。前翅为鞘翅，呈金属蓝色或绿色；后翅膜质。3 对足黄色或黑色；腹部除腹末黑色外全为橘红色；尾部有 2 个尾刺（图 4-1-22）。

【生活史与生态】　为完全变态发育，生活史包括卵、幼虫、蛹、成虫 4 期。大多滋生在淡水湖边、沼泽、杂草丛以及水稻、小麦、玉米、棉花等作物田中，以小型昆虫、花粉以及腐烂的有机质为食。喜白天活动。褐足毒隐翅虫白天在作物或杂草茎叶上爬行，受惊时奔跑很快。飞行常发生在夜晚，中雨和光可刺激飞行。潮湿闷热气候刺激种群超常活跃。有强的趋光性，常受灯光引诱入室。虫体常出现于 4～10 月份，7～9 月份是高峰期。

【与疾病的关系】　毒隐翅虫的血淋巴中含有毒隐翅虫素（pederin），该毒素是虫体血淋巴中共生菌（Pseudomonas ssp.）所合成的一种剧烈的接触性毒素，在虫体各期均有，具有防御功能。人体皮肤接触毒素多是因为虫体在皮肤停留时，因人搔抓、拍打或压破虫体而引起，毒液也可经手指携带到身体其他部位或其他人的皮肤。皮炎常发生于面部、颈部和双臂等裸露部位，皮损多呈线状，故也称线状皮炎（dermatitis linearis），也有点状或斑片状的。受损部位有灼烧感、瘙痒及辣痛，严重者出现头痛、低热及附近淋巴结肿大。局部皮肤初呈红斑，稍水肿，随后发生密集小丘疹，继而可出现水疱、脓疱等。皮炎通常发生在接触毒液后 12～48 小时内，病程一般为 1 周左右。

（邓　莉）

第二章　蛛　形　纲

蛛形纲（Arachnida）与医学密切相关的有蜘蛛亚纲（Araneae）、蜱螨亚纲（Acari）和蝎亚纲（Scorpiones）。蜱螨与蜘蛛同属于蛛形纲。蜱螨亚纲是蛛形纲中的重要类群，其中有些种类可传播病原体引起蜱螨媒性疾病，有些则可通过叮咬、吸血、毒害、寄生或致敏等引起蜱螨源性疾病。本章将介绍蜱螨亚纲中有重要医学意义的蜱、恙螨、疥螨、蠕形螨、革螨、尘螨和粉螨等。

【形态】　蛛形纲成虫具足4对，无触角，无翅，仅具单眼（数目不超过12个）。躯体分头胸部及腹部或头胸腹愈合为一体。头胸部由6节组成，背面通常包以一块坚硬的背甲，腹面有一块或多块腹板，或被附肢的基节遮住。腹部由12节组成，除蝎类外，大多数蛛形纲动物的腹部不再分成明显的两部分。螯肢在口的前方，2～3节，呈钳状或非钳状；触肢（即须肢）6节，钳状或足状；足4对，通常分为基节、转节、股节、膝节、胫节和跗节6节，跗节末端有爪。气门有或无，其位置和数目各类群不同。

【生活史】　生活史可分为卵、幼虫、若虫和成虫4期。若虫期数因类群而异。幼虫有足3对，若虫有足4对。若虫与成虫形态相似，但生殖器官尚未成熟。蜱螨有卵生（oviparity）或卵胎生（ovoviviparity）。生殖方式主要是两性生殖，也有些种类行孤雌生殖（parthenogenesis）。

第一节　蜱

【提要】　蜱是许多种脊椎动物体表的暂时性寄生虫，是一些人畜共患病的传播媒介和贮存宿主。蜱的活动范围不大，一般为数十米。宿主的活动，特别是候鸟的季节迁移，对蜱类的播散起着重要作用。蜱在宿主的寄生部位常有一定的选择性，一般在皮肤较薄，不易被骚动的部位。蜱不仅可咬伤皮肤，而且是螺旋体、立克次体、病毒、细菌感染的媒介。因此，在户外对蜱的防护尤其重要。

【案例】

患者，女，24岁。某日和朋友出去露营回家发现右侧腋窝处有1个约花生米大小的"肉疙瘩"的虫子叮附在上面，不痛不痒。随即将虫子拔下未做其他处理。次日，被叮咬处出现红肿，但未做其他处理。1周后突发高热、头痛、恶心、呕吐、意识不清，家属随即送她去医院就医。经血常规、脑脊液和血清学检查后被诊断为由蜱叮咬引起的森林脑炎，医院按病毒性脑炎治疗未见好转，并且病情迅速恶化，3天后昏迷，抢救无效于第4天死亡。

问题：
1. 蜱主要传播哪些疾病？
2. 如何预防和处理蜱的叮咬？

蜱（tick）为蛛形纲蜱螨亚纲寄螨目（Parasitiformes）后气门亚目（Metastigmata）蜱总科（Ixodidae）。蜱分硬蜱科（通称为硬蜱，Ixodidae）、软蜱科（通称为软蜱，Argasidae）和纳蜱科（Nuttalliellidae）。蜱作为一种节肢动物，主要寄生于动物的体表。全世界已经发现18属800余种，而中国已经发现10属119种，包括100种硬蜱和10余种软蜱。蜱储存和传播许多人、畜的生物病原，有一些蜱分泌毒素可致蜱瘫痪，因此在医学上有重要意义。

一、硬 蜱

硬蜱（hard tick）属于硬蜱科，成蜱在躯体背面有盾板，因此称为硬蜱。硬蜱为蜱螨类中体型最大的一类。

【形态】 硬蜱呈椭圆形或卵圆形，背腹扁平，体长 2～10mm，雌蜱饱血后可至 20～30mm。虫体分为颚体和躯体两部分。

1. 颚体（gnathosoma） 又称为假头（capitulum），位于躯体的前端，狭窄，向前突出。其结构包括：

（1）假头基（basis capituii）：位于假头基部的一个分界明显的几丁质区。其形状因属种不同而异，雌蜱假头基上有由许多小凹点汇聚而成的一对孔区（porosa area），有感觉和分泌体液辅助产卵的功能。

（2）须肢（palp）：位于假头基前方两侧，左右成对，长短与形状因种属不同而异。共分 4节，当蜱在宿主上吸血时，整个须肢起辅助口器、固定和支撑蜱体的作用。

（3）螯肢（chelicera）：位于假头基正中向前伸出的一对杆状结构，是重要的刺割器。

（4）口下板（hypostome）：位于螯肢的腹面，与螯肢合拢形成口腔，形状和长短因种类而异（剑状、矛状或压舌板状），顶端尖细而圆钝，腹面有成纵列的逆齿（denticle），为吸血时穿刺与固着的器官。

2. 躯体（idiosoma） 为连接于假头基后缘的扁平部分，其结构如下：

（1）背面：最明显的结构是几丁质的盾板（scutum）。盾板在雄性成蜱覆盖背面全部，雌性以及幼虫和若虫只占背面的前半部。其形状因种类而异，一般为椭圆形、卵圆形或心形。盾板上或有色斑（如革蜱属、花蜱属）。盾板前缘靠假头基处凹入，即缘凹；其两侧向前突出，形成肩突。有些蜱属有眼（eye）1 对，位于盾板的侧缘。

（2）腹面：生殖孔（genital aperture）位于前部或靠中部，有些雌蜱生殖孔边缘有细小的翼状突（ala）或称生殖帷（genital apron）。此外，腹面有气门板（peritreme）1 对，位于第 4 对足基节的外侧面。其形状因种而异，多为逗点形、卵圆形、圆形或其他形状。

（3）足：成虫有 4 对足，每只足由 6 节构成，即位于腹侧的为基节（coxa），依次为转节（trochanter）、股节（femur）、胫节（tibia）、后跗节（metatarsus）和跗节（tarsus）。跗节末端有爪（claw）1 对。哈氏器，蜱类第 1 对足跗节背面的化感器，由前窝和后囊组成，前窝内有各种感毛，能感受各种气味，借以寻找宿主。近年用扫描电镜观察哈氏器的细微结构作为种类的鉴别特征（图 4-2-1）。

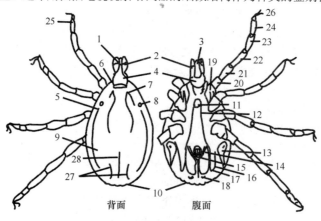

背面　　腹面

图 4-2-1　硬蜱成虫（雄）模式图

1. 螯肢；2. 触须；3. 口下板；4. 假头基；5. 盾板；6. 肩突；7. 颈沟；8. 眼；9. 侧沟；10. 缘垛；11. 生殖孔；12. 生殖沟；13. 气门板；14. 肛门；15. 肛沟；16. 肛侧板；17. 副肛侧板；18. 肛下肢；19. 足 1 基节；20. 转节；21. 股节；22. 膝节；23. 胫节；24. 跗节；25. 哈氏器；26. 爪；27. 后侧沟；28. 后中沟

【生活史】　硬蜱的生活史分为卵、幼虫、若虫和成虫4个时期（图4-2-2）。从卵孵出的幼虫或蜕变出的若虫和成虫，最初体躯柔软，尚无综合行为反应，待完全硬化后才开始活动，称为休止期。从开始活动并寻觅宿主称活动期。各活动期爬到宿主体上进行吸血，吸血的期间称吸血期。饱食的幼虫和若虫寻找适宜环境静止不动进行发育直至蜕化出若虫和成虫，这段时间称蜕化期。成虫经吸血和交配后，雌虫在适宜环境条件下经一段时间开始产卵称产卵前期。整个产卵的期间称产卵期。硬蜱产卵后至死亡这段时间称产卵后期。在蜱的发育中，有个别的种，其幼体在卵鞘内蜕化为若虫才孵出。若虫的龄数，硬蜱只有1个，而软蜱可有多个。多数软蜱的龄数不固定。龄数的多少受遗传控制，另外受若干环境因素的影响，其中以温度和食物为最重要。蜱的寿命长短与蜱种、虫期、取食情况及环境条件等有关。自然条件下硬蜱寿命为数月至数年不等。如全沟硬蜱成虫在18～22℃能存活1～9个月，在4℃为3年。

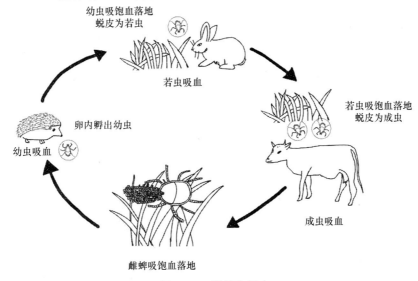

图4-2-2　硬蜱生活史

【生态】

1. 吸血习性与宿主　硬蜱除卵外的各个时期都吸血。硬蜱各活动期仅吸血1次，多在白天侵袭宿主，吸血时间较长，一般需要数天。吸血量很大，各个发育期饱血后可胀大几倍至几十倍，雌蜱甚至可达100多倍。蜱吸血一般在皮肤较薄，不易被搔动的部位。例如，全沟硬蜱寄生在动物或人的颈部、耳后、腋窝、大腿内侧、阴部和腹股沟等处。硬蜱完成一代生活史需要1个以上宿主，宿主包括爬行类、鸟类、哺乳类和两栖类，其中有些种类侵袭人体。蜱在生活史中有更换宿主的现象，根据其更换宿主的次数可分为3种类型：

（1）单宿主蜱：各活动期都寄生在同一宿主体上，雌蜱饱血后落地产卵，如微小牛蜱。

（2）二宿主蜱：幼虫与若虫寄生于同一宿主，而成虫寄生于另一宿主，如残缘璃眼蜱。

（3）三宿主蜱：幼虫、若虫、成虫分别寄生于3个宿主体上，如全沟硬蜱，草原革蜱，90%以上的硬蜱为三宿主蜱。蜱媒疾病的重要媒介大多也是三宿主蜱。

2. 季节消长与越冬　蜱在不同季节的活动不同，影响蜱季节消长的因素很多，如温度、湿度、土壤、植被、宿主等都可影响蜱类的季节消长及活动。在温暖地区多数蜱种在春、夏、秋季活动；在炎热地区有些种类在秋、冬、春季活动。同一种类的季节消长也因其分布的地理纬度不同而有差异。硬蜱可在土块下、动物的洞穴、宿主体表或枯枝落叶层中越冬。

3. 寻觅宿主　蜱的嗅觉很敏锐，通过感知动物的汗臭和二氧化碳主动寻觅宿主。多聚集在小路两旁的草尖及灌木枝叶的顶端等候，当宿主经过并与之接触时，即爬附到宿主体上。全沟硬蜱寄生在动物或人的颈部、耳后、腋窝、大腿内侧、阴部和腹股沟等处。

4. 栖息地与产卵 硬蜱多栖息于森林、草原、灌木丛等草木茂盛处。雌蜱一生产卵1次，饱血后在4～40天全部产出，一般产卵数千粒，有些可产卵2万粒以上。

【与疾病的关系】

1. 直接危害 蜱叮刺吸血使宿主皮肤产生反应，可使宿主发生水肿、中性粒细胞浸润、出血和胶原纤维溶解的急性炎症反应。某些雌蜱的唾液腺能分泌一种神经毒素，叮刺后能使宿主产生上行性肌肉麻痹，称"蜱瘫痪"。这种毒素能抑制肌神经接头处乙酰胆碱的释放活动，造成运动性纤维传导障碍。使人和其他哺乳类和鸟类产生肌麻痹的蜱种包括硬蜱和软蜱共10个属约43种。此病在东北地区和山西有发生。

2. 传播疾病 因为病原体在蜱体内可长期贮存，蜱可将病原体在动物间或动物与人间进行传播，因此蜱类在自然疫源性或一些动物源性疾病的流行病学上起着传播和贮存病原体的作用。蜱类能传播多种由病毒、立克次体、细菌、螺旋体、原虫等所致的疾病。蜱在蜕皮过程中多数内部器官和组织未进行组织溶解，有些病原体可经变态传递给以后的虫期、经卵传递给后代，经交配传播给雌虫。我国与硬蜱有关的主要疾病：

（1）森林脑炎（forest encephalitis）：又称为"俄国春夏脑炎"或"东方蜱媒脑炎"，病原体为森林脑炎病毒（Encephalophilus silvestris），又称蜱传脑炎病毒（tick-borne encephalitis virus，TBEV）。病原体被吸入蜱体后，在全沟硬蜱、森林革蜱体内可经各变态时期传递和经卵传递，全沟硬蜱传递2～3代，通过蜱的叮刺而感染。此病分布于我国东北和新疆的林区。曾从全沟硬蜱、嗜群血蜱、日本血蜱、森林革蜱和边缘革蜱体内分离出病原体，其中以全沟硬蜱的自然带毒率最高。全沟硬蜱为主要传播媒介。

（2）克里米亚-刚果出血热（Crimean-Congo haemorrhagic fever）：病原体为克里米亚-刚果出血热病毒。我国新疆出血热病毒与克里米亚-刚果出血热病毒在血清学关系、理化特性及形态结构上均一致，属同种病毒。病毒可在蜱体内越冬。通过蜱的叮刺和用手挤压感染蜱是感染人的主要途径。此病在我国流行于新疆叶尔羌河、塔里木河流域的荒漠牧场，以胡杨-红柳林型为主的广大牧区。病毒可经卵传递。亚东璃眼蜱为主要传播媒介。

（3）莱姆病（Lyme disease）：病原体为伯氏包柔螺旋体（Borrelia burgdorferi），为自然疫源性蜱媒传染病。传染源为啮齿类动物、其他大型哺乳动物及患者。主要通过硬蜱叮刺吸血传播，全沟硬蜱为主要传播媒介。多发于气候温和的夏季，我国黑龙江、新疆和吉林等地流行。

（4）Q热（Q fever）：意即"不明热"，世界性分布。病原体是贝氏柯克斯体（Coxiella burnetii，俗称Q热立克次体）。病原体被吸入蜱后可持续地随粪便排出体外。Q热立克次体的贮存宿主包括多种野生动物、家畜、鸟类和蜱，在动物之间主要通过蜱传播。人的Q热的感染源主要来自家畜，如牛、羊、猪、犬等；主要通过消化道、呼吸道或皮肤黏膜途径感染。此病在我国分布广泛，南至云南、北至黑龙江、东至福建、西至新疆和西藏。

（5）北亚蜱传斑疹伤寒：分布于亚洲北部，属自然疫源性疾病，病原体是西伯利亚立克次体（Dermacentroxenus sibiricus）或北亚立克次体（Rickettsia sibiricus）。病原体在蜱体内分布于中肠细胞、血淋巴、唾液腺、卵巢、中枢神经团和结缔组织等处。通过蜱的叮刺、蜱的粪便、基节液和压碎的蜱组织污染伤口或吸入而感染。此病在我国的黑龙江、内蒙古和新疆等地区有广泛的自然疫源地，并发现有散在的病例。草原革蜱是重要的传播媒介。

【重要种类】

1. 全沟硬蜱（*Ixodes persulcatus*） 须肢为细长圆筒状，颚基的耳状突呈钝齿状。盾板呈褐色。肛沟在肛门之前，呈倒"U"字形，雌蜱足I基节具1细长内距。三宿主蜱，3年完成1代。以各活动期越冬。成虫寄生于大型哺乳动物，经常侵袭人；幼虫和若虫寄生于小型哺乳动物及鸟类。多见于针阔混交林带。分布于东北、华北、西北、西南等地。

2. 亚东璃眼蜱（*Hyalomma asiaticum kozlovi*） 须肢为长圆筒状，第2节显著伸长；体型较大，盾板红褐色，有眼和缘垛，足淡黄色，各关节的淡色环带及背缘淡色纵带较宽而明显；雄蜱盾板的颈沟较深,后中沟与后侧沟之间的刻点稠密而明显。气门板呈烟斗状。三宿主蜱,1 年完成 1 代,以成蜱越冬。成虫主要寄生于骆驼和其他牲畜,也侵袭人,幼虫和若虫寄生于小型野生动物。生活于荒漠或半荒漠地区。分布于吉林、内蒙古、山西和西北地区。

3. 草原革蜱(*Dermacentor nuttalli*) 须肢宽短,颚基呈矩形,足 I 转节的背距短钝。盾板有珐琅样斑,有眼和缘垛;雌蜱足 IV 基节外距末端不超出该节后缘。三宿主蜱,1 年完成 1 代,以成蜱越冬。成虫寄生于大型哺乳类动物,有时侵袭人;幼虫和若虫寄生于各种啮齿类动物。多见于半荒漠草原地带。分布于东北、华北和西北等地区。

4. 嗜群血蜱(*Haemaphysalis concinna*) 体小,黄褐色;颚基为矩形,须肢为短棒状,第三节前端伸长并向内弯。躯体背面的盾板为圆形,盾板上无色斑,边缘无眼。雌虫颈沟浅而宽,雄虫颈沟短而浅。雄虫和雌虫的气门板分别为椭圆形和亚圆状。成虫多寄生于大型哺乳动物或人,幼虫、若虫多寄生于小型哺乳动物,是森林脑炎的传播媒介,多寄生于林区和灌木丛,分布于我国东北、新疆等地区(图 4-2-3)。

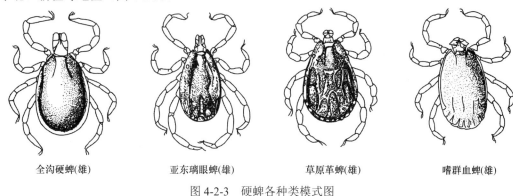

全沟硬蜱(雄)　　　　亚东璃眼蜱(雄)　　　　草原革蜱(雄)　　　　嗜群血蜱(雄)

图 4-2-3　硬蜱各种类模式图

【防制】

1. 综合治理 以生态系统作为管理单位,并注重合理调整系统内部各组成部分的相互关系,而不仅是蜱类本身。根据综合治理的原则,不仅要控制蜱类的数量,而且更重要的是对其滋生地与栖息场所的治理。这就要求将蜱类滋生地、栖息场所和寄生宿主等进行无害化处理,还要求人类自身的精神文明,讲究卫生,养成良好的卫生习惯,这样才能逐步形成、建立和保持一个稳定的控制蜱类的生态体系,以利于人类自身的健康发展。蜱类综合治理的策略允许蜱类在受害允许的密度水平以下继续存在。任何人为的干预措施都将直接或间接地影响或干扰、破坏生态系统的平衡。蜱类的综合治理强调以预防为主,重视发挥生态系统中与蜱类种群数量变化有关的自然因素的控制作用。蜱类综合治理策略强调整体效益,尽可能协调地综合各种安全、有效、经济、简便的治理措施。

2. 个人防护 当穿过有蜱类栖息的狭窄地段时,宜疾步快行,迅速通过,尽量缩短蜱类与人体接触时间并切断接触机会。通过后,先行检查一下外衣、内衣有无蜱类附着;身体外露部位,有无蜱类爬动或侵寄,如发现有蜱,当即取下药物杀灭(切勿直接用手捏破或弄碎)。在多蜱生活的环境中工作时,应每小时检查 1 次。另外应对居住环境进行清理,可在住区以外 10~20m 范围铲除杂草,或用化学除草剂消灭草丛,定期清扫树、草落叶和腐质物,破坏蜱类的栖殖场所。

3. 药物防制 室内表面药物喷洒处理,处理的目标有地板、地面、墙壁、低洼处、门窗框、墙缝、裂隙以及其他表面可处理的日用器具等。适合的药物和应用剂量:5% 二硫苏糖醇(DDT)、西维因、3% 氯丹、倍硫磷、2% 马拉硫磷、皮蝇磷、1% 二溴磷、OMS-33、0.5% 林丹、狄氏剂、二嗪农。通常剂型为油剂、水乳剂及粉剂等。

4. 生物防制 寄生蜂,从膜翅目的小猎蜂和嗜蜱蜂中先后发现有 5 种寄生于蜱体内。它们将卵产在蜱体内(多为幼蜱),待发育或成虫后,才从蜱体内飞出。若蜱体内可寄生 1 个至多个卵,寄生后不久，蜱即死亡。病原真菌曾在边缘革蜱和网纹革蜱体上被发现，是蜱类的主要病原体，它具有分布广、寄生范围宽、能穿过角质层进入宿主体内等特点。

<h1 style="text-align:center">二、软 蜱</h1>

软蜱（soft tick）属于软蜱科，成虫因整个躯体均无几丁质板，故称软蜱。

【形态】

1. 假头 位于躯体前部的腹面。假头基较小，一般近方形，其上无孔区。须肢圆柱形，端部向下后方弯曲，由 4 节组成，各节均为长形，末节不缩入第 3 节端部腹面。在须肢后内侧有一对须肢后毛。口下板不发达，其上的齿较小。口下板基部有 1 对口下板后毛。

2. 躯体 均由弹性的革质表皮构成，其结构因属种不同而异，或呈皱纹状或为颗粒状，或有乳突或有圆形陷窝，背腹肌附着处所形成的凹陷称盘窝（disc）。腹面前端有时突出，称顶突（hood）。大多数种类无眼。生殖孔（genital pore）和肛门（anus）的位置与硬蜱大致相同。性的二态现象（sexual dimorphism）不明显。雌性生殖孔呈横沟状，雄性则为半月形，这是区别两性的主要依据。躯体的背、腹面亦有各种陷沟。足的结构与硬蜱相似，但基节无距，跗节（有的及后跗节）背缘或有几个瘤突，靠近爪的亚端瘤突（subapical dorsal protuber-ance）一般比较明显。爪垫退化或缺失（图 4-2-4）。

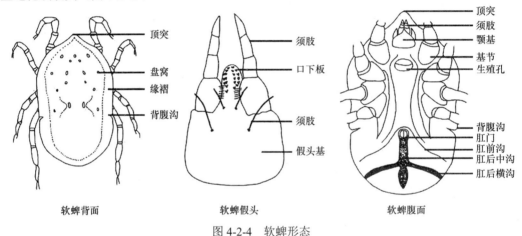

| 软蜱背面 | 软蜱假头 | 软蜱腹面 |

图 4-2-4 软蜱形态

软蜱与硬蜱的形态鉴别见表 4-2-1。

表 4-2-1 软蜱与硬蜱的形态鉴别

项目	硬蜱	软蜱
颚体	在躯体前端，从背面可见	在躯体前部腹面，从背面不可见
颚基背面	有 1 对孔区	无孔区
须肢	较短，第 4 节嵌在第 3 节上，各节运动不灵活	较长，各节运动较灵活
躯体背面	有盾板，雄性大，雌性小	无盾板；体表有许多小疣，或具缘褶、盘状凹陷
基节腺	退化或不发达	发达，足 I、II 基节之间，通常有 1 对基节腺开口
雌雄蜱区别	雄蜱体小且盾板大，遮盖整个虫体背面；雌蜱体大且盾板小，仅遮盖背面前部	雌雄区别不明显

【生活史】 软蜱的生活史分卵、幼虫、若虫和成虫。卵为椭圆形，成虫多次吸血，多次产卵，一次产卵 50～200 个，总数可达上千个。在适宜条件下，卵可以在 2～4 周内孵化出幼虫。幼虫形似若虫，但体小，足 3 对，幼虫经 1～4 周蜕皮为若虫。若虫正常为 3～4 期，有的可达 5～8

期，若虫经 1～4 周蜕皮为成虫。多数软蜱完成一代生活史需半年至 2 年。软蜱耐饥能力可长达几年，甚至十几年，一般可存活 5～6 年至数十年。

【生态】 软蜱多为多宿主蜱，幼虫、各龄若虫和成虫以及成虫每次产卵前都需寻找宿主吸血，饱血后离去。软蜱侵袭宿主吸血多在夜间，吸血时间较短，一般持续数分钟至 1 小时。软蜱的各龄若虫均需更换宿主，成虫亦多次更换宿主，有时一个世代需要更换 5～20 个宿主。这种不断更换宿主的习性在虫媒病传播上有重要意义。软蜱主要寄生于鸟类和洞穴哺乳类动物等，有些种类可侵袭人体。常栖息于家畜的圈舍、野生动物的洞穴、鸟巢及房舍的缝隙中。候鸟的季节迁移是软蜱播散的重要因素。软蜱因多在宿主洞巢内，故终年都可活动。越冬场所主要在宿主住处附近，越冬长短因种而异。

【与疾病的关系】 蜱传回归热：属自然疫源性疾病，病原体是疏螺旋体（*Borrelia* spp.）。由蜱传播的疏螺旋体有十多种。许多种钝缘蜱是蜱传回归热的媒介。在蜱体内可长期贮存螺旋体，一般认为是 4～7 年。当重寄生（hyperparasitism）时，感染的雄蜱吸饱食的同种雌性若虫或成蜱的血，可以传播该种螺旋体，而未感染的雄蜱也可从感染的雌蜱获得感染。蜱吸血时，螺旋体随唾液注入宿主体内而感染。唾液腺的感染强度，在若虫和幼年成虫比老年成虫为高，因此若虫和幼年成虫的传播作用较大。此病分布于我国的新疆。

【重要种类】

1. 乳突钝缘蜱（*Ornithodoros papillipes*） 主要分布于新疆的阿图什市、喀什市、疏附县等地。其主要的宿主为蟾蜍、兔、草狐、刺猬。乳突钝缘蜱在国内主要为南疆蜱媒回归热媒介，自然感染率约为 80.6%，传播方式是感染蜱叮咬时随着涎液而将螺旋体注入宿主体内（图 4-2-5）。

2. 特突钝缘蜱（*O. tartakovskyi*） 主要分布于新疆的昌吉。其宿主为刺猬、大沙鼠。特突钝缘蜱在国内为北疆蜱媒回归热媒介，自然感染率为 7.01%，由于该蜱只栖藏于野外洞穴内，与人接触不密切，国内至今无临床病例报道。

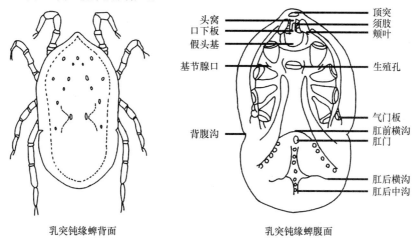

乳突钝缘蜱背面　　　　　　　　乳突钝缘蜱腹面

图 4-2-5 乳突钝缘蜱模式图

【防制】 同硬蜱。进入这些场所的人员应避免长时间停留，必要时可穿戴防护服、防护帽，以防软蜱爬附。

【案例解析】

1. 蜱主要传播哪些疾病？

蜱媒病属自然疫源性疾病和人畜共患病，能在人与其他脊椎动物之间相互传播。有些硬蜱涎腺分泌的神经毒素，可经叮刺入血注入宿主体内导致运动性神经纤维传导阻滞，引起上行性肌肉萎缩性瘫痪或神经性麻痹，即蜱瘫痪，重者可致呼吸衰竭死亡。此外蜱还可作为很多疾病的传播媒介，如森林脑炎、新疆出血热、蜱媒回归热、莱姆病、北亚蜱传立克次体病和Q热等都可以经蜱虫叮咬进行传播。

2. 如何预防和处理蜱的叮咬？

预防：在户外时，穿防护服、长袜长靴及戴防护帽等，或用驱避剂浸泡衣物，皮肤暴露部位可涂驱避剂，应快步行走，定时检查体表，防止蜱叮咬。

处理：遇蜱叮咬，可用尖头镊子，镊子尖尽量靠近皮肤，然后紧紧夹住蜱头部或靠近头部的地方，缓慢用力，不要扭转或猛拉，以免蜱的头部留于皮肤内。若蜱头被拔断，可尝试用镊子将头部拔出，如果无法去除，留在皮肤内的蜱头会随着皮肤的代谢而被去除，若蛮力去除则会增加皮肤的损伤。蜱叮咬后，皮肤可用肥皂和温水清洗，同时洗手，可以用碘酒或乙醇消毒皮肤。

第二节　恙　螨

【提要】　恙螨（也称红臭虫或收割螨）是一类生活在草地、灌木与藤本植物中的螨。农夫、徒步旅行者、猎人及其他野外活动人员最有可能被恙螨叮咬。幼虫（或称未成熟的螨虫）几乎是看不见的（0.25mm），它附在皮薄、潮湿区的毛囊中（通常在踝关节周围、腹股沟或腰围部位），或衣物紧束的地方。幼虫能释放出溶解皮肤的酶，然后吃液化的细胞。它会在一个叮咬点生活1～4天，然后再侵入其他部位。

【案例】

患者，女，46岁。因发热8天，恶心呕吐2天入院。患者2周前随朋友到野外露营，8天前突然出现发热，体温最高达40.2℃，呈稽留热型，无头晕、头痛，在当地诊所给予输液治疗，具体用药不详。治疗后体温仍维持在39.5℃以上，症状无缓解，后转至当地市级医院就诊，仍持续发热，病因不明。随后又转至某校第一附属医院就诊，体检发现臀部有一焦痂，且右侧腹股沟触及肿大淋巴结，诊断为恙虫病，转入传染病医院治疗。

入院后先后予还原性谷胱甘肽保肝，多西环素抗立克次体，对症补液纠正电解质紊乱。患者经治疗，体温逐渐下降，治疗第7天体温正常，治疗第10天右侧腹股沟溃疡逐渐缩小愈合，住院第12天肾功能逐渐好转，患者出院。

问题：

1. 恙虫病的诊断方法有哪些？

2. 怎样预防恙螨的叮咬？

恙螨（trombiculid mite）又称沙螨，其属于真螨目（Acariformes）前气门亚目（Prostigmata）恙螨总科（Trombiculoidea）的恙螨科（Trombiculidae）、列螨科（Leeuwenhoekiidae）和无前螨科（Walchiidae）。目前世界恙螨已知种数超过3000种，在我国已发现500多种。但是恙螨的生活史各期中，只有幼虫寄生于动物或人，若虫及成虫两期均营自生生活。

【形态】

1. 卵　似球形，乳白色至淡土黄色，直径约为130μm，不同种类其直径也有差异。分两层，外壳较厚，内壳为薄的膜。

2. 幼虫　目前恙螨的分类仍然以幼虫的形态为依据。幼虫一般为椭圆形，体色为红色、橙色、淡黄色或乳白色。初孵出时体长约0.2mm，饱食后体长达0.5～1.0mm或以上。颚基在腹面向前延伸，其外侧形成1对螯盔（galea）。躯体背面的前部有盾板，呈长方形、梯形、五角形或舌形。盾板上通常有毛5根，中部有2个圆形的感器基，由此生出呈丝状、棒状或球杆状的感器。螯肢的基节呈三角形，端节称螯肢爪，呈弯刀状。须肢圆锥形，分5节，第1节较小，第2节最大，

第 4 节末端有爪，第 5 节着生在第 4 节腹面内侧缘如拇指状。有 2 对眼，常位于盾板两侧的眼板上，少数种类有 1 对或无眼。盾板后方的躯体上有横列的背毛，其排列的行数和数目等因种类而异。足分为 6 节或 7 节，如为 7 节则股节又分为基股节和端股节，跗节末端有爪 1 对和爪状爪间突，足上多羽状毛（图 4-2-6）。

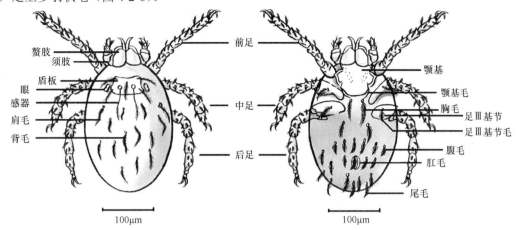

图 4-2-6 恙螨幼虫形态

3. 若虫 形态与成虫基本相似，有 4 对足。颚体上的刚毛较幼虫多，螯肢远端背面有一列齿缺；颚床不向前侧面伸展或卷曲，螯鞘前侧缘有一簇短光裸刚毛。

4. 成虫 形态与若虫基本相似，足 4 对，但身体较大，刚毛较多，且生殖孔已发育完全，可以辨别雌雄，颚肢爪的基部常有爪形刚毛 3 根，生殖孔旁各有生殖吸盘 3 个，且较若虫为大。成虫与若虫的体形如"8"字形，头、胸和腹的分界线明显。

【生活史】 恙螨的生活史分卵、前幼虫、幼虫、若蛹、若虫、成蛹和成虫等 7 期（图 4-2-7）。

卵（ovum）在适宜温度条件下发育，经 4～5 日开始膨大，色泽变为淡红。卵内发育为前幼虫（prelarva），在第 2～8 日挤破卵壳。前幼虫期为 7～14 日，发育过程中前幼虫可略再膨大，红色的眼也逐渐明显，体色变红。成熟后，幼虫蜕去前幼虫外皮而出。幼虫（larva）可分为寄生前期、寄生期及寄生后期。寄生前期是幼虫寻觅宿主的时期，但是幼虫活动力不强，因此表现为静伏状，待机而动。寄生期是幼虫寻找机会到达宿主躯体，并在宿主体上吸食的过程，平均为 3 日。幼虫饱食后膨大，体积增加百倍，体色常常略淡。寄生后期是幼虫饱食离开宿主后，爬到适合的土壤缝隙中静止的阶段。此期的长短主要视饱腹幼虫能否爬到合适的场所而定，一般具有向地性和向触性，遇小缝隙立即钻入，并很快静止。幼虫静止后在 2～4 日内躯体从椭圆变为狭长，后端突出一个钝圆部分，并在幼虫角皮盾板的后方出现一个若蛹（nymphochrysalis）的角突，齐盾板后缘顶破幼虫皮，而腹面则呈现若虫的足芽痕迹。若蛹期为 10～16 日，平均 12 日。若虫（nymph）在若蛹内发育成熟，蜕皮前 2 小时，体内白色排泄

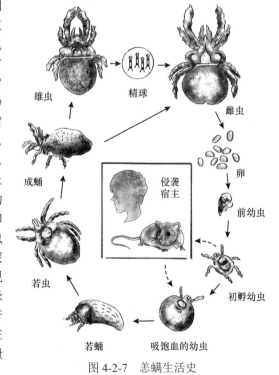

图 4-2-7 恙螨生活史

囊开始挥动，然后从角突裂口处蜕出螯肢和触须。若虫在适温和有足够的食物条件下，经 10～35 日静止为成蛹（imagochrysalia）。成蛹发育的过程基本与若蛹相似，匍匐在缝隙中，经 7～15 日化为成虫（imago）。成虫初化时雌雄性双态不明显，以后由于雌性孕卵后半体日益膨大，易于区分。取食习性与若虫相同。雄性与雌性不直接交配。一般雄性在化出后 2～7 天内开始产置精胞。雌性如遇精胞可以其外生殖器将精胞摘去，留下精丝。以后雌性食量增加，后半体膨隆，20 日后开始产卵，每日可连续产出，偶有间歇。每日产卵多达 10 个，持续时间可达 41 日，平均 30 日，卵产毕后可再经 30 日而死亡。恙螨的生活史较长，从卵产出至发育为成虫平均需 63 日。

【生态】

1. 活动、食性及取食方式　恙螨幼虫活动以早晚较多，其活动范围很小，其半径一般不超过 3m，垂直距离不超过 10～20cm。幼虫对宿主的呼吸、气味、体温和颜色等很敏感。常聚集在一起呈点状分布，称为螨岛（mite island）。幼虫喜群集于草树叶、石头或地面物体尖端，有利于攀登宿主。幼虫在水中能生活 10 日以上，因此洪水或河水泛滥等可促使恙螨扩散。成虫和若虫主要以土壤中的小节肢动物和昆虫卵为食，幼虫在宿主皮肤叮刺吸吮时，其螯肢刺入皮肤，分泌含多种溶组织酶的唾液，溶解皮下组织，使宿主组织出现凝固性坏死，并形成一条小吸管（称为茎口）通到幼虫口中。被分解的组织和淋巴液，通过茎口进入幼虫消化道。幼虫只饱食 1 次，在刺吸过程中，一般不更换部位或转换宿主。

2. 分布与滋生地　恙螨分布于温暖潮湿的地区，地形有海岛、平原、丘陵和山区，尤其热带雨林中更多。滋生在隐蔽、潮湿、多草、多鼠等场所，以江河沿岸、溪边、山坡、山谷、森林边缘及荒芜田园等杂草丛生的地区为最多；也可见于村镇附近的农作物区、菜园、瓦砾堆、墙角等处；在气候恶劣的干寒地带，也有适合某些螨种生存的微环境。我国目前调查和掌握的资料显示，东南沿海至西南边境省区恙螨滋生和分布最多。

3. 恙螨的宿主　恙螨幼虫的宿主范围很广泛，包括哺乳类、鸟类、爬行类和两栖类，有些种类也可侵袭人。大多数恙螨幼虫喜寄生在宿主体上阴暗、潮湿、皮薄有皱褶且分泌物多的地方，如鼠的耳窝与会阴部、鸟类的腹股沟与翼腋下，在人体寄生在项部发际缘、颈和肩部。

4. 季节消长　恙螨季节消长可受其本身的生物学特点、温度、湿度、雨量等因素影响，因种类和地区而异，一般可分为三型：①夏季型：每年夏季出现一次高峰，如地里纤恙螨；②春秋型：有春秋两个季节高峰，如多种纤恙螨；③秋冬型：在 10 月至次年 2 月出现一个高峰，如小盾纤恙螨。夏季型和春秋型的恙螨多以若虫和成虫越冬，秋冬型无越冬现象。

【与疾病的关系】

1. 恙螨皮炎　由恙螨幼虫叮咬人而引起。恙螨幼虫以螯肢刺入宿主皮肤，其唾液能够溶解宿主皮肤组织细胞，引起局部组织凝固性坏死，故能出现炎性反应。人体被恙螨幼虫叮咬后 6～12 小时，刺螯处可出现一个直径 3～6mm 的丘疹，中央有一水疱。周围有红晕，并且发痒难忍，且有痛感，水疱破裂可产生细菌感染。水疱可发生坏死和出血，随后结成黑色痂皮，成为焦痂。有些螨种引起的皮疹不明显，有些则出现强烈的炎性反应。

2. 恙虫病　恙虫病是人畜共患病，其病原为恙虫病立克次体，常在动物间传播，可通过恙螨叮刺人体而感染人。人体感染后出现三大症状：高热、出疹和原发病灶处的焦痂。

恙虫病的潜伏期为 4～20 天，一般为感染后 10～14 天出现临床症状。一般的症状为发热、焦痂、淋巴结肿大及皮疹。重症患者可引发多脏器损害。

（1）发热：恙虫病起病急骤，先有畏寒或寒战，继而发热，体温迅速上升，1～2 天内可达 39～41℃，个别超过 41℃，呈稽留型、弛张型或不规则型。伴有相对缓脉、头痛、全身酸痛、疲乏嗜睡、食欲缺乏、颜面潮红、结膜充血。个别患者有眼眶后痛。严重者出现谵妄、烦躁、肌颤、听力下降、脑膜刺激征、血压下降，还可并发肺炎。发热可持续 14～21 天，经合理抗病原治疗，患者体温可在治疗后 3～5 天恢复正常。

（2）焦痂及溃疡：为本病特征，见于 67.1%～98% 的患者。发病初期被恙螨幼虫叮咬处出现红色丘疹，一般不痛不痒，不久形成水疱，破裂后呈新鲜红色小溃疡，边缘突起，周围有红晕，1～2天后中央坏死，成为褐色或黑色焦痂，呈圆形或椭圆形，直径为0.5～1cm，痂皮脱落后形成溃疡，其底面为淡红色肉芽组织，干燥或有血清样渗出物，偶有继发化脓现象。多数患者只有1个焦痂或溃疡，少数2～3个，个别多达10个以上，常见于腋窝、腹股沟、外阴、肛周、腰带压迫等处，也可见于颈、背、胸、足趾等部位。

（3）淋巴结肿大：全身表浅淋巴结常肿大，近焦痂的局部淋巴结肿大尤为显著。一般如蚕豆至核桃大小，可移动，有疼痛及压痛，消散较慢，严重者出现坏死，但无化脓倾向。继发感染可呈现化脓性淋巴结炎变化。肿大的淋巴结消散较缓慢，在恢复期仍可扪及。

恙螨种类虽然很多，近年来的证据认为传播恙虫病的基本局限在纤恙螨属中纤恙螨亚属的地里纤恙螨群中的10余种，这些螨种能将恙虫病传给人类。其中最主要的是地里纤恙螨、红纤恙螨、绯纤恙螨及小盾纤恙螨等，是我国浙江以南传播恙虫病的主要媒介。

3. 流行性出血热（epidemic hemorrhagic fever） 发现恙螨可能是流行性出血热的传播媒介，主要依据是须纤恙螨等的地理分布、季节消长，与该病的流行病学相符。有许多著作支持这种观点。

【重要种类】

1. 地里纤恙螨（*Leptotrombidium deliense*） 即地里恙螨（*Trombicula deliensis*），为中型偏小的螨种，活体橘红色，躯体卵圆形，眼红色明显，体毛较少。盾板近似长方形，较扁，感器基位于PL线略前方。感器呈丝状，基部无棘，端部有17～19分支。盾板毛和背毛分支纤细，足较短。本种是东南亚地区恙虫病的重要媒介，我国以广东、福建分布最广。以野生家鼠属鼠类为宿主，其余宿主种类亦颇多，有人体寄生的记载。近年来发现本种有许多亚种和近似种，都可为恙虫病媒介。

2. 小盾纤恙螨（*Leptotrombidium scutellare*） 中型螨种，体色橘红，盾板较大，后缘宽阔，呈钝圆形，突出，前缘常内陷。盾板毛较长，分支较粗。本种是日本秋冬型恙虫病传播媒介，有许多人体被叮咬的记录。动物宿主种类亦多，包括日本田鼠、大林姬鼠、家鼠属多种，羊、犬、猫、鼬、猴、鸟等，分布自日本至东南亚。我国各地亦有发现，以东北和华北为主（图4-2-8）。

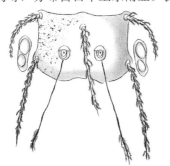

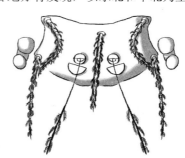

地里纤恙螨　　　　　　　　　　　　　小盾纤恙螨

图4-2-8　地里纤恙螨和小盾纤恙螨的盾板结构示意图

【防制】

1. 消灭恙螨的动物宿主 灭鼠是最主要的环节。病媒恙螨必须以鼠类为宿主，鼠类是恙虫病的传染源。灭鼠还有利于预防其他鼠体寄生虫和鼠源性传染病，是一举两得的措施。消灭恙螨的动物宿主，除了灭鼠外，还应注意家畜家禽的清洁卫生工作。

2. 除去恙螨滋生环境 定期打扫环境卫生，铲除杂草和去除乱砖堆。恙螨在野外主要滋生在杂草丛中，根据某地铲草经验，铲去杂草和表面浮土，恙螨数量会大大降低。清除乱砖堆，也可减少恙螨的滋生。在居民点内，通过修建下水道、开沟渠、填土等方法降低恙螨滋生地所在的地下水位；清除垃圾杂物、瓦砾等；或锄松表层泥土，铺平后压实，最好加一层黄泥或砂石压实，改变遮阴情况，使地面的蒸发加快，破坏恙螨的滋生地。在野外建造永久或临时房屋时，可用翻土机翻土，再用压路机压实，达到全部消灭滋生地的目的。不能用上述方法处理的种植地带，尤其是耕作地的边缘地带，应常改变环境，如开垦种植，精耕细作，消灭所有的荒地和半荒地，以达到消灭恙螨滋生地的目的。

3. 使用药物杀螨 疫区处理时，可用 0.5%～1.0% 敌敌畏溶液定期喷洒铺草、地板和房顶之稻草，或用 6% 六六六（$1.2g/m^2$）杀灭恙螨，效果良好。此外，还必须保持室内干燥和清洁。在人们经常活动的场所，喷洒美曲膦酯（敌百虫）等，有较好的灭螨效果。

4. 个人防护 在恙虫病疫区，于流行季节，应教育群众不在杂草丛生的地方坐卧休息；不在杂草、灌木丛上晒衣服；不用新鲜的杂草垫铺或盖棚，必须用时要经过暴晒，并喷洒杀虫剂。在野外伐木、割草时，应扎紧袖口、裤管口（可把袜子套在裤管外），衬衣扎入裤腰内。在流行较重地区，有条件时，可用药物预防恙螨叮刺。近年来认为避蚊胺（DEET，即二乙基-间-甲苯甲酰胺）与邻苯二甲酸二甲酯复方的驱避作用最好。野外作业后，应及时换衣、洗澡或擦澡，重点擦洗腋窝、腰部、会阴等部位，可减少被恙螨叮咬的机会。

5. 恙虫病药物治疗 目前多西环素是最推荐的特效药物，且可用作预防药物，副作用小。此外，氯霉素和四环素也有特效。

【案例解析】

1. 恙虫病的诊断方法有哪些？

血常规：白细胞总数减少，最低可达 $2×10^9/L$，亦可正常或增高；分类常有核左移。

血清学检查：①外-斐反应：亦称变形杆菌凝集试验，患者血清中抗恙虫病立克次体的抗体能与变形杆菌 OXK 抗原起凝集反应，为诊断提供依据。②补体结合试验：阳性率较高，特异性较强，且持续阳性时间较长，可达 5 年左右，需选用当地多见株作抗原，也可采用多价抗原，因不同株的恙虫病立克次体的抗原性可有较大差异。③免疫荧光抗体试验：用间接免疫荧光抗体试验检测患者血清中特异性抗体，在病程的第 1 周末开始出现阳性，第 2～3 周末达高峰，60 天后逐渐下降，但可持续数年，发病后 10 年检测仍呈阳性。④酶联免疫斑点测定：用各种血清型的恙虫病立克次体或部分蛋白质作为抗原，吸附在硝酸纤维膜上作酶联免疫斑点测定，检测患者血清中各血清型的特异性 IgG 和 IgM 抗体，该法敏感度高，特异性强，可区分各种血清型。⑤酶联免疫吸附试验与酶免疫测定：用酶联免疫吸附试验与酶免疫测定检测患者血清中抗恙虫病立克次体的 IgG 和 IgM 抗体。

病原体分离，必要时取发热期患者血液 0.5ml，接种于小白鼠腹腔内，小白鼠于 1～3 周死亡，剖检取腹膜或脾脏作涂片，经吉姆萨染色或荧光抗体染色镜检，于单核细胞内可见立克次体。也可作鸡胚接种、组织培养分离病原体。

分子生物学检查，具敏感度高、特异性强的特点，认为可用于本病的诊断并鉴定血清型。

2. 怎样预防恙螨的叮咬？

（1）避免在草地坐卧：鉴于恙螨叮咬多发生在草地上，少到草丛旁玩耍，即使要去，也不应直接在草地上坐卧，应选择柔软、舒适的草地垫子。

（2）外出穿浅色长衣：到野外郊游，尽量穿浅色长衣，并把袖口、裤脚口扎紧，以免被恙螨咬到。另外，回家后要及时换衣洗澡，擦洗腋窝、腰部、会阴等部位，以减少被恙虫叮咬的机会。

（3）降低室内湿度：恙虫多在潮湿的环境中滋生，所以需要改善居家环境，降低房间湿度，比如经常开窗通风，增加日照，并及时清除花盆内的积水。

（4）消灭老鼠：恙螨喜欢寄生在老鼠身上，如发现老鼠，要马上采取措施灭鼠，还要保持家居环境干净整洁，不要让老鼠入室。

（5）及时清除杂草：住所周围有杂草，应及时清除，并在杂草生长地方喷洒杀虫剂灭螨，以确保居住地和周边环境无恙螨滋生。

第三节 疥 螨

【提要】 疥疮是一种由疥螨在人体皮肤表皮层内寄生引起的接触性传染性皮肤病，可在家庭及接触者之间传播流行。临床表现以皮肤柔嫩区域出现丘疹、水疱及隧道，阴囊出现瘙痒和结节，夜间瘙痒加剧为特点。

【案例】

患者，男，28岁。因躯干和四肢反复出现皮肤红斑、丘疹伴瘙痒4个月，加重1周入院。患者4个多月前，大腿根部出现数个针尖大小的红点，瘙痒难忍。按过敏及湿疹治疗，病情无好转，皮疹逐渐扩大至躯干、四肢及全身，出现大片丘疹，并伴有破溃和结痂。四肢、躯干可见指甲至一元币大小的红斑，绿豆大小的丘疹，双小腿出现广泛红斑片，可见抓痕、干燥和皲裂。臀部及双腹股沟红斑中央可见丘疱疹及结痂，阴囊部可见红斑、肥厚、少量渗出。医生采集患者丘疹内容物，显微镜下观察可见大量疥螨成虫和虫卵，诊断为成人疥疮。

问题：

1. 患者在治疗期间，应注意哪些问题？

2. 常用的疥螨检查方法有哪些？

疥螨隶属蛛形纲（Arachnida）蜱螨亚纲（Acari）真螨目（Acariformes）疥螨科（Sarcoptidae）疥螨属（*Sarcoptes*），已知的疥螨属有28种（亚种），是一种永久性外寄生虫。它能够寄生于人体皮肤的角质层内，引起具有剧烈瘙痒并且传染性极强的皮肤病，称为疥疮。

疥螨呈世界性分布，除寄生于人体外，还寄生于牛、马、羊、猪、犬、猫、兔等多种哺乳动物体上（7个目、17个科）。许多种动物体上的疥螨也能传播给人，但寄生的时间较短，危害较轻。

【形态】

1. 成虫 疥螨很小，雌螨大小为（300～500)μm×(250～400)μm，雄螨大小为（200～300)μm×(150～200)μm。乳黄色，短椭圆形，躯体背面隆起，腹面较平，无眼，无气门，体表有大量波状皮纹，背面有成列的圆锥形皮棘，还有成对的粗刺、刚毛和长鬃。体不分节，由颚体和躯体两部分组成。

颚体短小，位于前端，由螯肢、须肢和口下板组成。螯肢1对，位于中央背面，呈钳状，其定趾和动趾内缘有齿，适于啮食宿主皮肤的角质层组织。中央腹面有1对口下板，其上有倒齿。须肢1对，位于两侧，各分3节，每一节具有刚毛，端节除1根刚毛尚有1个杆状突起和小刺，可能为感觉器官。

躯体呈囊状，背面隆起，腹面扁平，背面前端为一小块盾板，其上有一对刚毛；后方有一块大盾板，雌螨此盾板略呈长方形，宽大于长，雄螨此盾板呈盾牌状，长大于宽。盾板前缘中央有一孔状结构，伸入皮纹下，可能是一种感觉器官。躯体部表皮突起，形成圆锥形皮棘区，雌螨皮棘约为150个，雄螨较少。躯体后半部有成对的杆状毛，雌螨7对，雄螨6对。躯体腹面有4对足，前两对足与后两对足相距较远。足短粗、圆锥状，分5节。两对足跗节上有爪1对，跗节的端部有一带长柄的吸垫。吸垫末端为膜质，呈钟形，具吸盘功能，也是感觉灵敏部位。后两对足的末端雌雄不同，雌螨均为长刚毛，雄螨的第4对足末端具有吸垫，第3对足具长刚毛。雌螨外生殖器包括产卵孔和交合囊等。产卵孔位于腹面正中，呈一横裂状。躯体背面近肛门的前端有一骨化较深的交合突，其后缘有一交合孔，经一细管通至体内的受精囊。雄螨的外生殖器骨化较深，呈钟形，前方有一细长骨质内突，并与第 3、4 对足的基节内突相连，正中有弯钩状阳茎。螨产卵孔及雄螨外生殖器的前、后方各有 1 对前生殖毛和 1 对后生殖毛。肛门皆位于躯体后缘正中半背半腹。

2. 卵 呈长椭圆形，乳黄色，大小为 180μm×80μm，壳薄，透过卵壳可见里面发育的幼虫。

3. 幼虫 外形似成螨而较小，大小为（120～160）μm×（100～150）μm。足 3 对，两对在前，一对在后，前两对足各具吸垫，后一对足具长刚毛。躯体后部有 5 对杆状毛。生殖器官未发育，腹部无生殖毛。

4. 若虫 似成螨，稍小。足 4 对。生殖器尚不明显。雄螨只有 1 个若虫期，雌螨则有 2 个若虫期。第一期若虫长约 0.16mm，第 4 对足较第 3 对足为短，各足无转节毛。第二期若虫长 0.22～0.25μm，产卵孔尚未发育完全，但交合孔已生长，可进行交配。躯体腹面生殖毛已显现。第 1～3 对足各有转节毛 1 根，第 3、4 对足末端具长刚毛（图 4-2-9）。

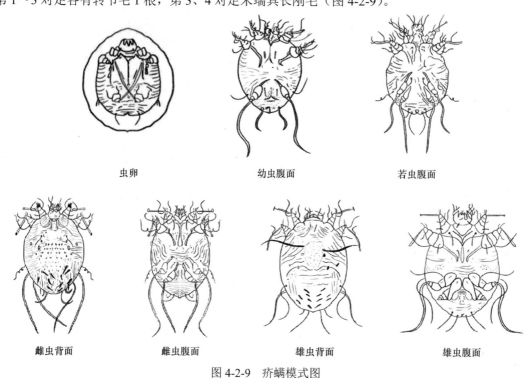

虫卵　　　　　幼虫腹面　　　　　若虫腹面

雌虫背面　　　雌虫腹面　　　雄虫背面　　　雄虫腹面

图 4-2-9 疥螨模式图

【生活史与习性】 疥螨的生活史包括卵、幼虫、前若虫、后若虫和成虫 5 期。疥螨成虫寄生于人体表皮角质层中，啮食角质层组织并以其螯肢及爪在皮下开凿一条与体表平行而迂曲的隧道。雌螨产卵于隧道内，3～7 天孵出幼虫，但外界温度降低时孵化期可延长至 10 天左右。幼虫期 3～4 天，蜕皮一次发育为前若虫。雄性若虫只有一期，经 2～3 天蜕皮一次发育为雄螨；雌性若虫有两期，幼虫蜕皮一次发育为第一期若虫，后者再蜕皮一次发育为第二期若虫。雄螨成虫与雌螨第二期若虫于夜间爬出隧道至皮肤表面进行交配。雄螨交配后不久死亡或筑一短隧道短期生活。雌性第二期若虫则于交配后 20～30 分钟内重新钻入宿主皮内，脱皮一次发育为雌性成虫，2～3 天后开始产卵。雌螨每天可产卵 2～4 个，产卵期为两个月，一生可产 40～50 个卵。雌螨产完卵后即死于隧道的尽头。疥螨从卵发育为成螨需 10～14 天。

疥螨多在指间、手背、腕屈侧、肘窝、腋窝前后、脐周、腹股沟、阴囊、阴茎和臀部等皮肤柔嫩皱褶等处寄生，女性患者常见于乳房及乳头下方或周围，偶尔亦可见于面部和头皮，尤其是耳后皱褶皮肤。儿童皮肤嫩薄，全身均可被侵犯，尤以足部多见。

疥螨有较强烈的热趋向性，能感受到宿主体温、气味的刺激，当脱离宿主后，在一定范围内，可再次移向宿主。

【生态】 疥螨的交配现象颇为特殊，多在夜间于宿主皮肤表面以雄螨与雌性后若虫进行，雄螨交配后不久即死亡，也可在雌螨的隧道中或者自行掘筑一短隧道作短期生活。受精后的雌螨非常活跃，每分钟可爬行 2.5cm，此时亦为最易感新宿主的时期。在宿主表皮的适当部位，以螯肢和前足跗节末端的爪突在皮纹沟交叉处挖掘，约经 1 小时钻入皮内，快者 20～30 分钟即可。雌螨以啮食角质层组织和渗出淋巴液获取营养。每天掘进隧道 0.5～5mm。通常以雄虫所掘隧道为主，且最长，可达 10～15mm，每隔一段距离有小通道至表皮，便于虫卵发育和幼虫爬出。雄螨与后若虫亦可单独掘筑极短的隧道。前若虫与幼虫只生活在雌螨的隧道里。

交配后的雌螨，经 2～3 天开始在隧道内产卵，每 2～3 天产卵 1 次，每次 2～3 个，因此在隧道内可见很多卵排集一处。雌螨一般不离开隧道，产卵完毕便死于隧道底部。

【致病】

1. 致病机制 疥螨对人的致病作用：一是虫体凿隧道时的机械刺激；二是 I 型和 IV 型变态反应造成的免疫损伤。初次感染，疥螨钻皮时很少发生免疫应答，表皮的损伤极轻，患者无自觉症状，但疥螨挖掘隧道时，其分泌物、排泄物中的抗原物质可诱导机体产生免疫应答，患者一旦获得免疫，挖钻将导致疥疮特征性地表现为剧烈瘙痒、丘疹、结节。

疥螨与两种主要的尘螨——粉尘螨和屋尘螨有交叉反应。对尘螨过敏而无疥疮史的患者，疥疮皮疹出现得早、程度重。在一些病例中，尘螨可持续提供抗原而造成疥疮后持续瘙痒。

2. 病理变化 疥疮的组织病理学改变为浅层或深层血管丛周围胶原束间（包括淋巴细胞、巨噬细胞及较多嗜酸性粒细胞）的混合炎症细胞浸润。有时在角质层内可见疥螨和虫卵，疥螨所在部位下方的棘细胞层可见海绵水肿，严重的导致表皮内水疱形成。

3. 临床表现 疥疮的潜伏期，初次感染为 4～8 周，再次感染为 24～48 小时。疥疮的好发部位为皮肤薄嫩处，如指间、手腕、肘窝、腋窝、腹股沟、外生殖器、女性乳房下等。除挪威型疥疮外，一般皮损不侵犯头面及跖部。疥疮的主要症状为剧烈瘙痒，夜间加重。主要体征为丘疹、水疱、脓疱、结节和隧道。

疥疮在临床上还有一些特殊的类型，常见如下：

婴幼儿疥疮：其皮疹常累及头、面、颈及掌跖部。皮疹以水疱为多见，甚至有的发生大疱，继发湿疹样变往往较成人明显而泛发。隧道最容易在掌跖处发现，其次是指间、腕部及踝部。

隐匿型疥疮：多见于城市患者及夏季患者。皮疹数目少，有的仅为几个散在的瘙痒性丘疹及抓痕，隧道不易发现，易漏诊或误诊。

结节型疥疮：浸润的细胞以嗜酸性粒细胞为主，淋巴细胞具有多形性，有的核较大，染色质丰富甚至有丝状分裂象，易误诊为恶性淋巴瘤。长期搔抓的结节型损害，还可在增厚的真皮乳头中见到垂直走向的粗厚的胶原纤维，结节中不易找到疥螨。绝大多数发生于男性阴囊和阴茎，自觉剧烈的皮内瘙痒。疥疮治愈后，结节仍可持续数月甚至 1 年以上。

挪威型疥疮：主要发生于免疫功能低下或紊乱、精神障碍及生理衰弱者。患者有大量过度角化的银屑病样鳞屑，尤以甲下、指端和关节附近为甚。甲廓常遭侵犯，甲板变厚、变形。在手、足可形成大的疣状痂，掌趾则可出现不规则的肥厚和皲裂。头、面、颈和躯干呈广泛性浸润性红斑，附着大量鳞屑及污黄色厚痂，有难闻的腥臭味。痂皮附着牢固不易脱落。若侵犯头皮则毛发干枯无光泽并伴有脱发。患者自觉不痒或轻度瘙痒，少数患者剧痒。鳞屑和痂皮下有大量疥螨。具有高度接触传染性，易被误诊为剥脱性皮炎，易并发真菌感染。

目前，由于糖皮质激素的广泛应用、人群免疫力改变等因素，部分疥疮患者临床表现常不典型，突出表现为隧道检出率低、疥疮结节发生率增高及隐匿型疥疮增多。

疥疮可并发疥疮后瘙痒、脓疱疮、毛囊炎、疖肿、甲沟炎、湿疹样变、淋巴管炎及淋巴结炎等。

【实验诊断】 根据与疥疮患者接触史、皮损的类型及特征性分布，以及瘙痒剧烈、夜间加

重的特点,尤其是发现隧道行病原学检查发现其中的疥螨或虫卵即可诊断。常用的病原学检查方法:

1. 针挑法 用 6 号注射针头,针头与皮肤成 10°～20° 角,针口斜面向上,在水疱或隧道末端距虫点 1mm 处进针,插至虫点底部,然后针筒成 5°～10° 角稍加转动,疥螨即落入针口孔槽内,缓慢挑破皮肤或直接退出针头,移至滴有甘油的载玻片上进行镜检。

2. 刮皮法 用消毒的圆口手术刀片蘸少许消毒矿物油,滴在丘疹或隧道表面,然后用刀片平刮 6～7 次至油滴内有细小血点,连刮数个丘疹,将带油鳞屑移至载玻片上进行镜检。

3. 解剖镜检 将手掌及腕部置于 4×10 或 2.5×10 的双目解剖镜下,利用 45° 入射的强光(100W 普通灯泡发出)在皮损处观察,可清晰地看到疥疮患者的隧道及其内的疥螨。此法快速而准确。

4. 隧道墨汁染色法 用棉签蘸少许墨汁涂可疑皮损处,1～2 分钟后用水棉球拭去表面墨迹,浸入隧道内者被保留,于是隧道便呈现出来。

【流行与防治】 疥螨感染遍及世界各地,其流行呈周期性,以 15～20 年为 1 个周期,一般认为与人群免疫力下降有关。疥螨感染多见于卫生条件较差的家庭及学校等集体住宿的人群中。秋冬季感染率高。患者是主要传染源,传播途径主要是人与人的密切接触,如与患者握手、同床共枕等。夜间疥螨活动活跃,常在患者皮肤爬行和交配,致使传播机会增加。

疥螨感染的防治应以防为主。一旦发生疥疮患者应及时隔离、治疗。由于疥螨对热抵抗力不强,如 50℃ 热水中 1 分钟全部死亡,暴晒、冷冻均可杀死疥螨,所以患者的衣服、毛巾、床单等要用开水煮,被褥在阳光下暴晒,冬季或寒冷地区被褥放室外冷冻一昼夜以杀灭其上的活疥螨。避免与患者接触,不接触患者的衣服、手套、被褥及毛巾等。注意个人卫生,勤洗澡、勤换内衣、勤晒被褥。

目前国内常用的灭疥药有硫软膏、25% 苯甲酸苄酯乳剂或洗剂、10% 优力肤霜、30% 肤安软膏、1% 林丹霜(商品名为疥灵霜)等。国外常用的灭疥药有克罗他米通(crotamiton)、5% 苄氯菊酯霜、5% 扑灭司林霜(permethrin);伊维菌素(ivermectin)100μg/kg 单剂口服对杀灭疥螨有效。疥疮结节的治疗可用泼尼松龙注射液加 1% 利多卡因局部注射。若疥疮皮损处合并感染,应先抗感染治疗再灭疥;若瘙痒剧烈可对症治疗。

【案例解析】

1. 该患者治疗时,应注意哪些问题?

(1)隔离:疥疮的传染性比较大,很容易在家庭成员、集体宿舍舍友等人群内相互传染,所以适当的隔离是有必要的。

(2)消毒:附着在衣物、床单等上面的虫体或虫卵,如果不进行彻底消毒,即使身上的皮疹治疗好了,还是一样会再次被感染,导致前面的治疗失效,因此所有贴身衣物应尽量煮沸消毒、日光暴晒,以杀灭疥螨。

2. 常用的疥螨检查方法有哪些?

疥螨检查常用的方法有针挑法、刮皮法、解剖镜检和隧道墨汁染色法等。

第四节　蠕　形　螨

【提要】 蠕形螨是脸上最常见的寄生虫之一,有毛囊蠕形螨和皮脂蠕形螨。肉眼是无法看到的,需要在显微镜下才能看到。但是它们带来的危害却是明显的,黑头、痤疮、痘痘等皮肤问题都跟它们有关。

【案例】

患者，男，35 岁。主诉面部发红，丘疹 3 年，在当地各医院皮肤科寻求治疗，但一直未见好转。整个面部可见细小的丘疹和红斑，有鳞屑。病原学检查：采用透明胶带法，分别于两颊、额、鼻翼两侧和下颌粘贴过夜，显微镜检可见大量蠕形螨，多个毛孔有 4～6 条毛囊蠕形螨，整个面部共检螨虫 1000 余只。经甲硝唑凝胶杀螨治疗后皮疹基本消失。诊断为毛囊糠疹样蠕形螨病。

问题：

1. 蠕形螨最常引起什么疾病？

2. 如何预防蠕形螨感染？

蠕形螨俗称毛囊虫，在分类上属于蛛形纲（Arachnida）真螨目（Acariforms）蠕形螨科（Demodicidae）蠕形螨属（*Demodex*），已记录有 140 余种（亚种）。它是一种永久性的寄生螨，寄生于人和多种哺乳动物的毛囊和皮脂腺内。寄生于人体的有毛囊蠕形螨（*Demodex folliculorum*）和皮脂蠕形螨（*Demodex brevis*）两种，对人产生不同程度的危害。

【形态】 蠕形螨体呈乳白色，半透明状，长 0.1～0.4mm，全体分为颚体、足体和末体三部分。体壁较薄，0.5～2.0μm 厚，为壳质膜结构，表面具有明显的环形皮纹。颚体呈不规则四边形，其宽度大于长度，口器为刺吸式，螯肢 1 对，呈细针状，平时收放在口前腔内。在颚基背面的中部，有一向前伸出的锥状突起，它的前端可被颚基腹面的口下板延伸的膜状结构所合抱，形成短喙状，在口下片前端处有一口腔开口。取食时，螯肢由口前腔中向前下方伸出，穿刺入宿主细胞吸食。在颚体腹面内部有一马蹄形咽泡，咽泡的形状为分类特征之一。在颚基腹面，咽泡前端水平两侧有一对微刺形颚腹毛（subgnathosomal seta）。在颚基背面两侧有一对呈双叶形短铆钉状的背基刺（supracoxal spine），以柄着生于基部的陷窝内，可能为一种感觉器官。触须 1 对，各分 3 节，基节较大，其他 2 节较小，第 3 节末端腹面有 5 个刺形须爪（毛）（palpal claw or seta）。触须能弯曲活动，有助于运动和蜕皮，并能破坏宿主的上皮细胞。足体约占总体长的 1/4，有 4 对足，粗短，各足基节与躯体腹壁愈合成扁平的基节片，不能活动，其他各节呈套筒状，能活动，伸缩。足跗节上有一对锚状叉形爪。第四对足基节片的形状为分类特征之一。在足体背面有 2 对粗短呈瘤状的背足体毛，前后各一对，其排列与形状因种而异。

雄性生殖孔位于足体背面第一、第二对背足体毛之间一长圆形突起上，阳茎末端膨大呈毛笔状，可由体内经生殖孔伸出。末体细长呈指状，约占体长的 2/3 以上，端部钝圆，无肛道。雌虫背足体毛形如梭状突起，环绕于背足体毛四周的皮纹清晰。阴门为一狭长裂口，位于腹面第四对足基节片之间的后方。末体后端处的体内有一指状肛道，自后向前，肛门在其前端开口于腹中线。肛道的有无及形态为分类特征之一。

虫体内部有唾液腺 1 对，位于咽泡上方两侧，在足体和末体内尚有肌肉、神经、消化和雌、雄生殖系统。

人体寄生蠕形螨的鉴别特征：

1. 毛囊蠕形螨 成虫体细长，雌虫大于雄虫，马蹄形咽泡细长，后端开口较窄。雄性生殖孔位于第二对背足体毛中间的一个三角形突起上，阳茎长 24.2μm，第四基节片左右两块在中线处接近，但不愈合。末体约占躯体长度的 2/3～3/4，末端较钝圆，雌虫有一指状肛道，雄虫无。

2. 皮脂蠕形螨 虫体粗短，咽泡较宽，前端有一明显的咽管相通，使咽泡形成一倒圆酒杯状。第四基节片左右愈合。雄性生殖孔位于第二对足水平线上，阳茎长 177μm。末体长度约占总长的 1/2，末端略尖，呈锥状。雌雄虫均无肛道（图 4-2-10）。

【生活史与习性】 两种蠕形螨的生活史基本相似，包括卵、幼虫、前若虫、若虫和成虫 5 期。雌虫产卵于毛囊或皮脂腺内，经 2～3 天孵出幼虫，幼虫经 1～2 天后蜕皮为前若虫。幼虫和前

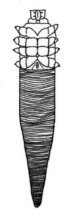 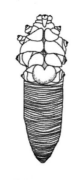

毛囊蠕形螨成虫　　　　皮脂蠕形螨成虫

图 4-2-10　蠕形螨模式图

若虫具足 3 对，3 天后蜕皮为若虫。若虫形似成虫，具足 4 对，生殖器官尚未发育成熟，不食不动经 2～3 天发育为成虫，经 4～5 天发育成熟，于毛囊口处交配后，雄虫很快死亡，雌虫进入毛囊或皮脂腺内产卵。完成一代生活史约需 3 周，雌虫寿命在 4 个月以上。

人体蠕形螨主要寄生于人体的前额、鼻、鼻沟、颊部、下颌、眼睑周围和外耳道，亦可寄生于头皮、颈、肩背、胸部、乳头、睫毛、大阴唇、阴茎和肛门等处的毛囊和皮脂腺中，以毛囊上皮细胞核腺细胞的内容物为食，亦可取食皮脂腺分泌物、角质蛋白和细胞代谢物等。毛囊蠕形螨寄生于毛囊内，以其颚体朝向毛囊底部，一个毛囊内常有多个虫体寄居，一般为 3～6 个。皮脂蠕形螨常单个寄生于皮脂腺或毛囊中，其颚体朝向腺体基底。

人体蠕形螨对温度较敏感，发育的最适宜温度为 37℃，其活动力可随温度上升而增强，45℃以上则活动减弱，54℃为致死温度。当宿主体温升高时，毛囊及毛囊口扩张，皮脂腺内容物变稀，利于虫体爬出，在体表爬行，爬出者多为雌螨。皮脂蠕形螨的运动能力明显比毛囊蠕形螨强。蠕形螨属于负趋光性，多在夜间爬出，在皮肤表面求偶。

人体蠕形螨对温湿度、酸性环境和某些药物等均具有一定的抵抗力。在 5℃时，成虫可存活约 1 周；在干燥空气中可存活 1～2 天；在 23～27℃条件下，55% 的虫体能存活 2 天以上。两蠕形螨对碱性环境的耐受力弱于酸性环境，尤以皮脂蠕形螨为明显，3% 甲酚皂溶液和 75% 乙醇 15 分钟可杀死蠕形螨，日常用的肥皂不能将其杀死。

【生态】　蠕形螨是一种专性寄生虫，对宿主有严格的选择性。一般认为人是人体蠕形螨唯一宿主，但用人体蠕形螨接种兔和幼犬均获成功。因此认为人畜之间有相互感染的可能性。

人体蠕形螨各期的发育必须在人体上进行，主要寄生于人体的前额、鼻、鼻沟、颊部、下颌、眼睑周围和外耳道，亦可寄生于头皮、颈、肩背、胸部、乳头、睫毛、大阴唇、阴茎和肛门等处的毛囊和皮脂腺中，以毛囊上皮细胞核腺细胞的内容物为食，亦可取食皮脂腺分泌物、角质蛋白和细胞代谢物等。毛囊蠕形螨寄生于毛囊内，以其颚体朝向毛囊底部，一个毛囊内常有多个虫体寄居，一般为 3～6 个。皮脂蠕形螨常单个寄生于皮脂腺或毛囊中，其颚体朝向腺体基底。

人体蠕形螨各期的发育必须在人体上进行，毛囊蠕形螨可广泛寄生于头皮、乳头、面部、胸臂等处的皮脂腺和毛囊内，其中以皮脂腺较丰富的颜面部感染率最高，如鼻尖为 69.7%、鼻翼为 68.3%，其次为下颌 56.8%、眼睑 46% 等。皮脂蠕形螨也以颊部寄生最多，其余部位分布则较平均。同一个体可有两种蠕形螨的同时寄生。

【致病】　人体蠕形螨成虫具有坚硬的螯肢、须肢、带刺的 4 对足等，它们在皮肤内活动时对上皮细胞和腺细胞造成机械性破坏，使毛囊、皮脂腺失去正常的结构和功能，引起毛囊扩张，上皮变性。当寄生虫体较多时，可引起角化过度或角化不全、皮脂腺分泌阻塞及真皮层毛细血管增生并扩张等病变；虫体的机械刺激和其分泌物、代谢物的化学刺激可引起皮肤组织的炎症反应，导致宿主局部皮肤的非细菌性炎症反应。此外，虫体代谢物可引起变态反应，虫体的进出活动携带其他病原生物进入毛囊或皮脂腺可致继发感染，引起毛囊周围细胞浸润，纤维组织增生。

蠕形螨具低度致病性。绝大多数人体蠕形螨感染者无自觉症状，表现为无症状的带虫者，或仅有轻微痒感或烧灼感。临床症状与患者的免疫状态、营养状况、寄生的虫种及感染度等因素有关，并发细菌感染可加重症状，重者可引起蠕形螨病。临床上常见的症状有患处皮肤轻度潮红和异常油腻，继而出现弥漫性潮红、充血，继发性红斑、湿疹或散在的针尖至粟粒大小不等的红色痤疮状丘疹、脓疱、结痂及脱屑，皮脂异常渗出、毛囊口扩大，表面粗糙，皮肤有瘙痒感及烧灼感等。

此外，酒渣鼻、毛囊炎、痤疮、脂溢性皮炎和睑缘炎等皮肤病患者的蠕形螨感染率及感染度均显著高于健康人及一般皮肤病患者，表明这些现象可能与蠕形螨的感染有关。

【实验诊断】 根据患者症状和皮肤损伤情况，并经显微镜检出蠕形螨即可确诊。制作镜检标本的常用方法：

（1）透明胶纸法：嘱被检对象于睡前进行面部清洁后，用透明胶纸粘贴于面部的鼻、鼻沟、额、颧及颏部等处，至次晨取下，贴于载玻片上镜检。检出率与胶纸的黏性，粘贴的部位、面积和时间有关。

（2）挤压刮拭法：双手拇指相距 1cm 左右先压后挤，取挤出物镜检。蠕形螨检出率夜间比白天高。

（3）直接刮拭法：用痤疮压迫器或蘸水笔尖后端等，从受检部位皮肤直接刮取皮脂腺和毛囊内容物。将刮出物置于载玻片上，滴加 1 滴甘油涂开后，覆盖玻片镜检。

（4）标准皮肤表面活组织检查法（SSSB 法）：将氰基丙烯酸盐黏合剂涂抹在载玻片上，立即紧压在受检皮肤上，1 分钟后轻轻取下载玻片，滴 1 滴甘油，加盖玻片镜检。SSSB 法在国外普遍使用。

【流行与防治】 蠕形螨是导致蠕形螨病的病原体，毛囊蠕形螨约占 90%，皮脂蠕形螨约占 10%，少数人呈混合感染。蠕形螨具有专性寄生特性，虽有少数人体感染犬蠕形螨的报道，但尚未发现自然感染人体蠕形螨的动物保虫宿主。因此认为，蠕形螨病的传染源是蠕形螨病患者或者带虫者。

目前，一般认为蠕形螨只有成虫期才具有传播力。据报道游离于皮肤表面的人体蠕形螨绝大多数为成虫，且雌虫远多于雄虫，故认为其感染期主要为雌性成虫。蠕形螨对酸碱度的适应范围较大，普通日用肥皂水及市售各种化妆品对其均达不到有效的杀灭效果，蠕形螨可在外界存活 1～4 天，加之蠕形螨常活动于人体毛囊口以及皮肤表面，故蠕形螨可经接触传播。其传播途径可分为异体传播（包括直接接触和间接接触）和自体传播。

预防感染的措施包括：避免与患者接触，家庭中毛巾、枕巾、被褥、脸盆等需专用并常烫煮消毒。不用公共盥洗器具，严格消毒美容院等公共场所的用具。口服甲硝唑、伊维菌素、维生素 B_6 及复合维生素 B，兼外用甲硝唑霜、苯甲酸苄酯乳剂、桉叶油以及百部、丁香和花椒煎剂等均有一定疗效。

人体蠕形螨反复感染是防治蠕形螨病中最难解决的问题，因此必须做到正确诊断，及时治疗，以达到较好的防治蠕形螨病的目的。

【案例解析】

1. 蠕形螨最常引起什么疾病？

蠕形螨具低度致病性。其危害程度取决于感染度和人体的免疫力等因素，并发细菌感染可加重症状。绝大多数感染者无自觉症状，或仅有轻微痒感或虫爬感。虫体的机械刺激和其分泌物、排泄物的化学刺激可引起皮肤组织的炎症反应。人体蠕形螨破坏上皮细胞和腺细胞，引起毛囊扩张，上皮变性。皮损的表现为局部皮肤弥漫性潮红、皮脂异常渗出、毛囊显著扩大，表面粗糙甚至凹凸不平。在毛囊炎、脂溢性皮炎、痤疮、酒渣鼻、眼睑缘炎和外耳道瘙痒等疾病中，蠕形螨的寄生是主要病因之一。

2. 如何预防蠕形螨感染？

（1）注意个人卫生：平时需要注意定期消毒毛巾等日常用品；枕巾、被褥等床上用品需要勤换洗，多晾晒；不与他人共用毛巾、浴巾等用品；家中的毛绒玩具也要及时清洗。晾晒的最佳时间是中午阳光最为强烈的时候，至少晾晒 2 个小时，能够最有效地杀死螨虫。

（2）注意眼部卫生。

（3）适当运动锻炼。

（4）注意环境卫生。

第五节 其他螨类

一、革 螨

【提要】 革螨叮刺吸血可造成局部皮肤损害及过敏反应，称为革螨皮炎。此外，少数体内寄生的革螨偶尔侵入人体，引起各种螨病如肺螨病。

【案例】

患者，男，21岁，空军守库战士。因打草后踝部和小臂出现刺痒，刺痒局部发现散在的微小丘疹（1mm左右）；丘疹分布于背部、大腿后面，尤其是四肢常暴露部位，每处可见5～10枚，丘疹中央均留有刺伤痕迹，为生物叮咬痕迹；随时间延长丘疹逐渐扩大，2～3天丘疹发展为0.5～1cm的小肿块，发红、局部微热、指压微感质硬，刺痒加剧，有的小肿块因搔抓溃烂；7～10天后形成结痂，结节色由红变浅，质硬，持续15～30天消退，结痂消退后有黑色斑点沉着。

问题：

1. 上述症状可能由哪种螨虫引起？

2. 如何有效避免这类螨虫寄生？

革螨属于蛛形纲（Arachnida）蜱螨亚纲（Acari）寄螨目（Parasitiformes）中气门亚目（Mesostigmata），与医学有关的属于皮刺螨总科（Dermanyssoidea）中的皮刺螨科（Dermanyssidae）、巨刺螨科（Macronyssidae）和厉螨科（Laelapidae）。全世界已知革螨有800余种，我国记录有600余种。

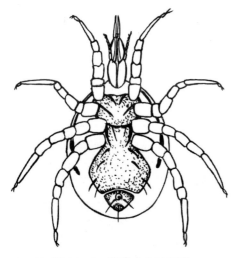

图4-2-11 革螨成虫示意图

【形态】 革螨系中型螨类，体色呈淡黄、棕黄或深棕色，少数呈灰白色。大小一般在0.2～0.5mm，大者可达1.5～3.0mm。体形多呈宽卵圆形或椭圆形，少数呈圆形。虫体背腹扁平，分颚体（gnathosoma）和躯体（idiosoma）两部分。颚体位于躯体前端，由颚基、螯肢及须肢组成，颚基紧连躯体，其形状是分类鉴定的依据。躯体一般呈卵圆形或椭圆形，背面隆起，有背板1～2块。雌虫生殖孔位于胸板之后，被生殖板遮盖，呈横缝隙状。雄虫生殖孔位于胸板前缘，呈漏斗状（图4-2-11）。目前，对革螨的分类鉴定主要以成虫（特别是雌虫）形态为依据，其幼虫和若虫期的形态在分类上远不如成虫形态重要。

【生活史】 革螨生活史分为卵、幼虫、前若虫、后若虫和成虫5个时期（图4-2-12）。革螨行卵生、卵胎生或孤雌生殖。雌螨产卵后一般在1～2天孵出幼虫。幼虫呈白色，足3对，无气门，不摄食，在24小时内蜕皮为前若虫。前若虫足4对，气门沟较短，雌性吸血2次，雄性吸血1次，经2～6天发育为后若虫。后若虫与成虫相似，但无生殖孔和生殖板，摄食后经1～2天蜕皮为成虫。革螨一般情况下1～2周完成生活史。

【生态】 革螨大多数营自生生活，少数营寄生生活。营自生生活的革螨滋生于枯枝烂叶下、草丛和土壤里、禽畜粪堆和仓库贮品中，亦能以腐败的有机质为食。营寄生生活的革螨多寄生于宿主体表，如厉螨属；少数寄生于宿主体内，如呼吸道、外耳道、肺部等，如肺刺螨属等。革螨宿主广泛，包括哺乳类、鸟类、爬行类、两栖类及无脊椎动物等，亦可侵袭人。寄生性革螨，有的为专性吸血者，以宿主的血液和组织液为食，雌、雄成虫、若虫均吸血；有的为兼性吸血，既可刺吸血液，亦可捕食小型节肢动物或有机质。

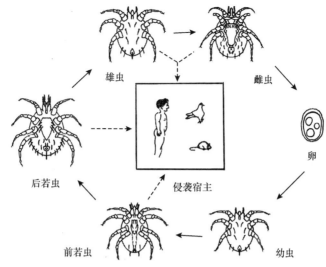

图 4-2-12　革螨生活史示意图

按寄生特性可将革螨分为：

（1）巢栖型：整个发育和繁殖过程都在宿主巢穴中进行，仅在吸血时才与宿主接触，其宿主广泛，吸血量较多，耐饥力较强（可达数月）。此型中有兼性血食者如格氏血厉螨，专性血食者如柏氏禽刺螨。

（2）毛栖型：长期寄生在宿主体表，对宿主有选择性，吸血量较少，耐饥力较差（仅为数周）。此型中有兼性血食者如毒厉螨，专性血食者如淡黄赫刺螨。

革螨的寿命及耐饥力因种类不同而异，巢栖型革螨的寿命较长，耐饥力较强，而毛栖型革螨的寿命较短，耐饥力亦差。在一定范围内，温度越低，革螨的寿命及耐饥时间越长。在多数情况下，革螨喜欢温暖、潮湿的环境，对干燥的耐受性很差，其个体发育、活动与温湿度、光照的关系亦因种类不同而异。

【与疾病的关系】　革螨对人的危害主要表现在革螨对人体的直接致病作用和传播疾病两方面。前者主要是革螨直接叮咬人体引起螨虫性皮炎，也可直接寄生于人体引起肺螨病等；后者指革螨作为疾病传播媒介。革螨侵袭、叮咬人体的部位多在手、腋窝、腰部等处，叮咬后局部表现为程度不同的瘙痒、红色丘疹及大片皮疹，少数病例伴有全身反应。可直接叮咬人体引起皮炎的革螨种类很多，常见的种类有鸡皮刺螨、柏氏禽刺螨、囊禽刺、茅舍血厉螨、格氏血厉螨、赫刺螨、林禽刺螨、仓鼠赫刺螨及拱胸血革螨等，其中以柏氏禽刺螨引起皮炎的报道最多。目前，已见由革螨引发人体过敏反应的报告。肺螨病是螨类寄生肺部引起的一类疾病，大多由不属于革螨范畴的螨类所引起 [如粉螨总科（Acaroidea）及跗线螨总科（Tarsonemoidea）]，但革螨中肺刺螨属（*Pneumonyssus*）的一些种类偶尔也可引起人肺螨病。

除了直接致病作用外，革螨更为重要的医学意义是可传播多种疾病。迄今的研究表明，革螨可能与 20 余种疾病的传播有关。

（1）流行性出血热：又称肾综合征出血热（hemorrhagic fever with renal syndrome），病原体为汉坦病毒（*Hantavirus*）。传染源主要是鼠类，病原体可随鼠类排泄物（如尿、粪便等）排出体外，经呼吸道、消化道和接触传播，亦可通过革螨叮刺传播。国内已证实多种革螨可作为本病的传播媒介。一年四季均可发病，患者多见于青壮年。该病在欧洲和亚洲流行较广泛，在我国大部分地区都有流行。

（2）立克次体痘（rickettsial pox）：又称疱疹性立克次体病，病原体为小蛛立克次体（*Rickettsia akari*）。传染源主要是鼠类，传播媒介主要为血红异皮螨（*Allodermanyssus sanguineus*），通过叮刺吸血传播。本病主要流行于美国东北部，近年来我国亦有发现。

（3）其他：革螨在森林脑炎、Q热、地方性斑疹伤寒、土拉弗菌病、圣路易脑炎、淋巴细胞脉络丛脑膜炎等疾病的疫源地，参与病原体的循环和保存。

【防制】 改造革螨的滋生场所，这是治本措施。结合爱国卫生运动，清除滋生地，保持室内清洁干燥，清除鼠巢、鸡窝、鸽窝、燕窝及草堆中的革螨，防止野鼠窜入室内，不要在住宅内饲养家禽，如发现禽巢有革螨，可用药物灭螨。有机磷杀虫剂如倍硫磷、杀螟松、喹恶硫磷、杀扑磷、溴氯磷等30余种，杀灭革螨效果颇佳。户外活动时做好个人防护：睡高铺不睡低铺；穿"五紧"防护服，即扎紧领口、袖口和裤脚口；可用驱避剂，如邻苯二甲酸二甲酯（DMP）、避蚊胺（DETA）、四氢喹啉、驱蚊酊等。

【案例解析】

　　1.上述症状可能由哪种螨虫引起？

　　上述症状可能是由革螨直接叮咬人体引起螨虫性皮炎。革螨喜欢侵袭、叮咬人体的手、腋窝、腰部等部位，叮咬后局部表现为程度不同的瘙痒、红色丘疹及大片皮疹，少数病例伴有全身反应。

　　2.如何有效避免这类螨虫寄生？

　　在流行区户外活动时穿"五紧"衣服（即扎紧领口、袖口、裤脚口），涂一些驱避剂。

二、粉　　螨

【提要】 粉螨，为粉螨科一类螨虫的通称，国内常见的一种对储藏物造成质和量上很大损失的害虫，粉螨还可引起人的皮炎和呼吸道疾病。

【案例】

　　患儿，女，10个月。因父母发现其外阴红肿，哭闹不止，遂去医院就诊。实验室检查：尿常规白细胞（+），红细胞（±），亚硝酸盐（−）；尿液显微镜离心镜检：白细胞5～8个/HPF，红细胞1～3个/HPF，发现疑似螨虫寄生虫。提示患儿父母清洗患儿阴部及接触衣裤等，排除污染，次日清晨留取中段尿及时送检。尿液离心镜检：白细胞6～8个/HPF，红细胞1～4个/HPF，发现疑似螨虫寄生虫。经超高倍显微镜镜检鉴定：致病寄生虫系粉螨。

　　问题：

　　1.该寄生虫感染的主要症状有哪些？

　　2.在生活中应注意哪些问题以防止感染？

粉螨（flour mite）隶属蜱螨亚纲（Acari）真螨目（Acariformes）粉螨亚目（Acardida）。粉螨种类繁多，呈世界性分布，其中许多种类与人类健康关系密切。有些种类生活力甚强，可营自生生活，也可寄生于人或动物的体表和（或）体内，引起螨病；有些种类的排泄物、分泌物、蜕下的皮等是极强的变应原，可引起人体变应性疾病；有些种类的分泌物、排泄物等可引起人畜中毒。

【形态】 粉螨大小多在120～500μm。粉螨以围头沟为界分为颚体和躯体两部分。颚体位于躯体前端，由1对螯肢、1对须肢及口下板组成，为粉螨的取食器官。多数粉螨的颚体背面退化，呈小叶片状，位于螯肢基部之间的颚体由关节膜与躯体相连，可部分缩进躯体。躯体常为卵圆形，由分颈缝分为足体和末体（足后区），足体分为前足体和后足体。背、腹面着生各种刚毛，刚毛的形状和排列因种属而不同，是分类的重要依据（图4-2-13）。

【生活史】　粉螨的生活史分为卵、幼螨、第一若螨（前若螨）、第二若螨、第三若螨（后若螨）、成螨等期，其中第二若螨往往在环境条件不利时静止不动，成为吸附在其他节肢动物体上的休眠体（hypopus），然后散布到他处。有时第二若螨完全消失，生活史中只具第一、第三若螨。幼螨足 3 对，有时具基节杆。第一若螨足 4 对，生殖孔不发达，有生殖乳突 1 对，腹面后方无吸盘。休眠体分静态休眠体和活动休眠体。静态休眠体有跗肢或无跗肢，螨体包在第一若螨的皮壳中。活动休眠体有足 4 对，无基节杆。腹面后方有 1 组吸盘。第三若螨足 4 对，生殖孔不发达，无生殖瓣，有生殖乳突 2 对。成螨足 4 对，雄螨有阳茎，雌螨生殖孔发达，具生殖瓣和生殖乳突。重要种类包括：粗脚粉螨（Acarus siro）、扎氏脂螨（Lardoglyphus zacheri）、害嗜鳞螨（Lepidoglyphus

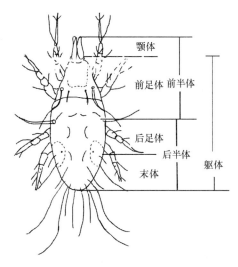

图 4-2-13　粉螨及其体段模式图

destructor）、拱殖嗜渣螨（Chortoglyphus arcuatus）、甜果螨（Carpoglyphus lactis）、速生薄口螨（Histiostomaferoniarum）和腐食酪螨（Tyrophagus putrescentiae）等（图 4-2-14）。

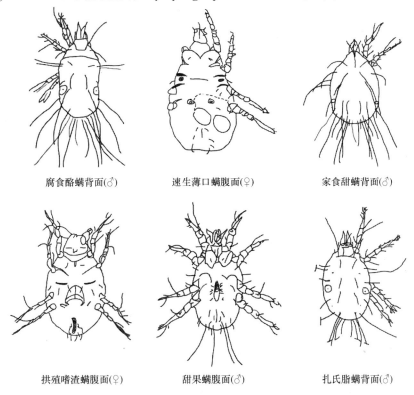

腐食酪螨背面(♂)　　速生薄口螨腹面(♀)　　家食甜螨背面(♂)

拱殖嗜渣螨腹面(♀)　　甜果螨腹面(♂)　　扎氏脂螨背面(♂)

图 4-2-14　几种粉螨成螨示意图

【与疾病的关系】　粉螨引起的人类疾病主要有三类，即皮肤螨病、人体内螨病、螨性变应性疾病。此外，粉螨的代谢产物对人体具有毒性作用等。

1. 皮肤螨病（皮炎、皮疹）　引起皮肤螨病的粉螨种类很多，较常见的有粗脚粉螨、腐食酪螨、家食甜螨、粉尘螨和屋尘螨等数十种。粉螨侵袭人体皮肤时，可引起过敏性皮炎或瘙痒性皮疹。机制可能是粉螨的分泌物、排泄物、皮壳和死亡螨体的裂解产物（强烈的变应原）接触到人体后，引起以红斑、丘疹、水疱为主要表现的变应性皮肤病；其代谢产物对人体有毒性作用，可引起皮炎或皮疹。皮疹的发生与粉螨的接触方式有关，以手、前臂、面、颈等暴露处多见，重者可遍及全身。发疹时可伴有发热不适，甚至出现背痛及胃肠症状，并可出现表皮剥脱、局部淋巴结肿大、嗜酸性粒细胞增多等。

2. 肺螨病（pulmonary acariasis） 是螨经呼吸道侵入人体引起的呼吸系统疾病。引起肺螨病螨种主要是粉螨和跗线螨类，其中粉螨包括脚粉螨、腐食酪螨、粉尘螨、梅氏嗜霉螨和家食甜螨等十余种。肺螨病就总体人群而言较少见，但对长期在有大量螨类滋生场所工作的人群，发病率也很高。

肺螨病无特殊的临床表现，综合国内外研究资料，本病可分为四型。Ⅰ型（似感冒型）：仅表现为咳嗽、咳痰、乏力。多为轻型感染。Ⅱ型（支气管炎型）：除Ⅰ型症状外，出现胸闷、胸痛、气短等症状。多为中度感染。Ⅲ型（过敏哮喘型）：除Ⅰ、Ⅱ型症状外，出现哮喘、阵咳、血痰、背痛等症状。Ⅳ型（似肺结核型）：除Ⅰ、Ⅱ、Ⅲ型症状外出现严重胸闷、剧咳、奇臭味痰、咯血以及低热、盗汗等。Ⅲ、Ⅳ型多为重度感染。

3. 肠螨病（intestinal acariasis） 是由某些粉螨随食物被吞食后，寄生在肠腔或肠壁所引起的以胃肠道症状为特征的消化系统疾病。引起肠螨病的螨种主要是粉螨，其次是跗线螨类，包括粗脚粉螨、腐食酪螨、家食甜螨、粉尘螨和屋尘螨等十余种。综合分析流行病学资料，认为肠螨病与工作环境及饮食习惯有密切关系。粉螨进入肠道后，其螯肢和爪等对肠壁造成机械性刺激及损伤，引起炎症、坏死和溃疡；螨的代谢产物和死亡螨体的裂解物等，可引起人体变态反应；螨的代谢产物对人体还具有毒性作用。

肠螨病无特殊临床表现，轻者可无症状，重者可出现腹泻、腹痛、乏力和精神不振等症状。一般腹泻3～8次/日，可反复持续数月或数年，有时出现液便。

4. 泌尿系统螨病（urinary acariasis） 又称尿螨病。是指某些螨类侵入并寄生在人体泌尿道引起的泌尿系统疾病。尿螨病的主要症状是夜间遗尿和尿频，症状的轻重与螨的感染度有密切关系，重度感染者，症状明显，轻度感染者症状较轻微或无明显症状。

5. 粉螨过敏 近年来人们发现其他粉螨与过敏性疾病也有密切关系，可引起支气管哮喘、过敏性皮炎、过敏性鼻炎等速发型超敏反应性疾病，并从流行病学调查中进一步证实了粉螨是引起变态反应性疾病的重要致敏原。

粉螨除可引起上述疾病外，尚见有粉螨引起输卵管及子宫充血、肝脏出血、全身中毒性疾病等的报道。

【流行与防治】 粉螨呈世界性分布，我国感染率也较高。防治原则主要是防螨、灭螨。常用的粉螨防治方法有干燥、通风，使用杀虫剂，应用熏蒸剂等。

人体螨病的防治除采取以上措施灭螨外，应注意食品卫生，避免接触螨及其分泌物、排泄物，不食用可能有螨污染的食品；在仓库及空气粉尘含量大的工作场所，应安装除尘设备及采取其他相应措施。

人体螨病的治疗原则：一是采取针对性灭螨或其他针对性对抗措施；二是根据临床症状采取对症处理措施。人体粉螨皮炎可使用止痒剂或抗过敏药。人体内螨病应对症治疗，可使用氯喹、甲硝唑等药物，或用螨浸液脱敏。

【案例解析】

1.该寄生虫感染的主要症状有哪些？
粉螨感染引起以红斑、丘疹、水疱为主要表现的变应性皮肤病。
2.在生活中应注意哪些问题以防止感染？
注意个人卫生，经常换洗被褥。

三、尘 螨

【提要】 尘螨是诱发支气管哮喘的重要变应原。尘螨过敏常见临床表现主要为哮喘和过敏性鼻炎。对螨虫的防除技术方法有多种，包括室内清扫、室内通风、降低湿度、喷洒杀螨剂和使用防螨功能纺织品等。

【案例】

患儿，男，11岁。反复眼红、痒5年。就诊前5年，患儿常年发作反复眼红、眼痒，每年7~8月份加重，有时伴少量丝状白色分泌物；发作时可见双眼球结膜明显充血、水肿，症状逐年加重。曾就诊于眼科并被诊断为过敏性结膜炎。症状明显时常使用抗过敏性滴眼液、H_1 抗组胺药，症状缓解。不伴眼痛，无视力下降，不伴流涕、喷嚏、鼻痒，无咽痒、耳痒。既往无药物和食物过敏史，无过敏性鼻炎及哮喘史，无宠物接触史，否认其他慢性疾病史。首次就诊查体未见明显异常。20类气传变应原皮内试验：尘螨（++），吸入性变应原过筛试验 8.3PAU/L（3级），户尘螨 sIgE 8.2kUA/L（3级）。尘螨眼结膜激发试验：阳性。诊断：尘螨致过敏性结膜炎。

问题：
1. 尘螨可引起哪些常见的疾病？
2. 如何防治尘螨引起的疾病？

尘螨（dust mite）属于真螨目粉螨亚目（Acaridida）麦食螨科（Pyroglyphidae）尘螨亚科（Dermatophagoidinae）尘螨属（*Dermatophagoides*），常见种类为屋尘螨（*Dermatophagoides pteronyssinus*）、粉尘螨（*Dermatophagoides farinae*）和小角尘螨（*Dermatophagoides microceras*）。

尘螨普遍存在于人类居住和工作的室内环境中，是一种强烈的变应原，可引起螨性哮喘、过敏性鼻炎、特应性皮炎和慢性荨麻疹，危害人体健康，对儿童尤甚。

【形态】 尘螨呈椭圆形，白色至淡黄色，足色深，体长 170~500μm，螨体（躯体和末体）无明显分节。颚体位于躯体前端，有钳状螯肢1对，钳状须肢1对，无顶内毛。躯体表面肋指纹状皮纹和少量刚毛。躯体背面端有狭长盾板。雄虫体背后部还有后盾板。肩部有长鬃1对，后端有2对。外生殖器位于腹面正中，雌螨为产卵孔，雄螨为阳茎。肛门靠近后端，雌螨呈纵行裂孔，雄螨呈菱形，肛区两侧有1对肛吸。腹部前后各有足2对，基节形成基节内突，跗节末端具爪和钟罩形爪垫。主要种类包括屋尘螨、粉尘螨（图4-2-15）和小角尘螨等。

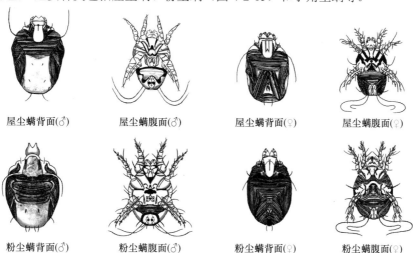

屋尘螨背面(♂)　　屋尘螨腹面(♂)　　屋尘螨背面(♀)　　屋尘螨腹面(♀)

粉尘螨背面(♂)　　粉尘螨腹面(♂)　　粉尘螨背面(♀)　　粉尘螨腹面(♀)

图 4-2-15　两种尘螨背面和腹面模式图

【生活史】 尘螨的发育过程共分为卵、幼螨、第一若螨、第三若螨和成螨 5 个时期，无第二若螨。从幼螨到成螨的各期之间都要蜕皮 1 次。虫卵呈长椭圆形，乳白色，约经 8 天孵出幼螨；幼螨体型小，足 3 对；若螨足 4 对，生殖器尚未发育；雌雄成螨在孵化后 1~3 天内交配，雄螨终生都能交配，雌螨仅在前 50~70 天进行交配。交配后 3~4 天开始产卵，每天产卵 1~2 个。一生只交配 1~2 次，产卵 20~40 个，也可多达 300 个，产卵期约 30 天。雄螨寿命 60~80 天，雌螨寿命可长达 100~150 天。在适宜条件下由卵发育为成虫需 20~30 天。

【生态】 尘螨分布广泛，滋生于枕头、被褥、软垫家具、地毯、厚质窗帘、长毛玩具，亦见于卧室、教室、理发室、地下铁道站台地面，粮食和中药材储仓。尘螨是一种啮食性的自生螨，以粉末性物质为食，如人和动物皮屑、面粉、棉籽饼、水蚤粉和霉菌等。温度对于尘螨的生长、发育和繁殖都十分重要。尘螨能在室温 20~30℃下生存，高于 35℃ 则逐渐趋于死亡。人的活动为螨创造了散布条件，尘螨主要通过人体衣着、家具等携带而散布。最明显的是新家具中无螨，半年后就能检测到螨类。

【与疾病的关系】 尘螨并非寄生性的，其代谢物是强烈的室内变应原，引起人体变态反应，除与尘螨变应原最相关外，与遗传因素、环境因素等也密切有关。患者往往有家族或个人过敏史。临床表现主要为螨性哮喘（特点：突发性、反复发作、有前驱症状）、过敏性鼻炎（特点：反复发作）、特应性皮炎（遗传过敏性皮炎，特点：阵发性、迅速消除）或慢性荨麻疹（特点：一过性）。

以上临床表现，可在不同的患者表现为不同，亦可在同一患者身上出现多种症状。一般以哮喘为主，或者有其中之二，也有三种或两种症状交替出现，此起彼伏。

尘螨过敏有典型的病史，包括家族过敏史和个人过敏史。常用的免疫诊断方法有皮内试验、皮肤挑刺试验、鼻黏膜激发试验和酶联免疫吸附试验等，其中，皮肤挑刺试验易为患者所接受。

【流行与防治】 尘螨分布遍及全球，在我国分布也极为广泛，尤其多见于温暖潮湿的温带和亚热带沿海地区。尘螨性过敏发病因素较多，通常与地区、职业、接触和遗传因素有关。儿童发病率高于成人，患者中半数以上在 12 岁前初发。

消灭尘螨变应原对预防尘螨性过敏是重要的措施，主要是控制尘螨滋生，减少室内螨密度，降低变应原量，注意环境和个人卫生。如对儿童的床铺进行除螨后，患儿的哮喘可有明显好转。虽然杀螨剂效果快速，但不宜在室内多用，尤其是许多杀螨剂有微毒，物理杀螨是最为推荐的。房屋建筑应注意通风采光，保持室内干燥。室内应经常进行清洁除尘。有条件的地方可用吸尘器，吸除床垫被褥和室内尘土。勤洗衣服、床单，以除去尘螨及其代谢物，洗衣机可洗去 30% 衣被上的尘螨，如用 60℃ 热水，则可全部杀死；洗过的衣被如经熨烫有杀螨效果；也可选用防螨织品。不用地毯，不养宠物。新生儿宜用新的或洁净的衣被。

治疗患者主要包括少量多次注射尘螨抗原脱敏疗法和用抗过敏药物对症治疗。用粉尘螨变应原治疗哮喘、过敏性鼻炎和皮炎均有良效。

【案例解析】

1. 尘螨可引起哪些常见的疾病？

尘螨引起的疾病主要有螨性哮喘、过敏性鼻炎、特应性皮炎和慢性荨麻疹。

2. 如何防治尘螨引起的疾病？

消灭尘螨变应原对预防尘螨性过敏是重要的措施，主要是控制尘螨滋生，减少室内螨密度，降低变应原量，注意环境和个人卫生。

（邓胜群）

第五篇　寄生虫学检验技术

本篇彩图

寄生虫病是一类由寄生虫病原体引发的感染性疾病，临床上多为隐性感染和慢性感染。寄生虫学检验是根据寄生学基本知识，结合患者临床症状和体征对患者标本进行检验，包括基于寄生虫虫体或虫卵形态特征的病原学检查技术，寄生虫特定结构如抗原蛋白、核酸等物质，以及基于机体感染后免疫应答的产物等。目前用于寄生虫学的实验室检验技术包括病原学检测、免疫学检测和分子生物学检测等。寄生虫学检验技术的发展和应用不仅可以为感染性疾病的诊断指明方向，还可以指导临床合理用药，防止抗生素的滥用，也可不断完善寄生虫感染性疾病的临床特征，提高临床诊治水平。

第一章　病原学检查技术

寄生虫病原学检查是诊断寄生虫病的最直接、最有效的方法。寄生虫病涉及人体各个部位、器官和组织，检查方法各不相同。为了准确得到寄生虫感染的证据，结合患者临床症状和标本类型，按照各种寄生虫的生活习性和可能寄生在人体的部位进行详细检查。包括肠道寄生虫（粪便标本）、组织内寄生虫（血液、组织标本）、寄生虫成虫（肉眼可见的虫体，体表寄生的体外寄生虫）等。本节根据人体不同器官可能感染寄生虫的种类，分别介绍不同器官组织内寄生虫的病原学检查技术。

第一节　肠道内寄生虫检查

粪便寄生虫检查是诊断肠道寄生虫病的最常用方法，不仅可以检出肠道寄生虫，还可以检出寄生在其他器官内的寄生虫，如寄生在肺部的肺吸虫（虫卵经痰排出，经吞咽可进入肠道）、寄生在肝胆管的肝吸虫虫卵、寄生在肠系膜静脉内的日本血吸虫虫卵也能在粪便中检出。

肠道寄生虫包括肠道原虫和肠道蠕虫，肠道原虫检查一般包括原虫包囊和滋养体；肠道蠕虫检查一般包括蠕虫虫卵和幼虫等。

（一）肠道原虫

肠道原虫主要包括鞭毛虫、根足虫、孢子虫、阿米巴及纤毛虫。它们寄生在肠道，随粪便排出体外。大部分的原虫有包囊期和滋养体期两个形态，包囊期是传播阶段，滋养体期是营养和增殖阶段。由于滋养体对外界环境的抵抗力比较弱，容易变形或死亡裂解，给检查带来影响，因此送检标本要求及时甚至保温送检。

1. 标本采集　采集标本时应选择有黏液、脓血或肉眼见有异常的大便，标本不得混有尿液、消毒剂及自来水等物质。采集成形软便标本 1～5g（1g 粪便大约相当于 1 个蚕豆粒大小），收集在干燥、洁净的容器内及时送检。如果是稀便或黏液便，留取 3～5ml 标本，放置于干净、不吸水的容器中及时送检。

2. 标本运送　粪便标本属于自采标本，门诊患者一般由患者本人或其家属送检，检验工作者也可以更多地了解患者情况。住院患者的标本由经过培训的标本转运人员负责送检。送检人员要对送检的标本检查留取标本的质量（标本量和留取时间）以及标本留取的量，使标本符合检验的要求。采集后的样品可室温保存，并在 2 小时内测定。若检查阿米巴滋养体，需立即送检，立即检查，寒冷季节需要保温送检。

3. 标本检验

（1）检验方法：对于粪便标本，检查肠道原虫的常见方法有直接涂片法、浓集法和染色法。

1）直接涂片法：包括生理盐水涂片法和碘盐水染色涂片法。

A. 生理盐水涂片法：载玻片上的一端滴加生理盐水 1 滴，用搅拌棒蘸取粪便标本少许，均匀涂抹在生理盐水中，涂成直径 1～1.5cm 的涂片，涂片部分呈毛玻璃样的浓度，不要涂太厚，涂片太厚会影响观察。检查原虫滋养体时，要注意保温并及时处理。

B. 碘盐水染色涂片法：载玻片一端滴加一滴鲁氏碘液（表 5-1-1），用搅拌棒蘸取粪便标本少许，均匀涂抹在鲁氏碘液内，涂成直径 1～1.5cm 直径的涂片。涂片不要太厚，以免影响观察。鲁氏碘液用于原虫包囊的染色，经过碘染色，可以显示原虫包囊内的一些结构，如核、核仁、拟染色体、糖原块等。碘液可以使蠕虫成虫或幼虫死亡，在遇到运动活跃、不易观察的蠕虫虫体时，也可以滴加鲁氏碘液将运动活跃的虫体进行制动，以利于观察。

表 5-1-1 鲁氏碘液配制方法

试剂名称	用量
碘	2g
碘化钾	4g
水	100ml

由于直接涂片法取样量少，检出阳性率会受到影响，可以连续涂 3 张涂片观察，以提高检出率。

2）浓集法：包括沉淀法和硫酸锌漂浮法，用于检测蠕虫虫卵和原虫包囊。

A. 沉淀法：经过纱布或金属筛子过滤粗粪渣，然后自然沉淀或离心沉淀。可以经过多次离心，充分洗去粪便中过多的杂质，然后取沉渣镜检。

B. 硫酸锌漂浮法：33% 的硫酸锌密度为 1.180，适用于检查大部分的蠕虫虫卵、原虫包囊和卵囊。本法经离心后，密度＜1.180 的虫卵和原虫包囊漂浮于最表层，但有些蠕虫虫卵的密度大于 1.180，将会沉于试管底部，容易造成漏检。

操作方法：用 33% 的硫酸锌将 1～2g 粪便调匀，经 100 目的网筛过滤，置于离心管中，离心 1500～2000r/min，离心 5 分钟，用接种环取上层于载玻片上镜检，再弃上层粪液，取沉渣镜检。大部分肠道原虫包囊和大部分人体寄生蠕虫虫卵密度均小于 1.180，离心后浮于表层，少部分人体寄生蠕虫虫卵密度大于 1.180，沉于下层（表 5-1-2）。

3）染色法

A. 铁苏木精染色法：主要用于各种阿米巴和蓝氏贾第鞭毛虫滋养体和包囊的染色鉴定。

操作方法：用竹签挑取粪便少许，按一个方向在洁净的载玻片上涂成薄粪膜，立即放入 60℃ 的肖氏固定液 2 分钟（氯化高汞饱和水溶液:95% 乙醇=2∶1 配制，使用时每百毫升加入 1～3 滴冰醋酸）。依次将标本放入碘乙醇溶液、70% 乙醇及 50% 乙醇中各 2 分钟，用蒸馏水洗 1 次。再置于 4% 硫酸亚铁媒染，流水冲洗 2 分钟，放入 40℃ 0.5% 苏木精溶液中染色 5～10 分钟，再流水冲洗 2 分钟，放入冷 2% 硫酸亚铁分色，将载玻片置显微镜下检查褪色情况（观察时勿使玻片干燥），如颜色偏深，应继续褪色，直至核膜、核仁均清晰可见。

表 5-1-2 蠕虫虫卵或包囊的比重

虫卵或包囊	比重
华支睾吸虫虫卵	1.170～1.190
姜片吸虫虫卵	1.19
肝片形吸虫虫卵	1.2
日本血吸虫虫卵	1.2
带绦虫虫卵	1.14
微小膜壳绦虫虫卵	1.05
钩虫虫卵	1.055～1.080
鞭虫虫卵	1.15
蛲虫虫卵	1.105～1.115
受精蛔虫虫卵	1.110～1.130
未受精蛔虫虫卵	1.210～1.230
毛圆线虫虫卵	1.115～1.130
溶组织内阿米巴包囊	1.060～1.070
结肠内阿米巴包囊	1.07
微小内蜒阿米巴包囊	1.065～1.070
蓝氏贾第鞭毛虫包囊	1.040～1.060

然后，流水冲洗 15～30 分钟，至标本显现蓝色，再用蒸馏水洗 1 次。继而，依次在 50% 乙醇、70% 乙醇、80% 乙醇、95% 乙醇、无水乙醇、无水乙醇/二甲苯、二甲苯Ⅰ、二甲苯Ⅱ中逐级脱水透明，在二甲苯中透明 3～5 分钟后用中性树胶封片。染色后，原虫胞质呈灰褐色，胞核、包囊内的拟染色体及溶组织内阿米巴滋养体吞噬的红细胞均被染成墨色，糖原泡则被溶解呈空泡状。

B. 改良抗酸染色法：用于粪便隐孢子虫检测。

操作方法：将粪便标本涂成薄片，迅速风干备用，石炭酸复红乙醇溶液（A 液）染色 5 分钟，流水冲洗；10% 硫酸溶液（B 液）脱色至无色，流水冲洗；亚甲蓝乙醇溶液（C 液）染色 5 分钟，流水冲洗。用油镜检查标本，在蓝绿色背景下，寻找大小 4～5μm 樱桃红色的隐孢子虫卵囊。

（2）检验流程：将湿片（生理盐水或鲁氏碘液涂好的）标本放在显微镜下，先用低倍镜观察，按照弓字形浏览全片，再转到高倍镜观察。遇到可疑的形态要多看几个视野，仔细观察和判断。染色封片后的标本片，用油镜仔细观察。

（3）结果及意义：肠道寄生原虫不全为致病寄生虫，有些目前认为是非致病性肠道原虫，但是检验出的任何形态的人体肠道寄生原虫都应该报告。有些肠道原虫可以导致患者有寄生虫感染的症状，对于阳性结果，都应该重视。正常人群中，不应该检出肠道原虫。不同的虫种寄生的临床意义不完全相同。

（二）肠道蠕虫

1. 标本采集　采集标本应避免受到污染，成形软便标本采集 1～5g，留取在干净（干燥、洁净）的容器中及时送检。如果是稀便或黏便，留取 3～5ml 标本，放置在干净不吸水的容器中及时送检。标本内如果发现有小型虫体，要注意选取虫体送检，并保持虫体标本完整，不要被人为破坏。

2. 标本运送　检查蠕虫或虫卵的标本，要及时送检，以免虫体发生变化。如不能及时送检，应低温保存，暂时放置在 2～8℃冰箱内。

3. 标本检验

（1）检验方法

1）直接观察鉴定：对于肉眼可见的虫体和特征明显的虫体，经过观察可以直接得出结论的，如蛔虫成虫等。

2）生理盐水涂片法：用便签挑取粪便，涂抹在载玻片的生理盐水上，涂成直径大约 1.5cm 的粪膜，涂抹厚度相当于毛玻璃样。用于检查蠕虫的涂片，可以适当比检查原虫的要厚一些。

3）饱和盐水浮聚法：此法用以检查钩虫虫卵效果最好。饱和盐水的密度是 1.170～1.200，经过过滤的粪便，静置在饱和盐水中，经过 30 分钟，取最上层检查（饱和盐水配制方法：将 40g 氯化钠溶于 100ml 水中，加热至沸腾，用玻璃棒搅拌，直到氯化钠不再溶解）。

4）硫酸锌浓集法：操作同粪便原虫检查部分。

5）醛醚沉淀法：将 2g 粪便用 15ml 水搅匀，经 100 目网筛过滤，置于离心管中，1500～2000r/min，离心 2 分钟，弃上清液，加水 10ml 混匀，再离心 2 分钟，弃上清液，加入 10% 甲醛，混匀，静置 10 分钟，再加乙醚 2～3ml，振荡混匀，离心，弃去上层溶液，吸取管底部的沉渣镜检。

6）改良加藤厚涂片法：其原理是利用粪便定量或定性厚涂片，以增加视野中虫卵数，可作虫卵定量检查，用于定量测定人体内感染蠕虫（雌虫或雌雄同体寄生虫）的数量，以及驱虫效果观察。操作方法：置尼龙网于受检粪样上，用刮片在 100 目筛网上轻刮，粪便细渣即由网片微孔中透至网片表面，取定量板一片放在载玻片中部，用刮片将 100 目筛网上细粪渣填入定量板的中央孔中，填满刮平，小心提起定量板，粪样即留在载玻片上，取一张经复合染液浸渍 24 小时的玻璃纸盖在粪便上，用刮片轻压，使粪便均匀展开至玻璃纸边缘，编号后置于 30～36℃环境中 30 分钟后即可镜检。此法涂片要厚，增加了涂片中虫卵的浓度，但是遮挡了部分光线，不利于观察，需用甘油使粪便透明，提高涂片的透光率。

7）钩蚴孵化法：将滤纸剪成窄条，试管内加入少量水，在滤纸条上涂抹薄层粪便，将涂好粪便的滤纸条放入试管内，放温箱 3 天观察有无虫体出现。

8）毛蚴孵化法：该法主要用于检查血吸虫。将 30g 粪便（相当于鸡蛋大小）调散在装有 1000ml 蒸馏水的量杯中，置于 25℃室温中，间隔 6 小时观察量杯内液面上层瓶颈处有无白色小点做上下垂直运动，可以用吸管吸取液面上层在显微镜下观察。

（2）检验流程：对于可以肉眼看到的虫体，应对虫种鉴别的关键部位进行仔细观察，描述性记录观察到的情况，如蛔虫成虫的雌雄特征，蛔虫的大小，蛔虫头部唇瓣特征描述等。对于肉眼不可见的，需要借助显微镜观察蠕虫虫卵，根据人体寄生虫各种虫卵的特征进行记录。

（3）结果及意义：检出虫卵或者虫体即可确认为寄生虫感染。

（三）肛周寄生虫检查

1. 标本采集

1）拭子法：棉签用生理盐水浸湿，在受试者的肛门褶皱处擦拭，注意选取多部位操作，然后放回到标本管内，充分振荡，洗脱拭子上的附着物，离心，镜检沉渣部分。

2）透明胶带法：用宽 2cm、长 7cm 的透明胶带，在受试者肛门周围反复粘贴数次，然后将此胶带黏附在载玻片上，用显微镜检查。

2. 标本运送 标本采集后要尽快送检。

3. 标本检验

（1）检验方法

1）拭子法：拭子法采集的标本由检验人员核对患者姓名、年龄等信息，对标本管进行初步检查，充分振荡拭子，使拭子上的附着物释放到试管内的生理盐水中，弃去拭子，将试管离心，弃上清，吸取沉渣进行显微镜检查。如拭子上附有虫体，对虫体进行描述，放在镜下检查。

2）透明胶带法：透明胶带法采集的标本直接用显微镜检查，按照低倍镜—高倍镜的顺序仔细检查。如果采集标本的胶带褶皱很多，可以滴加乙醇溶液等有机溶剂进行溶解，再重新进行粘贴，尽量使其减少褶皱和气泡。

（2）检验流程：肛周标本，由于标本少，容易造成漏检，应多次多标本进行采集，为了避免时间过久对标本中的虫体或虫卵的影响，应尽快送化验室检查。化验室收到标本后，应尽快做相应的检查，如不能及时处理，要放置在冰箱冷藏保存。

（3）结果及意义：肛周检查的寄生虫主要有蛲虫及蛲虫虫卵、绦虫虫卵等，一旦查到虫体或者虫卵可明确寄生虫感染。

第二节　血液内寄生虫检查

血液内寄生虫主要有原虫和蠕虫两部分。血液内原虫主要包括锥虫、疟原虫、巴贝斯虫等，血液骨髓内还会有利什曼原虫等。血液内蠕虫可以有微丝蚴。有些虽然在血管内寄生，但是产卵却不是在血液内，如血吸虫。下面分别以疟原虫和微丝蚴为例介绍血液内原虫和蠕虫检验方法。

（一）血液内疟原虫检验

1. 标本采集 寄生在人体的疟原虫主要有以下几种：间日疟、三日疟、恶性疟、卵形疟和诺氏疟原虫。尽可能在给抗疟药前采血；间日疟及三日疟患者应在发作后数小时至 10 小时左右采血，此时，早期滋养体已发育成易于鉴别形态的晚期滋养体；恶性疟患者，应在发作后 20 小时左右采血。疟疾患者发作前或发作后数小时内疟原虫在末梢血内数量最多，可床旁采集末梢血制备血涂片。薄血膜法：取末梢血于载玻片上，推成薄血膜。厚血膜法：取末梢血 3 滴，用另一个载玻片的角将血滴涂抹成直径约 1cm 的涂片，晾干，送检。临床无法制备厚薄血膜的单位可用含乙二胺四乙酸二钾（EDTA·K_2）抗凝剂的真空采血管采集静脉血 2ml。

2. 标本运送　采集后的标本，要及时送检，如不能做到及时送检，应适当保存，血膜标本要放置在干净通风不易被污染的环境里。静脉血标本可以放置在 4℃冰箱内。

3. 标本检验

（1）制备血膜：静脉血样收到后，应尽量在 1 小时内同时制作薄厚血膜（图 5-1-1）。同一患者同时制作 3 张薄厚血膜以备复查。

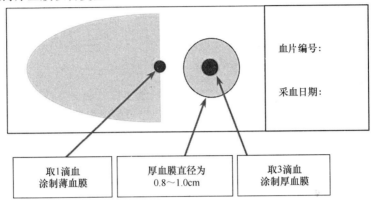

图 5-1-1　厚血膜和薄血膜血涂片制作示意图

厚血膜的制作：在距载玻片的一端 1cm 的位置滴下 3 滴抗凝血。用推片角将血液涂成直径约 1cm 的圆形厚血膜（厚度以 1 个油镜视野内可见到 5～10 个白细胞为宜），待干。滴加去离子水数滴，完全覆盖厚血膜，溶血数分钟，血膜呈浅灰色，倾去溶血液（厚血膜制作后 1 天内染色无须溶血，超过 1 天的应溶血）。

薄血膜的制作：在距载玻片一端 2cm 的位置滴加 1 滴充分混匀的血液。握住另一张边缘光滑的推片，以 25°～35° 角使血滴沿推片迅速散开，快速平稳地推动推片至载玻片的另一端，待干。一张良好的血片，要求厚薄适宜，边缘整齐，两侧边有空隙，头、体、尾分明。

（2）血膜染色

薄血膜：血膜无须固定，直接用瑞特-吉姆萨染液染色。

厚血膜：先用蒸馏水溶去厚血膜上的血红蛋白，倾去溶血液，然后晾干，用甲醇固定，然后用瑞特-吉姆萨染液染色。

（3）镜检：疟原虫检测以厚血膜为主，虫种鉴别以薄血膜为主。看片路线顺序为薄血膜从舌尖部分开始，厚血膜从上端或下端开始（图 5-1-2）。

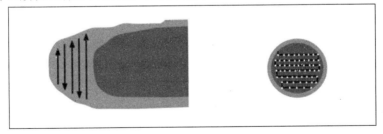

图 5-1-2　看片路线顺序示意图

染色质量较好的血膜，红细胞呈淡红色，嗜酸性粒细胞颗粒呈鲜红色，中性粒细胞胞核呈紫蓝色，淋巴细胞及疟原虫胞质呈蓝色或淡蓝色，疟原虫核呈红色。除环状体外，其他各期均可查见疟色素。

4. 结果与意义

疟原虫检测阴性：在油镜下，薄血膜检查整个血膜，或厚血膜最少检查 100 个视野或整个厚血膜未查见疟原虫方可判为阴性。

疟原虫检测阳性：血膜中查到疟原虫判定为阳性，并根据疟原虫形态确定恶性疟原虫、间日疟原虫、三日疟原虫、卵形疟原虫或混合感染（见表2-3-1）。

疟原虫必须分类报告。找到环状体后，须再仔细寻找更为成熟的阶段，以便分类；如确实未找到更为成熟阶段的疟原虫，可报告为"检出疟原虫环状体"。

有可能出现2种或3种疟原虫混合感染时，以间日疟与恶性疟原虫混合感染为常见，须仔细鉴别。注意易与疟原虫混淆的其他物质区别，特别是厚血片检查时，应在薄血膜上仔细寻找证实，才能报告。

（二）血液微丝蚴检验

1. 标本采集 微丝蚴是丝虫的成虫所产生的幼虫，通过蚊传播。在我国流行的丝虫仅有班氏丝虫与马来丝虫。可随淋巴液经胸导管进入血液循环，也可出现在乳糜尿、血痰、乳糜胸腔积液、心包积液和骨髓内。微丝蚴有夜现周期性，采血时间以21~24时为宜。对夜间采血有困难的患者可采用海群生诱出法，即在白天口服2~6mg/kg体重，15分钟后采血检查。采血前让患者躺卧片刻。

2. 标本送检 标本采集后应尽快室温送检，避免冻融，标本采集后2小时内完成检测。

3. 标本检验

（1）检验方法

1）厚血膜法：同疟原虫薄血膜检查法。

2）鲜血法：末梢取血到载玻片上数滴，用盖玻片覆盖在血滴上，直接在低倍镜下观察，如有微丝蚴，可见血球被推动和虫体活动的现象。

3）浓集法：用抗凝管取静脉血2ml，混匀，送检。将2ml静脉血标本，加入10ml蒸馏水，溶解红细胞，离心洗脱血红蛋白，反复3次，将离心后的标本取沉淀，涂布在载玻片上，涂成直径2cm的血膜，充分晾干。

（2）检验流程：将溶血后已干的血片用甲醇固定约1分钟，然后滴加快速吉姆萨染液1ml，加缓冲液5ml，如前法染色5分钟后用缓冲液冲洗，晾干后镜检。依次用低倍镜、高倍镜、油镜分别观察全片，以避免直接用高倍镜或油镜观察漏检。

4. 结果及意义 正常人血液内没有微丝蚴，检查出微丝蚴即可诊断为丝虫感染。查到微丝蚴必须进行虫种鉴定，丝虫种类很多，我国常见的有班氏丝虫和马来丝虫，形态特征见丝虫部分。

（三）血液内其他寄生虫检验

巴贝斯虫、锥虫检查同疟原虫薄血膜检查法。

第三节 体液内寄生虫检查

寄生虫可以出现在各种体液内和不同部位的穿刺液中，狭义的体液标本主要包括尿液、脑脊液、胃-十二指肠-胆汁液、痰液、肺泡灌洗液、胸腔积液、腹水、淋巴液及浆膜腔液、前列腺液、阴道分泌物、精液及各种穿刺液等，不同部位的穿刺液检查目的病原不同（表5-1-3）。

表5-1-3 不同类型体液标本可能感染寄生虫种类

标本类型	可能感染寄生虫种类
尿液	阴道毛滴虫、血丝虫成虫、血丝虫微丝蚴、埃及血吸虫虫卵、艾氏小杆线虫
脑脊液	广州管圆线虫、曼氏迭宫绦虫、粪类圆线虫杆状蚴或丝状蚴、锥虫
胃-十二指肠-胆汁液	蓝氏贾第鞭毛虫、肝吸虫成虫及虫卵、蛔虫成虫及虫卵
痰液	粪类圆线虫、肺吸虫、蛔虫幼虫、钩虫幼虫、棘球蚴溶组织阿米巴滋养体等

续表

标本类型	可能感染寄生虫种类
肺泡灌洗液	粪类圆线虫、肺吸虫、蛔虫幼虫、钩虫幼虫、阿米巴滋养体等
胸腔积液、腹水	弓形虫、阿米巴等
前列腺液及精液	阴道毛滴虫
阴道分泌物	阴道毛滴虫

（一）标本采集

体液标本包括自采标本（如尿液、痰液）和非自采标本（如胸腔积液、腹水、脑脊液、胃-十二指肠-胆汁液、前列腺液、肺泡灌洗液等）。该类标本采集要注意避免污染，及时送检。

（二）标本运送

自采标本由患者或其家属按照实验要求采集后及时送检，非自采标本由经过培训的专业人员及时送到化验室检查。

（三）标本检验

根据不同检查目的，采用不同的检查方法。

1. 标本处理　各种不同标本，需要经过不同的处理。如痰标本比较黏稠，需要用消化液进行消化，10% NaOH 或 KOH 溶液，加入到标本中，消化半小时，至黏液呈稀薄液态，加入生理盐水，1500r/min 离心 5 分钟，弃上清，沉渣待检。非黏稠状液态标本，不需要消化，经过浓集，取沉渣待检即可。

2. 检验方法

（1）直接涂片镜检：取上述标本处理后的沉渣，涂在载玻片上，用显微镜从低倍镜到高倍镜甚至用油镜仔细检查。

（2）染色法：取上述标本沉渣涂于载玻片上，晾干，固定，用不同染液进行染色。

1）瑞特-吉姆萨染色：可对大部分寄生虫进行染色。

2）铁苏木精染色：对原虫染色效果好。

（四）检验流程

将标本浓集后，取沉渣涂片，直接在显微镜下检查或涂片晾干后固定，染色后查找寄生虫。

（五）结果及意义

任何标本检查到寄生虫，即可确诊寄生虫感染，根据相应的标本来源和危害，对检测到的寄生虫病进行适当解释。

第四节　肌肉组织内寄生虫检查

（一）标本采集

人体皮下组织出现游走的包块或结节，有一部分是寄生虫引起的，部分寄生蠕虫，不仅可以形成皮下包块，甚至可以对皮肤造成损伤，对临床原因不明的皮肤破溃疖肿或皮下结节，应该排除寄生虫感染。对肌肉或皮下组织取材，可以直接检出寄生虫虫体，猪囊虫、裂头蚴、肺吸虫等可以形成皮下包块，旋毛虫幼虫可以寄生在肌肉组织内，有些寄生虫可以造成皮肤破溃，如麦地那龙线虫、疥虫、毛囊蠕形螨、丝虫等。皮肤利什曼病也会造成皮肤破溃。如是检查盘尾丝虫感染的结节，需要穿刺结节中心取材，如无结节，应从腓肠肌、臀部、肩胛骨部位每部位取 2 块肌肉组织进行检查。

疥螨和蠕形螨可以有皮肤隧道，用手术刀背刮取皮肤破溃部分的液体，涂在载玻片上送显微镜下镜检。若检查旋毛虫感染，取腓肠肌组织压片镜检或染色后镜检。

（二）标本运送

标本采集后及时送检，避免污染。

（三）标本检验

1. 检验方法　对组织标本可以直接在显微镜下检查，也可以染色后对标本进行检查。

2. 检验流程　取材后进行压片或切片检查，根据需要进行染色或直接检查

（四）结果及意义

组织内寄生虫可以多种多样，皮肤寄生的寄生虫包括毛囊蠕形螨、盘尾丝虫、阿米巴、旋毛虫、利什曼原虫、猪囊尾蚴、裂头蚴、麦地那龙线虫、肺吸虫、蝇蛆等。

第五节　其他体内寄生虫检查

对怀疑溶组织阿米巴感染、蓝氏贾第鞭毛虫感染、结肠小袋纤毛虫感染和日本血吸虫感染，在粪便中又没有查见相应的寄生虫，可以做肠镜取肠黏膜活检，制备成切片染色或直接检查，检验方法同体液或组织中相关寄生虫检查方法。

第二章 免疫学检验技术

近年来免疫学技术飞速发展，免疫学检测技术的敏感性、特异性和重复性有了极大提高，免疫学检测成为目前常用的辅助诊断工具，具有快速简易、应用广泛的优势，大幅度提高了实验室的检测效率。目前新型免疫检测技术多采用一些化学与物理方法巧妙地放大了不易观察的免疫反应，不仅提高了反应的效率而且使免疫反应更加直观。免疫学技术可以弥补病原学诊断的不足，在寄生虫病诊断方面起着越来越重要的作用。不仅可用于评估寄生虫感染者病情动态变化，还可作为流行地区疫情监测的有效方法。

第一节 非标记免疫检验技术

（一）皮内试验

皮内试验（intradermal test，IT）属Ⅰ型超敏反应，又称速发型超敏反应。寄生虫抗原初次感染宿主后产生特异性抗体，致敏肥大细胞或嗜碱性粒细胞，当其再次与致敏抗原结合后，诱发已致敏细胞脱颗粒，释放促炎活性物质。经注射或划痕后，可在10～20分钟内引起红肿反应，本试验阳性者提示体内存在特异性抗体。

临床上多种蠕虫引起的寄生虫病均可使用皮内试验进行诊断，如血吸虫病、囊虫病、包虫病、姜片虫病等。本方法操作简便、快速，但假阳性率高，偶有超过敏反应造成损伤。而且皮内试验属于主动免疫性试验，会为以后的免疫随访带来不可清除的干扰。

（二）间接血凝试验

间接血凝试验（indirect hemagglutination assay，IHA）以红细胞作为可溶性抗原的载体并使之致敏，致敏的红细胞与特异性抗体结合而产生凝集，抗原与抗体间的特异性反应即由此而显现。常用的红细胞为绵羊或O型人红细胞。

抗体检测：将抗原包被于红细胞表面，使其成为致敏的载体，然后与相应的抗体结合，通过抗体桥联，出现肉眼可见的凝集现象，从而可检测样本中相应抗体的存在。

抗原检测：将已知抗原致敏的颗粒载体与相应的抗体作为诊断试剂，检测标本中是否存在与致敏抗原相同的抗原。若出现凝集现象，则说明抗体未被标本中抗原结合，而是与颗粒载体上的抗原发生结合，这提示标本中不存在与致敏抗原相同的抗原。若标本中存在相同抗原，则抗体与之结合，后续凝集反应将被抑制。

IHA法操作简便，敏感度高，适于现场使用，可用于血吸虫病、疟疾、囊虫病、旋毛虫病、肺吸虫病、阿米巴病、弓形虫病、肝吸虫病等疾病的辅助诊断、鉴定和流行病学调查。研究发现检测100例粪检血吸虫卵阳性血清抗体的敏感性为96.0%，检测188例健康人群及其他3种寄生虫感染人群血清的特异性达97.3%。

注意事项：凝集反应现象受到多种因素的影响，主要有两方面，一是抗原抗体的自身因素，二是电解质、pH、温度及时间等因素的影响。因此在实验中必须严格按照相应的标准操作规程（standard operation procedure，SOP）进行操作，同时可利用阴阳对照血清标准抗原和参考血清，设立实验对照进行室内质量控制，以保证所得实验结果的稳定性、准确性、可靠性。

第二节　标记免疫检验技术

（一）酶联免疫吸附试验

酶联免疫吸附试验（enzyme-linked immunosorbent assay，ELISA）的基本原理是酶与抗原或抗体的共价结合，这种结合不改变酶的生物学活性以及抗原或抗体的免疫学特性。酶标记的抗原或抗体可与固相载体上的抗体或抗原特异性结合，滴加底物溶液后，底物可在酶的作用下发生显色反应，显色深浅与标本中的抗原或抗体量成正比。

本方法具有快速、敏感、简便和易于标准化等优点。ELISA 是目前诊断寄生虫感染的比较可靠的方法之一，可用于多种体液、分泌物和排泄物中抗原或抗体的检测，如猪囊虫（猪囊尾蚴抗体）、肝吸虫（IgG 和 IgM 抗体）、肺吸虫（抗体）、日本血吸虫（IgG 抗体）、广州管圆线虫（抗体）、弓形虫（IgG 和 IgM 抗体）、包虫（IgG 抗体）等。盖（Cai）等使用鸡卵黄中纯化出的特异性抗体 IgY（鸡卵黄免疫球蛋白）对日本血吸虫的循环抗原（虫体可溶性蛋白与可溶性虫卵抗原）进行双抗体夹心 ELISA 检测，发现 43 例阳性患者中急性期患者与慢性期患者的检出率分别高达 100% 与 91.3%，而对照组的假阳性率仅为 5%，同时与其他九种寄生虫几乎不存在交叉反应，验证了本方法的高特异性与敏感性。

ELISA 是临床实验室常用的免疫检验方法，其质量保证涉及多部门合作，需设定具体的质量控制。若忽视影响因素将会造成结果偏差。因此，在进行操作前需注意以下问题：

充分了解实验的物理参数，如最适环境温度、孵育温度、反应时间等。

加样时应避免刮擦包被板底部，洗板时要掌握好力度，为保证实验的重复性、结果准确性，实验过程应严格遵循试剂说明书。

适量加入显色液，且加显色液后要避光。

检测必须设定阳性和阴性空白对照组。

（二）免疫胶体金技术

免疫胶体金技术（immunocolloidal gold technique，ICGT）是一种以胶体金作为标记物应用于抗原抗体检测的免疫标记技术。抗体包被在检测线处，抗金标抗体包被在对照线处，金标抗体吸附在固相载体上，利用抗原抗体特异性结合的免疫反应原理，在检测线处形成抗体-待测抗原-金标抗体复合物，在对照线处形成抗金标抗体-金标抗体复合物。经典技术有胶体金免疫层析试验（gold immunochromatography assay，GIGA）和胶体金免疫渗滤试验（gold immunofiltration assay，GIFA）等，已经成为目前应用广泛、简便、快速的检验方法。

本方法可用于诊断疟原虫感染、包虫病、肺吸虫病、肝吸虫病、囊虫病、广州管圆线虫病等。研究结果显示，以 GIFA 法检测急性和慢性血吸虫病患者治疗前后血清中特异性 IgG4 抗体阳性率分别为 90.9%（30/33）和 98.0%（98/100）。免疫胶体金技术操作简单，操作人员不需要技术培训，也不需要特殊仪器设备，试剂稳定且便于保存，因此特别符合现场快速检验（point-of-care testing，POCT）项目的要求。与酶免疫标记技术和酶发光免疫分析技术相比，胶体金标记技术的灵敏度较低。由于在临床应用中胶体金标记技术不能准确定量，故只能进行定性或半定量试验。

注意事项：为保证临床检验效果，对胶体金快速诊断技术开展质量控制意义重大。若金颗粒直径本身的变异范围大，会对胶体金结合物产生影响，导致其无法顺利、完整地解离，从而影响试验重复性，稳定性也会受到限制。因此在进行免疫胶体金快速诊断时，由于硝酸纤维素膜是其层析反应的主要载体，故其孔径大小对抗体吸附量具有明显影响，为此，要对其加以关注，采取必要控制措施进行整改，避免这种现象影响到检验结果。结果判读时应避免主观判断，要及时对影响试验结果的主要因素进行分析，并在此基础上建立质控体系，保证试剂本身的稳定性，为阳性、阴性值的界定提供更多依据。

（三）免疫荧光技术

免疫荧光技术（immunofluorescent technique）是一种将抗原抗体反应与荧光技术结合的一种免疫标记技术。该方法的原理是用已标记了荧光素的荧光抗体（抗原）与组织或细胞内相应的抗原（抗体）进行特异性结合，在组织或细胞中所形成的抗原-抗体复合物上沉着有荧光素，在荧光显微镜下可观察到标本中的荧光素受激发光的照射而发出荧光，通过荧光所在的细胞或组织，实现对抗原或抗体的定性、定位、定量。临床应用中通常用荧光素标记抗体，因此也称为免疫荧光抗体技术（immunofluorescent antibody technique）。

根据染色方法不同，可将免疫荧光抗体技术分为直接法和间接法。直接法：每查一种抗原必须制备与其相应的荧光标记的抗体。间接法：也称间接免疫荧光抗体试验，是将抗原与未标记的特异性抗体（如患者血清）结合，然后使之与荧光标记的二抗（抗抗体）结合，三者的复合物可发出荧光。

免疫荧光抗体技术可用于疟疾、丝虫病、血吸虫病、肺吸虫病、华支睾吸虫病、包虫病及弓形虫病。临床上免疫荧光抗体技术是检测肺吸虫常用方法之一，应用肺吸虫成虫石蜡切片制备的抗原可长期保存，提高了免疫荧光抗体技术的实用性。研究者将肺吸虫间接免疫荧光抗体技术（indirect immunofluorescent antibody test，IFAT）与酶标吸附试验和间接血凝试验相比较，IFAT 抗体用量较少，更容易掌握。应用 IFAT 检测人体血液中疟原虫特异性抗体，研究结果表明，IFAT 不仅可检测寄生虫感染阳性患者，还可以检测隐性感染患者，成为疟原虫最敏感的检测方法，且被应用到妊娠妇女疟原虫早期诊断中。

免疫荧光技术具有快速、实用的优点，但要求标本中含有足量的细胞抗原。

注意事项：IFAT 以观察标本中荧光抗体染色结果来对抗原进行定性、定位检测，因此标本质量直接影响检测结果的准确性。标本制作应保证抗原的完整性，过程中应尽量避免抗原发生变性、溶解，标本不宜过厚，涂片应薄而均匀，制成后立即使用或置-10℃保存。

（四）化学发光免疫分析技术

化学发光免疫分析（chemiluminescence immunoassay，CLIA）技术的原理是检测时将化学发光物质直接标记在抗原或抗体上，经过抗原与抗体反应形成抗原-抗体免疫复合物，随后加入氧化剂或酶的发光底物，经反应形成激发态的中间体，在回到基态的过程中所产生的能量转变为光子，从而产生发光现象。

CLIA 法作为一种新型的弓形虫检测技术，常用标记的化学发光物质有吖啶酯类化合物，其发光效率仅在 1 秒内即可完成。有研究结果表明，对于弓形虫检测，CLIA 比 ELISA 更加敏感。

发光免疫分析是一种灵敏度高、特异性强、检测快速及无放射危害的分析技术，临床应用已非常成熟，且成本低，操作方便，很适合实验室以及各种检测机构使用。

注意事项：CLIA 法的质量控制除标本采集、储存是关键外，仪器维护也尤为重要。检测前应对设备进行检查，定期进行仪器内部的清洁，使用新批号试剂前必须重新定标，进行标准曲线的校正。

第三节　电泳技术

（一）免疫电泳

免疫电泳（immunoelectrophoresis，IEP）是电泳技术与双向免疫扩散技术的组合，电泳时，琼脂凝胶中的抗体不发生移动，而在电场的作用下促使标本中的抗原向正极泳动。当抗原与抗体分子达到适当比例时，形成一个形如火箭的不溶性免疫复合物沉淀峰，峰的高度与标本中的抗原浓度呈正相关。用于寄生虫病诊断的免疫电泳技术主要是对流免疫电泳（counter immunoelectrophoresis，CIE）。

克拉夫特（Craft）等学者用蓝氏贾第鞭毛虫包囊免疫家兔后，用 CIE 法检测其粪便样本中蓝氏贾第鞭毛虫抗原的敏感性为 98.5%（65/66），在后续的研究中发现 CIE 对蓝氏贾第鞭毛虫抗原的特异性也极高，同时 CIE 法还可用于贾第虫病疗效考核。

该技术简单易行，所需标本量少，特异性高，但不同抗原物质在抗体含量差异大时，无法全部显示出来，难以达到满意效果。

（二）免疫印迹试验

免疫印迹试验（immunoblotting staining，IBT）是一种新型的免疫探针技术，由十二烷基硫酸钠聚丙烯酰胺凝胶电泳（SDS-PAGE）、电泳转印及标记免疫试验三项技术结合而成，用于生物学活性抗原组分鉴别和蛋白抗原分析。在一项 IBT 法检测囊型包虫病（cystic echinococcosis，CE）效果的试验中，268 份 CE 患者血样进行血清抗原检测，结果表明其灵敏度为 81.4%，特异度可达 99%，且相较于 ELISA 法和 IHA 法，IBT 法交叉反应更轻。IBT 法对于病例确诊有很大的意义，可作为很好的验证性试验。但 IBT 法需要对样本进行电泳、转印、孵育和洗涤等处理，操作较烦琐且耗时，故此法仅适用于实验室验证检测，不适用于现场应用。

免疫学检验技术因敏感性高、特异性强等优点，具有良好的应用前景。寄生虫防控中的重要组成部分就是免疫检测，先进的免疫学检测需要以优质的检测抗原与检测抗体来支持新型免疫检测技术，目前，多种新型免疫学检测方法已经开始应用于临床检测，但由于个体差异等因素，依然存在假阳性、假阴性，因此免疫学检验技术多用于寄生虫病的辅助诊断，而非确诊手段。

第三章　分子生物学检验技术

分子生物学检验技术即基因和核酸检验技术，在寄生虫病的诊断中显示出了高度的敏感性和特异性，同时具有早期诊断和确定现症感染等优点，本项技术主要包括 DNA 探针（DNA probe）技术、核酸扩增技术、生物芯片技术和基因测序技术等。

第一节　DNA 探针技术

DNA 探针也称基因探针，是指用放射性核素、生物素、酶或其他半抗原标记的特定 DNA 片段。在其与 DNA 样本杂交过程中，借助上述标记物可探查出特异性或差异性 DNA。双链 DNA 的变性和复性特点是本技术的基础。经加热，或在强酸、强碱作用下，双链 DNA 氢键被破坏，双股链分离，变成单链，此过程称为变性；而条件缓慢变成中性或温度下降（50℃左右时），氢键恢复，分开的两股单链又重新合为互补的 DNA 双链，此过程称为复性。利用这一特性，将特定序列的 DNA 片段用酶、荧光物质或放射性核素标记作为探针，在一定条件下，探针与待测样品中的 DNA 按照碱基互补配对原则杂交，通过检测杂交信号鉴定标本中有无相应微生物的基因。该技术具有快速、简便、特异性强和灵敏度高等特点。目前 DNA 探针技术已用于疟原虫、隐孢子虫、蓝氏贾第鞭毛虫、锥虫、巴贝虫、弓形虫、丝虫、血吸虫、棘球蚴、猪带绦虫、肝片吸虫和猪囊虫等虫种的鉴定和相应疾病的诊断。

第二节　核酸扩增技术

（一）聚合酶链反应

聚合酶链反应（PCR）也称无细胞分子克隆技术，是在引物介导下特异性扩增 DNA 的一种体外扩增技术。应用这种技术可以在数小时内将研究的基因或片段扩增百万倍。PCR 由变性—退火—延伸三个基本反应步骤构成：①模板 DNA 的变性：模板 DNA 经加热至 94℃左右一定时间后，使模板 DNA 双链或经 PCR 扩增形成的双链 DNA 解离，使之成为单链，以便它与引物结合，为下轮反应做准备；②模板 DNA 与引物的退火（复性）：模板 DNA 经加热变性成单链后，温度降至 55℃左右，引物与模板 DNA 单链的互补序列配对结合；③引物的延伸：DNA 模板-引物结合物在 Taq 酶的作用下，以 dNTP 为反应原料，靶序列为模板，按碱基配对与半保留复制原理，合成一条新的与模板 DNA 链互补的半保留复制链。上述 3 个连续步骤为一个循环，每完成一个循环需 2～4 分钟，2～3 小时就能将待扩目的基因扩增放大几百万倍。

林瑞庆等通过聚合酶链反应-单链构象多态性（PCR-SSCP）方法对采自我国不同地区猪体的食道口线虫虫株进行分子鉴定，在国际上首次报道了中国猪四棘食道口线虫的转录间隔区（internal transcribed spacer，ITS）序列，并建立了区分有齿食道口线虫和四棘食道口线虫的有效方法。该技术样品处理简单、操作简便、快速，特异性强，敏感性高。目前，PCR 技术多用于种株鉴定、寄生虫病的基因诊断、分子流行病学研究和分析等领域。已应用的虫种包括利什曼原虫、疟原虫、弓形虫、阿米巴、巴贝虫、旋毛虫、锥虫、隐孢子虫、蓝氏贾第鞭毛虫、猪带绦虫和丝虫等。

（二）实时荧光定量 PCR 技术

实时荧光定量 PCR 技术是在 PCR 反应体系中加入荧光染料或荧光探针，利用荧光信号积累实时监测整个 PCR 反应进程，最后通过标准曲线对未知模板进行定量分析。以荧光共振能量转移原理为基础，样本核酸扩增呈指数增长，在反应体系和条件完全一致的情况下，样本 DNA 含量与扩增产物的对数成正比，由于反应体系中的荧光染料或荧光标记物（荧光探针）与扩增产物结合发光，其荧光量与扩增产物量成正比，因此通过荧光量的检测就可以测定样本核酸量。将标记有荧光素的 Taqman 探针与模板 DNA 混合后，完成高温变性、低温复性、适温延伸的热循环，并遵守聚合酶链反应规律，与模板 DNA 互补配对的 Taqman 探针被切断，荧光素游离于反应体系中，在特定光激发下发出荧光，随着循环次数的增加，被扩增的目的基因片段呈指数增长，通过实时检测与之对应的随扩增而变化的荧光信号强度，求得 Ct 值，同时利用数个已知模板浓度的标准品作对照，即可得出待测标本目的基因的拷贝数。实时荧光定量 PCR 技术有效地解决了传统定量只能终点检测的局限，实现了每一轮循环均检测一次荧光信号的强度，并记录在电脑软件之中，通过对每个样品 Ct 值的计算，根据标准曲线获得定量结果。

马琳等以利什曼原虫动基体小环序列高度保守区域为靶基因，设计了产物为 83bp 的一对特异性引物和 Taq Man 探针，建立了利什曼原虫的 qPCR 检测方法，理论上至少可检出不少于 1 个利什曼原虫的量。该技术具有较高的灵敏度及特异性，可用于利什曼病患者、宿主动物、传播媒介利什曼原虫感染与带虫状态的快速检测，可用于患者的疗效判定。

（三）巢式 PCR 技术

巢式 PCR（nested PCR）技术，是一种改良的聚合酶链反应，它包括两轮 PCR 扩增过程和两对 PCR 引物。第一对 PCR 引物扩增片段的过程类似普通 PCR，对靶 DNA 进行第一轮扩增，得到第一轮 PCR 产物。第二对引物称为巢式引物，该引物结合在第一轮 PCR 产物内部，对第一轮 PCR 产物进行扩增，得到第二轮 PCR 产物即目的基因产物，第二轮 PCR 扩增片段短于第一轮扩增。由于第二对引物位于第一轮 PCR 产物内部，较普通 PCR，巢式 PCR 技术减少了由于引物配对特异性不强造成的非特异性扩增的污染。当模板 DNA 含量较低时，巢式 PCR 技术通过两轮扩增可以得到更多产物。

巢式 PCR 在临床诊断中的应用也越来越广泛。程宁等采用巢式 PCR 对 12 例早产儿和 75 例正常新生儿进行 7 种病原体核酸的筛查检测，检测到早产儿弓形虫感染率显著高于正常新生儿弓形虫感染率，对孕早期病毒感染和预防保健具有重要指导意义。该技术具有高度的特异性、灵敏度，可用于弓形虫早期诊断、卵形疟原虫的诊断和亚种分型、隐孢子虫虫卵的快速检测。

（四）环介导等温扩增技术

环介导等温扩增技术（loop-mediated isothermal amplification，LAMP）是一种新型的核酸扩增方法，针对靶基因的 6 个区域设计出 4 种特异引物，利用一种具有链置换活性的 DNA 聚合酶（DNA polymerase）在等温条件下（65℃左右）保温 30～60 分钟，即可实现核酸的大量扩增，并且伴有肉眼可见的副产物白色焦磷酸酶沉淀产生，可以把浑浊度作为反应的指标，只用肉眼观察白色混浊沉淀，就能鉴定扩增与否，不需要烦琐的电泳和紫外观察。整个反应分三步完成，起初反应物模板的合成、循环扩增阶段、延伸和再循环。首先合成起始反应物模板即由外部引物扩增出内部引物扩增所需要的模板；接着由内部引物引导合成靶基因 DNA 片段，反向互补序列之间通过杂交形成茎环结构，另外一条内部引物与其互补链退火杂交后引导链置换合成反应，在扩增的 DNA 片段的另外一端产生了新的茎环结构，形成哑铃状结构，如此往复循环最后形成菜花样结构；电泳后可见扩增终产物由大小不等的 DNA 片段组成，呈梯状条带。

根据恶性疟原虫 18S rRNA，陈勤等设计了特异性引物并以 LAMP 法进行扩增，与病原学结果相比，LAMP 的特异度为 100.00%，灵敏度为 92.31%。该技术具有特异性强、灵敏度高、操作简单、产物易检测等特点，可用于疟疾、隐孢子虫、锥虫、弓形虫、溶组织内阿米巴、血吸虫、旋毛虫、细粒棘球绦虫、带绦虫等寄生虫的相关检测和诊断。

第三节　生物芯片技术

生物芯片技术是近年发展起来的分子生物学与微电子技术相结合的微型生物化学分析检测技术，可对基因、蛋白质、细胞及其他生物组分进行大信息量的检测分析。具有高通量、高集成、微型化、自动化、速度快等优点，其效率是传统检测手段的成百上千倍。常用的生物芯片有基因芯片和蛋白质芯片。

（一）基因芯片

基因芯片也称 DNA 微阵列（DNA microarray），结合了集成电路、计算机、半导体、激光共聚焦扫描、荧光标记探针等技术，是目前研究最多、技术最成熟的生物芯片。它将已知的核酸片段按特定的排列方式固定在硅片、玻片或塑料片表面，制成核酸探针（探针密度可达 $1 \times 10^5/cm^2$），利用碱基互补原理，与带有荧光标记的待测 DNA 样品进行杂交反应，再通过计算机分析荧光信号获得待测 DNA 样品的序列信息。单张芯片上可集成成千上万密集排列的分子微阵列，能在短时间内分析大量的生物分子，快速准确地获取样品中的生物信息。基因芯片技术具有快速、高效、敏感、经济、自动化等特点，大大提高了基因探针的检测效率。基因芯片技术主要用于病原体的诊断、检测和基因分型。目前针对弓形虫、绦虫和旋毛虫等的基因芯片研究取得了进展。针对疟原虫、血吸虫等重要寄生虫的基因芯片研究也有报道。

（二）蛋白质芯片

蛋白质芯片本质上就是利用蛋白质之间的相互作用，对样品中存在的特定蛋白质进行检测。是将位置及序列为已知的大量蛋白、多肽分子、酶、抗原、抗体以预先设计的方式固定在尼龙膜、硝酸纤维膜、玻璃、聚丙烯酰胺凝胶等载体上组成密集的分子排列，当荧光、免疫金等标记的靶分子与芯片上的探针分子结合后，通过激光共聚焦扫描或光耦合元件（CCD）对标记信号的强度进行检测，从而判断样品中靶分子的数量，以达到一次实验同时检测多种疾病或分析多种生物样本的目的。具有快速、高效、并行、高通量等特点，是蛋白质组研究的重要手段。目前蛋白质芯片技术已经在疟疾、弓形虫病和血吸虫病的诊断中发挥重要作用。

第四节　基因测序技术

基因测序技术已发展至第四代。第一代基因测序技术以 Sanger 的双脱氧链末端终止法为代表。随着技术发展和满足人们需求，下一代测序技术（next generation sequencing，NGS）诞生，第二代、第三代、第四代测序技术统称为 NGS。第二代测序技术以边合成边测序为核心，具有高通量、成本低、敏感度高等特点。第三代测序技术在降低试剂成本的同时，加快了运行速度，其特点为单分子测序，即不经 PCR 直接进行边合成边测序，简化了样品处理过程，避免了扩增可能引入的错配，能直接对 RNA 和甲基化 DNA 序列进行测序。第四代测序技术代表性技术为单分子纳米孔测序技术，无须进行合成反应、荧光标记、洗脱和电荷耦合器件照相机摄像，在成本和速度方面都将得到大幅提升，目前仍处于发展阶段。

基因测序技术随着测序技术的不断发展，基因测序技术将在寄生虫感染的诊疗中发挥关键作用，推动个性化精准医疗的发展。

第四章　寄生虫学检验的质量控制

质量控制是指有计划、系统地评估和监测患者整个诊疗过程的质量，以便及时发现问题，采取有效措施，提高服务质量。寄生虫检验是一个多步骤的综合分析过程，从标本采集、送检到实验室检验，再到结果报告和解释，每一个环节都可能影响最后检测报告的质量。如果质量控制做不好就无法提供准确可靠的检验报告，不仅不能帮助临床医生做出正确诊疗方案，甚至可能误导临床对疾病的诊断和治疗。因此，为了不断提高寄生虫检验的质量，有效控制分析过程中的各种影响因素，则需要对寄生虫检验过程的前、中、后三个阶段进行全面的质量控制。

第一节　检验前质量控制

检验前影响因素主要涉及患者就诊、医师合理选择检验项目、患者准备、标本采集、标本运送和保存等多个环节。标本质量对检验的准确性和可靠性至关重要，研究表明检验前差错导致检验报告不准确的因素占一半以上。

（一）患者就诊

患者应选择正规、合法的医疗机构就诊，并与医生充分有效地沟通，提供准确的个人信息，如疾病史、生活习惯、旅行史、接触史等信息，以便医生快速、准确地做出判断，选择合适的检验项目。

（二）检验项目选择及申请

检验项目选择：医生应在充分了解患者病情基础上，针对患者感染部位针对性选择检验项目，避免滥用医疗资源，广泛撒网，给患者造成不必要的经济负担。

检验项目申请：每一份标本都应有申请单或电子申请单，申请单的设计遵循国家、地区和当地的规定，包括足够的信息，以识别患者和申请者，以及相关的临床资料。检验申请信息应包括以下内容：①患者姓名、性别、年龄、科室、床号及唯一标识（如登记号或住院号）。②标本类型、来源和临床诊断。③申请的检验项目。④与患者相关的临床资料（如旅行史和接触史）。⑤感染类型和（或）目标微生物及抗菌药物的使用情况。⑥标本采集和实验室接收标本的时间和日期。

（三）采样前准备

不同检验项目对患者要求不同，采集时间不同，需要患者和家属配合，如微丝蚴检查最好夜间采血，或者采用药物诱导。医务人员需与患者及家属充分沟通，尤其是检验结果与病情不符，尤其要注意有无采样前生活饮食因素的影响。

（四）标本采集

标本采集前医护人员要协助做好采集部位的清洁或消毒工作，防止定植菌的污染。采集的标本均应盛于无菌容器内，避免外源性污染。标本采集量应适宜，过少可能会导致假阴性结果；采集方法应恰当，避免多次重复有创性操作。血液、体液等标本采集后，要注意与抗凝剂充分混匀，避免血液凝集导致假阴性结果。

（五）标本保存及运送

标本采集后建议立即送检，确实无法及时送检到实验室的需按照要求在合适的条件下保存。标本运送过程中应注意，所有采集的标本均含有潜在的生物危害，应置于防渗漏且相对密封的容器中保存和转运，防止送检过程中标本的漏洒或者污染。疑似对温度敏感的标本应保温送检。标本运送过程中避免剧烈振摇，防止细胞成分破坏影响检测。

第二节　检验中质量保证

寄生虫检验结果的准确性除依赖于标本的质量、相关临床资料外，还与检验实验室人员、设备、试剂耗材和检验方法等因素有关。实验室应制定相应标准化操作规程，监控这些因素，及时发现错误并采取纠正措施，以保证检验结果的质量。

（一）标本接收及处理

检验实验室收到标本后，接收人员与送检人员应认真核对标本送出和接收的时间，并在检验系统记录。对于不合格标本，如缺乏正确标识、明显被污染和送检容器不合格的标本等，应与临床医护人员或患者沟通，做详细记录或退回重新采集。合格标本尽快交给相关工作人员检测。

（二）检验实验室人员

寄生虫病原学检验涉及手工操作较多，检验实验室工作人员应具备相关专业教育背景且取得相应资质，定期对所有工作人员进行培训、评估和考核，评估、考核通过，方可上岗。

（三）检验试剂和设备

寄生虫检验可能涉及多种临时配制试剂，所用试剂须有明确的标识，包括名称、批号、生产日期或者配制日期、有效期、储存条件等。若试剂启封，改变了有效期和储存条件，必须记录新的有效期，新批号和每一批次的试剂都应进行质控，保证试剂的质量。所有设备均须制定标准化操作程序，定期维护、保养、监测并记录，保证仪器稳定的工作性能。

（四）检验方法与质量保证

检验过程中应优先选用现行有效的国家、行业、地方和企业标准中规定的检验方法，如无标准方法，可从知名的相关技术组织或文献中选择合适的方法，按照相关程序对该方法进行验证、鉴定和审批。

应实施室内质量控制程序以保证检测结果的准确性和可靠性，同时参加室间质量控制评价，对实验室检验能力进行质量评价和能力验证。

第三节　检验后质量保证

检验后过程（post-examination processes）也称分析后阶段（post-analytical phase），是指检验报告发出到临床应用的全过程，包括结果报告、结果解释与复核、检验后标本处理等。

（一）结果报告

1. 发送患者结果报告前，评估室内质控结果在可接受范围内，最好对检验结果进行系统性评审，评价其与已获得的患者相关临床信息的符合性。

2. 当某些对患者处理具有重要意义的实验结果达到危急值时，应立即通知临床医师或相关人员。

3. 检验结果报告应清晰易懂、表述正确，内容包括：①清晰明确的检验标识；②实验室的名称；③患者的唯一性标识；④检验申请者姓名或其他唯一性标识；⑤标本采集日期和时间；⑥实验室接收标本时间；⑦报告日期和时间；⑧生物参考区间；⑨结果的解释；⑩检验者标识等。

（二）结果解释与复核

检验结果报告发出后，主要涉及临床医护人员和患者家属等在获取检验报告后的解读及咨询服务、临床医生和患者对检验报告的反馈信息，以及检验医师对检验报告反馈信息的处理等。当发现检验报告与临床不符时应协助临床医护人员查找原因，排除是否受检验前因素影响，再次核查当日检测前室内质控是否在控，必要时重新检验或者重新采集标本检测。发现已发送检验报告存在错误时，应及时与临床医生和患者积极沟通，取得对方理解，并进行更改，记录更改日期、时间及责任人。

（三）检验后标本处理

寄生虫病患者标本属于感染性标本，检测完成后的标本和培养物应密封放在 2~8℃冰箱内，按照实验室保存期限，做好标识和记录，保存期过后的标本高压灭菌后按感染性废弃物处理。

（四）检验申请单及原始记录

检验申请单及标本原始检验记录应保存至少 2 年，不得伪造和篡改检验原始记录。

附　　录

附录一　常见寄生虫的体外培养、动物接种与保存

第一节　常见寄生虫的体外培养

一、溶组织内阿米巴体外培养

（一）常规培养

1.培养基配制　常用培养基有营养琼脂双相培养基和洛克（Locke）液鸡蛋清培养基。

（1）营养琼脂双相培养基：培养基分为固相和液相两部分。先配制上层液相部分，液相部分又称为盖液，称取氯化钠 8g，氯化钾 0.2g，氯化钙 0.2g，氯化镁 0.01g，磷酸二氢钠 2g，磷酸二氢钾 0.3g，用蒸馏水定容至 1000ml，进行高压灭菌（121℃，20 分钟），冷却后按体积 10∶1 加入灭活的小牛血清。配制固相部分，称取牛肉浸膏 3g，蛋白胨 5g，琼脂 15g，氯化钠 8g，用蒸馏水定容至 1000ml，进行高压灭菌（121℃，20 分钟），趁热分装，每管 5ml，并倾斜放置制成固体斜面培养基。每管加入冷却后的 5ml 液相培养基，20mg 灭菌米粉，可各加入 1000U/ml 的青霉素和链霉素以控制细菌增殖。

（2）洛克（Locke）液鸡蛋清培养基：培养基主要由洛克液和鸡蛋清组成。先配制洛克液，称取氯化钠 9.0g，氯化钾 0.4g，氯化钙 0.2g，碳酸氢钠 0.2g，葡萄糖 2.5g，用蒸馏水定容至 1000ml，进行高压灭菌后备用；取 4 个鸡蛋，鸡蛋先用肥皂水刷洗，再用 70% 乙醇进行擦洗消毒。用无菌玻璃棒敲碎蛋壳，把蛋黄、蛋清装入含有 70ml 洛克液的锥形瓶中，充分搅拌混匀，分装至无菌的试管内，每管约 5ml，倾斜放置并加热至 70℃，1 小时后凝固成斜面，冷却后置于 4℃ 冰箱中储存备用。接种前每管再加入 4.5ml 洛克液、0.5ml 马血清、20mg 的灭菌米粉、1000U/ml 青霉素和链霉素。

2.培养方法　取材、接种与培养：经常以粪便、肝穿刺物、肠黏膜或其他病变组织作为取材的样本。注意样本要新鲜，及时进行接种，脓血便最好在采样后 15 分钟内进行接种，成形便可以在 1～2 天进行接种，并且粪便不能与尿、化学物品等混合。取黏液脓血便、稀便或肝穿刺物 0.5ml，或黄豆大小的成形便，接种至试管内并与培养液混匀。或等粪便自然沉淀后，取沉淀物 0.5ml 接种至试管内，将试管放置于 37℃ 温箱中培养，分别在 24 小时、48 小时、72 小时取培养液中混浊部分进行涂片，并在显微镜下检查溶组织内阿米巴的滋养体。

（二）有菌培养

1.培养基配制

（1）配制琼脂斜面：称取琼脂 15g、氯化钠 7.5g，溶于 1000ml 蒸馏水中，配制成盐水琼脂。再取 1.5～2ml 盐水琼脂置于 6ml 培养管中高压灭菌（121℃，20 分钟），冷却至 75℃ 左右时将试管倾斜放置，以形成斜面。

（2）配制红霉素溶液：取 70% 乙醇 20ml 于无菌容器中，加入 0.5g 红霉素粉剂，溶解后在 4℃ 放置 2 小时以上，加灭菌水至 50ml。

（3）米粉：大米粉高压消毒（121℃，30分钟），或在180℃烤箱中干燥灭菌。

（4）配制BRS溶液：取氯化钠50g、硫酸铵10g、柠檬酸20g、七水硫酸镁0.5g、磷酸二氢钾5g、90%乳酸4ml，加水至950ml，调节pH至7.0，最终调节容量至1000ml，分装高压灭菌，制备成储存液。使用时将100ml储存液加入850ml双蒸水，调节pH至7.0，分装后高压灭菌，即为R溶液；取25ml R溶液与1个克隆大肠杆菌混合，37℃振摇培养48小时，即为BR溶液；在BR溶液中加入等量灭活的牛或马血清，继续培养24～48小时，即为BRS溶液。

2. 培养方法 在预先制备好的含有琼脂斜面的培养管中加入10mg米粉、120μl红霉素液、足够遮盖斜面量的无菌50mmol/L邻苯二甲酸氢钾（pH 6.3，121℃，20分钟）和BRS溶液4:1混合液，加入约50mg粪便，充分混匀，置于37℃温箱中培养24小时，弃掉培养上清液，再加入适量的上述BRS溶液4:1混合液、少量米粉和60μl红霉素液。37℃再培养48小时后，取米粉与粪渣混合物1滴，碘液染色或直接观察有无滋养体。若结果为阴性，再加入米粉，继续培养24小时。若有虫体可将少量培养混合液转入新鲜培养基中继续转种培养。

（三）无菌培养

无菌培养主要用于溶组织内阿米巴的克隆化培养，培养方法是在有菌培养的基础上，将虫体转种至无菌培养基中，使其逐渐转变为无菌培养，并可进一步克隆化。但由于虫体对培养基的要求甚高，培养难度较大，因此一般不用于临床检验。

二、杜氏利什曼原虫培养

1. 前鞭毛体培养 常用培养基为3N（Novy、MacNeal和Nicolle）培养基。

（1）培养基配制：称取琼脂18g、氯化钠6g，加入蒸馏水900ml，加热充分溶解后分装至培养管中，每管3～5ml，用棉塞塞紧管口，高压灭菌（121℃，20分钟），自然冷却至50℃左右时，每管加入琼脂培养基1/4体积的新鲜无菌去纤维蛋白的兔血，混匀后将试管倾斜，冷却后制成斜面。每管再加入0.2～0.3ml洛克液覆盖斜面，置37℃温箱中培养24小时，证明无菌后即可使用，也可放4℃冰箱中储存备用，接种前可加青、链霉素防止细菌污染。

（2）培养方法：从患者骨髓、淋巴结或其他疑有黑热病病变的活组织中取穿刺液或皮肤组织，注意无菌操作，加少许洛克液，充分混匀后接种于上述3N培养基中，置22～25℃温箱中培养。每2～3天取少量培养液作涂片镜检或吉姆萨染色镜检，一旦发现有前鞭毛体则应立即取数滴培养液转入新鲜培养基中。若结果为阴性，应继续培养至1个月再报告培养结果。此法培养时间较长，但可提高检出率。

2. 无鞭毛体培养 利什曼原虫无鞭毛体寄生于哺乳动物的单核巨噬细胞内，因此可在这类细胞内进行体外培养无鞭毛体，如可在巨噬细胞株J774G8内培养或直接从外周血分离的巨噬细胞内培养。前者巨噬细胞可分裂，且虫体在巨噬细胞内可大量增殖，但有时会混有前鞭毛体。后者用于短期实验，虽然虫体自身增殖，但巨噬细胞不分裂。无鞭毛体还可以生长在无细胞的培养基中。这种无鞭毛体可以被巨噬细胞迅速吞噬，并在细胞内分裂，可转化为前鞭毛体。一般培养温度为33℃，每隔4天可转种1次。

三、阴道毛滴虫培养

1. 人工培养基 包括肝-胨-糖培养基、肝浸汤培养基和大豆蛋白胨培养基。

（1）肝-胨-糖培养基配制：称取兔肝15g，将兔肝剪碎放至烧瓶中，加入100ml蒸馏水，混匀后置冰箱中4℃冷浸，每天振摇2次。48小时后取出冷浸液，加热煮沸30分钟，用4层纱布过滤，补足蒸发的水分，再过滤，得到清亮的肝浸液。称取蛋白胨2g和葡萄糖0.5g加入肝浸液中，搅拌至完全溶解后调整pH为5.7。分装至试管中，每管5ml，加棉塞，高压灭菌20分钟，冷却后放置在37℃恒温箱中24小时，证明无菌后可立即使用，也可4℃冰箱内储存备用。使用前每管加灭活小牛血清 2ml 及青、链霉素。

（2）肝浸汤培养基配制：称取兔肝 15g、蛋白胨 2g、氯化钠 0.5g、半胱氨酸盐酸盐 0.2g、麦芽糖 1g，加蒸馏水 100ml，配制方法同肝-胨-糖培养基。

（3）大豆蛋白胨培养基配制：称取大豆 2g，将大豆浸泡在 100ml 温蒸馏水中数小时至 24 小时，待大豆膨胀去皮后，加热煮烂，以蒸馏水补足蒸发失去的水分，滤纸过滤后调 pH 至 5.0。称取蛋白胨 1g、氯化钠 0.5g 加入大豆浸出液中，加热至完全溶解，分装入试管，每管 5ml，高压灭菌 20 分钟，置冰箱中储存备用。使用前每管加 7.5% 葡萄糖液 0.5ml，灭活小牛血清 1ml，青、链霉素各 1000～1500U/ml。

2. 培养方法　以无菌棉拭子从阴道壁及阴道穹后部取阴道分泌物，或前列腺液 1～2ml 或尿液 2～3ml，灭菌离心管内离心取沉淀物，接种至上述培养基内，37℃温箱中孵育 24～48 小时，吸取管内沉淀物镜检滋养体。

四、隐孢子虫体外培养

隐孢子虫生活史中只有卵囊和子孢子，可以从实验动物或感染者身体内分离，而后进行体外培养。首先将实验动物或感染者粪便捣成匀浆，过滤，再与饱和盐水混匀，1000g 离心 15 分钟。取含卵囊的上层液，与双蒸水按 3∶1 比例稀释上层液，4000g 离心 15 分钟。沉淀以 0.1% 硫代硫酸盐溶液洗涤、离心，沉淀再溶于生理盐水，以 Percoll 梯度分离，所得卵囊加入适当抗生素，可在 4℃中储存 6～8 周。在进行体外培养前，卵囊可以 17.5% 低氯溶液处理 7 分钟，而后转入人结肠瘤细胞、牛输卵管上皮细胞或猴肾上皮细胞的培养瓶中，以相应的细胞培养液培养，卵囊可以增殖，此法也可用于研究宿主细胞与病原体的相互关系和药物筛选。

第二节　常见寄生虫的动物接种与保存

一、杜氏利什曼原虫动物接种

一般从患者骨髓、淋巴结或皮肤型患者的皮肤中获取组织穿刺物，用适量无菌生理盐水稀释后注入地鼠腹腔内，每只鼠注射 0.5ml，放入笼内饲养。1～2 个月后将鼠杀死，取其脾、肝或骨髓等组织作涂片，经瑞特或吉姆萨染色后，在油镜下检查无鞭毛体。转种时将感染杜氏利什曼原虫的地鼠解剖，取其肝、脾组织置于已灭菌的组织研磨器中，加少量无菌生理盐水研磨为匀浆后，再加适量生理盐水稀释，用无菌注射器将稀释液注入健康地鼠腹腔内，每鼠注入 0.2～0.5ml，继续饲养。3～4 周后将鼠杀死，按前述方法取其脾、肝或骨髓进行检查。杜氏利什曼原虫在小鼠体内可生存数月。

二、刚地弓形虫动物接种

经穿刺抽取患者的脑脊液或淋巴组织液，注入健康的 BALB/c 小鼠或昆明小鼠腹腔内，每只鼠注入 0.5～1.0ml，小鼠数量一般为 5～6 只，小鼠周龄一般为 4～6 周。可在接种前先注射适量的地塞米松，降低小鼠免疫功能，以提高接种成功率。接种后应注意观察小鼠发病情况，如小鼠有发呆、不活泼、松毛、闭目、弓背、呼吸急迫、颤动等症状，接种 7 天后可抽取小鼠腹腔液作涂片，经吉姆萨染色后在油镜下观察有无弓形虫速殖子。或饲养至 3～4 周后，解剖取小鼠脑组织，匀浆后作涂片，显微镜下观察有无弓形虫包囊，也可取肝、脾组织匀浆后作涂片进行检查。若结果为阴性，可取脑、肝、脾组织研磨为匀浆，按 1∶10 量加入无菌生理盐水稀释，注入腹腔内进行第二次接种。如仍为阴性可用同法进行 3～5 次，再观察和报告结果。阳性者可作接种传代，每 2 周一次，用于保种。

小鼠腹腔液检查法：用乙醚将小鼠麻醉，用 70% 乙醇消毒皮肤后，用镊子夹提起腹部的皮肤和腹膜，向腹腔内注入无菌生理盐水 1～2ml，轻揉其腹壁，使生理盐水和腹腔液混匀，再抽取腹腔液作涂片检查，或通过离心后吸取沉淀再进行涂片镜检。

三、华支睾吸虫动物接种

取适量的含有华支睾吸虫囊蚴的鱼肉，将鱼肉切成小块，并用人工消化液消化后收集纯净的囊蚴，将囊蚴拌入饲料喂食动物或直接经口灌入动物胃内，常用实验动物有猫、犬、豚鼠、大鼠、兔等，不同动物感染囊蚴的数量因动物大小而异，一般以 200～400 个为宜。感染 1 个月后可收集动物粪便检查华支睾吸虫虫卵。

附录二 标本的采集、处理及保存

寄生虫的标本采集常见的原料包括粪便、血液、排泄物与分泌物、节肢动物等,下面以粪便、血液、排泄物与分泌物、节肢动物采集、处理及保存为例。

第一节 粪便标本的采集、处理及保存

对多数肠道寄生虫感染的诊断,需要从患者粪便中检获蠕虫虫卵或幼虫、原虫的滋养体或包囊,因此适当地收集、处理、保存粪便标本才能保证在标本内发现寄生虫。如果标本陈旧,数量不足及不适当的保存方法不仅影响粪便的使用价值,还会导致诊断的不准确,造成漏检或误检。

一、收集粪便标本前的准备

为确保收集的粪便标本可以用于实验室检查,应给患者或采样人员提供合适的采样容器和规范详细的采样程序步骤,有助于提高收集的粪便样本的质量。完整的采样盒包括收纳容器、固定液、涂抹棒和步骤指示图。装固定液的小瓶应标明"有毒"以警告和保护患者。粪便收集容器应为干净的广口容器,常用有密封盖的浸蜡的纸盒收集,紧密封口以防漏和丧失水分。也可以用有盖的塑料容器、玻璃容器收集粪便。粪便最好是直接收集在容器中,不能从便池的水中或土壤以及草地上收集,以防粪便标本被水、尿和无关的物质污染。

收集好粪便标本后应贴上注明患者姓名、年龄、性别、日期、采集时间和医师姓名等信息的标签。在某些标本中,有关患者临床情况、前次感染情况或旅行史的信息则有助于实验室更好地检查标本。如怀疑特殊寄生虫感染,实验室检查应留心以上信息。

二、粪便标本的种类和数量

收集粪便时应尽量收集粪便中的脓、血、黏液部分;若无脓、血、黏液时,可收集粪便前、中、后段不同部位标本。取粪便量视检查对象不同而异:①直接涂片法,取粪便少量即可满足检查要求(约黄豆或火柴头大小)。②浓集法,取粪便约10g(蚕豆大小),若是轻度感染患者或用作教学标本制作,可取全粪量。③自然沉淀法或血吸虫毛蚴孵化法,可收集粪便20~30g。

除对粪便采集量有不同要求外,适当提高粪便采集次数可有效提高诊断率。在排除寄生虫感染前应做多次粪便检查。虽然大多数的蠕虫虫卵是连续排出的,但是大多数的原虫为间断排出,仅检查一份粪便标本所做出的"无寄生虫感染"的报告应谨慎采纳,因此一般建议检查间隔2~3天收集3份粪便标本,前2份标本应为普通粪便标本,第3份应在服泻药(如硫酸镁等)后采集,用泻药能提高检出率。当怀疑阿米巴感染而没有查到滋养体时,可采用查6份粪便标本方法(3份正常和3份泻药标本),能有效地诊断出阿米巴感染。当怀疑蓝氏贾第鞭毛虫感染而前3份标本阴性时,可以1周为间隔另取3份标本再进行检测。另外,检查贾第虫病可直接采用十二指肠内容物以提高检出率。

三、粪便标本检查中的时间因素

标本的采集时间是影响感染诊断的常见因素。阿米巴原虫滋养体多见于水样或腹泻标本中,应在排出后的30分钟内检查。天气温度低时,要求在15分钟内送检,有条件时可在具有保温装置显微镜下检查。如标本不能立即检查,应保存在合适的固定液中。对稀便或软便的检查也应在

排出后的 1 小时内，或将其保存在固定液中。对成形粪便的检查可延后数小时或更长时间，但应当天检查。如做不到，标本应保存在固定液或放入冰箱（3～5℃）中过夜。虽然滋养体可被冻死，但蠕虫虫卵和原虫包囊在粪便中可保存它们的形态数天或更长时间。粪便标本不应冰冻或放入孵箱。冰箱中的标本几天后可变干，因此用有盖玻璃容器可延长保存时间。当标本是由患者邮寄或提交时间超过 1 天时，应给患者合适的防腐剂以便保存标本。

四、粪便标本的保存

若新鲜粪便标本需要较长时间才能送到诊断实验室，必须采用措施防止标本在检查前被破坏或病原体变形，可将标本保存在合适的容器及固定液中，以保护原虫的形态和防止蠕虫虫卵或幼虫发育或形态变化。防腐剂最好放在 15～30ml 塑料或玻璃的螺口小瓶，以防止漏出。粪便和固定液的比例一定要合适、混合一定要均匀。每个小瓶上的标签应清楚标明所装的固定液，另外在标签上画两条线可帮助患者加入正确的粪便量，即从原来的液面（低处的线）到最终的液面（高处的线）。常用比例为 1 份粪便，3 份固定液。应告诉患者先将粪便收集在干净广口容器中，然后用收集盒中提供的涂抹棒挑取合适的粪量加入小瓶中并混合好。要求采用 2 个小瓶保存粪便。一个小瓶装 PVA 用来制作永久染色玻片。另一个小瓶装 5% 或 10% 甲醛用来离心浓集。也可提供小瓶用来装新鲜粪便标本。也有实验室用单一小瓶装 MIF 固定液，这样可直接用来做涂片染色和离心浓集。

保存粪便最常用的 6 种防腐固定液是聚乙烯醇（polyvinyl alcohol，PVA）、绍丁固定液、5% 或 10% 甲醛溶液和硫柳汞-碘-甲醛溶液、70%～75% 乙醇、乙酸钠-乙酸-福尔马林。

1. PVA 在保存肠道原虫形态特征方面效果较好，特别是对滋养体。粪便和 PVA 固定液应以 1∶3 的比例混合。固定后的片子可保存 2～3 个月再染色。

2. 绍丁固定液 常用来固定新鲜粪便，用以准备肠道原虫的永久染色涂片。用绍丁固定液时，在收到粪便样品后应尽快做新鲜粪便涂片，可用涂抹棒或刷子做新鲜涂片。涂片应立即放入绍丁固定液中。标本至少要固定 30 分钟。

3. 10% 甲醛或 5% 甲醛盐溶液 可以保存原虫包囊及蠕虫虫卵和幼虫。粪便标本可按 1∶3 的比例保存于 10% 甲醛或 5% 甲醛盐溶液中。用甲醛保存的粪便可做标准甲醛–乙酸乙酯（或醚）沉淀浓集，也可作硫酸锌浮聚。甲醛保存的粪便不适于作永久染色涂片，长期用甲醛保存粪便，可采用有缓冲能力的 10% 甲醛或 5% 甲醛盐溶液。

4. 硫柳汞-碘-甲醛（merthiolate-iodine-formalin，MIF）溶液 可使粪便样品着色，在野外调查时特别有用。固定后即刻或几周甚至几个月后，做的涂片均可诊断肠道原虫和蠕虫虫卵与幼虫。

5. 70%～75% 乙醇 具有固定、硬化和保存标本的作用，渗透能力强。但由于吸收水分，易使标本收缩，标本表面变硬，乙醇不易渗入深部组织，故不宜固定大块标本。

6. 乙酸钠-乙酸-福尔马林 可用于保存原虫滋养体和包囊、蠕虫虫卵和幼虫等。

五、粪便样品的转送与邮寄

邮寄生物样品时要遵守生物安全法和邮政规则。通过邮政系统邮寄寄生虫样品必须仔细包裹，以防渗漏和感染处理包裹的人员。大多数邮寄的寄生虫样品是保存样品，没有感染性。不过用玻璃和塑料容器邮寄时应包好以防渗漏。小瓶应用吸收性的物质包好，在有渗漏或破裂时可以吸收。要求用大小合适的螺口双层容器。内层为金属圆筒，外层可为金属或厚纸板。有关的资料应贴在内层圆筒上。在邮包外面应贴上写清地址的标签，另一个同样的标签应放入邮包中，以防外包装损坏。粪便显微镜载（物）片，血涂片或组织切片可放入纸盒、塑料或聚苯乙烯泡沫塑料容器（箱）中邮寄。载玻片盒要坚固，以保存玻片不被损坏。

第二节 血液标本的采集与处理

一、新鲜血液标本的采集和处理

新鲜血液标本的采集和处理主要用于检查疟原虫和丝虫微丝蚴。

(一)检查疟原虫

检查疟原虫可采用溶血离心沉淀法，又称为浓集湿片染色法。在离心管内加入 2/10 000 的白皂素蒸馏水溶液 1ml，取受检者耳垂血一大滴加入该离心管内，混合后离心 5 分钟，弃上清液，将底部沉渣摇匀，取一滴于干净载玻片上，再用直径为 1.5～2.0mm 的铁棒依次取 0.4% 伊红溶液和吉姆萨染液，先后与该载玻片上的液体混匀染色，然后覆以 22mm×22mm 方形盖玻片，即可在油镜下检查，若镜检 10 分钟不见疟原虫，判断检查结果为阴性。

(二)检查丝虫微丝蚴

1. 新鲜血滴法 自耳垂或指尖取一大滴血滴于载玻片上，加一滴蒸馏水溶血，覆上盖玻片后在低倍镜下观察活动的微丝蚴。此法用血量少，检出率低，不能确定虫种，一般多用于现场实验教学。

2. 离心浓集法 抽取静脉血 2ml，用肝素或枸橼酸钠抗凝，加 9 倍量蒸馏水溶血，离心沉淀，取沉渣镜检。此法适用于血中微丝蚴较少的患者。

3. 微孔薄膜过滤浓集法 用含有 0.1ml 5% 柠檬酸钠的注射器抽吸患者静脉血 0.6ml，再吸 9ml 1% 洗洁液混匀，至血液完全溶解。去掉针头，接上过滤器。过滤器内装有一层孔径 3～5μm 的微孔薄膜，膜下垫一层湿滤纸，慢慢推动注射器内芯，使溶血的悬液通过滤器。然后用该注射器吸生理盐水 2ml，冲洗滤器，反复 3 次。取出滤膜置于含有 0.1% 亚甲蓝染液的玻璃皿内染色 3 分钟，水洗晾干后经甲苯透明，置于载玻片上，覆加盖玻片后进行镜检。

4. 海群生诱出法 若患者在夜间取血不方便，可服用海群生药物后再抽取血液，但对低密度感染的患者易漏诊。在低倍镜下，微丝蚴为细长、无色透明、头端钝圆、尾端尖细、呈不同弯曲状态的虫体。注意在血膜上有时留有棉纤维，状似微丝蚴，应注意加以鉴别。棉纤维的长短、粗细不等，两端多呈折断状，内部常见纵向条纹。

二、血液染色标本的采集和制备

血液染色标本的制备方法一般有薄血膜法和厚血膜法。

(一)薄血膜法

薄血膜法可用于检查疟原虫。准备好两张洁净载玻片，一张用于涂片，一张用于推片（选择短边光滑平整玻片）。用 75% 乙醇棉球消毒皮肤，待干后，用左手拇指与食指捏紧采血部位，使皮肤绷紧，右手持采血针快速刺破皮肤，挤出一小滴血（5～10μl），滴在载玻片 1/3 与 2/3 交界处。用另一张玻片短端放在血滴前，与有血滴的载玻片成 30°～45° 夹角，小心向后移动至接触血滴，待血液沿短端扩散后，马上由右向左推去，推成一舌状薄血膜。待血膜晾干后可用瑞特或吉姆萨染液进行染色并镜检。

(二)厚血膜法

厚血膜法用于检查疟原虫和丝虫。

1. 检查疟原虫 消毒及取血部位同薄血膜法。用推片一角刮取 20～30μl 血滴（约火柴头大小），放在第三格中央，用推片的一角将血滴由里往外沿一个方向作螺旋式摊开，涂成直径约 1cm 的圆形血膜。待血膜晾干后加清水溶血，直至溶至血膜呈灰白色，晾干后用瑞特或吉姆萨染色镜检。

为便于诊断，常常把厚、薄血膜制在同一张载玻片。载玻片划分为六等份，第一、二格用于贴标签。厚血膜涂在第三格中央，薄血膜涂在第四格前缘至第六格中部。

（1）注意问题

1）载玻片要洁净，无油迹或污垢，甚至不能用手触摸载玻片表面，否则血膜会出现蜂窝状，或易于脱落，产生空白区。

2）涂薄血膜要掌握好推片角度，角度太小血膜过薄，角度太大又使血膜过厚，两者都会影响检查效果。

3）推片时用力要均匀，不要中途停顿，不能倒退或重复推片，否则血膜上会出现断裂，厚薄不均匀等。

4）采血部位在耳垂或无名指尖（以左手无名指为宜），婴儿在足后跟。

5）采血时间：对典型发作的间日疟和三日疟患者应在发作后数小时至 10 余小时内采血；恶性疟患者在发作开始时采血，但最佳采血时间是在发作后 20 小时左右。

6）防止交叉感染。采血时，每人一针，不能混合使用，防止交叉感染。

（2）厚薄血膜优缺点

1）厚血膜取血量多，检出率高。但由于需要溶血，看不出疟原虫与红细胞之间的关系，所以难以鉴别虫种。

2）薄血膜取血量少，检出率低。但由于红细胞一层平铺在载玻片上，不需要溶血，能清楚看出疟原虫与红细胞之间的关系，所以能够鉴别虫种。厚薄血膜能够取长补短。

2. 检查丝虫微丝蚴 取血部位、涂片方法、溶血和染色过程同疟原虫厚血膜法，唯取血量、涂片规格和取血时间不同。检查微丝蚴需要血量多，取三大滴血（约为 60μl），涂成大小约为 2.5cm×1.5cm 椭圆形血膜。血膜干后加清水溶血，溶血后可作湿片检查，阳性者可见到乳白色作蛇形游动的微丝蚴。但湿片检查不能鉴别虫种。

注意问题：

（1）取血时间：班氏微丝蚴在 22 时至次日 2 时；马来微丝蚴在 20 时至次日 2 时，但一般以 21 时到次日 2 时为宜。

（2）血膜应风吹干或自然干燥，不能用火烤或太阳晒。

（3）涂好的血膜未干时要平放，防止血液流走或造成血膜厚薄不均匀。

（4）保管好血膜，不要落上灰尘，防止蚂蚁、蟑螂和蝇类舐食。

（5）血膜应尽可能快地固定染色。如果不能及时染色，要用甲醇固定，晾干后保存。

第三节 排泄物与分泌物标本的采集与处理

排泄物与分泌物标本的采集原料主要包括尿液、阴道分泌物、十二指肠引流液及痰液等。

一、尿液和阴道分泌物标本的采集和处理

（一）尿液的采集和处理

尿液的采集和处理主要用于检查阴道毛滴虫、丝虫微丝蚴和弓形虫，有时查见棘球蚴砂、蛲虫等。常用离心沉淀法检查。

取尿液 3～5ml，置离心管内，以 2000r/min 离心 3～5 分钟，取沉渣作涂片镜检。冬天检查阴道毛滴虫时要注意保温。也可以涂片后晾干，用甲醇固定，瑞特或吉姆萨染色镜检阴道毛滴虫。检查乳糜尿时，将乳糜尿装入离心管中，加等量乙醚，用力振荡，使脂肪溶解，然后吸去上面的脂醚层，加水稀释 10 倍，离心，取沉渣涂片镜检。如乳糜尿中蛋白含量不高，可先加抗凝剂，再加水稀释，离心沉淀，取沉渣涂片镜检。

（二）阴道分泌物采集和处理

阴道分泌物采集和处理主要用于检查阴道毛滴虫，偶尔可查到溶组织内阿米巴滋养体、蛲虫、蛲虫虫卵等。常用的检测方法有生理盐水直接涂片法、悬滴法、涂片染色法等。

1. 生理盐水直接涂片法　用消毒棉拭子在受检者阴道穹后部、子宫颈及阴道壁上拭取分泌物，然后在滴有1滴生理盐水的洁净载玻片上作涂片镜检，可发现活动的滋养体。天气寒冷时要注意保温，可将载玻片在酒精灯火焰上迅速来回数次加温，以增强滴虫活动力，有助于与其他细胞的鉴别。涂片时注意棉签在载玻片上向同一方向一次性涂片，不要来回涂抹或重叠涂抹，以防损坏滋养体的鞭毛。

2. 悬滴法　用消毒的棉拭子在受检者阴道穹后部、子宫颈及阴道壁上拭取分泌物，放入含1~2ml温生理盐水的小试管内，摇匀，待检。取一干净的载玻片，在其四周边缘涂一薄细线状凡士林，用吸管或棉拭子蘸取管内液体一滴，加在盖玻片中央，翻转盖玻片，覆盖在一凹玻片孔上，稍加压使两片黏合，镜检。室温低时，最好在装有恒温设备的显微镜下观察。

3. 涂片染色法　取阴道分泌物作生理盐水直接涂片，晾干，甲醇固定，用瑞特或吉姆萨染色后镜检。

4. 培养法　取阴道分泌物，接种于肝浸汤培养基内，置于37℃培养箱孵育，48小时后取适量培养基涂片并镜检。

二、十二指肠引流液标本的采集和处理

十二指肠引流液通常是指胆总管液（A液）、胆囊液（B液）、肝胆管液（C液）和十二指肠液（D液）的总称。寄生虫感染患者的十二指肠引流液中，大多数B液胆汁中可检出寄生虫或虫卵。主要用于检查蓝氏贾第鞭毛虫滋养体、华支睾吸虫虫卵、猫后睾吸虫虫卵、肝片形吸虫虫卵，有时可发现姜片虫虫卵、蛔虫虫卵、粪类圆线虫成虫和幼虫、溶组织内阿米巴滋养体等。

样本采集与制备方法：把十二指肠导管慢慢插入十二指肠，抽取十二指肠液，滴在载玻片上，加盖玻片后进行镜检。如抽出液过于黏稠，可用10% NaOH消化，或加适量生理盐水搅拌后，装入离心管内，以2000r/min离心5~10分钟，吸取沉渣作涂片镜检。注意问题是检查材料要新鲜，不能作常规检查，只用于多次粪检阴性的临床症状可疑者。引流液中的蓝氏贾第鞭毛虫滋养体常附着在黏液小块上，或虫体聚集成小絮片状物。

三、痰液标本的采集和处理

用于检查肺吸虫虫卵、溶组织内阿米巴滋养体、细粒棘球蚴的原头蚴、粪类圆线虫幼虫、蛔蚴、钩蚴、尘螨、粉螨及其虫卵、卡氏肺孢子虫包囊等。检查常用直接涂片法和消化沉淀法（浓集法）。

（一）直接涂片法

直接涂片法主要检查肺吸虫虫卵、溶组织内阿米巴滋养体。样本采集与制备方法：滴1~2滴生理盐水于干净的载玻片上，挑取或吸取少许痰液（最好带脓血部分），加盖玻片镜检。若观察到较多菱形夏科-莱登结晶和嗜酸性粒细胞而未查见肺吸虫虫卵，提示可能有肺吸虫的感染，应多次采样检查，细心查找虫卵，或改用浓集法，以提高检出率。如检查溶组织内阿米巴时，注意痰液要新鲜，挑取带脓血痰液，盛痰液容器要干燥清洁，不能有药物、尿液、水等污染，并要及时送检。冬天采样时要注意保温，气温低时，要在15分钟内送检，可用保温箱保温，或在有保温装置的显微镜下操作，防止滋养体死亡。镜检时观察有无作伪足运动的滋养体，注意与痰中上皮细胞、白细胞、脓细胞、巨噬细胞及其他污染物的鉴别。

（二）消化沉淀法（浓集法）

消化沉淀法（浓集法）一般用于检查肺吸虫虫卵、细粒棘球蚴砂、卡氏肺孢子虫包囊、肺螨、

螨卵、蛔蚴、钩蚴、粪类圆线虫幼虫等。此法不适用于滋养体检查。

样本采集与制备方法：取受检者清晨或 24 小时全部痰液，加等量的 10% NaOH 消化，用玻璃棒搅拌均匀，37℃下静置约 2 小时，置离心管中，以 1500r/min 离心 10 分钟，去掉上清液，吸取沉渣进行涂片镜检。如需短时间保存，可加福尔马林固定。

第四节　媒介节肢动物的采集、固定与检测样本制备

一、节肢动物标本的采集

节肢动物有特定的习性，因此需要根据其特定的习性，选择合适的时间、地点或宿主采集标本，可提高采集的成功率，同时还要进行准确的记录和正确的保存，防止没有目标的滥捕错捕，但一些明文规定禁止捕捉的节肢动物，应遵守法律法规禁止捕捉并加以保护。采集标本时还应注意以下原则：①尽量全面采集节肢动物生活史各期的标本；②保持标本的完整性；③正确记录采集标本的信息，包括采集日期、地点、采集者姓名、采集环境状况、寄生宿主的种类和部位、采集方法、节肢动物习性等。

不同的采集器具适合不同类别、大小、发育阶段的节肢动物的采集，采集器具应具备轻便牢固、便于携带等特点，方便在野外采集。这里仅介绍几种常用的采集器具及采集方法。

（一）捕虫网

捕虫网包括捕网和扫网。

1. 捕网　一般由网圈、网袋、网柄组成，捕虫网适合捕捉空中飞行的昆虫，如蚊、蝇、蠓、蚋、虻的成虫等，可在这些昆虫栖息和滋生的地方进行捕捉。如成蚊在黄昏群舞时，最适合用捕网捕集，成蚊一般具有趋光性，且雌蚊常在血源附近活动，可用诱蚊灯吸引成蚊到灯的外围进行捕捉，也可通过电风扇倒吸风原理吸风捕捉成蚊。成蝇采集主要在人畜居处、蝇滋生地附近，水边、林间、花草丛中等场所捕捉采集。蠓、蚋、虻的成虫采集时，方法与成蚊采集方法类似。

2. 扫网　扫网的规格结构基本与捕网类似，但扫网的网底一般设计成开口，扫捕昆虫时将网底扎紧，捕捉到后松开网底，将采集的节肢动物漏入至采集瓶中。扫网适用于捕捉栖息在草丛中的昆虫。

（二）水网

水网的网圈制作规格与捕虫网相同，制作水网的材料要求坚固耐用，透水性良好，水能快速滤过网面，一般用细纱或亚麻布制作，网袋较浅，呈盆底状，网柄较长，以便采集者站在塘边、湖边或小溪岸边，采集水面或水中的昆虫。水网一般有手网和井网两种类型。手网又有平网和袋网两种，平网适用于采集水面上的昆虫，袋网适合采集水面深处的昆虫。井网适合水井中或水洞深处昆虫的采集，如蚊的幼虫和蛹等。

（三）试管

试管适用于捕集蚊、蠓、蚋、蛉等双翅目昆虫，捕集时可选择口径较大的试管，可提高捕集的成功率，当发现目标昆虫停息或吸血时，立即用试管轻轻将停息的昆虫罩入试管内，可稍微移动试管，使昆虫飞向试管底部，然后先立即用拇指堵住试管口，再用准备好的一团棉花推入试管内，防止昆虫飞出，但不压住昆虫。

（四）吸虫管

吸虫管适用于捕捉小型、微型的双翅目昆虫，如采集蚊、蠓、蚋、蛉等。主要由厚玻璃管、橡皮塞、橡胶管、橡皮吸气球和细玻璃管等组成。

二、标本的固定和保存

采集到的节肢动物，应及时杀死进行固定和保存，防止死后组织腐坏或组织结构损坏，影响后续标本的制作和观察。对于双翅目中的成虫，半翅目中锥蝽的若虫和成虫，一般多采用氯仿或乙醚麻死。双翅目中的幼虫和蛹，蚤的幼虫、蛹和成虫，虱与臭虫的若虫和成虫，可视虫体的柔弱或结实的状况以温水或沸水烫死，或直接投入保存液内杀死。

（一）常用的固定方法和原理

常用的固定方法有物理方法和化学方法。物理方法包括冷冻、干燥等方法。化学方法主要是应用一些化学试剂配制而成固定液，通过固定液与节肢动物体内或体表的蛋白质、脂肪、多糖以及核酸等之间的化学反应，使组织细胞中正在进行的生物化学反应停止，防止节肢动物样品自溶和腐败，增强样品的强度和稳定性，相较于物理方法，化学方法应用范围更广和更常用。

物理固定原理主要是使标本体外的水分快速脱去或脱干，保持整个标本的干燥。

化学固定原理主要有：①穿透作用：快速穿透组织；②防腐作用：防止组织细胞自溶和腐败；③沉淀或凝固作用：固定后细胞内的蛋白质、脂肪、糖、酶等物质沉淀或凝固成不溶解和不变形的不同折光率的物质，这些物质使染色后的细胞结构易于识别；④媒染作用：有些固定剂可与细胞的蛋白质结合，有助于细胞与染料相结合，使细胞更易着色；⑤硬化作用：使组织硬度增加且程度适中，既不易变形又便于制作标本。

（二）常用的昆虫保存方法

常用的昆虫保存方法主要有干式保藏法和湿式保藏法。

1. 干式保藏法 双翅目的昆虫成虫，一般都采用干式保藏法，最常用的操作方法是针插法，即在杀死昆虫后，在虫体干燥变硬之前，立即用适合大小的昆虫针插入昆虫的胸部，若是已死亡变硬的昆虫，针插前应先进行虫体软化，否则容易毁坏虫体，在培养皿放上湿棉花，再覆上一张滤纸，将虫体放在滤纸上，盖上皿盖，经过数小时或过夜后虫体即可软化。将针插好的昆虫置于干燥的木盒或玻璃管中，进行密封保存。保存时应特别注意防潮、防霉、防尘，为保持标本的干燥，防止霉烂，便于长久地存放，可将上述干藏标本集中置放在干燥器内，或者存放于装有生石灰的盒或罐内。标本还要避免蚂蚁、甲虫等对标本的侵蚀，在放置标本前，须在这些容器内放入如前所述驱除害虫的药剂，如遇有害虫侵袭，可于罐内或箱内滴注四氯化碳或二硫化碳进行熏杀。保存时，应将同一地区同一场所所采集的标本放置于同一标本管或标本盒内，并附以标签注明采集的地点、场所和日期。

用针插法制成的标本，既不容易损坏节肢动物体上的鳞片或刚毛，也能很好地保持昆虫的色泽，而且便于用放大镜或解剖镜从任何角度与方位进行检验。在针插数个同一种类的昆虫标本时，应选择各昆虫胸部不同的部位将针插入，胸部表面某一处的构造因针插被破坏或黏着被遮蔽时，可于另一标本上查见。

2. 湿式保藏法 通常对双翅目的卵、幼虫和蛹以及虱、蚤等的各期虫体采用湿式保藏法，即液藏法。将这些昆虫的卵、幼虫、蛹、若虫和成虫浸没于保存液中即可，最常用的保存液是70% 乙醇。某些双翅目昆虫，其幼虫、蛹等体较柔软，最好于杀死后浸没于麦氏液（MacGregor solution）或奥氏液内保存。液藏标本的瓶口须塞紧，可用蜡封口。

若想将昆虫的成虫留作切片，应采取液藏法，杀死后应先将其浸入固定液中，过夜后再移入70% 乙醇中保存。若是形体较大的成虫或幼虫，为使固定液更好地渗入，可将其先杀死，然后将虫体切开数处后再浸没于固定液中。若是体小而柔软的昆虫，不论成虫或幼虫，可将活虫直接投于固定液中，再转移至 70% 乙醇中保存。

三、节肢动物标本的制作

依据昆虫的种类及其发育时期节肢动物标本的制作分为两类，即针插法和玻片法。

（一）针插法

针插法指采用昆虫针或三角针固定昆虫，然后插置于木盒或玻璃管中，该法称为针插法。针插法适合于制作成虫时期的大型昆虫，尤其是有翅昆虫的标本。蚊、白蛉、蚋等较小的昆虫，应选用细而短的针（如 0 号昆虫针）。一般的操作方法：用昆虫针主要从昆虫的胸部插入，若是已死亡变硬的昆虫，应先软化虫体后再插入，然后将附有昆虫的针再直接插在木盒中，或管口的软木塞上，或玻璃管内的软木片上。插入虫体或插入软木片或硬纸片一端的昆虫针，应在距离针尖上端的约 1/4 长度处留下空位，便于手持，下面约 3/4 的长度，可穿入标注了标本信息的小纸片。纸上标注标本的名称、采集场所与日期，将纸片穿插于附有标本的同一针上；或另取一长针穿入标注纸片，并将该长针插入附有该标注标本的细短针所插入的软木片或塑料片的一端。或可准备一标签纸，标签上同样写明标本的名称、采集场所和日期，贴于木盒或试管上。直接插入昆虫体的针，均宜采用不锈钢针，以免生锈时损坏虫体。昆虫越小，选用的针就越细，但亦可将小型昆虫用粘剂如树胶或虫胶熔化后的胶水，或塑料、有机玻璃所溶化的粘剂等黏附于硬纸片做成的三角尖的尖端上，然后在三角尖的基部宽阔处插入一长针而插置于盒内或玻璃管内。

（二）玻片法

玻片法是将采集的昆虫封制于玻片上，便于在显微镜下观察和描绘虫体的细微结构，玻片法适合于制作昆虫的卵、幼虫、蛹、若虫、成虫以及昆虫的部分器官标本，但其具体的制作过程，因昆虫的种类、发育阶段以及虫体内外部构造的性质不同而异。如果制作的是某些小型昆虫如白蛉、蚤、虱、臭虫等标本的成虫时期，或者成虫时期的外部构造如蚊的外生殖器等标本，可参考下述的操作步骤：

1. 浸泡 将收集的昆虫标本置于 70% 乙醇内浸泡数小时，再转移至 50% 乙醇中浸泡半小时或数小时，再转移至蒸馏水中浸泡半小时或数小时。若标本已液藏，可直接从保存液中取出，同样依次置于 50% 乙醇和蒸馏水中浸泡半小时至数小时。

2. 腐蚀 将已浸泡过的标本从蒸馏水中移至 5%～10% 氢氧化钠或氢氧化钾等碱性液中，浸泡数小时或更长时间，时间的长短以腐蚀溶解掉虫体内部的柔软组织，使标本结构清晰可见而定，可将盛有标本的腐蚀液放在温箱内，以加快标本的腐蚀过程。

3. 清洗 将标本从碱性液中转移至蒸馏水中，浸洗半小时至数小时，其间可更换蒸馏水数次以清洗干净碱性液体。

4. 中和 将标本从蒸馏水中依次转移至 50% 乙醇中与盐酸乙醇中，分别浸泡数分钟，以中和标本中残留的氢氧化钾或氢氧化钠。

5. 脱水 将标本从盐酸乙醇中依次转移至 70% 乙醇、80% 乙醇、90% 乙醇、95% 乙醇（或无水乙醇）乙醇中，并且在每个浓度标本中各浸泡 15 分钟或更长的时间。

6. 透明 将标本从 95% 乙醇（或无水乙醇）中转移至二甲苯中浸 10 分钟或更长的时间，使标本透明。

7. 制片 在玻片上加一滴加拿大树胶（Canada balsam），将标本置于胶中并将各部特征展示清楚，覆上盖玻片，即完成标本的封制。标本制成后，应贴上标签，填写该昆虫的种名，若是未鉴定的昆虫，应标注采集地点和采集时间，并留取空白处，待鉴定后添补该昆虫的种名。

在制片过程中，应尽量避免坚硬物体与虫体的直接接触及标本的移动，以免损伤虫体或致刚毛脱落。标本从上一步骤到下一步骤，通常不移动标本，而是采用毛细吸管吸净每一步骤中浸泡标本中的试剂，然后加入下一步骤中所需的试剂。

附录三 常用试剂的配制

第一节 固 定 液

常用的固定液有乙醇固定液、甲醛固定液、绍丁（Schaudinn）固定液、聚乙烯醇（polyvinyl alcohol，PVA）固定液、布安（Bouin）固定液、硫柳汞-碘-甲醛（MIF）固定液。另两种少用的为苯酚-乙醇-甲醛（PAF）固定液和乙酸钠-乙酸-甲醛（SAP）固定液。

一、乙醇固定液

成分：无水乙醇，蒸馏水。

配制：在75ml无水乙醇中加入25ml蒸馏水，并摇匀。将溶液储存在有紧塞的瓶中备用。

乙醇固定后的标本对核的染色较差，乙醇浓度在50%以上时，可溶解脂肪及类脂体，且易溶解血红蛋白和损害色素。渗透能力较弱，不适合大块组织的固定。

二、Schaudinn 固定液

绍丁（Schaudinn）固定液常用来固定新鲜粪便。存在的问题是含氯化汞，对人体有害并增加废物处理的难度，可用硫酸铜替代。

1. 传统 Schaudinn 固定液

成分：$HgCl_2$，95%乙醇，甘油，乙酸。

预配制：饱和 $HgCl_2$ 溶液。在1000ml蒸馏水中加热溶解80～90g $HgCl_2$，冷却溶液，会产生过量的 $HgCl_2$ 结晶。过滤后装入有玻璃塞的瓶中备用。

配制：用300ml 95%乙醇和15ml甘油混合600ml饱和 $HgCl_2$ 溶液，储存备用。临用前，每100ml储存液中加5ml乙酸混匀后使用。

2. 硫酸铜改良 Schaudinn 固定液

成分：$CuSO_4 \cdot 5H_2O$，95%乙醇，甘油。

预配制：硫酸铜溶液。20g硫酸铜加入1000ml蒸馏水，加热溶解。冷却溶液，贮藏于有玻璃塞的瓶中备用。

配制：用300ml 95%乙醇和15ml甘油混合600ml硫酸铜溶液，储存备用。临用前，每100ml储存液中加5ml乙酸混匀后使用。

用 Schaudinn 固定液时，在收到粪便样品后应尽快将新鲜粪便涂片。立即放入 Schaudinn 固定液中，至少固定30分钟，或过夜。

三、PVA 固定液

PVA 固定液配制是将 PVA 粉加入 Schaudinn 固定液中。PVA 粉有不同等级，但最好使用高水解性、低或中黏性的。PVA 固定液现已可购买商品化试剂。固定液成分包括 $HgCl_2$ 晶体、95%乙醇、乙酸、甘油、PVA 粉。

预配制：

（1）改良 Schaudinn 固定液（modified Schaudinn fixative）：将4.5g氯化汞溶于装有31ml 95%乙醇的有塞烧瓶中，缓慢加入5ml乙酸同时摇动烧瓶，置于室温储存备用。

（2）PVA 混合物：将 1.5ml 甘油和 5.0g PVA 粉加入广口瓶中，用玻璃棒搅拌直到所有颗粒都被甘油包被，再加入 62.5ml 蒸馏水，盖住容器，室温储存过夜。

配制：将预配制好的 PVA 混合物装入烧瓶中并松松地塞住，在 70℃水浴 10 分钟，或用有加热功能的磁力搅拌器，调整好搅拌转速，使搅拌良好。当 PVA 粉接近溶解完全时，加入硫酸铜改良 Schaudinn 固定液，塞住瓶口，并振荡混合。振荡几分钟以促使 PVA 完全溶解，并排出气泡，直至溶液清亮，将烧瓶取出并冷却，PVA 固定液应保存在有玻璃塞的瓶中。

注意：可用硫酸铜（$CuSO_4 \cdot 5H_2O$）代替有毒的氯化汞，但有研究表明这样会使染色结果不稳定，并使寄生虫的形态不如用氯化汞好。密封保存的 PVA 固定液可保存 1 年。开封或分装入小瓶会缩短使用时间。当 PVA 变得很黏或颜色变白或混浊，应弃用。

四、甲醛固定液

粪便标本可按 1∶3 的比例保存于 10% 甲醛水溶液或 5% 甲醛盐溶液中，可长期保存。保存液主要分为 5% 甲醛盐溶液、10% 甲醛溶液、5% 缓冲甲醛盐溶液、10% 缓冲甲醛溶液。

1.5% 甲醛盐溶液　将 50ml 甲醛与 900ml 0.85% 氯化钠溶液混合，储存备用。

2.10% 甲醛溶液　将 100ml 甲醛与 900ml 蒸馏水混合，储存备用。

3.5% 缓冲甲醛盐溶液　称取 6.10g 磷酸氢二钠和 0.15g 磷酸二氢钠溶解于 400ml 甲醛中，再加入 7600ml 0.85% 氯化钠溶液，混匀后储存备用。

4.10% 缓冲甲醛溶液　称取 6.10g 磷酸氢二钠和 0.15g 磷酸二氢钠溶解于 800ml 甲醛中。再加入 7200ml 蒸馏水，混匀后储存备用。

五、鲍氏固定液

成分：苦味酸饱和水溶液、甲醛、乙酸。

配制：将 25ml 甲醛溶解于 75ml 苦味酸中，储存备用。临用前，加入 5ml 乙酸，混匀后使用。鲍氏固定液适合固定昆虫、吸虫和一般动物组织。苦味酸可沉淀一切蛋白质，但穿透较慢，使组织收缩明显；甲醛穿透力较强，可防止苦味酸对细胞所产生的粗大沉淀；冰醋酸可使组织膨胀，也可固定染色质。三者配合可较好地固定组织。本固定液宜临用时配制，否则可因氧化还原反应而影响固定效果，使用时一般固定 12～24 小时，固定后的标本不能用水洗，以免破坏核组织，可用 70% 乙醇洗涤 10 小时或更长时间，直至脱去黄色苦味酸。

六、硫柳汞-碘-甲醛（MIF）保存液

硫柳汞-碘-甲醛保存液［merthiolate-iodine-formalin (MIF) preservative］为组合保存液。MIF 固定的标本在做永久染色涂片时需要用胶（清蛋白-甘油混合物）封片。

成分：甲醛、消毒液（硫柳汞的酊液）、甘油、KI 晶体、I_2 晶体。

预配制：

A 溶液：混合 5ml 甲醛、50ml 蒸馏水、40ml 消毒液、1ml 甘油，用棕色瓶储存。

B 溶液：在 100ml 蒸馏水中加入 10g KI 和 5g I_2，用有紧塞的棕色瓶储存。该溶液可保存数周。

配制：临用前混合 18.6ml A 溶液和 1.4ml B 溶液（如果混合过早，会有沉淀物形成）。在小瓶中按 3 份 MIF、1 份粪便的比例混合。放置 24 小时，液体形成 3 层。第 1 层为清亮的橙色，不含有机体。第 2 层薄，橙色至黄色，可能会有有机体在里面。第 3 层，同时也是最大的层，含有颗粒物质和大多数的有机体。检查时，用滴管小心吸取第 3 层物质于玻片上。

七、乙醇-甲醛-乙酸（alcohol, formalin, and acetic acid，AFA）固定液

成分：甲醛、95% 乙醇、乙酸。

配制：混合 10ml 甲醛、50ml 95% 乙醇、5ml 乙酸和 45ml 蒸馏水。储存备用。

第二节 染 色 液

1. 改良德安东尼（D'Antoni）碘溶液

成分：KI、碘（I_2）晶体粉剂、蒸馏水。

配制：将 1.0g KI 溶解于 100ml 蒸馏水中，再加入 1.5g 碘晶体并摇动液体，直到颜色变为红棕色并且不再有碘溶解（可能会有碘晶体溶解不完），过滤后的液体装入有玻璃塞的瓶中储存备用。每 14 天要配新鲜的液体。

由于使用碘溶液应为新鲜配制的，更实际的做法是用有玻璃塞的棕色瓶储存 1% 的碘化钾。当需要新的碘溶液时，可吸少量的碘化钾溶液于滴瓶中，并加入粉状的 I_2 晶体（一般不超过 0.5g）使溶液饱和，此时溶液颜色变为红棕色。

2. 鲁氏碘液

成分：KI、碘（I_2）粉剂、蒸馏水。

配制：将 10g KI 溶解于 100ml 蒸馏水中，再加入 5g 碘晶体直到溶液饱和（可能会有 I_2 晶体溶解不完）。过滤除去未溶解的晶体，过滤后的液体装入有玻璃塞的瓶中。配制好的液体呈红棕色，一般可以保存 3～4 周，若红棕色颜色消退，需重新配制。使用时，可按 1 份上述溶液与 5 份蒸馏水的比例稀释。

3. MIF 溶液 当用 MIF 溶液作染液时，MIF 配制是不同于粪便保存液的配方。

成分：甲醛（市售甲醛为 37% 的 HCHO 溶液，稀释时当作 100% 的溶液）、鲁氏碘液、消毒液（硫柳汞的酊液）。

配制：用 1ml 鲁氏碘液和 7.5ml 消毒液混合 1.5ml 甲醛。该溶液必须当天配制。用 1～2 滴 MIF 做标准的直接涂片染色。用 MIF 溶液，滋养体和包囊的核会呈现黑棕色到深色，最后会完全呈黑色。糖原在碘染色时会有特征性的棕色，但在开始时会无色。

4. 奈尔（Nair）缓冲亚甲蓝液

成分：乙酸、乙酸钠（$NaC_2H_3O_2$ 或 $NaC_2H_3O_2 \cdot 3H_2O$）。

预配制：

溶液 A（0.2mol/L 乙酸）：在 988.5ml 蒸馏水中加入 11.5ml 乙酸，混匀后储存备用。

溶液 B（0.2mol/L 乙酸钠）：取 16.4g $NaC_2H_3O_2$，或 27.2g $NaC_2H_3O_2 \cdot 3H_2O$，加蒸馏水至 1000ml。

混合适量的溶液 A 和溶液 B（取决于下面的 pH）并加蒸馏水至 100ml。pH 3.6 为最合适，在 100ml 缓冲液中加入 0.06g 亚甲蓝以稀释工作染液。

pH	溶液 A（ml）	溶液 B（ml）
3.6	46.3	3.7
3.8	44.0	6.0
4.0	41.0	9.0

用 1～2 滴染液化解粪便，用盖玻片盖住标本或用 1∶1 混合的熔化石蜡和凡士林，在 30 分钟内镜检。Nair 缓冲亚甲蓝液在直接涂片时用来显示阿米巴核的形态细节。溶组织内阿米巴的滋养体可在几分钟内完成染色，细胞质浅蓝而核深蓝。核染色质和外周核染色质在永久染色标本上可看到。偶尔会出现结构染得不清或没有染上，这就提示溶液的 pH 不正确。

5. 三色染色液

成分：铬、亮绿 SF、磷钨酸、乙酸、95% 乙醇。

预配制：

（1）铬染液：在烧瓶中加入铬 6.0g，亮绿 SF 3.0g，磷钨酸 7.0g，然后加入 10ml 乙酸，摇匀混合 30 分钟，再加入 1000ml 蒸馏水并摇匀，液体为深紫色，储存于有玻璃塞的瓶中。该染液稳定，用时不用稀释。也有推荐用 1.5g 孔雀绿 FCF 和 1.5g 亮绿 SF 代替上述的亮绿 SF 的量。

（2）90% 酸乙醇：在 995.5ml 95% 乙醇中加入 4.5ml 乙酸。注意：不能用 90% 的乙醇代替 95% 乙醇。

6. 改良的抗酸染液

成分：碱性品红、95% 乙醇、苯酚晶体、浓硫酸、亚甲蓝、氢氧化钾（10% 和 0.01% 水溶液）、10% 甲醛。

预配制：

（1）苯酚品红染液：将 3.15g 碱性品红加入研钵中，并加入 100ml 95% 乙醇溶解。在 56℃水浴中溶化苯酚晶体。取 45ml 溶化的苯酚，加入蒸馏水，并使总体积定容至 900ml。将上述的品红乙醇混合物和苯酚溶液混合并放置 1～2 天。过滤溶液并保存备用。

（2）5% 硫酸（脱色剂）：小心地将 5ml 浓硫酸加入 95ml 蒸馏水中，储存备用。

（3）莱夫勒（Loeffler）碱亚甲蓝（复染剂）：将 0.3g 亚甲蓝溶解于 30ml 95% 乙醇中。加入 100ml 0.01% 氢氧化钾溶液，混匀后储存备用。

7. 金永（Kinyoun）抗酸染液

试剂：碱性品红、95% 乙醇、苯酚晶体、浓硫酸。

配制：

（1）Kinyoun 苯酚品红染液：将 4g 碱性品红溶于 20ml 95% 乙醇中。56℃水浴熔化苯酚晶体；将 8ml 熔化的苯酚和品红-乙醇溶液及 100ml 蒸馏水加在一起，放置 1～2 天，过滤溶液并储备备用。

（2）1% 硫酸（脱色剂）：小心并缓慢地将 1ml 浓硫酸加到 99ml 蒸馏水中，储存备用。

8. 改良二甲基亚砜（DMSO）抗酸染液

成分：碱性品红、95% 乙醇、苯酚晶体、甘油、DMSO、2% 孔雀绿、乙酸。

配制：

（1）苯酚-品红-DMSO 染液：将 4g 碱性品红溶于 25ml 95% 乙醇中，56℃水浴熔化苯酚晶体，将 12ml 溶化的苯酚加入上述品红-乙醇溶液中并混匀，加入 25ml 甘油、25ml DMSO 和 75ml 蒸馏水，混匀后溶液放置 30 分钟，过滤溶液，将原液保存在有玻璃塞的瓶中。

（2）脱色-复染溶液：将 22ml 2% 孔雀绿、50ml 甘油和 30ml 乙酸加在一起，混匀后室温储存。

9. 改良甲苯胺蓝 O 染液

成分：乙酸、甲苯胺蓝 O、浓盐酸、100% 乙醇。

配制：

（1）硫酸盐试剂：在通风橱中，向放在有冷却水塑料盆中的科普林缸中倾入 45ml 乙酸，用玻璃吸管小心地将 15ml 浓盐酸加到科普林缸中，并轻柔地混合好，用凡士林将盖子密封好。

（2）甲苯胺蓝 O 染液：在 60ml 蒸馏水中溶解 0.3g 甲苯胺蓝 O，加入 2ml 浓盐酸和 140ml 100% 乙醇，室温保存染液，最长可保存 1 年。

10. 革兰-魏格特（Gram-Weigert）染液

成分：苯胺油（不含水）、结晶紫、95% 乙醇、碘化钾、碘晶体、二甲苯。

配制：

（1）结晶紫溶液（龙胆素）：配制溶液 A，将 2ml 苯胺油和 88ml 蒸馏水混合，摇匀并过滤；配制溶液 B，将 5g 结晶紫溶于 95% 乙醇中；将 A、B 液混合，使用前过滤，可在 3 个月内保持稳定。

（2）革兰氏碘液：2g 碘化钾溶解于 10ml 蒸馏水中，再加入 1g 碘晶体，并加蒸馏水定容至 300ml，混匀后使用。

（3）苯胺-二甲苯溶液：混合等量的纯苯胺油和二甲苯。

11. 吉姆萨染液

成分：吉姆萨粉、甲醇、丙三醇、磷酸氢二钠（无水 Na_2HPO_4）、磷酸二氢钠（NaH_2PO_4）或磷酸二氢钾（KH_2PO_4）、Triton X-100。

配制：

（1）配制吉姆萨储存染液：在研钵中用 50ml 丙三醇溶解 0.6g 吉姆萨粉，使溶解完全，将溶解后的液体倒入烧瓶中，60℃水浴 2 小时。液体冷却后，加入 5ml 甲醇。将液体倒入有紧塞的棕色瓶中，放置 2～4 周，临用前过滤。

（2）配制储存碱性缓冲液：1/15mol/L 磷酸氢二钠溶液，用少量蒸馏水溶解 9.5g 磷酸氢二钠，继续加入蒸馏水至总体积达到 1000ml，摇匀后在有玻璃塞的瓶中储存。

（3）配制储存酸性缓冲液：1/15mol/L 磷酸二氢钠溶液，用少量蒸馏水溶解 9.2g 磷酸二氢钠，继续加入蒸馏水至总体积达到 1000ml，摇匀后在有玻璃塞的瓶中储存。

（4）配制 10% Triton X-100 溶液：将 10ml Triton X-100 溶解在 90ml 蒸馏水中，混匀后储存在有紧塞的瓶中。

（5）配制缓冲液：将储存碱性缓冲液和储存酸性缓冲液按比例配制后，使缓冲液的 pH 在 6.8～7.2。按下表准备缓冲液。

pH	Na_2HPO_4 溶液（ml）	NaH_2PO_4 溶液（ml）	蒸馏水（ml）
6.8	49.6	50.4	900
7.0	61.0	39.0	900
7.2	72.0	28.0	900

（6）含 10% Triton X-100 的缓冲液：将 1ml 10% Triton X-100 溶解于 1000ml 缓冲液（pH 6.8～7.2）中，混匀后储存备用。

（7）吉姆萨染液配制：若染色 45 分钟，用 50 份缓冲液（pH 6.8～7.2）稀释 1 份吉姆萨储存染液。若染色 20 分钟，用 20 份缓冲液（pH 6.8～7.2）稀释 1 份吉姆萨储存染液。为了提高吉姆萨染液的渗透力，每 100ml 吉姆萨染液可加入 0.1ml 含 10% Triton X-100 的缓冲液。检查疟原虫时特别需要加入 Triton X-100。

12. 菲尔德（Field）染液

成分：亚甲蓝、磷酸氢二钠（无水 Na_2HPO_4）、磷酸二氢钾（KH_2PO_4）、曙红。

配制：

溶液 A：在 500ml 的蒸馏水中溶解 5.0g 磷酸氢二钠和 6.25g 磷酸二氢钾，再加入 0.8g 亚甲蓝和 0.5g 曙红，混匀后放置 24 小时。过滤溶液，如染液中有过多的沉淀，可再过滤一次。在几周内均可使用。

溶液 B：在 500ml 的蒸馏水中溶解 5.0g 磷酸氢二钠和 6.25g 磷酸二氢钾。加 1.0g 曙红，并混匀。将溶液放置 24 小时，过滤溶液，如染液中有过多的沉淀，可再过滤一次。在几周内均可使用。

13. 哈里斯（Harris）苏木精染液

成分：Teepol（阴离子去垢剂）、0.85% 盐溶液、苏木精晶体、无水乙醇、硫酸铝钾 [$KAl(SO_4)_2 \cdot 10H_2O$]、氧化汞。

配制：

（1）10% Teepol-盐溶液：在 450ml 0.85% 盐溶液中加入 50g Teepol，混匀后储存备用。

（2）Harris 苏木精染色液：在 20ml 无水乙醇中溶解 2g 苏木精晶体，在 400ml 热蒸馏水中溶解 40g 硫酸铝钾，混合这两种溶液，并使之沸腾。缓慢地加入 1g 氧化汞，溶液将变成黑紫色。快速冷却液体并过滤，将溶液储存在黑色避光有紧塞的瓶中备用。

14. 乙酸洋红染液

成分：胭脂红、乙酸。

配制：缓慢地将 45ml 乙酸加到有 55ml 蒸馏水的烧瓶中，再加入 5g 胭脂红并使溶液沸腾 15 分钟。冷却并过滤溶液。该溶液可长期储存。临用时，在有 70% 乙醇的小皿中滴几滴染液使之变成中度到黑红。

15. 范克利夫（van Cleave）染液

成分：苏木精粉、95% 乙醇、硫酸铝铵饱和水溶液 $[NH_4Al_2(SO_4)_2 \cdot 12H_2O]$、丙三醇、甲醇、乙酸、硫酸铝钾 $[AlK(SO_4)_2 \cdot 12H_2O]$、碘酸钠。

预配制：

（1）德拉菲尔德（Delafield）苏木精染液：在 25ml 95% 乙醇中溶解 4g 苏木精粉，然后加入 400ml 硫酸铝铵饱和水溶液。用棉塞塞住烧瓶，放在空气和光照下 1 周后过滤。加入 100ml 丙三醇和 100ml 甲醇，放置 6～8 周待成熟。盖紧瓶子，冰箱保存。

（2）埃利希（Ehrlich）苏木精染液：将 2g 苏木精粉溶解在 100ml 95% 乙醇中，再加入 100ml 蒸馏水、100ml 乙酸和 3g 硫酸铝钾，混匀。用棉塞塞住烧瓶，放在空气和光照下 2 周或更长时间以待成熟。也可加入 0.4g 碘酸钠（$NaIO_3$）使其立即成熟，装入有紧塞的瓶中，冰箱保存备用。

配制：在 100ml 蒸馏水中加入 1ml Delafield 苏木精染液和 1ml Ehrlich 苏木精染液，再加入 6g 硫酸钾铵并混匀。van Cleave 染液不用稀释。

附录四　常用染色方法

一、吉姆萨染色

吉姆萨染液为天青色素、伊红、次甲蓝的混合物，本染液适合于血液、骨髓液、疟原虫、立克次体等的染色。染色前用蛋白酶等进行处理，然后再用吉姆萨染液进行染色，在染色体上，可以出现不同深浅的横纹样着色。吉姆萨染液可将细胞核染成紫红色或蓝紫色，胞质染成粉红色，在光镜下呈现出清晰的细胞及染色体图像。

步骤：根据需要量，配好工作液，此工作液常温可保存2周。按常规方法制备血涂片，待血膜干后，用甲醇固定2～3分钟；将血涂片或骨髓涂片放置在染色架上，滴加稀释好的染色液，覆盖全部血膜，室温染色15～30分钟。用自来水缓慢从玻片一端冲洗（注意勿先倒去染液或直接冲洗血膜），晾干后镜检。

二、革兰-魏格特（Gram-Weigert）染色

Gram-Weigert染色是细菌学中广泛使用的一种鉴别复染法，可将革兰阳性菌染成蓝紫色，革兰阴性菌不着色。细菌的不同显色反应是由于细胞壁对乙醇的通透性和抗脱色能力的差异决定的。

步骤：先将组织切片固定，可以用中性的福尔马林缓冲液固定组织切片。固定后将标本切片浸没在二甲苯和乙醇中，用自来水冲洗干净。将切片放置在曙红溶液中染色5分钟，用自来水冲洗干净。再将切片放入结晶紫中染色1分钟，用自来水冲洗干净。用革兰氏碘液浸泡切片1分钟，用自来水冲洗，轻轻吸干切片。用苯胺-二甲苯对切片进行脱色，可重复用二甲苯冲洗几次以去除所有苯胺使切片透明，最后在切片上滴上树脂，盖上盖玻片进行封片，做好标记保存。

三、苏木精-伊红染色（HE染色）

苏木精（hematoxylin，H）是一种碱性染料，可将细胞核和细胞内核糖体染成蓝紫色，被碱性染料染色的结构具有嗜碱性。伊红（eosin，E）是一种酸性染料，能将细胞质染成红色或淡红色，被酸性染料染色的结构具有嗜酸性。

步骤：

1. 固定组织　取动物新鲜组织块（一般厚度不超过0.5cm）投入预先配制好的固定液中（10%福尔马林，Bouin固定液）使组织、细胞的蛋白质变性凝固，以防止细胞死后的自溶或细菌的分解，从而保持细胞本来的形态结构。

2. 脱水透明　一般用由低浓度到高浓度乙醇作脱水剂，逐渐脱去组织块中的水分。再将组织块置于既溶于乙醇，又溶于石蜡的透明剂二甲苯中透明，以二甲苯替换出组织块中的乙醇，才能浸蜡包埋。

3. 浸蜡包埋　将已透明的组织块置于已熔化的石蜡中，放入熔蜡箱保温。待石蜡完全浸入组织块后进行包埋：先制备好容器（如折叠一小纸盒），倒入已熔化的石蜡，迅速夹取已浸透石蜡的组织块放入其中。冷却凝固成块即成。包埋好的组织块变硬，才能在切片机上切成很薄的切片。

4. 切片与贴片　将包埋好的蜡块固定于切片机上，切成5～8μm的薄片。若切下的薄片有皱褶，可放到温热的水中烫平，再贴到载玻片上，放到45℃恒温箱中烘干。

5. 脱蜡　用二甲苯脱去切片中的石蜡，再将切片浸入由高浓度到低浓度的乙醇中，最后放入蒸馏水中，以备染色。

6.染色 将已入蒸馏水的切片放入苏木精水溶液中染色数分钟。放入酸水及氨水中进行分色，各数秒钟。用流水冲洗 1 小时后，放入蒸馏水中片刻。取出切片，放入 70% 和 90% 乙醇中进行脱水，各 10 分钟。最后放入乙醇伊红染色液中染色 2～3 分钟。

7.脱水透明 染色后的切片经纯乙醇脱水，再经二甲苯使切片透明。

8.封片固定 最后在切片上滴上树脂，盖上盖玻片进行封片，做好标记保存。

四、金胺-酚改良抗酸染色

目前以金胺-酚改良抗酸染色检查隐孢子虫卵囊的效果最为理想。

步骤：取粪便进行涂片，晾干后以备染色。先进行金胺-酚染色。滴加 1g/L 金胺-酚（第一液）染色 10 分钟，用水轻轻洗干净；滴加 3% 盐酸乙醇（第二液）作用 1 分钟，用水洗干净。再滴加 5g/L 的高锰酸钾（第三液）作用 1 分钟，并用水洗干净。之后进行改良抗酸染色。在粪膜涂片滴加苯酚复红染色液染色 5 分钟，水洗干净；滴加 10% 硫酸溶液 5～10 分钟，水洗干净；再滴加 2g/L 孔雀绿溶液作用 1 分钟，水洗干净后晾干，在显微镜下观察。卵囊被染成红色，卵囊内的子孢子清晰可辨，容易与粪便中的其他颗粒物相鉴别。

五、碘染色法（鲁氏碘染色）

碘染色主要用于原虫包囊的检查和鉴别。也可用碘染色法从新鲜粪便中鉴别粪类圆线虫幼虫。

步骤：对于粪便、尿液等液体状的标本，可以直接滴加鲁氏碘液进行染色后镜检；也可先将样本涂片，经甲醇固定后再滴加鲁氏碘液染色 10 分钟，水洗后再进行镜检。

（邹伟浩）

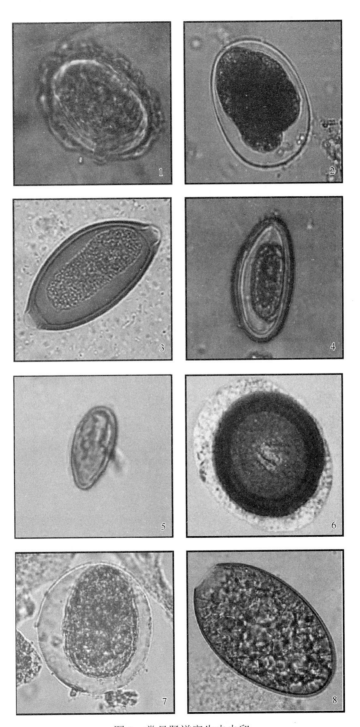

扫码见彩图

图 1　常见肠道寄生虫虫卵

1. 受精蛔虫虫卵；2. 钩虫虫卵；3. 鞭虫虫卵；4. 蛲虫虫卵；5. 肝吸虫虫卵；6. 带绦虫虫卵；7. 血吸虫虫卵；8. 姜片吸虫虫卵

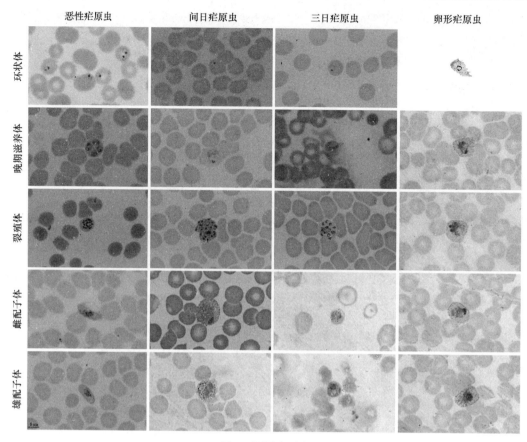

图 2　四属疟原虫

扫码见彩图

主要参考文献

蔡玉春, 郭俭, 陈韶红, 等. 2012. 基于 IgY 抗体检测日本血吸虫循环抗原的间接红细胞凝集试验的建立. 国际医学寄生虫病杂志, 39(1): 5-8.

曹务春, 张泮河, 张习坦, 等. 1999. PCR 检测蜱中查菲埃立克体 DNA 及其序列分析. 寄生虫与医学昆虫学报, 6(1): 58.

陈军虎, 陈更新, 叶昀, 等. 2005. DIGFA, ELISA 与 IHA 平行检测血吸虫病流行区居民血清抗体的应用价值. 中国人兽共患病学报, 21(9): 776-778.

陈凌娟, 贾玉玺, 申丽洁. 2013. 巢式 PCR 在弓形虫检测和基因研究中的应用进展. 中国病原生物学杂志, 8(6): 574-576.

程训佳. 2015. 人体寄生虫学. 上海: 复旦大学出版社.

丛玉隆, 马骏龙, 邓新立, 等. 2002. 免疫学检验技术与临床. 天津: 天津科学技术出版社.

丛玉隆, 杨明, 马骏龙, 等. 2002. 体液及寄生虫学检验技术与临床. 2 版. 天津: 天津科学技术出版社.

邓国藩, 姜在阶. 1991. 中国经济昆虫志. 北京: 科学出版社.

高志华, 刘敬泽. 2003. 蜱类防治研究进展. 寄生虫与医学昆虫学报, 10(4): 251.

蒋守富, 魏梅雄. 2000. 电泳技术在寄生虫病诊断中的应用. 中国血吸虫病防治杂志, (4): 253-256.

李锦, 邓德权, 桑红. 2020. 疖肿型皮肤蝇蛆病. 临床皮肤科杂志, 49(11): 667-668.

李晓娟, 杨毅梅. 2009. PCR 技术应用于寄生虫分类鉴定的研究进展. 中国病原生物学杂志, 4(1): 69-70.

李朝品. 2006. 医学蜱螨学. 北京: 人民军医出版社.

梁韶晖. 2013. 医学寄生虫学. 2 版. 北京: 高等教育出版社.

林燕敏, 门振华, 陈业强, 等. 2016. 基因测序技术发展及生物医学应用. 齐鲁工业大学学报 (自然科学版), 30(5): 24-28.

刘道华, 郭见多, 章乐生, 等. 2019. 安徽石台县肺吸虫感染情况调查. 热带病与寄生虫学, 17(2): 94-96.

刘航, 李彦, 杨毅梅. 2011. 环介导等温扩增技术及其在寄生虫学研究中的应用. 中国病原生物学杂志, 6(3): 236-237.

刘运德, 楼永良. 2015. 临床微生物检验技术. 北京: 人民卫生出版社.

马琳, 张铮, 王安礼, 等. 2021. 检测利什曼原虫的实时荧光定量 PCR 的建立及应用. 中国寄生虫学与寄生虫病杂志, (4): 1-5.

沈继龙, 张进顺. 2012. 临床寄生虫学检验. 4 版. 北京: 人民卫生出版社.

汪世平. 2014. 医学寄生虫学. 3 版. 北京: 高等教育出版社.

王华琳, 张义伟, 张越, 等. 2019. 免疫学技术在弓形虫检测方面的研究概况. 动物医学进展, 40(2): 117-120.

王陇德. 2008. 全国人体重要寄生虫病现状. 北京: 人民卫生出版社.

王小环, 杨莲如, 赵林立, 等. 2012. 免疫荧光检测技术及其在寄生虫检测中的应用进展. 中国畜牧兽医, 39(3): 81-84.

魏勇, 郑学礼. 2019. 沃尔巴克氏体应用于蚊媒病控制的研究概况. 现代预防医学, 46(3): 517-521.

温旺荣, 周华友. 2015. 临床分子诊断学. 2 版. 广州: 广东科学出版社.

文心田, 于恩庶, 徐建国, 等. 2011. 当代世界人兽共患病学. 成都: 四川科学技术出版社.

吴观陵. 2013. 人体寄生虫学. 4 版. 北京: 人民卫生出版社.

吴忠道, 诸欣平. 2015. 人体寄生虫学. 3 版. 北京: 人民卫生出版社.

夏超明, 彭鸿娟. 2023. 人体寄生虫学. 2 版. 北京: 中国医药科技出版社.

夏圣. 2019. 临床免疫检验学. 北京: 科学出版社.

项海涛, 骆学农, 温峰琴. 2016. 畜禽寄生虫病检验技术. 北京: 中国农业科学技术出版社.

肖玲, 字金荣, 吴方伟, 等. 2021. 人体包虫病免疫学诊断研究进展. 中国热带医学, 21(6): 600-606.

佚名. 2018. 日本血吸虫抗体检测间接红细胞凝集试验. 热带病与寄生虫学, 16(4): 243-246.

殷国荣, 王中全. 2014. 医学寄生虫学. 4 版. 北京: 科学出版社.

张进顺, 高兴政. 2009. 临床寄生虫检验学. 北京: 人民卫生出版社.

章乐生, 王燕娟, 曹建平. 2017. 贾第虫病免疫学诊断方法及其应用研究进展. 中国血吸虫病防治杂志, 29(3): 4.

赵付菊, 唐俊, 屈荣, 等. 2010. 胶体金免疫层析技术在寄生虫检测中的应用. 医学动物防制, 26(3): 223-224.

赵慰先. 1997. 人体寄生虫学. 2 版. 北京: 人民卫生出版社.

郑小英, 吴瑜, 张东京, 等. 2020. 沃尔巴克氏体 (Wolbachia) 结合昆虫绝育技术控制白纹伊蚊种群. 南京农业大学学报, 43(3): 387-391.

周晓农. 2018. 2015 年全国人体重点寄生虫病现状调查报告. 北京: 人民卫生出版社.

诸欣平, 苏川. 2018. 人体寄生虫学. 9 版. 北京: 人民卫生出版社.

Agnandji ST, Lell B, Fernandes JF, et al. 2012. A phase 3 trial of RTS, S/AS01 malaria vaccine in African infants. N Engl J Med, 367: 2284-2295.

Carroll KC, Pfaller MA. 2021. 临床微生物学手册. 王辉, 等, 译. 12 版. 北京: 中国医学电子音像出版社.

Chiodini PL, Moody AH, Manser DW. 2001. Atlas of Medical Helminthology and Protozoology. 4th ed. London: Churchill Livingstone.

Farrar J, Hotez PJ, Junghanss T, et al. 2009. Manson's Tropical Diseases. 23th ed. Philadelphia: Saunders Elsevier.

Peng HJ, Xia CM, Zhou HY. 2020. Medical Parasitology. 郑州: 郑州大学出版社.

Zheng XY, Zhang DJ, Li YJ, et al. 2019. Incompatible and sterile insect techniques combined eliminate mosquitoes. Nature, 572(7767): 56-61.